Götter in Weiß

Krimi-Serie Ostfriesenklinik
Folge 3

Ostfrieslandkrimi von Moa Graven

Impressum
Götter in Weiß
Krimi-Serie Ostfriesenklinik – Folge 3
Ostfrieslandkrimi von Moa Graven

Erschienen im Criminal-kick-Verlag Ostfriesland
September 2018
ISBN 978-3-946868-46-0
Umschlaggestaltung: Moa Graven

Was bisher geschah

Dr. Juliane Fuchs wird aufgrund von Fehlverhaltens von Hannover an die Ostfriesenklinik in Harlesiel versetzt. Ihre letzte Chance, das weiß sie, und geht mit gemischten Gefühlen. Etwas ist komisch dort. Die Ärzte verhalten sich anders als erwartet. Viel mehr als die Patienten scheint sie das eigene Privatvergnügen zu interessieren, denn es wird gefeiert und getrunken. Juliane lässt sich auf ein sexuelles Abenteuer mit dem Anästhesisten Christoph ein. In der Nacht beoabachtet sie, wie Dr. Kühnenkamp eine Patientin im künstlichen Koma vergewaltigt. Wenige Tage später ist sie verschwunden. Plötzlich sind ihre Sinne geschärft, denn sie erfährt, dass ihre Vorgängerin Johanna Sänger vor zwei Jahren ebenfalls von heute auf morgen nicht mehr da war. Ist sie als Nächstes dran? Dann wird das Mädchen von einem Bauern gefunden und durch die Arbeit eines Privatdetektivs wieder zu ihren Eltern gebracht. Doch ist jetzt wirklich alles in Ordnung? Juliane bezweifelt das und ermittelt mit Ben, dem Privatdetektiv auf eigene Faust weiter.

Zum Inhalt

Hinweis: Dieses Buch kann nur in Verbindung mit den Folgen 1 und 2 der Krimi-Serie Götter in Weiß – Ostfriesenklinik gelesen werden, um vom Inhalt her verständlich zu sein!

Juliane und Ben schweißen die Ereignisse in der Ostfriesenklinik immer weiter zusammen. Juliane schleicht nachts durch die Klinik, um nach Michael zu suchen, der noch immer vermisst wird. Dabei läuft sie Christoph über den Weg. War er zufällig im Keller, als sie dort war? Sicher nicht. Derweil spitzen sich die Ereignisse in Frankfurt weiter zu, als Miriam in ein Krankenhaus kommt, weil es ihr immer schlechter geht. Ben, der die Nase gestrichen voll hat von den Göttern in Weiß, holt Freunde aus der Unterwelt in Frankfurt nach Ostfriesland und Juliane schleust sie Undercover in die Klinik ein.

Die Götter einfangen

Chefarzt Dr. Westmark wurde das Gefühl nicht los, dass die Dinge aus dem Ruder liefen. Sebastian Kühnenkamp hatte ihm von dem interessanten Abend mit Juliane berichtet. Dabei hatte er so merkwürdig gelächelt, dass Westmark sich sofort fragte, ob er das Kokain jetzt auch schon während des Dienstes einsog.

Er musste etwas unternehmen, bevor Kühnenkampf noch weitere Dummheiten anstellte. Doch das war leichter gesagt als getan. Kühnenkamp war keiner von der Sorte, die sich gerne Vorschriften machen ließen. Und bis hierher war Westmark über die Unabhängigkeit seines fähigsten Arztes ja auch immer froh gewesen. Doch was er jetzt mit Juliane machte, ging weit über das hinaus, was Westmark sich vorgestellt hatte. Einschüchtern sollte er sie, das schon. Aber nicht völlig in den Wahnsinn treiben. Von der Psyche her würde Dr. Fuchs hervorragend in das eingeweihte Team passen. Sie war desillusioniert und bestimmt für herausfordernde Aufgaben, die entsprechend honoriert wurden, empfänglich. Doch nachdem, was Kühnenkamp sich geleistet hatte, würde es schwer werden, sie von der Sinnhaftigkeit des Tuns in der Klinik zu überzeugen.

Westmark drückte auf die Gegensprechanlage zum Vorzimmer.

»Herr Doktor?«

»Ja, Frau Frank, wenn Sie bitte so freundlich sein würden und mir Dr. Fuchs ins Büro schicken.«

»Gerne.«

Es knackte.

Er war sich noch nicht sicher, was er zu ihr sagen sollte. Doch es durfte keine Zeit verschwendet werden, wenn er retten wollte, was noch zu retten war. Niemand sonst von den anderen schoss so übers Ziel hinaus. Christoph Johanning war zwar ein Aufschneider und hinter den Frauen her, wie der Teufel hinter der armen Seele, doch damit konnte man leben. Angela Schweizer und Bernhard Dietz verhielten sich unauffällig, schufen ihr Vermögen außer Landes und freuten sich jetzt vielleicht schon darauf, was in der Zukunft sein würde. Genauso, wie im Grunde genommen er selber. Es waren nur noch fünf Jahre, die er durchhalten musste. Solange würde der Vertrag noch laufen. Und er trug die Verantwortung dafür, dass seine Ärzte nicht austickten und alles aufflog.

Er hatte deshalb Sebastian sehr eindringlich ins Gewissen geredet und hoffte nun, dass dieser die Finger von Juliane ließ, oder besser gesagt ihr keine Angst mehr einflößte. Am Ende war Sebastian ja auch einsichtig gewesen. Doch Westkamp wollte jetzt herausfinden, was diese Ärztin aus Hannover wirklich wusste.

Es klopfte an die Tür. Das ging ja schnell, dachte Westmark und sah neugierig in Richtung seiner Sekretärin, als diese hereinkam.

»Tut mir leid, Herr Doktor«, sagte sie, »aber Frau Dr. Fuchs ist noch nicht im Haus.«

»Haben Sie es auf ihrem Pieper versucht?«

»Ja, aber auch daraufhin antwortet sie nicht.«

»Na gut. Versuchen Sie es weiter. Und bringen Sie mir einen Kaffee, bitte.«

Frau Frank nickte und schloss die Tür wieder hinter sich.

Das sah alles nicht gut aus, dachte Westmark besorgt. Was war, wenn diese Fuchs zur Polizei ging mit ihren vagen Vermutungen. Es war gut, dass er seine Kontaktpersonen so nach und nach ins Spiel brachte.

Neues Zuhause

Julianes Finger zitterten, als sie den Pieper wieder auf den Tisch legte.

»Das Krankenhaus will was von mir«, sagte sie und sah Ben, der gerade einen Sessel hereingetragen hatte, ängstlich an.

»Sicher wollen die was von dir, schließlich arbeitest du da«, sagte er pragmatisch und ließ das Möbelstück mehr oder weniger mitten im Raum fallen.

»Ich weiß. Aber nach dem gestrigen Abend fällt es mir schwer, überhaupt wieder dahin zu gehen.«

»Das musst du aber, wenn du wissen willst, was die da treiben. Denk einfach dran, dass du es für Miriam und Michael tust. Und Gott weiß, für welche arme Sau sonst noch.«

Juliane musste lachen, auch wenn die Sache für sie bitterernst war. »Ich rufe da später zurück«, sagte sie. »Die wissen doch, dass ich heute nicht so früh anfange.«

»Sicher nicht alle.«

»Da hast du auch wieder recht. Ach, ich weiß auch nicht.« Sie sah um sich herum das Chaos, das im Grunde auch ihr ganzes Leben widerspiegelte. »Vielleicht sollten wir doch langsam die Polizei einschalten, was meinst du?«

Entschieden schüttelte Ben den Kopf. »Halte ich für keine gute Idee, und das nicht nur, weil ich den Job unbedingt behalten will. Aber wenn wirklich eine große Schweinerei im Gange ist, dann haben die Pfuscher auch bei den Bullen ihre Finger im Spiel.«

»Du glaubst doch wohl nicht, dass die gesamte Polizei involviert ist?«, fragte Juliane ungläubig und füllte Wasser in die Kaffeemaschine, weil sie eine Aufmunterung brauchte.

»Die ganze Polizei sicher nicht, aber auf jeden Fall die Wichtigen. Du bist bestimmt nicht die Erste, die große Augen bekommen hat, weil etwas da zum Himmel stinkt.«

»Nein, ganz sicher nicht. Ich vermute mal, dass auch Johanna Sänger etwas in Erfahrung gebracht hat. Wahrscheinlich haben sie ihr etwas angetan.«

»Davon kann man wohl ausgehen«, sagte Ben vorsichtig, weil das natürlich wieder Wasser auf die Mühlen von Julianes Ängsten sein würde.

»Man hat mir ja nicht umsonst die falsche Johanna präsentiert. Was für ein widerwärtiges Schauspiel. Und sie wirkten so ehrlich dabei.«

»Ehrlichen Menschen habe ich noch nie getraut«, sagte Ben und setzte sich auf den Sessel, den er gerade abgestellt hatte. »Und desto lupenreiner sie erscheinen wollen, umso mehr Dreck haben sie am Stecken.«

»Klar, man kann die Welt natürlich auch nur noch in schwarzen Farben sehen«, sagte Juliane und klang verärgert. »Willst du auch einen Kaffee?«

»Jo.« Ben verschränkte die Arme vor der Brust und sah ihr dabei zu, wie sie nach Bechern suchte. »Ich glaub, es ist der andere Karton da an der Wand«, sagte er dann.

Juliane erwiderte darauf nichts und suchte weiter. Und schließlich fand sie zwei Becher, pustete in jeden kurz rein und schenkte den Kaffee ein.

»Hier.«

Während sie ihm den Becher reichte, setzte sie sich auf ein großes Kissen.

»Wenn du die Polizei nicht einschalten willst, dann mach doch einen besseren Vorschlag«, sagte sie und verschränkte jetzt die Beine ineinander.

»Den Janssen willst du ja nicht einliefern lassen«, meinte Ben.

»Nein, auf gar keinen Fall. Aber mein Gott, du kommst doch aus der Verbrechergroßstadt. Kennst du da denn nicht jemanden, den du involvieren könntest?«

»Nicht dein ernst, oder?«

»Warum denn nicht. Wenn es sein muss, bezahle ich auch dafür.«

»Müsstest du auch wohl, denn Samariter gehören leider nicht zu meinem Freundeskreis.«

»Ich meine es ernst, Ben, wirklich.« Sie rieb ihre Hände am Becher, obwohl es ihr gar nicht kalt war.

»Also, ein paar Leute fallen mir da schon ein, die ich fragen könnte«, sagte Ben schließlich. »Auch Frauen.«

Juliane stutzte für einen Moment. »Warum nicht«, sagte sie dann. »Wenn auch Krankenschwestern darunter sind, dann könnten wir sie einschleusen.«

»Ich hör mich mal um, wenn du das wirklich willst«, sagte Ben.

»Am besten, ich melde mich jetzt erst einmal in der Klinik, bevor die noch auf dumme Gedanken kommen«, sagte Juliane und kam vom Boden hoch.

Sie nahm ihr Handy und wählte Frau Franks Nummer, hörte einen Moment zu, sagte ein paar Mal ja sicher und dann bis gleich.

»Der Chef will mich sehen.«

»Oha. Ob das ein gutes Zeichen ist nach dem Abend mit diesem Psychopathen?«

»Ich weiß es nicht, aber es ist besser, wenn ich jetzt hinfahre. Du kannst ja noch ein paar Sachen einräumen und so.«

Ben wollte zunächst protestieren, doch auf der anderen Seite wollte er sie nicht noch weiter ärgern. »Wenn du nach Hause kommst, dann kannst du vom Boden essen.«

Sie lachte und machte sich fertig für die Klinik.

Sekt zum Frühstück

Sie räkelte sich in den Kissen und genoss die ersten Sonnenstrahlen, die auf ihr Gesicht fielen. Das Bett roch warm und nach ihm. Es war eine wunderbare Nacht gewesen, die sie so schnell nicht vergessen würde. Sibylle Kettler wusste eigentlich gar nicht, wie es dazu gekommen war, doch irgendwann, da war sie mit Christoph nach Hause gefahren. Er war aber auch ein wirklich gut aussehender Mann, dachte sie jetzt und fuhr sich mit langen Fingern durch ihre Haare. Und er war verdammt gut im Bett. Sie schmunzelte. Er war schon aufgestanden, aber das hatte sie gar nicht gemerkt. Sie hörte ein Geräusch und kurz darauf stieß er die Tür zum Schlafzimmer auf.

»Guten Morgen«, sagte Christoph und jonglierte ein Tablett bis zu ihrem Bett. »Es gibt Sekt zum Frühstück.«

»Sekt?«, fragte Sibylle. »Das ist nicht dein ernst.«

»Doch, manchmal mache ich das. Aber natürlich nur für ganz besondere Gäste.«

»Dann darf ich mich jetzt wohl geschmeichelt fühlen«, erwiderte sie und setzte sich auf.

Sein Blick blieb an ihren nackten Brüsten hängen, während er das Tablett vor ihr auf dem Kissen abstellte. Was er sah, machte ihn schon wieder heiß. »Es war schön heute Nacht«, sagte er und strich mit seinem Zeigefinger über ihre Brustwarze, die sofort darauf reagierte.

»Finde ich auch«, hauchte sie. »Vielleicht sollten wir da weitermachen, wo wir gestern Abend aufgehört haben.«

»Wäre wirklich eine gute Idee«, sagte Christoph, »doch ich fürchte, das muss warten. Ich bin schon spät dran, ich muss in die Klinik.«

»Ach ... schade.« Sibylle formte einen Kussmund und bedeckte ihre Brust jetzt mit der Decke. Dann nahm sie ihr Sektglas und stieß mit ihm an. »Denkst du, dass diese Juliane die Sache geschluckt hat?«

»Du meinst, dass sie uns glaubt, dass du Johanna Sänger bist?«

Sie nickte.

»Ehrlich gesagt, das glaube ich nicht«, sagte Christoph, »dafür ist sie viel zu intelligent. Aber das macht auch nichts. Der Boss will ja auch nur, dass wir es soweit treiben, dass sie bei uns mitmacht. Das ist alles.«

»Ich weiß, dass es mich nichts angeht«, sagte Sibylle und klang jetzt ernster. »Aber was ist eigentlich mit dieser Johanna Sänger passiert?«

Christoph beantwortete ihre Frage mit einem Kuss, den er ihr auf die Wange drückte. »So, ich muss jetzt wirklich los«, sagte er. »Mach es dir gemütlich. Du kannst dich wie zuhause fühlen. Ich habe dir einen Schlüssel auf den

Küchentisch gelegt. Und ich hoffe, dass ich dich heute Abend hier im Bett vorfinde, wenn ich Feierabend habe.« Er zwinkerte ihr zu.

»Ich denke drüber nach«, sagte sie und formte einen Schmollmund, dabei ließ sie die Bettdecke wieder sinken und er sah noch einmal auf ihren wohlgeformten Busen, bevor er die Tür hinter sich zuzog.

Als Sibylle alleine war, fühlte sie sich komisch. Fast bereute sie, sich auf das Spielchen, das Angela Schweizer, die sie bereits seit Studienzeiten kannte, eingelassen zu haben. Nur der Umstand, dass sie im Moment keine passende Stelle in einer Klinik finden konnte, hatte sie dazu bewogen, einen Ausflug nach Ostfriesland zu machen, als Angela sie über Facebook dazu eingeladen hatte vor einer Woche. Vielleicht springt sogar etwas Größeres dabei heraus, hatte sie vieldeutig geschrieben. Als Angela ihr nach ihrer Ankunft dann geschildert hatte, worum es ging, war sie zunächst skeptisch gewesen. Sie war schließlich Ärztin und nahm es mit der Wahrheit und dem Anstand gegenüber anderen ziemlich genau. Der Einwand von Angela, wohin sie das bisher geführt hätte, ließ sich allerdings nicht von der Hand weisen. Sibylle war Mitte dreißig und tingelte von einer Klinik in befristeten Jobs zur nächsten. Natürlich fand man, dass sie eine hervorragende Ärztin wäre und gut ins Team passte, hörte sie immer wieder bei Vorstellungsgesprächen. Nur mit ihren Gehaltsvorstellungen ließ sich das leider nicht vereinbaren. Doch Sibylle blieb stur, wozu hatte sie denn die ganzen Jahre studiert? Schließlich hatte der Aspekt mit dem Geld dann auch gezogen. Für ihren kleinen Auftritt bekam sie zwanzigtausend Euro, was sie zunächst für einen Scherz gehalten hatte. Angela hatte ihr versichert, dass das erst der Anfang sei, wenn sie bereit wäre.

Tja, und jetzt lag sie hier bei einem praktisch wildfremden Mann im Bett, der an der Ostfriesenklinik arbeitete. Es hätte schlimmer kommen können, dachte sie und stellte das Tablett zur Seite, um ins Bad zu gehen.

Gemischte Gefühle

Es behagte Juliane immer weniger, ständig wie ein kleines Schulkind zum Direktor gerufen zu werden. Sie mochte Westmark nicht. Sein Blick war manchmal so, als würde er versuchen, bis tief in ihre Seele vorzudringen. Das mochte sie erst recht nicht. Immer hatte sie das Gefühl, dass sie sich für irgendetwas zu rechtfertigen hatte. Dabei waren es doch die anderen, die ein böses Spiel in dieser Klinik trieben.

»Juliane, schön, dass Sie es einrichten konnten«, sagte Westmark in überschwänglichem Tonfall, als sie in sein Büro trat.

»Es tut mir leid, dass es nicht eher ging«, sagte sie entschuldigend und ärgerte sich schon wieder.

»Ach, kein Problem. Ich habe ja noch tausend andere Dinge zu erledigen, während ich auf Sie warte.«

Er bot ihr einen Platz an und sie fragte sich, wie er das eben gemeint hatte.

»Warum ich Sie überhaupt sprechen wollte«, sagte er, während er sich zu ihr an den Besuchertisch setzte, »ist Folgendes. Ich habe mir überlegt, ob Sie mich nicht zu einer Fortbildung, zu der ich in der nächsten Woche in die Schweiz aufbrechen werde, begleiten möchten.«

Juliane sackte das Herz in die Hose. Sie schluckte. Was sollte sie dazu sagen? »Fortbildung«, presste sie hervor.

»Ja. Es geht da um ein Symposium zu speziellen Herzoperationen. Ich denke, da können Sie sicher etwas für ihre tägliche Arbeit mitnehmen. Mir selber bringen solche Wochenenden immer eine ganze Menge, auch wenn ich nur noch selten operiere, wie Sie ja wissen.«

»Sicher«, sagte sie, »das klingt sehr interessant. Ich muss natürlich prüfen, ob das in meinen Dienstplan passt.«

»Ach, das kriegen wir schon hin«, sagte Westmark und wischte ihre Bedenken vom Tisch.

»Na ja, und privat ...«.

»Sie haben ein Privatleben?«, fragte er und sah sie mit schelmischem Blick an. »Da haben Sie aber Glück. Den meisten Ärzten fehlt dafür einfach die Zeit. Aber ich habe schon von Dr. Kühnenkamp gehört, dass Sie gestern einen angenehmen Abend hatten.«

Sie haben also schon darüber gesprochen, dachte Juliane. Ihre Hände fühlten sich eiskalt an, als sie sie ineinander verschlang. »Doch, es war sehr schön«, sagte sie, »ein angenehmes Restaurant mit vorzüglichen Weinen.«

»Ja ja, der Sebastian«, sagte Westmark, »er weiß, wie man Frauen verwöhnt. Ich finde es gut, dass Sie sich auch die Zeit für private Kontakte mit den Kollegen nehmen. Es kann doch nicht immer nur um die Arbeit gehen.«

»Sicher.« Juliane sah sich irritiert im Raum um. Dann aus dem Fenster. »Ich denke, ich sollte jetzt auf meine Station gehen, die Visite beginnt gleich.«

»Ja, Frau Dr. Fuchs, machen Sie das. Und denken Sie über mein Angebot nach. Sowas wird Ihnen nicht alle Tage offeriert.«

»Ich sage Ihnen spätestens übermorgen Bescheid«, erwiderte sie und verließ erleichtert sein Büro.

Als sie die Visite hinter sich gebracht hatte, brach ihr in ihrem eigenen Büro der Schweiß aus. Was sollte sie jetzt machen? Wenn sie ablehnte, mit Westmark in die Schweiz zu fahren, dann würde man sich fragen, wieso sie eine so verlockende Einladung ihres Chefarztes ausschlug. Jeder andere in einer Klinik in Deutschland würde sich die Finger danach lecken, soviel Aufmerksamkeit vom Chef zu bekommen. Und wenn sie zusagte, dann würde er sie vielleicht umbringen. Mehr als diese beiden Alternativen sah sie im Moment nicht. Sie musste die Sache mit Ben besprechen. Am liebsten wäre sie sofort nach Hause gefahren. Doch es blieben noch viele quälende Stunden, die sie in der Klinik verbringen musste.

Sie verspürte plötzlich Heißhunger, obwohl es ihr schlecht war. Sie kühlte ihre Hände in dem kleinen

Waschbecken unter fließendem Wasser und sah in den Spiegel. Vielleicht sollte sie doch einfach ihre Sachen packen und abhauen. Die Suche nach Michael war einfach eine Nummer zu groß für sie. Wenn Ben niemanden fand, der sie beide unterstützen konnte, dann würde sie die Aktion abbrechen, beschloss sie und ging in die Strandterrasse, um etwas zu essen.

Ausgerechnet Kühnenkamp saß da am Ärztetisch und winkte ihr schon von weitem zu. Reiß dich zusammen, beschwor sie sich und drückte ihren Rücken durch. Mit einem Tablett mit Kaffee und einem Käsebrötchen setzte sie sich zu ihm.

»Wie geht es dir, Juliane?«, fragte er gutgelaunt.

»Ach, ganz gut«, antwortete sie knapp und nahm ihren Kaffeebecher in die Hand und hielt sich daran fest.

»Das freut mich. Es war ein netter Abend gestern, findest du nicht?«

»Doch, natürlich. Das Essen war sehr gut.«

Offensichtlich hatte er nicht vor, darauf einzugehen, dass sie einfach weggerannt war, dachte sie und beschloss, sein Spielchen mitzuspielen.

»Das sollten wir unbedingt einmal wiederholen.«

Sie nickte ihm zu und biss in ihr Käsebrötchen.

»Wie ich gehört habe, hat dir der Chef ein tolles Angebot gemacht«, fuhr er fort, während er ein halbrohes

Ei aus einem Becher löffelte. »Ich würde mir das ja nicht entgehen lassen. Sicher hast du schon zugesagt. Die Schweiz ist um diese Jahreszeit einfach herrlich.«

Juliane räusperte sich. Der Anblick des verlaufenden Eigelbs über den Rand der Schale hinweg ließ schon wieder Übelkeit in ihr aufkommen. »Ja, ich habe mich wirklich gefreut, dass Dr. Westmark dabei an mich gedacht hat. Ich muss den Termin noch mit meinem Einsatzplan und meinen anderen Dingen abgleichen, dann entscheide ich, ob ich mitfahre.«

»Das klingt gut«, sagte er und lächelte ihr verschmitzt zu. »Es ist immer gut, wenn man nicht gleich mit wehenden Fahnen zusagt. Das sieht professioneller aus, als wenn man sich wie ein kleines Kind über ein Weihnachtsgeschenk freut, das man im Grunde nicht verdient hat.«

Wie meinte er das nun schon wieder?

»Ich denke darüber nach«, wiederholte sie. »Es ist immer gut, wenn man dazulernen kann.«

»Auf jeden Fall. So, jetzt muss ich zu meiner nächsten OP«, sagte Sebastian und ließ sein Tablett stehen.

Juliane sah ihm nach und bemerkte, wie ihn zahlreiche junge Schwestern anhimmelten. Sicher hatte er schon die eine oder andere flachgelegt. Und plötzlich fiel ihr Andrea Zander wieder ein. Sie hatte sie bisher nicht wiedergesehen, doch die angebliche Fortbildung musste vorbei sein. Ob sie wirklich ernsthafter krank war, als alle zugaben? War sie am Ende auch ein Opfer der perfiden Ärzte geworden, weil sie zu viel wusste? So eine Schwester ließ sich leicht ersetzen. Das wiederum brachte sie zurück zu Ben, der seine Quellen in Frankfurt anzapfen wollte. Sie musste jetzt einfach mit ihm sprechen, Dienst hin oder her. Es gab zu viele Neuigkeiten, die auf sie eingeprasselt waren. Sie machte es wie Kühnenkamp und ließ ihr Tablett stehen. Vielleicht gehörte auch dieses Verhalten zu dem Ärztetisch, wenn man sich für etwas Besseres hielt.

Im Büro gab es nichts Besonderes, und so machte sie sich auf den Weg zu ihrer neuen Wohnung.

Abort

Als Juliane gegangen war, hatte Ben sofort seinen Charme spielen lassen und ein paar Nummern gewählt. Aufgrund der Aussichten auf eine gute Bezahlung und den interessanten Einsatzort am Ende der Welt, wie einige meinten, hatte er nach einer Stunde immerhin fünf Leute, die großes Interesse hatten und sich in den nächsten Stunden melden wollten.

Weil er nicht wusste, was er dann noch machen sollte und für weitere Aufräum- und Renovierungsarbeiten zu müde war, entschloss er sich, noch ein wenig versäumten Schlaf der letzten Nacht nachzuholen.

So hörte er auch nicht, wie Juliane um kurz nach zwei ins Haus kam und sich wunderte, dass die Kartons noch genauso dastanden wie am Morgen.

»Ben!«, rief sie.

Das holte ihn aus einem süßen Traum zurück, in dem er gerade einer gut gebauten Blondine den BH öffnen wollte. Als er erschrocken hochkam, knackste es in einem seiner Lendenwirbel.

»Juliane?«, fragte er zurück, kam umständlich vom Sofa hoch und warf dabei seine Kaffeetasse mit seinem Fuß vom Tisch.

»Was ist denn hier los?«, fragte sie entsetzt, als sie ins Wohnzimmer kam. »Schläfst du etwa?«

»Ich?« Ben sah sich hilfesuchend um. »Muss wohl eingenickt sein, als ...«.

»Ach, schon gut. Es gibt Wichtigeres im Moment«, sagte sie und schluckte ihren Ärger herunter. Sie brauchte ihn schließlich. »Stell dir vor, der Chefarzt Westmark will am nächsten Wochenende mit mir in die Schweiz fahren.«

»Warum das denn?«

»Ein Kongress, sagt er, bei dem ich eine Menge lernen könnte.«

»Klingt doch gut.«

»Hallo, geht's noch. Ich fahre natürlich nicht mit.«

»Warum das denn nicht?« Ben war mittlerweile wieder munter und kratzte sich am Hinterkopf.

»Weil er mich umbringen will, was denn sonst. Da muss man doch nur eins und eins zusammenzählen. Das habe ich noch nie erlebt, dass mich ein Chefarzt zu einer Reise einlädt. He, das ist die Ostfriesenklinik, wo Menschen verschwinden und misshandelt werden, schon vergessen?«

»Ist ja schon gut«, sagte Ben und latschte auf den Flur.

Juliane wusste, wo er hinging und versuchte, das Bild aus ihrem Kopf zu bekommen. Dass Männer aber auch immer so schwer von Begriff waren. Das Klingeln seines

Handys lenkte sie von ihren dunklen Gedanken ab. Auf dem Display erschien eine Nummer, die ihr nichts sagte. Doch es war ein Anruf aus Frankfurt. Vielleicht war es ja wichtig, dachte sie. Sah zur Tür, in der Hoffnung, dass Ben zurückkäme. Doch er kam nicht. Das Handy klingelte weiter und zerrte an ihren Nerven. Dann gab sie sich einen Ruck und nahm ab.

»Hallo?«, fragte sie.

»Wer ist da?«, kam es vom anderen Ende. Eine Frau. Vielleicht die Frau, die auf Ben in Frankfurt wartete. Hoffentlich habe ich nichts kaputt gemacht, dachte Juliane.

»Hier ist Juliane Fuchs, ich bin eine Kollegin von Ben. Er ist gerade ...«.

Weiter kam sie nicht, weil Ben neben ihr stand und sie wütend anstarrte. Sie hielt ihm sein Handy hin. Er nahm es mit einem Ruck an sich.

»Was ist?«, fragte er.

Es entwickelte sich ein Gespräch, bei dem Ben zunächst zuhörte. Juliane wollte gerade den Raum verlassen, damit er seine Ruhe hatte, als er sie am Arm festhielt und flüsterte, während er den Sprecher zuhielt: »Miriam hat ihr Kind verloren. Das ist ihre Mutter.«

Juliane machte große Augen. »Wann?«

»Moment«, sagte Ben in den Hörer, »ich stell Sie mal auf laut, dann kann meine Kollegin gleich mithören.«

Gabriele Klotz schilderte noch einmal unter Tränen, dass Miriam, nur wenige Stunden, nachdem sie in ein Krankenhaus in Frankfurt eingeliefert worden war, ihr Baby verloren hätte und jetzt schlafe. Man habe ihr ein Beruhigungsmittel gegeben, weil es für das Kind einfach viel zu viel gewesen sei.

»Das tut uns leid«, sagte Juliane und nahm das Gespräch in die Hand. »Wer ist der behandelnde Arzt? Welche Klinik ist das überhaupt?«

Die Mutter lieferte alle notwendigen Informationen, die Juliane sich nebenbei auf einem Schmierzettel notierte.

»Es geht Ihrer Tochter sicher bald besser«, sagte sie zum Abschluss. »Es ist gut, dass Sie uns informiert haben. Melden Sie sich gerne wieder bei Ben. Und natürlich meldet er sich auch bei Ihnen, sobald es etwas Neues gibt.«

Dann legte sie auf, als Gabriele Klotz anfing zu schluchzen.

»Das klingt alles nicht gut«, sagte Juliane mit besorgter Miene. »Ich werde Kontakt zu dem behandelnden Arzt aufnehmen. Es wäre gut, wenn wir den Fötus untersuchen lassen könnten.«

»Und worauf?«, fragte Ben, der von medizinischen Dingen nichts verstand.

»Das weiß ich auch erst, wenn ich die Untersuchung gemacht habe«, erwiderte Juliane. »Aber wenn wir die DNA vom Fötus hätten, dann wüssten wir auch bald, wer der Vater ist.«

»Du willst also immer noch wissen, ob dein schicker Sebastian das Rennen gemacht hat.«

»Natürlich will ich das wissen. Außerdem finde ich nicht jede deiner Bemerkungen immer passend.«

Juliane ließ sich auf einen Stuhl sinken.

»Sorry«, sagte Ben, der wusste, dass er wieder mal übers Ziel hinaus geschossen war. »Aber wie willst du an den Fötus herankommen?«

»Ich rufe jetzt bei dem Arzt an, anders wird es nicht gehen.« Juliane nahm ihr Handy aus der Tasche und tippte die Zahlen ein. Dann horchte sie. Kurz, bevor sie wieder auflegen wollte, wurde abgenommen. »Dr. Berger?«

Er bestätigte es.

»Hören Sie, es ist kompliziert, aber ich bin Dr. Juliane Fuchs aus der Ostfriesenklinik in Harlesiel. Miriam, Ihre Patientin, ist bei uns in der Klinik behandelt worden, bevor sie ...«. Wie sollte sie das alles im Zeitraffer erklären.

»Verstehe«, kam es vom anderen Ende.« Juliane hatte auf laut geschaltet und Ben hörte mit. »Was kann ich denn für Sie tun?«

»Es geht um das Kind, das Miriam verloren hat. Es wäre wichtig, dass ich die DNA bekomme.«

»Oh. Vielleicht sollten Sie in der Angelegenheit dann doch besser mit der Mutter sprechen. Oder am besten mit Miriam selbst, Sie wissen, dass ich Ihnen keine Auskünfte geben darf. Geschweige denn darf ich solch hochsensible Daten einfach an Dritte weitergeben.«

»Das weiß ich«, sagte Juliane gedehnt. Natürlich hatte sie mit Schwierigkeiten bei der Beschaffung gerechnet. »Aber es ist wirklich sehr wichtig für uns.«

»Uns?«

Da hatte sie sich verplappert. Jetzt musste sie mit der ganzen Sprache herausrücken, wenn sie das Vertrauen des Arztes nicht verspielen wollte.

»Ja«, druckste sie herum, »es ist so, dass ich in dieser Angelegenheit nicht mit der Ostfriesenklinik kooperiere, sondern ... nun ja, wenn man so will, ermittle ich auf eigene Faust.«

Ben machte ihr ein Zeichen, dass sie nicht alles ausplaudern sollte.

»Sie ermitteln gegen Ihren Arbeitgeber?«, fragte der Arzt ungläubig. »Also, ich denke, ich bin da wirklich nicht der richtige Ansprechpartner für Sie. Am besten, wir beenden das Gespräch jetzt.«

»Nein, bitte«, flehte Juliane, »legen Sie nicht auf. Sie sind der einzige Mensch, an den wir uns in Frankfurt wenden können. Und Sie haben Miriam doch von Anfang an in Ihre Obhut genommen. Glauben Sie mir, wir sind genauso an dem Wohlergehen von Miriam interessiert wie Sie.«

»Das mag ja alles sein. Aber am Telefon werde ich keine weiteren Auskünfte geben. Tut mir leid.«

Juliane und Ben starrten sich an. Der Arzt hatte einfach aufgelegt.

»Verdammt«, sagte Ben und schlug mit der Faust auf den Tisch. »Blöder Quacksalber. Der hatte die Hosen gestrichen voll.«

»Ich werde ihn einfach noch einmal anrufen. Er darf uns einfach nicht hängenlassen«, meinte Juliane und wollte gerade wieder wählen, als ihr Handy klingelte. »Ja?«

»Hallo, hier ist noch einmal Dr. Berger«, kam es vom anderen Ende und Ben machte ein Siegeszeichen. »Ich habe es mir anders überlegt, ich werde Ihnen helfen, wenn ich kann.«

Juliane kamen fast die Tränen vor Freude und sie kam sich ziemlich albern vor, als Ben sie ansah. »Das werden Sie nicht bereuen«, sagte sie mit fester Stimme.

»Was soll ich tun?«

»Das Einzige, was wir brauchen, ist eine DNA-Probe des Abortes«, sagte Juliane jetzt in professionellem Tonfall.

»Das lässt sich sicher einrichten«, sagte der Arzt, »aber ich mache das Ganze nur unter einer Bedingung. Ich bringe Ihnen alles persönlich nach Ostfriesland, denn ich möchte unter keinen Umständen, dass man mir irgendetwas nachweisen kann, was unter uns gesagt natürlich nicht legal ist.«

Juliane biss sich auf die Unterlippe und sah Ben fragend an. Dieser wiegte seinen Kopf hin und her und kratzte sich am Kinn. Dann nickte er.

»Ist in Ordnung«, sagte Juliane schnell, bevor es sich der Arzt wieder anders überlegen konnte. Sie nannte ihm ihre Adresse und er notierte sich auch ihre Telefonnummer.

»Sobald ich losfahre, gebe ich Ihnen Bescheid«, sagte er, »und eines muss klar sein, ich mache das Ganze nur für Miriam. Und ihre Mutter natürlich.«

»Ja, ist gut«, sagte Juliane, »wir sind Ihnen dafür wirklich unendlich dankbar.«

Sie legten auf.

»Schöne Scheiße«, sagte Ben, als sie wieder unter sich waren. »Noch mehr Mitwisser sind auch immer ein höheres Risiko, aufzufliegen.«

»Natürlich«, bestätigte Juliane sofort, »aber alleine schaffen wir das eben nicht. Und mein Gott, er ist Mediziner.«

»Eben«, sagte Ben, »das macht mir ja am meisten Kopfschmerzen. Mir wäre es lieber, er wäre ein Junkie. Die sind wenigstens ehrlich, wenn sie einen bescheißen.«

»Da kenne ich mich nicht aus«, sagte Juliane. »Aber trotzdem ist jetzt mein Problem, ob ich mit dem Westmark verreisen soll, immer noch nicht gelöst.«

»Du fährst nicht«, sagte Ben knapp aber bestimmend.

»Nicht? Und das entscheidest du jetzt so einfach?«

»Ganz genau. Ich will nicht, dass dir etwas zustößt. Und wenn du fährst, dann komme ich mit.«

Juliane lachte. Es gefiel ihr zwar nicht, dass jemand für sie bestimmte, doch es verlieh ihr ein Gefühl von Sicherheit, dass Ben sich so um sie sorgte. »Na gut«, sagte sie, »ich fahre nicht. Ich werde gleich morgen im Büro von Westmark Bescheid sagen, dass ich Besuch bekomme an dem Wochenende. Und wahrscheinlich ist es nicht einmal gelogen, wenn Dr. Berger dann wirklich nach Ostfriesland kommt.«

Johanna Sänger

War sie noch wer? War sie noch da? Manchmal glaubte sie nicht mehr daran. Wie viel Zeit war vergangen, seitdem sie sich kaum noch spürte? Man machte ihr nichts vor. Sie war Ärztin. Jemand hatte dafür gesorgt, dass sämtliche Bewegungen ihrerseits unmöglich waren. Stattdessen wurde sie mit allem, was zum Überleben notwendig war, versorgt. Viele Stunden hatte sie damit zugebracht, herauszufinden, wo sie war. Was mit ihr geschehen war. Wer sie entführt hatte. Wer so etwas mit ihr machte. Sie fand keine Antwort darauf und irgendwann, da vegetierte sie mehr oder weniger vor sich hin. Das war an den guten Tagen. Und dann gab es Tage, da spürte sie jeden Nerv in ihrem Körper. Hätte sie gekonnt, dann hätte sie geschrien. Doch auch das ging nicht mehr. Der Raum, in dem sie sich befand, war sehr beengt und schmal. Nein, es war eher ein Behältnis. Aber keine Holzkiste oder ein Sarg. Irgendjemand wollte, dass sie lebte, damit sie das alles durchmachte. So viel war ihr klar geworden. Verzweifelt versuchte sie immer wieder, sich an das Letzte zu erinnern, als sie noch ein normales Leben als Ärztin geführt hatte. Doch immer mehr verblasste alles, was davor war. Nur noch der unbeschreiblich grausame Zustand, in dem sie sich jetzt befand, war noch existent.

Hin und wieder hörte sie Stimmen. Man redete über sie hinweg. Tauschte sich über Daten aus. Ja, soviel bekam sie noch mit. Sie wusste, dass es Ärzte waren, die über sie sprachen. Doch um Genaueres zu erfahren, dafür sprachen sie einfach zu leise. Und mit den Bruchstücken, die sie hörte, konnte sie nicht viel anfangen. Sie fragte sich, warum man sich nicht die Mühe machte, diese Gespräche vor ihr zu verbergen. Und dafür gab es nur eine Antwort. Sie würde nie wieder hier herauskommen. Man machte etwas mit ihr, experimentierte vielleicht mit ihrem Körper herum. Doch sie würde am Ende sterben. Und als ihr das klar geworden war, da konnte sie nicht einmal mehr weinen oder Schmerz darüber empfinden, dass ihr Leben praktisch vorbei war. Am liebsten wäre es ihr gewesen, der Tag käme bald. Denn immer, wenn sie alles in ihrem Körper spürte, wenn ihr wirklich jeder Zentimeter wehtat, sie hätte schreien mögen, obwohl sie es nicht konnte, ja, da wünschte sie sich, sie wäre tot.

In der Klinik

»Wenn du mit ihr fertig bist, dann darf ich aber auch mal ran«, sagte Sebastian Kühnenkamp lachend, als er sich kurz mit Christoph nach der OP im Waschraum unterhielt.

»Das dürfte noch ein Weilchen dauern«, erwiderte Christoph und streifte sich die Handschuhe ab. »Sie ist wirklich eine wahre Sahneschnitte. Du hättest mal ihre Brüste sehen müssen heute Morgen, als ich ihr das Frühstück gebracht habe. Nippel wie ...«.

Abrupt hielt er inne, weil Angela Schweizer aus dem OP kam. Sie hatte Kühnenkamp assistiert, weil es sich um einen schweren Fall von Darmkrebs handelte. So jedenfalls die offizielle Version.

»Redet ruhig weiter«, sagte sie und wusch sich die Hände in dem nächsten Becken. »Ich bin Ärztin und habe schon alles gesehen.«

Kühnenkamp und Christoph warfen sich Blicke zu und unterhielten sich dann mit ihr über den Verlauf der OP.

»Wann ist eigentlich das nächste Meeting bei Westmark?«, fragte Angela Schweizer, als sie sich die Hände abtrocknete und ihre Haube vom Kopf zog.

»Ich glaube, erst, wenn er aus der Schweiz zurück ist«, antwortete Kühnenkamp.

»Er fährt in die Schweiz?«

»Ja, am kommenden Wochenende. Ich glaube, er nimmt Juliane mit.«

»Tatsächlich? Dann soll sie jetzt wohl offiziell in unsere Kreise eingeführt werden. Also, wenn ihr mich fragt, dann ist das verfrüht.«

»Du kennst Westmark, wenn er sich was in den Kopf gesetzt hat ...«.

»Sebastian, du bist der Einzige, dem ich zutrauen würde, es ihm wieder auszureden.«

»Hab ich schon versucht. Aber er meinte, sie sei jetzt soweit.«

»Tja, seine Sache«, meinte Angela. »Und übrigens, Christoph, grüße Sibylle bitte von mir.« Sie warf den beiden noch einen Blick über die Schulter zu und verließ den Waschraum.

»Der entgeht aber auch nichts«, sagte Christoph. »Woher weiß sie denn schon wieder, dass Sibylle bei mir übernachtet hat?«

»Keine Ahnung. Aber ich glaube, Frauen haben da einen siebten Sinn in der Richtung. Gratuliere übrigens.«

»Wozu?«

»Na, du bist der Erste, der es geschafft hat, Angela flachzulegen.«

Christoph grinste siegesgewiss. »Man muss nur wissen, an welchen Knöpfen man drehen muss«, sagte er und beide gingen lachend auf den Flur.

»Ich hoffe, es hat sich gelohnt«, meinte Kühnenkamp noch, bevor sie sich trennten.

»Ich genieße und schweige«, rief Christoph ihm nach. Und als er alleine auf dem Flur war, da wusste er nicht so recht, wohin er gehen sollte. Die OP war an diesem Tag sein letzter Job und er hätte nach Hause gehen können. Doch aus irgendeinem Grund trieb es ihn noch einmal in Richtung Fahrstuhl. Er zog seinen Schlüssel, von dem insgesamt nur fünf in der ganzen Klinik existierten, aus seiner Hosentasche und aktivierte die Fahrt nach unten.

Er wusste nicht, warum, doch er musste sie jetzt sehen. Johanna Sänger. Er hatte sie wirklich gemocht.

Das erste, was Juliane tat, als sie in ihrem Büro ankam, war, die Reise mit dem Chefarzt bei Frau Frank zu canceln.

»Ach, das ist aber schade«, sagte die Sekretärin. »Sie wissen nicht, was Ihnen da entgeht.«

»Das glaube ich gerne«, sagte Juliane gekünstelt betroffen, »aber leider lässt sich der Besuch nicht verschieben. Vielleicht klappt es ja ein andermal.«

»Ich werde es dem Doktor ausrichten. Kann ich sonst noch etwas für Sie tun?«

»Nein, danke. Im Moment nicht.«

»Dann wünsche ich Ihnen noch einen schönen Tag.«

»Ebenso«, sagte Juliane und legte auf.

Das wäre geschafft, dachte sie und starrte auf das Telefon. Instinktiv wusste sie, dass Westmark sich noch einmal bei ihr melden würde. Doch auch dann würde sie standhaft bei ihrer Absage bleiben. Durch den Kontakt zu Dr. Berger aus Frankfurt hatte sie Auftrieb bekommen. Sie wusste, dass sie und Ben nicht aufgeben durften. Und plötzlich fasste sie auch wieder Mut, um nach Michael zu suchen. Auf ihrer Station lag nichts Besonderes an, und doch beschloss sie, zunächst einmal dort vorbeizusehen.

»Hallo Frau Dr. Fuchs«, wurde sie von Schwester Siebohm begrüßt.

»Alles in Ordnung soweit?«, frage Juliane zurück.

Schwester Siebohm nickte. »Alles ruhig. Den Patienten fehlt es wie immer an nichts.«

Tja, dachte Juliane, das war sicher Ansichtssache. »Dann werde ich mich um den Papierkram kümmern«, sagte sie und machte bereits auf dem Absatz wieder kehrt, als sie von Sebastians Stimme überrascht wurde, der plötzlich hinter ihr stand.

»Hoppla«, sagte er, »das hätte auch ins Auge gehen können.«

»Was machst du hier?«, fragte sie perplex.

Er sah sie mit einem Blick, den sie sich nicht zu deuten traute, an. Immer mehr sah sie in ihm den Teufel in menschliche Gestalt geschlüpft. Diabolisch, ja, das war Kühnenkamp.

»Ich wollte dich darüber informieren, dass Andrea Zander nicht zurück in deine Station kommen wird«, sagte er kühl.

»Und warum nicht?«, fragte Juliane, die eigentlich froh darüber hätte sein können. Doch etwas stimmte nicht, das spürte sie.

»Sie hat während ihrer Fortbildung ein wirklich sehr interessantes Angebot einer Klinik in München bekommen«, fuhr Sebastian fort. »Da konnte sie einfach nicht nein sagen.«

»Das war dann wohl so eine Art Glückstreffer«, sagte Juliane stoisch. »Aber ich bin mit Schwester Siebohm sehr zufrieden.« Sie sah in die Richtung des Schwesternzimmers.

»Dann ist ja alles gut«, sagte Kühnenkamp. »Ich wünsche dir einen schönen Arbeitstag.«

»Danke gleichfalls.« Sie sah ihm nach, als er durch die Schwingtür ging. Sie wollte ein paar Minuten warten, bis er außer Sichtweite war. Die ganze Sache stank zum Himmel. Erst die Lügen über eine Erkrankung oder Fortbildung und jetzt war Andrea weg. Sie wusste, dass es sinnlos sein würde zu fragen, an welcher Klinik sie jetzt arbeitete, weil das nur zu weiteren Lügen führen würde. Sie glaubte Sebastian nicht ein Wort von dem, was er ihr da gerade erzählt hatte.

Wie einer inneren Eingebung folgend ging sie zum Fahrstuhl und fuhr herunter in den Kühlraum. Es gab keinen anderen Ort, an dem man Patienten hätte verschwinden lassen können. Ermordet und kaltgestellt, bis man wusste, wie sie entsorgt werden konnten. Genauso stellte es sich Juliane vor. Irgendwo musste es von dort aus einen Weg geben, den keiner kannte. Jedenfalls sie nicht. Als sich die Fahrstuhltür hinter ihr schloss und sie alleine mit der Stille und der Dunkelheit war, weil sie kurz ihre Augen schloss, bildete sich eine Gänsehaut auf ihren Armen.

Reiß dich zusammen, befahl sie sich. Niemand weiß, dass du hier bist. Und niemand wird dich suchen. Also hatte sie alle Zeit der Welt, um sich hier bis ins kleinste Detail umzusehen.

Sie wagte nicht, das Licht einzuschalten, als sie unten war. Vielleicht gab es irgendwo einen Ort, wo Kontrolllampen angingen, und man nachsehen würde, wer sich hier unten zu schaffen machte. Das durfte sie nicht riskieren. Und vielleicht hingen aus unerklärlichen Gründen auch versteckte Kameras und nahmen auf, wer sich unbefugt oder zumindest ohne Grund hier unten aufhielt. Sie durfte nichts riskieren. Ihr Herz klopfte ihr bis zum Hals, als sie die erste Lade aufzog. Geräuschlos. Das hatte sie geschafft. Das Fach war leer. Innerlich atmete sie auf. Und so ging es weiter, bis sie fast die Hälfte geöffnet hatte und in keinem Fach ein Toter lag. Also gab es noch die Möglichkeit, auf Michael zu stoßen. Auch wenn sie sich mittlerweile sicher fühlte, so blieb doch die Angst im Nacken. Dann kam das erste Mal ein Paar Füße zum Vorschein, das sah sie im Dämmerlicht der indirekten Dauerbeleuchtung sehr deutlich. Und sie erkannte auch, dass es nicht Michaels Füße sein konnten. Sie waren viel zu klein. Mehr musste sie gar nicht wissen. Eigentlich. Und doch obsiegte ihre Neugier und sie zog die Lade weiter auf. Hier lag eine tote Frau. Sie war jung. Sofort musste sie an Miriam denken, doch die war ja in Frankfurt. Juliane hatte nichts von einer Patientin gehört, die so jung war und in der letzten Zeit verstorben war. Ungewöhnlich war das natürlich nicht, wenn es nicht ihre Station betraf. Juliane suchte nach einem Schild am Fuß, fand aber nichts. Merkwürdig, dachte sie. Eigentlich wurden die Toten doch immer damit versehen. Wie sollte man sonst wissen, wer die Tote war? Die Gefahr, dass sie vertauscht wurde, stieg. Juliane war sich sicher, dass sie diese Patientin noch nie vorher gesehen hatte. Und es wurde ihr auch klar, dass sie niemanden danach fragen konnte, denn dann hätte sie sich verraten. Also schob sie die Lade wieder hinein und schloss das Fach.

Als sie schließlich beim letzten Fach angekommen war, blieb die junge Frau die einzige Tote hier unten im Keller. Juliane erinnerte sich daran, dass sie kürzlich Kühnenkamp in dem Zimmer eines Patienten gesprochen hatte, der verstorben war. Doch das war schon eine Weile her, so dass es sicher nicht ungewöhnlich war, dass er schon abtransportiert worden war.

Juliane beschloss, jetzt wieder nach oben auf ihre Station zu gehen. Immerhin hatte sie Michael nicht gefunden, das war doch schon mal was. Sie schlich zur Tür zurück, öffnete sie nur einen Spaltbreit und meinte, alleine hier unten zu sein. Also ging sie auf den Flur in Richtung Fahrstuhl. Als die Türen sich öffneten, bekam sie einen Riesenschreck.

»Juliane?«, fragte Christoph und war erstaunt, sie zu sehen. »Was machst du hier?«

Bleib cool, dachte Juliane. »Dasselbe könnte ich dich auch fragen, sagte sie, und stieg wie selbstverständlich in die Kabine.«

»Ich weiß, was ich hier zu tun habe«, erwiderte er, »ich möchte mich vergewissern, dass bei einer Patientin, die kürzlich verstorben ist, alles richtig erledigt wurde. Eine junge Nachwuchsschwester hatte sich darum gekümmert und sagte mir, dass sie sich nicht mehr sicher sei.«

»Aha«, sagte Juliane. »Dann kannst du jetzt ja aussteigen, damit ich wieder nach oben fahren kann.«

»Im Prinzip schon.«

Sie standen sich in der Kabine gegenüber und sahen sich in dem Neonlicht, das dem ganzen Szenario einen unwirklichen Touch verlieh, eindringlich, ja fast lauernd an.

»Was hindert dich?«, fragte Juliane im Flüsterton.

Christoph erwiderte nichts. Juliane drückte die Taste für ihre Etage. Er hielt eine Hand zwischen den Türspalt, so dass sie sich nicht schließen konnte.

»Du solltest mich mal wieder besuchen«, sagte er und seine Augen lächelten sie an, obwohl seine Gesichtszüge etwas anderes sagten.

»Vielleicht«, sagte sie.

Die Tür ging zum wiederholten Mal automatisch auf und Christoph verließ die Kabine. Bis sie sich wieder schloss und er und Juliane sich nicht mehr ansehen konnten, blieb er stehen. Was er danach machte, konnte sie nur erahnen. Doch es war natürlich dumm, dass er sie hier unten erwischt hatte. Bestimmt würde er bald den anderen davon erzählen. Es graute ihr davor, deshalb von Westmark in sein Büro zitiert zu werden. Was sollte sie dann sagen? Doch viel mehr beschäftigte sie im Moment die Frage, was Christoph jetzt da unten machte. Die Sache mit der Lernschwester war garantiert eine Ausrede gewesen.

Als die Aufzugtüren sich öffneten, war Juliane im ersten Moment irritiert. Das war nicht ihre Station. Stattdessen war sie gerade bis in die Chefetage gefahren. Aber warum? Ihr Kopf arbeitete fieberhaft. Es konnte dafür nur eine einzige Erklärung geben. Jemand hatte den Knopf für die Chefetage gedrückt, bevor sie die Taste zu ihrer Station drückte. Und jetzt stand niemand dort vor ihr auf dem Flur, um in den Fahrstuhl einzusteigen. Also musste es Christoph gewesen sein, der eigentlich zu Westmark gewollt hatte. Doch weil sie den Fahrstuhl nach unten gerufen hatte, war er zunächst in den Keller gefahren. Und er fuhr mit nach unten, war dann natürlich verblüfft, sie vor sich zu sehen. Ja, genauso musste es gewesen sein. Er hatte gar nicht in den Keller gewollt, sondern nach ganz oben. Aber warum hatte er ihr das nicht gesagt und war im Leichenkeller ausgestiegen? Das konnte eigentlich nur bedeuten, dass er prüfen wollte, was sie da unten gemacht hatte. Ihr lief eine Gänsehaut über die Arme. Der Fahrstuhl schloss sich wieder und entließ sie kurz darauf auf ihrer Station.

Der Doktor

Er verstand nicht, was da gerade in Ostfriesland vor sich ging. Schon, als Miriam seine Patientin geworden war, hatte er ein mulmiges Gefühl gehabt. Und jetzt war er kurz davor, sich an etwas Illegalem zu beteiligen. Denn das war es zweifellos, wenn er heimlich anderen Ärzten die DNA eines abgegangenen Fötus zur Verfügung stellte. Ob es um Mord ging? Warum war es so wichtig, wer der genetische Vater des Fötus war? Dafür konnte es eigentlich nur eine Erklärung geben, wenn er so darüber nachdachte. Miriam war nicht freiwillig schwanger geworden. Und ihre Mutter wirkte ja auch ziemlich verhuscht und hätte ihre Tochter am liebsten gar nicht ins Krankenhaus eingeliefert. Da musste etwas im Gange sein und er war sich nicht sicher, ob er das wirklich alles wissen wollte. Doch nun hatte er dieser Ärztin zugesagt, also musste er sich wohl oder übel auf den Weg nach Ostfriesland machen.

Er kannte die Gegend aus Kindertagen, weil seine Eltern nichts lieber taten, als auf der Insel Langeoog Urlaub zu machen. Ab seinem fünften Lebensjahr verbrachte er mit ihnen jeden Sommer dort, bis er in die Pubertät kam und andere Dinge wichtiger für ihn wurden.

Noch vier Jahre, bis er in Pension ging. Und er fand, das hatte er mehr als verdient. Das Leben für Ärzte wurde, auch wenn viele glaubten, dass sie in Saus und Braus lebten, immer anstrengender. In einer Großstadt wie Frankfurt konnte er sicher nicht klagen. Aber was er von den Kollegen auf dem Land hörte, hätte ihn dazu bewogen, den Job an den Nagel zu hängen. Ja, das Landleben. Es hatte Zeiten gegeben, da wäre er sogar nach Ostfriesland gezogen. Damals, als er seine zweite Frau während einer Fortbildung kennen gelernt hatte. Sie kam aus Emden und schwärme ihm von der Idylle vor, die sicher auch da schon nur in ihrer Vorstellung existierte. Sie hatten eine Affäre angefangen, die zwei Jahre hielt. Er war kurz davor gewesen, sich von seiner damaligen Frau scheiden zu lassen. Und dann hatte sie Krebs bekommen. Unheilbar, das stand praktisch schon von Anfang an fest. Er war kein Schwein. Jedenfalls nicht so ein großes, dass er sie in dieser Situation hätte verlassen können. Die Liebe zu der Emderin ging sachte in die Brüche und so blieb er in Frankfurt, bis seine Frau starb. Aus Ostfriesland hatte er nie wieder etwas gehört. Bis gestern. Vielleicht fand er auch wegen seiner Vergangenheit die Idee so verlockend, mal wieder einen Abstecher an die Küste zu machen. Seine Koffer waren gepackt, oder besser gesagt, einer. Er hatte noch nie viel gebraucht für sich selber. Sein Wagen war schon über fünfzehn Jahre alt und würde auch die Strecke noch bewältigen können.

Eine halbe Stunde später, als er sich vergewissert hatte, dass sämtliche Herdplatten ausgestellt, überall das Licht gelöscht und die Fenster und Türen verschlossen waren, da setzte er sich hinters Steuer und fuhr los.

Er wusste nicht, dass sich nur wenig später ein junges Pärchen mit gleichem Ziel auf den Weg machen würde wie er.

Strippen ziehen

Ben war mit sich zufrieden und klopfte sich auf die Schulter, weil es sonst keiner tat. Wie hatte er das nur wieder gemacht. Juliane wäre stolz auf ihn, wenn sie nur endlich nach Hause käme. Gleich war es schon sechs. Sein Magen hing ihm in den Kniekehlen und er wollte essen, reden und trinken. Am liebsten sogar in der umgekehrten Reihenfolge. Endlich hörte er einen Wagen vorfahren und kratzte sich ein letztes Mal im Schritt.

Er schenkte Rotwein ein, der schon seit geraumer Zeit auf dem Tisch stand. Hoffentlich hatte sie etwas zu essen mitgebracht.

»Ben«, rief sie schon aus dem Flur, »bist du da?«

»Aber klar«, rief er zurück, »im Wohnzimmer.« Er roch, dass es etwas vom Chinesen geben würde. Eine ordentliche Gänsekeule wäre ihm zwar lieber gewesen als dieses Hühnerfutter, aber besser als gar nichts.

Juliane kam herein und lachte ihn an.

»Typisch sagte sie«, stellte die weißen Tüten ab, »den kann ich jetzt wirklich gebrauchen.« Sie griff nach dem Rotweinglas und stieß mit ihm an, während sie sich in den Sessel sinken ließ, ihre Jacke noch nicht einmal ausgezogen.

»Prost«, sagte er, »isst man so'n Zeugs eigentlich mit den Fingern?«

»Sehr witzig«, erwiderte sie und atmete erleichtert aus. »Du glaubst nicht, wo ich heute gewesen bin.«

»In der Scheiß Klinik, wo sonst«, sagte er und pulte an einem weißen Karton herum.

»Klar. Aber ich war in der Kühlkammer, ganz unten im Keller.«

»Jesses. Sag nicht, du hast Michael da gefunden.« Zwischen seinen Fingern rieselte jetzt der Reis auf den Boden.

»Nein, das nicht. Aber ein anderes totes Mädchen, das ich nicht kenne. Die meisten Fächer in dem Raum waren leer.«

»Wäre ja auch komisch, wenn im Totenraum mehr los ist als in der ganzen Klinik.« Er biss jetzt in ein braunes wabbeliges Ding und verzog das Gesicht. »Essen die auf der anderen Seite der Kugel das Zeugs wirklich den ganzen Tag?«

»Nein, die stehen natürlich auf Sauerkraut und Weißwurst, ist doch klar. Aber nun mal im Ernst. Ich habe Michael zwar nicht gefunden, aber als ich wieder nach oben fahren wollte, da ist etwas Merkwürdiges passiert.«

»Jemand hat dich in ein China-Restaurant eingeladen?«

Juliane verdrehte die Augen. »Sag mal, was ist eigentlich los mit dir? Du benimmst dich gerade wie ein Phosphati. Wenn du mir etwas Wichtiges zu sagen hast, dann lasse ich dir gerne den Vortritt.«

»Oh, cool«, sagte Ben und schob sein Essen weiter auf den Tisch. »Also, ich habe mit Gott und der Welt telefoniert heute und jetzt sind Esther und Schobi unterwegs, um uns zu unterstützen.«

»Aha.«

»Aha? He, ich bin ganz heiser geworden dabei, die Leutchen von dem geilen Ostfriesland zu überzeugen. Die meisten haben abgelehnt, als ich sagte, dass der Auftrag hier am Arsch der Welt läuft.«

»Kann man sicher niemandem verübeln«, meinte Juliane. Auch ihr schmeckte es irgendwie nicht und sie schenkte noch einmal Wein für beide nach.

»Da musste ich mich schon weit mit den Rosinen aus dem Fenster lehnen.«

»Und jetzt kommen also Esther und Schobi, wer auch immer das sein mag.«

»Esther ist so eine Art Schulfreundin von mir«, erklärte Ben, »jedenfalls an den Tagen, wo ich nicht geschwänzt habe.« Er grinste. »Und Schobi, das ist ihr Macker.«

»Und was genau machen die beiden so? Ich meine, können die uns wirklich dabei helfen?«

»Hundert pro. Esther ist mal auf den Strich gegangen und kennt sich mit Gaunern aus.«

Juliane schluckte, sagte aber nichts.

»Und Schobi war schon immer mit allen Wassern gewaschen. Den kannste nicht mal erschrecken, wenn hundertfünfzig Kilo wiegst und auf ihm Tango tanzt.«

Juliane versuchte gar nicht erst, sich das vorzustellen. »Wenn du ihnen vertraust, dann werde ich das auch tun«, sagte sie und fand, dass ihre Nachrichten irgendwie seriöser waren. »Also«, fuhr sie deshalb fort, »als ich in den Fahrstuhl steigen wollte, da kam Christoph mir entgegen.«

»Kacke, er hat dich auf frischer Tat ertappt.«

»Ja, das stimmt leider. Aber die ganze Situation war komisch. Ich habe ihm nicht gesagt, was ich da gemacht habe und er hat mich angelogen, warum er dort unten ist.«

»Woher weißt du das?«

Juliane schilderte ihm, wie sie mit dem Fahrstuhl ungewollt in der Chefetage gelandet war. Und dass es eigentlich nur mit Christoph zusammenhängen konnte. Damit wollte Ben sich nicht so einfach zufriedengeben.

»Wieso bist du so sicher? Es kann doch trotzdem sein, dass er in die Kühlkammer wollte.«

»Ich weiß es eben. Das hängt mit der Technik von Fahrstühlen zusammen. Dadurch, dass ich den Fahrstuhl in den Keller gerufen habe, ist er mit nach unten gefahren, bevor es in die Chefetage ging. Da war ich eben einfach schneller mit dem Drücken.«

Ben zog die Stirn in Falten. »Und was ist, wenn er gar nicht mit dem Fahrstuhl nach unten zu dir gefahren ist, sondern auch nach oben?«

»Was redest du da? Nach dem Keller gibt es keine Etage mehr. Und er war nicht mit mir in der Kühlkammer.«

»Woher weißt du das?«

»Ich weiß es eben«, beharrte Juliane. »das hätte ich doch gemerkt, wenn er da unten gewesen wäre.«

»Kann sein, kann aber auch nicht sein. Hast du Licht gemacht?«

»Nein, natürlich nicht. Ich weiß ja nicht, ob da Kameras hängen und so richtig scharf war ich ja eigentlich nicht darauf, dass man mich dort erwischt.«

»Eben. Wenn alles mehr oder weniger dunkel war außer dem Funzellicht, das da brennt, dann kann er schon dort gewesen sein und dich die ganze Zeit beobachtet haben.«

Juliane bekam wieder eine Gänsehaut bei dem Gedanken und trank einen großen Schluck Wein.

»Vielleicht hat er ja auch in einem der Fächer geschlafen und du hast ihn dabei gestört. Ich habe mal von einem Typen gehört, der ein Bestattungsunternehmen hatte, der sich in der Mittagspause immer in den besten Sarg für ein Nickerchen gelegt hat.«

»Das macht Christoph nicht«, sagte Juliane und stellte es sich gerade bildlich vor. »Nein, da bin ich ziemlich sicher sogar.«

»Na ja, dann wird es wohl so gewesen sein, wie du es dir vorstellst«, sagte Ben gelangweilt. So langsam wollte er mit dem Thema abschließen und wieder zu seinem Pärchen kommen.

»Er war komisch«, fuhr Juliane trotzdem fort. »Er hat mich so merkwürdig angesehen und gesagt, ich sollte ihn mal wieder besuchen kommen.«

»Na, dann mach das doch einfach. Desto näher man am Feind ist, umso besser kann man ihn auskundschaften.«

»Du hast leicht reden, dir trachtet man ja auch nicht nach dem Leben.«

»Dir auch nicht«, meinte Ben, »denn eins ist sicher, wenn die dich hätten um die Ecke bringen wollen, dann würden wir beide hier nicht mehr sitzen. Das sind keine Anfänger, Juliane. Das sind Profis, die wissen, was sie tun.

Und vor allem wissen die, was sie haben wollen. Und das kriegen sie auch.«

Es entstand eine beklemmende Stille, die sich keiner von beiden so recht erklären konnte. Vielleicht wog jeder für sich die Chancen ab, hier noch heil aus der Sache rauszukommen.

»Ich glaube, ich schmiere uns noch ein paar Käsebrote«, sagte Juliane, »sonst bin ich gleich betrunken.«

»Guter Plan«, stimmte Ben erleichtert zu, der sich schon vorgestellt hatte, wie sie den Abend schweigend verbringen würden und er nichts von Esther und Schobi erzählen konnte. »Ich werde ein paar Eier in die Pfanne hauen. Das ist dann so wie ein Pfadfinderausflug.«

»Manchmal bist du wirklich verrückt«, sagte sie und beide gingen in die Küche.

Autobahn

Esther fuhr immer nur bei Tageslicht, deshalb standen sie jetzt auf einer Raststätte, um einen Kaffee zu trinken und anschließend die Plätze zu tauschen.

»Meinst du, dass es eine gute Idee war, da raufzufahren?«, fragte sie, als sie sich gesetzt hatten.

»Die Pommes noch zu essen?«, fragte Schobi zurück.

»Quatsch«, sagte sie und gähnte, »ich meine die Sache mit Ostfriesland. Da werden wir uns schon übermorgen langweilen und es bereuen, glaub mir.«

»Wir machen das für Ben«, meinte Schobi und stocherte in der Mayonnaise herum. Er liebte dieses fettige Zeugs einfach und das sah man ihm auch an.

»Ich würde für Ben durchs Feuer gehen«, stimmte Esther zu, »aber Ostfriesland ist schon eine ganz andere Nummer.«

»Apropos, wollen wir nicht gleich in ein kleines Waldstück fahren und ...«.

»Nein, auf gar keinen Fall«, wehrte Esther ab, »ich mag es nicht, wenn du so nach Pommes riechst dabei.«

»Schade. Ich könnte ja noch einen Cognac trinken hinterher.«

»Ne, heute nicht. Ich glaub, ich krieg meine Tage.«

»Na gut, aber den Cognac trink ich trotzdem, dann fährt sich der Rest der Strecke leichter. Nachts ist ja kaum was los auf den Straßen.«

»Dann lass uns jetzt gehen, ich werde langsam müde. Ich glaub, ich leg mich auf die Rückbank, bis wir da sind.«

Sie stiegen in den alten Ford und nach kurzer Zeit fiel Esther tatsächlich in einen unruhigen Schlaf.

Schobi war es so am liebsten. Er mochte es, über die Autobahn zu rasen, was Esther ihm immer verbot, wenn sie wach war. Sowieso war sie mit den Jahren, wo sie sich kannten, immer ängstlicher geworden. Seine erste Begegnung mit ihr vor acht Jahren hatte ihn umgehauen. Sie war wirklich ein steiler Zahn gewesen. Lange Beine und rote Mähne. Es gab viele Freier, die nur zu Esther wollten. Und irgendwann, da war er auch bei ihr gelandet nach einem Besäufnis mit seinen Kollegen vom Sicherheitsteam. Sie hatten sich auf Kosten des Chefs die Kante gegeben. Schobi war sonst nicht so einer, der zu Nutten ging. Das hatten alle gewusst und ihn damit aufgezogen. Er hatte es allen zeigen wollen und heute war er den Kumpels dafür dankbar. Natürlich war er sofort in Esther verliebt gewesen, als sie nackt über ihm saß und sich sachte vor und zurück bewegte. Und er hätte sich selber für den letzten Mann gehalten, an dem sie echtes Interesse haben könnte. Doch irgendwie hatte es zwischen den beiden gefunkt. Er zahlte nicht am nächsten Tag, das verbat sie sich, während sie sich eine Zigarette nach der anderen anzündete und ihm versicherte, dass er wirklich ein toller Hecht sei im Bett. Doch noch keiner sei dabei so lieb zu ihr gewesen wie er. Schobi traute der Sache nicht, weil er sich bisher für einen feinen Kerl, aber eben nicht für einen Mann gehalten hatte, auf den jemals eine Frau stehen könnte. Also fragte er nicht nach ihrer Nummer, doch sie wollte seine. Und sie rief schon am nächsten Tag an und sie verabredeten sich auf eine Pommes mit Currywurst.

Er musste lächeln, als er die Lichter des Gegenverkehrs an sich vorüberziehen sah. Seit dem Tag hatte es nicht eine Nacht gegeben, in der sie nicht zusammen gewesen waren. Esther hatte den Job nach nicht einmal vier Wochen an den Nagel gehängt und dann an ihren wahren Fähigkeiten gearbeitet. Sie war ein As im Rechnen, was für Schobi immer mit Hellseherei gleichkam. Nach kurzer Zeit beschlossen sie, dass Schobi sich ebenso gut mit einem Sicherheitsdienst selbständig machen konnte und Esther die Bücher führte und sowieso den ganzen lästigen Kram mit den Kunden abwickelte.

Ein Wagen fiel ihm plötzlich auf. Er erkannte ihn sofort an den Rücklichtern. Ein Jaguar, mindestens fünfundzwanzig Jahre alt oder mehr. Schon als Kind hatte Schobi von so einem Schlitten geträumt. Er sah sie oft in der Gegend, in der er aufgewachsen war. Seine Mutter war auf den Strich gegangen, doch das hatte er Esther niemals erzählt. Als Kind hatte er sich dafür geschämt und war von den Schulkameraden aufs Mieseste gehänselt worden. Wie sollte er der Frau seines Lebens das klarmachen? Nein, er verurteilte Esther nicht für das, was sie gemacht hatte, bevor sie sich kennenlernten. Doch hätte sie den Job nicht aufgegeben, wer wusste schon, ob sie dann wirklich noch zusammen wären.

Gerne wäre Schobi noch stundenlang hinter dem Jaguar hergefahren. Doch dafür fehlte ihm die Geduld. Er setzte den Blinker und zog nach links rüber. Auf Augenhöhe mit dem anderen Wagen hielt er kurz stand, sah hinüber und dachte, dass es ungerecht war, dass immer die ältesten Knacker die coolsten Wagen fuhren.

Er ahnte da noch nicht, dass er genau mit diesem Mann keine acht Stunden später am Tisch sitzen würde.

Sibylle

Christoph freute sich auf den Feierabend. Er wusste genau, wie er ablaufen würde. Sibylle war eine von der Sorte, die in Sachen Sex nichts dem Zufall überließ. Und so war es dann auch. Schon, als er ins Haus kam, da roch es wunderbar nach Gewürzen, Knoblauch und exotischen Ölen.

»Christoph«, rief Sibylle, als sie meinte, die Tür gehört zu haben.

»Ja, ich bin's«, erwiderte er und war gleich darauf bei ihr in der Küche und griff von hinten um ihren Busen. »Du verwöhnst mich zu sehr«, flüsterte er in ihr Ohr, während er sie massierte.

Sibylle stöhnte auf. »Und dabei habe ich noch gar nicht angefangen.«

»Lass uns hinterher essen«, raunte Christoph.

»Ich wusste, dass du das sagen würdest.« Sibylle drehte sich zu ihm um und küsste ihn leidenschaftlich auf den Mund.

Eng umschlungen stiegen sie die Stufen nach oben in sein Schlafzimmer.

»Ist es nicht komisch«, sagte Sibylle, als sie anschließend völlig entspannt nebeneinanderlagen. »Wir kennen uns kaum, aber mit dir habe ich den besten Sex, den ich je hatte.«

»Vielleicht genau deshalb«, meinte Christoph, dem schon ganz andere Dinge durch den Kopf gingen. »Ist es nicht so, dass einen das Fremde immer anzieht?«

»Ja, vielleicht hast du recht. Aber ich habe mich auch schon oft zu One-Night-Stands hinreißen lassen, aber nie war es so, wie mit dir.«

Hör auf zu quatschen, dachte er und sah dabei auf die Uhr, die auf seinem Nachttisch stand. Bestimmt war Sebastian schon auf dem Weg zu ihm. Er musste jetzt handeln.

»Ich hole uns mal ein Glas Champagner«, sagte er, »und danach essen wir dein köstliches Menü. Einverstanden?« Er hatte sich zu ihr hingedreht und strich über ihren prallen Busen. Eigentlich schade, dachte er.

»Champagner ist genau das, was ich jetzt brauche«, sagte sie und ihr Blick war voller Leidenschaft. Und vielleicht auch Hoffnung auf eine gemeinsame Zukunft.

Christoph ging nackt die Treppe herunter in die Küche. Im Kühlschrank lagen noch drei Flaschen des besten Champagner, den man in Ostfriesland kriegen konnte. Er öffnete eine davon mit einem Knall und ließ die Flüssigkeit in zwei Kristallgläser schäumen. In ihr Glas tat er etwas hinzu und ging dann nach oben zurück ins Schlafzimmer.

»Du könntest wohl schon wieder«, sagte Sibylle in frivolem Tonfall, als er ins Zimmer kam.

»Bei dir immer«, sagte er und reichte ihr das Glas, das für sie bestimmt war.

»Danke«, flüsterte sie und die kleinen Perlen im Glas zauberten in Verbindung mit dem gedämmten Licht im Schlafzimmer einen ganz besonderen Glanz in ihre Augen.

»Auf uns«, sagte sie und stieß mit ihm an.

»Auf uns«, erwiderte er, ohne mit der Wimper zu zucken.

Beide tranken ihr Glas in einem Zug leer. Mit dem Rest, der noch im Glas war, fuhr Christoph kurz darauf mit dem Finger über ihren Bauchnabel.

»Das kitzelt«, sagte sie und er hörte, dass ihre Stimme schon schwankte.

Er küsste ihren Bauch, um ihr nicht in die Augen sehen zu müssen. Dann war es vorbei und sie ließ ihr Glas fallen. Keinen Moment zu früh, denn im nächsten Augenblick klingelte es schon an der Tür.

Dieses Mal zog sich Christoph einen Bademantel über und machte Sebastian auf. »Die Luft ist rein«, mehr sagte er nicht. Sebastian nickte.

Gemeinsam gingen sie nach oben ins Schlafzimmer.

»Wow«, sagte Sebastian und pfiff durch die Zähne. »Sie hat eine Figur wie eine Göttin.«

»Ja, eigentlich viel zu schade«, sagte Christoph.

»Du Glückspilz, du konntest sie wenigstens vorher noch flachlegen.« Sebastian stieß ihn kumpelhaft am Arm.

»Sie ist nett«, sagte Christoph, »sie hat sogar für uns gekocht.«

»Fürs Essen bleibt uns eigentlich keine Zeit mehr«, meinte Sebastian, »obwohl es hier tatsächlich verdammt gut riecht.«

»Auf eine halbe Stunde kommt es wohl nicht an«, meinte Christoph. »Ich habe Kohldampf. Ich schlage vor, dass du dich schon mal um Sibylle kümmerst und ich decke unten den Tisch.«

»Cooler Plan«, entgegnete Sebastian und wartete, bis Christoph das Zimmer verlassen hatte.

Dann ging er ans Bett heran und setzte sich neben die schöne Frau, die selbst jetzt, wo sie ohne Bewusstsein war, noch zu lächeln schien. Seine Aufgabe wäre es jetzt gewesen, sie wieder anzuziehen, vielleicht eine Decke um sie zu legen für den Transport. Doch er konnte seinen Blick einfach nicht von ihrem perfekten Körper abwenden. Sie war wie für ihn gemacht. Genauso wie Miriam. Er spürte seine Erregung und strich mit einer Hand über ihre geschmeidigen Kurven. Warum sollte ihm etwas verwehrt werden, was Christoph auch gehabt hatte. Im nächsten Moment zog er bereits seine Hose runter und legte sich auf sie. Sie war noch warm und weich. Vorsichtig schob er ihre Beine auseinander. Dann ging alles ganz schnell. Am liebsten hätte er sich danach noch neben sie gelegt und sie betrachtet. Doch er wusste, dass dafür nun wirklich keine Zeit mehr war. Schnell zog er sich wieder an und suchte ihre Sachen zusammen. Unten hörte er Christoph rufen.

»Alles in Ordnung oder brauchst du Hilfe?«

»Ich komme zurecht«, rief Sebastian zurück und lächelte.

Wenige Minuten später trug er Sibylle, die schlaff in seinen Armen hing, die Treppe herunter und legte sie auf dem Sofa, das im Flur stand, ab. Dann ging er in die Küche zu Christoph. Die Teller standen bereits auf dem Tisch.

»Irgendwie tut es mir leid um Sibylle«, meinte Christoph, »sie ist wirklich total nett.«

»Klar. Und nebenbei noch supersexy.«

»Sicher. Aber das ist es nicht allein. Bei ihr hatte ich irgendwie das Gefühl, dass es mal etwas Ernstes werden könnte.«

»Glaub mir, das passt nicht zu dir. Du hast dich genauso wie ich für einen anderen Weg entschieden. Es ist besser, wenn wir alleine bleiben. Jedenfalls solange wir da mitmischen.«

»Sicher. Du hast recht. Und trotzdem ...«.

»Hast du noch Champagner da? Ich habe die Gläser oben gesehen. Ich könnte auch einen vertragen.«

»Klar.« Christoph holte zwei Gläser und schenkte aus der angebrochenen Flasche nach. Und während er das tat, da dachte er tatsächlich für einen kurzen Moment darüber nach, Sebastian etwas ins Glas zu streuen. Dann könnte alles anders werden. Er würde Sibylle zurückholen und ihr alles erzählen. Vielleicht hatte sein Kollege unrecht und es war nicht gut, dass er alleine war. Denn manchmal, da fühlte sich Christoph trotz seines ganzen Luxus, den er besaß, verdammt einsam. Ja, manchmal wünschte er sich mittlerweile sogar Kinder. Das machte ihm am meisten Angst. Dass er irgendwann alt und grau in einer Villa saß und niemand mehr etwas mit ihm zu tun haben wollte. Und das wäre noch die positive Variante. Die andere zeichnete ein Bild, wo er in einer Zelle hockte, aus der er nie wieder rauskommen würde.

Doch dann verpasste er den Moment, und ging mit den Gläsern zurück an den Tisch.

»Auf uns und das, was wir schon geleistet haben«, sagte Sebastian und hielt Christoph sein Glas zum Anstoßen hin.

»Ja«, sagte dieser knapp. »Auf alles.«

Sie saßen dann noch länger da und quatschten, bis auch die zweite Flasche Champagner leer war.

»Jetzt wird es aber Zeit«, sagte Sebastian, »sonst kommt sie noch wieder zu sich.«

Sie legten Sibylle in Christophs Geländewagen und fuhren mit ihr zur Klinik.

Plötzlich vorbei

Gabriele Klotz war immer wieder eingeschlafen. Doch sie hatte sich fest vorgenommen, die ganze Zeit während des Krankenhausaufenthalts ihrer Tochter an deren Bett zu sitzen. Man hatte ihr ein Bett zu Miriam ins Zimmer gestellt. Doch meistens saß sie wirklich an ihrer Seite.

Ihr linker Arm, der auf dem Bett abgestützt gewesen war, als sie einschlief, war taub geworden und Gabriele knickte weg. Für einen Moment wusste sie nicht, wo sie war, dann sah sie wieder ihr Kind, das durch Schläuche atmete.

Der Computer, der ihre körperlichen Aktivitäten kontrollierte, war irgendwie still. Sonst blinkten dort doch immer so viele Lichter. Gabriele wusste, dass etwas nicht stimmte. Sie griff nach Miriams Hand und bekam einen großen Schreck, als diese nur noch lauwarm war und irgendwie leblos.

Sofort griff Gabriele nach dem Notschalter und drückte ihn mehrmals.

»Hilfe!«, rief sie und wurde dabei immer lauter.

Eine Schwester kam ins Zimmer geeilt.

»Meine Tochter«, schrie Gabriele jetzt, »so helfen Sie meiner Tochter doch endlich.«

Die Schwester, deren Blick auch sofort zum Monitor gewandert war, ahnte Böses. »Vielleicht sollten Sie für einen Moment auf den Flur gehen«, schlug sie mit ruhiger Stimme vor. »Ich werde einen Arzt rufen.«

»Ich bleibe hier«, sagte Gabriele stur. »Ich lasse mein Kind nicht im Stich.«

In wenigen Minuten waren ein Arzt und eine weitere Schwester zur Stelle. Sie hantierten an dem schlaffen Körper herum, während Gabriele hilflos an der Wand gelehnt stand. Desto länger das alles dauerte, umso steifer wurden ihre Knie. Ihr Herz zu einem festen Klumpen, der nichts mehr an sich heranlassen würde.

Der Arzt war der Erste, der sachte mit dem Kopf schüttelte, während er die erste Schwester, die ins Zimmer gekommen war, ansah.

»Nein«. Gabriele sackte zusammen.

Die andere Schwester kam zu ihr und stützte sie, bevor sie den Halt unter den Füßen verlieren konnte. »Es tut mir sehr leid«, sagte sie, »wir haben wirklich alles versucht.«

Gabriele nickte unter Tränen. Sie wusste, dass die Schwester die Wahrheit sagte. Und doch war da ein bitterer Beigeschmack. »Meine Tochter wollte nicht in die Klinik«, flüsterte sie, »es ist meine Schuld, dass sie jetzt tot ist.«

Die Schwester schob es auf den Schock und ging nicht weiter darauf ein. Sie führte Gabriele zu dem Stuhl, den man wieder neben Miriams Bett gestellt hatte. Dann verließen der Arzt und die Schwestern das Zimmer, um der Mutter die Zeit für den Abschied zu geben.

Endlich alleine, dachte Gabriele. Sie nahm Miriams Hand wieder in die ihre und fühlte sich ebenfalls tot. Und sie fragte sich, was eigentlich dagegen sprach, dass auch sie jetzt starb. Ja, das war in diesem Moment ihr größter Wunsch. Einfach sterben. Tot neben Miriam liegen und die Welt für immer verlassen. Es gab keinen Grund mehr für sie, hierzubleiben. Sie fasste einen Entschluss. Nie wieder würde sie nach Hause gehen. Niemals. Ihre Tasche mit den wichtigsten Papieren, die hatte sie immer dabei. Davon wusste Heiner nichts. Doch sie hatte es sich vor ein paar Jahren angewöhnt, als er anfing, sie zu schlagen. Mein für alle Fälle Paket, hatte sie es am Anfang genannt. Und jetzt war es soweit. Nie wieder seine boshafte Stimme hören, wenn ihm das Essen nicht schmeckte oder er übelgelaunt aus dem Büro kam. Und noch weniger stand ihr der Sinn danach, ihm von dem Tod ihres geliebten Kindes zu berichten. Es war ihr egal, wie er es erfuhr. Ihr war in diesem Moment alles egal, weil der Sinn ihres Lebens soeben die Erde verlassen hatte.

Bis es draußen hell wurde, saß sie am Bett, bis die erste Schwester ins Zimmer kam und sachte nach ihren Schultern griff.

»Frau Klotz, Sie sollten sich jetzt vielleicht doch ein wenig ausruhen und nach Hause gehen. Sicher möchten Sie ihrem Mann ...«.

»Ja«, sagte Gabriele, »Sie haben recht. Ich muss jetzt gehen.«

Mechanisch stand sie auf, ging noch einmal ganz nah an Miriams Gesicht heran, das jetzt eiskalt war. »Wir sehen uns wieder«, flüsterte sie ihrer Tochter zu, »doch zuerst muss ich noch etwas erledigen.«

Dann nickte sie der Schwester zu, die ihr teilnahmsvoll nachsah, als sie das Zimmer verließ.

Gabriele wunderte sich, dass sie Dr. Berger nicht in seiner Praxis antraf. Sie hätte ihm zu gern erzählt, was geschehen war. Und nicht nur das, denn auch er war schuld an Miriams Tod, das war für sie die einzig gültige Wahrheit. Als sie ihn nicht erreichte, setzte sie sich wieder in ihren Wagen und fuhr auf die Autobahn und richtete sich auf eine lange Fahrt nach Ostfriesland ein.

Besuch in Ostfriesland

Juliane hatte das Gefühl, kaum geschlafen zu haben, als sie von den ersten Sonnenstrahlen geweckt wurde. Sie hatte viel nachgedacht, auch wenn sie und Ben mal wieder zwei Flaschen Rotwein getrunken hatten. Oder vielleicht hatte sie gerade das wachgehalten, weil ihr Herz wie wild pochte, als sie das erste Mal um kurz nach drei wach wurde. Was schleppte er da jetzt bloß wieder für Leute an? Sie bezweifelte sehr, dass diese beiden eine wirkliche Unterstützung sein konnten, bei dem ganzen Verwirrspiel, in dem sie mittlerweile steckten. Eine Prostituierte, also wirklich. Wo war sie da nur hineingeraten? Sie war doch eine fähige und gut situierte Ärztin und nicht von der Mafia. Was hatte sie falsch gemacht, dass sie genau hier und jetzt auf dem Weg in den Abgrund war? An welchem Punkt in ihrem Leben hatte sie an der falschen Stelle Ja gesagt?

Sie quälte sich aus dem Bett, um die lästigen Gedanken loszuwerden. Unter der Dusche ging es ihr dann gleich schon viel besser. Heute war ihr freier Tag. Und Ben, der hatte sowieso und immer frei. Als sie sich einseifte, hatte sie das Gefühl, dass sie ihn nie wieder loswerden würde, egal, was in der Zukunft passierte. Er würde für immer auf ihrem Sofa liegen und ihren Wein trinken. Sie musste lächeln bei dem Gedanken. Endlich ging ihre Stimmung wieder bergauf. Sie stellte das Wasser ab und trocknete sich ab. Dabei fiel ihr Blick auf ihre Reisetasche, die sie immer noch nicht ausgepackt hatte. Die Tabletten. Es war nicht leicht gewesen, Ben davon zu überzeugen, dass es auf keinen Fall ihre waren und das jemand ihr etwas anhängen wollte. Er hatte sie so merkwürdig angesehen, als sie sich herauswand, nachdem er sie vor vollendete Tatsachen stellte, als er von den Tabletten im Badezimmerschrank gesprochen hatte. Er konnte ja nicht wissen, dass sie ihn dabei beobachtet hatte, wie er in ihren Sachen herumschnüffelte. Gerade noch rechtzeitig hatte sie die Tabletten aus dem Schrank nehmen können und die Geschichte mit dem mysteriösen Unbekannten inszeniert. Wie gerne hätte sie jetzt eine Handvoll eingeworfen. Einfach so. Und dann schlafen, bis man vielleicht nicht mehr aufwachte. Depressionen. Ja, wer hatte die eigentlich nicht heutzutage, wenn er versuchte, im Hamsterrad zu überleben. Für sie war das keine erschreckende, sondern nur allzu logische Diagnose gewesen, die ihr ein befreundeter Arzt versucht hatte, schonend bei einem Glas Wein beizubringen. Sie hatte gelacht. Am Anfang leise und dann immer lauter werdend. Kein Wunder, dass er sie dann auch noch für verrückt hielt und das Weite gesucht hatte. Sie versorgte sich selbst mit allem, was in der Klinik in Hannover, wo sie zu der Zeit arbeitete, zu Verfügung stand. Als Ärztin wurde sie mit Proben für ihre Patienten überhäuft und niemand ahnte, dass sie selber die größte Abnehmerin geworden war. Als ihre Hände bei der Arbeit anfingen zu zittern, startete sie im Urlaub einen ziemlich schmerzhaften Entzug. Doch so ganz konnte sie sich von den Glücksbringern nie trennen. Eine tablettenabhängige depressive Ärztin, ja, genau das war sie.

War es da ein Wunder, dass sich jetzt immer mehr verkrachte Existenzen in ihr Leben gesellten?

Sie sah in den Spiegel und streckte sich die Zunge raus. »Du bist am allem selber schuld, du blöde Gans«, sagte sie zu sich. »Seh zu, wie du aus dem Dreck wieder rauskommst.«

»Juliane?«, kam es vom Flur, »alles in Ordnung bei dir?«

»Ja«, sagte sie und zog sich ihren Bademantel über und öffnete die Tür.

»Mit wem hast du da drin geredet?«, fragte er und wischte sich über den Bauch.

»Mit meinem Spiegelbild. Machst du das etwa nie?«

»Eher mit der Klobrille beim Pinkeln«, sagte er und gähnte. »Jetzt muss ich aber dringend unter die Dusche. Es juckt schon überall.« Er zeigte in seinen Schritt.

»Du bist eklig. Ich mach jetzt erst mal Kaffee.«

Barfuß ging sie in die Küche und hörte, wie Ben einen Rocksong unter der Dusche sang.

Währenddessen brachten Esther und Schobi gerade die letzten Kilometer hinter sich und waren verwundert, dass sie so weit gucken konnten.

»Überall nur Gras und Bäume«, sagte sie und räkelte sich auf dem Rücksitz.

»Ja, richtig unheimlich«, meinte er, »ich brauch jetzt gleich erst mal ein richtiges Frühstück. Sollen wir bis zu Ben durchfahren oder nochmal irgendwo halten?«

»Wo denn?«, fragte Esther, »willst du etwa wie die Kühe da hinten Gras fressen?«

»Ne, eigentlich nicht. Hast recht, wir fahren durch. Ist auch nicht mehr weit.«

Juliane und Ben saßen in der Küche und schwiegen sich an, während sie Kaffee tranken und eine Kleinigkeit aßen. Immer öfter beschlich sie das Gefühl, dass mittlerweile alles gesagt war. Und er ahnte, dass ihr der Besuch, der bald hier eintrudeln musste, nicht ganz geheuer war. Sicher hielt sie sich für etwas Besseres, dachte er, als er ihre schmalen Finger mit dem Kaffeebecher in der Hand dabei beobachtete, wie sie am Griff rauf und runter fuhren. Doch im nächsten Moment wusste er, dass er ihr Unrecht tat. Sie war nicht so eine Tusse. Dafür fehlte ihr das übertriebene Make-up und die aufgepumpten Brüste. Juliane war einfach Juliane.

Sein Handy, das auf dem Tisch lag, fing an zu tanzen. Er nahm ab.

»Was ist?«

»Hier ist Gabriele«, hörte er, »Miriams Mutter.«

Sofort stellte Ben auf Laut.

»Oh ...«, sagte er und es tat ihm leid, dass er so grob rangegangen war. »Gibt es Neuigkeiten?«

»Ich weiß nicht ... Miriam ...«. Mehr sagte sie nicht und Ben und Juliane hörten, wie sie schluchzte und versuchte, sich zusammenzureißen. Sie ahnten etwas und hielten den Atem an. »Sie ist tot«, beendete Gabriele den angefangenen Satz.

»Tot?«, fragte Juliane. »Das ist ja schrecklich. Wie ist es passiert?«

»Ich weiß nicht, sie war einfach tot, als ich aufgewacht bin. Ich habe die ganze Zeit an ihrem Bett gesessen, wissen Sie. Ich wollte sie nicht alleine lassen. Und plötzlich hat sie aufgehört zu atmen, als ich schlief. Ich hätte sie niemals in dieses Krankenhaus bringen lassen sollen. Es ist meine Schuld.«

Ben verdrehte die Augen und flüsterte »Fuck« in Julianes Richtung.

»Hören Sie, Gabriele«, sagte Juliane und schüttelte dabei den Kopf in seine Richtung, »Sie trifft nicht die geringste Schuld an allem, was passiert ist. Verstehen Sie das?«

»Aber ich hätte doch verhindern müssen, dass man sie in ein Krankenhaus bringt ... ich hätte verhindern müssen, dass sie wütend aus dem Haus gerannt ist.«

»Wo sind Sie jetzt?«, fragte Juliane, weil sie Autogeräusche hörte.

»Ich bin unterwegs zu Ihnen. Noch gute zwei Stunden, dann bin ich da.«

»Was?«, kam es von Ben und Juliane gleichzeitig. »Was will die Alte hier?«, flüsterte Ben Juliane zu. Diese zog die Schultern hoch.

»Ich hoffe, das ist in Ordnung. Dr. Berger war nicht erreichbar.«

»Kein Wunder«, flüsterte Ben, »aber das gibt den Megacrash, wenn die hier auf den Doc trifft. Das müssen wir verhindern.«

»Hören Sie, Frau Klotz«, sagte Juliane wieder lauter. »Ich gebe Ihnen später die Adresse meiner Ferienwohnung. Dort können wir uns treffen, wenn Sie angekommen sind. Rufen Sie mich bitte wieder unter dieser Nummer an, dann komme ich dorthin.«

»Ja, ist gut«, sagte Gabriele, »vielen Dank.«

»Gerne.«

»Ich lege jetzt auf. Da kommt ein Stau.«

»Bis später.«

Das Gespräch war zu Ende.

»Die hat doch nen Schaden«, sagte Ben und tippte sich gegen die Stirn.

»He, sie hat gerade ihre Tochter verloren. Wahrscheinlich steht sie unter Schock. Wir können nur hoffen, dass sie nicht auch noch verunglückt auf dem Weg hierher.«

»Schlimmer ist ja wohl, dass Miriam tot ist. Unfassbar.«

»Ja, das stimmt. Erst das Kind und jetzt sie selber. Was steckt bloß dahinter?«

»Wenn der Doc hier ist, erfahren wir vielleicht mehr«, meinte Ben.

»Wohl kaum. Er war ja schon unterwegs, als es passiert ist. Der weiß davon noch gar nichts.«

»Stimmt auch wieder. Meinst du, es war eine gute Idee, Gabriele in dein Ferienhaus zu lotsen?«

»Hast du eine bessere Idee?«

»Auf jeden Fall. Jedes Hotel wäre besser. Ich glaube nämlich nicht, dass es gut ist, wenn sie sich auch noch in die Sache hier einmischt. Wir haben wirklich schon genug Ärger am Hals.«

»Da gebe ich dir ausnahmsweise mal recht«, gab Juliane zu. »Aber jetzt ist es wohl zu spät, daran noch etwas zu ändern.«

»Es muss uns aber was einfallen. Wir wollten doch Esther und Schobi im Ferienhaus unterbringen.«

»Ich weiß ja, ich hab Mist gebaut. Da bleibt nur eins, ich muss noch auf die Schnelle ein Hotelzimmer mieten.«

»Exakt.«

»Dann hänge ich mich mal gleich ans Telefon«, sagte Juliane und ging an ihren Laptop, um nach Adressen zu suchen.

»Also, wenn es nach meinem Navi geht, dann landen wir gleich in der Nordsee«, sagte Schobi und sah sich unsicher um.

»Wo ist denn das verdammte Haus?«, fragte Esther, die nach einem kurzen Stopp jetzt auf dem Beifahrersitz saß. »Du hast die Adresse doch richtig eingegeben.«

»Klar hab ich das. Oh guck mal, da hinten kommen doch noch Häuser.«

»Siehst du.«

Er fuhr langsam weiter und die Stimme aus dem Navi sagte ihnen, dass sie gleich am Ziel angekommen waren.

Kurz darauf stellte er den Wagen ab und sie stiegen aus.

»Sieht irgendwie tot aus hier«, meinte Esther und streckte die Arme nach oben, was Schobi schon wieder in Stimmung brachte, weil sich ihr knappes Shirt dabei hochschob. »Denk nicht mal dran«, sagte sie mit einem Lächeln, als sie seinen Blick spürte.

Dann ging die Tür auf und Ben kam nach draußen.

»Scheiße, schön euch zu sehen«, sagte er und fiel Schobi um den Hals. Die beiden Männer drückten und klopften sich gegenseitig auf die Schulter.

»Man, war ne lange Fahrt«, meinte Schobi dann.

»Ganz schön verlassene Gegend«, pflichtete ihm Esther bei und gab Ben, der sich zu ihr runterbeugte, einen Kuss auf die Wange. »Schön dich zu sehen, Sonnyboy.«

»Kommt«, meinte Ben, »lasst uns erst mal ins Haus gehen. Juliane ist schon ganz gespannt darauf, euch kennen zu lernen.«

Sie hatte gerade ein Gespräch beendet und ein Hotelzimmer gebucht, als die Drei hereinkamen. Wie im einem schlechten Film, dachte sie, als sie die langen rotlackierten Fingernägel von Esther sah, was noch das kleinste Übel war. Wie sollte man so eine Frau unauffällig in eine Klinik einschleusen? Und bei Schobi sah der Fall auch nicht anders aus. Seine langen zotteligen Haare prädestinierten ihn nicht gerade für die Rolle eines Krankenpflegers.

»Hallo«, sagte sie, stand auf und reichte beiden die Hand. »Ich bin Juliane.«

»Esther.«

»Nenn mich einfach Schobi, machen alle.«

»Setzt euch doch erst einmal, ich mache einen Kaffee. Ihr habt ja eine lange Fahrt hinter euch. Ben, hilfst du mir mal?«

Ben sah von einem zum anderen. Seit wann brauchte sie denn Hilfe dabei, Wasser in die Maschine zu füllen? Dann schaltete er endlich. »Ja sicher«, sagte er schnell und folgte ihr in die Küche.

»Das ist jetzt aber nicht dein Ernst«, flüsterte Juliane, als sie unter sich waren.

»Was hast du denn gegen die beiden?«, fragte Ben und sie hörte, dass er sauer war. »Sie sind meine Freunde und man kann sich auf sie verlassen.«

Juliane wusste, dass sie sich gerade wie ein Snob benahm, was sie im Grunde ihres Herzens ganz sicher nicht war. »Schon gut, ich habe es nicht so gemeint«, beschwichtigte sie. »Ich mache mir nur Sorgen darüber, wie wir zwei so exaltierte Menschen unauffällig in eine Klinik einschleusen sollen.«

»Die kriegen das schon hin«, sagte Ben und lehnte sich an die Spüle, während Juliane Wasser in einen Behälter füllte. »Du wirst sie später nicht wiedererkennen. Sie kann ja was von dir anziehen, da sieht sie wie eine Ärztin aus.«

»Klar, mit Peitsche dazu«, sagte Juliane und beide lachten. »Wenn du an sie glaubst, dann tu ich das jetzt auch mal.«

Wo bin ich?

»Egon!«, rief sie aufgerecht nach ihrem Mann. »Ich glaube, er hat was gesagt.«

Unten im Haus polterte es und kurz darauf kam jemand die knarzenden Stufen nach oben gestürmt.

»Das ist ein Wunder«, sagte Egon und sah seiner Frau Gesine über die Schulter.

Es stimmte tatsächlich. Der Fremde, den sie bewusstlos vor Wochen bei einem Spaziergang am Strand von Neuharlingersiel aufgelesen hatten, er sah sie mit rätselhaftem Blick an und sagte immer wieder »Motorrad«.

»Was meint er bloß damit?«, fragte Egon.

»Was soll er mit einem Motorrad wohl meinen«, antwortete Gesine stoisch.

Das weiße Gesicht im noch weißeren Kissen antwortete stumm und nickte.

»Was machen wir denn jetzt?«, fragte Gesine. Sie war gerade damit beschäftigt gewesen, ihm seinen Apfelbrei und etwas schwarzen Tee zu reichen, als sie zum ersten Mal die Stimme des Mannes hörte, den sie gemeinsam mit ihrem Mann versorgte und pflegte.

»Vielleicht kann er uns ja jetzt sagen, wie er heißt und wir können seine Familie informieren«, schlug Egon vor.

»Gute Idee.« Gesine setzte sich auf die Bettkante und sah den Fremden, der ihr schon sehr vertraut geworden war, neugierig an. »Sie haben also ein Motorrad?«, fragte sie.

Der Fremde nickte.

»Wo ist das jetzt?«

Der Fremde machte große Augen. Aus irgendeinem Grund konnte er sich kaum bewegen. Deshalb versorgte und fütterte Gesine ihn ja auch. Äußerlich schien er keine Verletzungen zu haben. Da sie gelernte Altenpflegerin war, wusste sie, was in solchen Fällen zu tun war. Auch, dass sie ihm Windeln anzog und wieder wechselte, ließ der Fremde stumm über sich ergehen. Er schien zu verstehen, dass alles, was dieses ältere Ehepaar für ihn tat, nicht in böser Absicht geschah.

»Wir sollten einen Arzt holen«, sagte Egon, dem die Sache sowieso schon länger nicht mehr ganz geheuer war.

Augenblicklich begann der Fremde, zu zittern und schüttelte mechanisch den Kopf.

»Offensichtlich will er das nicht«, schloss Gesine aus seinem Verhalten.

»Aber du kannst den jungen Mann nicht ewig hier im Bett festhalten«, mahnte Egon.

»Ich halte ihn nicht fest«, erboste sich Gesine. »Wie kannst du so etwas sagen?«

»Schon gut«, lenkte Egon ein, »ich wollte dir ja auch keine Vorschriften machen. Ich geh dann mal nach draußen in den Garten, da gibt es auch jede Menge zu tun.«

Gesine hatte schon immer ihren eigenen Kopf gehabt, und so dachte sie gar nicht daran, den Fremden aus der Hand zu geben. Er war zu ihrer Aufgabe geworden und lenkte sie von ihrem bisweilen trostlosen Alltag ab. Egon gab sie dafür keine Schuld, dass sie keine Kinder bekommen hatten. Und lange Jahre war sie in ihrem Beruf als Altenpflegerin auch zufrieden gewesen. Doch der Rücken hatte irgendwann nicht mehr mitgemacht und sie gab die Arbeit auf. Sie las viel und legte einen Kräutergarten an. In einer Gruppe gleichgesinnter Frauen vertieften sie dieses Hobby und tauschten sich einmal die Woche darüber bei einer guten Tasse Ostfriesentee aus. Soweit so gut, doch das hier war etwas ganz anderes, dachte sie jetzt, als sie dem Fremden, der sich wieder beruhigt hatte, seitdem Egon weg war, ein Glas Wasser reichte.

»Sie bleiben schön hier«, sagte sie, »und irgendwann, da erzählen Sie mir ihre ganze Geschichte über ihr Motorrad. Wir beide, wir schaffen das schon.«

»Juliane«, sagte er, dann fielen ihm vor Erschöpfung die Augen zu.

Gesine ging nach unten in die Küche, nachdem sie die Gardinen vorgezogen hatte, und kramte ihr altes Notizbuch heraus. Darin schrieb sie die Worte, die der Fremde heute gesagt hatte. Motorrad und Juliane. Was auch immer das zu bedeuten haben mochte, es schien wichtig für ihn zu sein.

Undercover

Juliane war schon sehr früh in die Klinik gefahren und saß in ihrem Büro, bevor es zur Visite ging. Hoffentlich geht das gut, dachte sie. Ihr Herz klopfte immer noch unruhig und sie entschied sich kurz darauf in der Strandterrasse für eine Tasse Tee, statt wie üblich einen Kaffee zu trinken.

Ausgerechnet Christoph saß am Ärztetisch und er hatte sie schon gesehen. Sie konnte jetzt unmöglich gehen. Das sähe nach Flucht und schlechtem Gewissen aus. Und jetzt winkte er ihr auch noch zu. Sie nahm ihren Tee und ging auf den Tisch zu.

»Guten Morgen, Juliane«, sagte er.

»Gute Morgen.« Sie setzte sich zu ihm und hielt sich an ihrem Teeglas fest.

»Mein Angebot steht noch«, sagte er.

Sie sah ihn irritiert an.

»Na, dass du mich mal wieder zuhause besuchen solltest«, fügte er erklärend hinzu.

»Ach so, ja sicher. Es ist im Moment leider viel zu tun.«

»Ich weiß. Das geht uns ja allen so.« Er schob seine leere Kaffeetasse von sich. »Jetzt zum Beispiel muss ich in den OP. Und das geht so weiter bis zum Feierabend. Gerade deshalb würde ich mich freuen, wenn wir beide mal wieder ganz gemütlich ein Glas Wein trinken würden bei mir. Denk einfach darüber nach, du bist jederzeit willkommen.« Er stand auf und verließ die Strandterrasse.

Was sollte sie davon halten? Würde sie nicht wissen, dass hier etwas arg schieflief, dann hätte sie sein Verhalten als völlig normal und freundlich empfunden. Doch es musste etwas Böses dahinterstecken, wenn er sie in sein Haus locken wollte. Es stand ihr nicht der Sinn danach, noch einmal dorthin zu gehen. Doch auf der anderen Seite hatte Ben ihr geraten, sich einen der Ärzte zum Freund zu machen, um so vielleicht an weitere Informationen zu kommen. Damit hatte er natürlich recht. Und in der Tat war Christoph der Einzige, der die Chance hatte, überhaupt ihr Freund zu sein. So absurd dieser Gedanke im Moment auch schien, aber sie empfand etwas für ihn. Sie erinnerte sich an die gemeinsame Nacht am Strand. Es hatte ihr gefallen. Wenn nur nicht alles so konfus und unheimlich wäre. Am liebsten hätte sie jetzt eine von ihren Tabletten eingeworfen. Doch seitdem sie Ben angelogen hatte, dass es nicht ihre waren, da konnte sie sich nicht mehr dazu überwinden. Er war so unbeschreiblich nett zu ihr und kümmerte sich um sie. Es wäre ihr wie Verrat erschienen. So war er auch indirekt dafür verantwortlich, dass sie unter Entzugserscheinungen litt, die sie mit noch mehr Wein kompensierte, was ihm nicht ungelegen zu kommen schien.

Es nützte nichts, sie musste jetzt endlich auf ihre Station gehen und die Visite mit Schwester Siebohm durchführen. Und lange konnte es auch nicht mehr dauern, bis eine neue Patientin eingeliefert wurde.

Ben und Schobi hatten gemeinsam am neuen Style von Esther gearbeitet und jetzt kam das Schlimmste. Sie mussten der Armen eine riesige Glasscherbe in den Fuß rammen.

»Ich kann das nicht«, sagte Schobi, der das gebrochene Glas bereits zum vierten Mal ansetzte.

»Mein Gott, nun mach schon«, sagte Esther, »meinst du es wird schöner für mich, wenn ich noch länger Schiss davor habe.« Sie war völlig entnervt und sah Ben flehend an. »Ich verstehe ja, dass Schobi das nicht kann, er liebt mich eben. Kannst du das nicht machen?«

»Ich!«, rief Ben aus. »He, ich kann keiner Fliege was zuleide tun, das weißt du doch.«

Schobi hatte ihm schon die Scherbe in die Hand gedrückt. »Augen zu und durch«, sagte er.

»Echt jetzt?«, fragte Ben, »ihr seid doch verrückt. Einem Kerl, dem würde ich das Ding zwischen die Augen rammen, wenn es sein muss. Aber doch nicht Esther.«

»Mensch Jungs, soll ich es vielleicht selber machen?«, fragte Esther entnervt. Seid doch nicht solche Weicheier.«

Keiner wusste, wie es geschehen war, doch plötzlich blutete Esthers Fuß, als sei sie im wahrsten Sinne des Wortes abgestochen worden. Ben hatte die Gelegenheit genutzt, während sie sich echauffiert hatte, und hatte zugeschlagen.

»Scheiße, das tut weh!«, schrie Esther auf. »Nun macht doch was, ich blute ja wie ein Schwein.«

Schobi wickelte das bereitgelegte Handtuch umständlich um ihren Fuß. Im Nu war es tiefrot gefärbt.

»Jetzt ab zur Ostfriesenklinik«, sagte Ben und zog Esther vom Stuhl, um sie zum Wagen zu tragen. »Denk dran, was wir besprochen haben«, sagte er zu Schobi, während Esther mit den Armen rudernd auf seiner Schulter hing, »es muss alles nach einem Badeunfall aussehen.«

»Keine Sorge, die werden das schon schlucken«, sagte Schobi, der sich in Badehose hinters Steuer setzte. Esther im knappen Bikini verzog schmerzvoll das Gesicht. Und selbst jetzt sieht sie zum Anbeißen aus mit ihren Möpsen, dachte Ben und sah dem davonrasenden Wagen nach.

Juliane war nach draußen zu ihrem Wagen gegangen und gab vor, darin etwas zu suchen. Dann endlich fuhr ein

Auto mit quietschenden Reifen vor den Klinikeingang. Schobi. Juliane rannte los. Es war vereinbart, dass sie die Erste war, die die Patientin in Empfang nahm. Und sie spielte ihre Rolle gut, als weitere Pfleger aus dem Krankenhaus dazukamen.

»Was ist passiert?«, fragte Juliane, als Schobi, praktisch nackt, wild gestikulierend vor ihr stand und um Hilfe für seine Freundin bat, die sich am Strand den Fuß schwer verletzt hatte.

»Beruhigen Sie sich«, sagte Juliane kurz darauf zu Esther, »man wird sie sofort in ein Zimmer auf meiner Station bringen. Dort werden Sie von mir versorgt. Es wird alles wieder gut.«

Eine Trage wurde herangerollt und zwei junge Männer, die ihre Blicke nicht von Esthers Vorbau losreißen konnten, während sie sie vorsichtig aus dem Wagen zogen und auf die Trage legten, schoben sie kurz darauf in die Klinik.

Das wäre geschafft. Juliane atmete auf und lief hinter den Pflegern und Schobi her, der sich mittlerweile eine Decke, die er von einer Schwester bekam, umgehängt hatte. Durch seine für Männer typisch dünnen Beine wirkte er dadurch nur noch lächerlicher, dachte Juliane amüsiert. Doch sie verkniff sich ein Lachen, die Sache war ernst. Zumindest sollte es für andere so aussehen.

»Eine neue Patientin?«

Schon wieder Christoph, dachte Juliane entnervt. Warum musste sie ihm plötzlich andauernd über den Weg laufen? Oder verfolgte er sie etwa?

»Ja, sie hat sich am Fuß verletzt. Ich muss jetzt weiter, um sie zu untersuchen.«

»Okay«, erwiderte er, »aber denk an unsere Verabredung heute Abend.«

Er ging weiter und sie warf ihm einen kurzen Blick hinterher. Irgendwie wollte es das Schicksal wohl so, dass sie näher mit ihm zusammenkam.

Endlich war sie dann mit Esther und Schobi alleine im Zimmer.

»Das tut verdammt weh«, jammerte Esther, »hoffentlich kann ich noch meine High Heels tragen, wenn das hier vorbei ist.«

»Ich glaube schon«, antwortete Juliane, die sich die Wunde bereits näher angesehen und erstversorgt hatte. »Hoffentlich war das Glas sauber, mit dem du das gemacht hast«, sagte sie in Richtung Schobi.

»Ich? Das war Ben«, wehrte er instinktiv ab, obwohl ja alles so besprochen worden war und er nicht auf der Anklagebank saß.

»Ben?«, wiederholte Juliane und wunderte sich.

»Na ja, ich konnte das einfach nicht, schließlich liebe ich Esther doch.« Er tätschelte ihre Hand und seine andere fuhr unter die Bettdecke.

Juliane verdrehte die Augen. Es gab wohl wirklich Menschen, die nur eines im Sinn hatten. »Auf jeden Fall ist die Wunde so tief, dass ich sie ein paar Tage hierbehalten kann. Das ist gut. Schobi, du solltest jetzt erst mal nach Hause fahren, und dir was Vernünftiges anziehen. Und bring auch etwas für Esther mit, Nachtwäsche, meine ich, und keine Schuhe mit Pfenningabsätzen.«

»Schon klar«, sagte Schobi und verzog sich, nachdem er Esther noch einen leidenschaftlichen Kuss auf den Mund gedrückt hatte.

»Wird wirklich alles gut mit meinem Fuß?«, fragte Esther jetzt ängstlich.

»Aber sicher. Und danke nochmal für deinen Mut, dich diesen beiden Helden auszusetzen.« Versuchte sie, die verunsicherte Patientin aufzumuntern. Es war schon erstaunlich, aber ohne den roten Nagellack und das übertriebene Make-up und die falschen Wimpern sah Esther tatsächlich aus wie ein richtiger Mensch. Wozu brauchte sie eigentlich diese Maskerade?

»Ach, Ben hat sein Bestes gegeben«, sagte Esther, »und leicht ist es ihm wirklich nicht gefallen. Übrigens, bevor ich es vergesse, Ben hat da auch etwas von einer guten Bezahlung für unseren Job angedeutet.« Sie warf dabei einen Blick auf ihren verbundenen Fuß.

»Sicher bezahle ich euch dafür. So, und jetzt muss ich mich wieder um meine anderen Patienten kümmern, damit es nicht auffällt, wie lange ich mich mit dir beschäftige, wenn du verstehst, was ich meine«, sagte Juliane.

»Klaro. Sag mal, gibt es hier keinen größeren Fernseher? Wie soll ich denn da Amazon Prime gucken.«

»Was ist das? Eine besondere Sendung?«

»Hä? Schon gut, lass man. Ich spreche nachher mit Schobi, damit er mir meinen Laptop mitbringt.«

»Und? Wie ist es gelaufen?«

Ben hatte voller Ungeduld in Julianes Wohnung gewartet und überfiel Schobi förmlich mit tausend Fragen.

»Alles easy«, wiegelte Schobi ab und kam sich ziemlich professionell vor. »Ich muss mir erst mal was anziehen, dann reden wir. Machst du einen Kaffee?«

Ben stand da in einem Stück. Sollte er jetzt die Hausfrau spielen oder was? Widerwillig stellte er Tassen auf den Tisch. Das war eindeutig nicht sein Tag. Hätte er diesen blöden Arzt mit dem Motorrad nicht aufgesucht, dann würde er jetzt die Fäden in der Klinik in der Hand halten.

Sein Handy klingelte.

»Was ist?«

»Hallo, hier ist Dr. Berger. Ich wollte nur Bescheid sagen, dass ich in Ostfriesland angekommen bin und mir ein Zimmer in einer kleinen Pension gemietet habe.«

Scheiße, der auch noch, dachte Ben und sagte: »He, das ist ja echt klasse. Wir sollten uns später treffen.«

»Sicher«, erwiderte der Arzt und nannte ihm seine Adresse. »Gleich um die Ecke bei mir ist ein nettes Café, da könnte ich in einer Stunde auf Sie warten.

»Besser in zwei«, entgegnete Ben und legte auf. Wenn jetzt auch noch Miriams Mutter anrief, dann würde er sich auf den Boden werfen und schreien. Oder auch nicht, denn Schobi kam zurück.

»Wie geht's weiter?«, fragte er.

»Tja, ich würde sagen, du trinkst deinen Kaffee und gehst wieder zu Esther. Und am Abend versteckst du dich wie besprochen unter ihrer Bettdecke und durchsuchst die Klinik später, wenn alles schläft.«

»Guter Plan«, erwiderte Schobi zufrieden und grinste, »besonders das mit der Bettdecke.«

»Hab ich mir gedacht, alter Genießer«, ging Ben darauf ihm zuliebe ein. »Ich verstehe nicht, warum Esther eigentlich nie auf mich gestanden hat.«

»Kann ich dir sagen, Alter, aber ich will dir nicht den Tag versauen.«

»Nur gut, dass Juliane uns jetzt nicht hört, die würde uns schon Beine machen.«

»Läuft da eigentlich was zwischen dir und Dr. Wonderwoman?« Schobi hatte sich an den Tisch gesetzt.

»Was sollte da laufen?«

»Na was schon?«

»Nein, natürlich nicht. Aber auch wenn, dann ginge dich das gar nichts an.«

»Oh, bist jetzt wohl in die Mittelschicht aufgestiegen, verstehe«, Schobi konnte sich ein Grinsen wieder nicht verkneifen. »Da gehört es dann wohl auch dazu, dass man sich mit dünnen Kleiderstangen abgibt. Viel dran ist an der ja nicht, da könnte man sich glatt den Bauch aufritzen.«

»Lass uns jetzt von was anderem reden, echt«, meinte Ben, »ich finde es klasse, dass ihr beide hierhergekommen seid, um uns zu helfen.«

»Du sagtest was von einer guten Bezahlung«, erinnerte Schobi.

»Klar. Juliane wird sich darum kümmern, versprochen.«

»Solche Ärzte haben sicher einen Haufen Asche auf der hohen Kante. Da hilft man doch gerne. Aber was genau ist eigentlich in der Klinik los?«

»Tja, wenn wir das wüssten ... es verschwinden Menschen, soviel steht fest.«

»Was meinst du mit Verschwinden?«

»Das ist es ja, was wir nicht wissen. Wir vermuten, dass da irgendetwas Illegales in der Klinik läuft. Und wahrscheinlich ist auch Mord im Spiel.«

»Hm ... dann bin ich wohl genau der Richtige für den Job. Ich mach mich dann mal auf den Weg.«

»Vorher ziehst du aber dein buntes Hemd da aus«, meinte Ben und kratzte sich am Kinn. »Du siehst ja aus wie ein Papagei auf Reisen. Hast du denn nichts Unaufälliigeres?«

»Doch sicher«, sagte Schobi, »aber das ist Esthers Lieblingshemd, deshalb ...«.

»Zieh dich einfach um, vertrau auf meinen guten Geschmack.«

Zehn Minuten später war Schobi endlich weg. Ben blieb noch genügend Zeit, bis er nach Carolinensiel musste. Doch er wusste nicht so recht, wofür er die eigentlich sinnvoll nutzen sollte, denn zum Abwaschen hatte er keine Lust. Aber geduscht hatte er heute noch gar nicht, also ging er ins Bad. Julianes Unterwäsche vom Morgen lag noch auf dem Fliesenboden. Ein feiner roter Spitzen-BH mit passendem Tanga. Nein, dachte er, das tust du jetzt nicht. Schnell streifte er seinen Jogginganzug ab und sprang unter das kalte Wasser.

Tröstende Worte

Juliane hatte mit Miriams Mutter telefoniert und ihr die Adresse des Hotels genannt, das sie für sie gebucht hatte. Jetzt war sie selber auf dem Weg dorthin. Mit gemischten Gefühlen, musste sie zugeben. Sie hatte Miriam zwar nicht persönlich gekannt, doch Michael hatte sie offensichtlich sehr gern gehabt. Vielleicht hatte sie sogar ein Kind von ihm erwartet, das stand noch nicht fest. Ben hatte sich bei ihr gemeldet, bevor er sich mit Dr. Berger traf. Sie musste also unbedingt noch an eine DNA-Probe von Sebastian herankommen, um Gewissheit zu erlangen. Doch das musste noch ein wenig warten.

Sie parkte ihren Wagen und ging in die Lobby. Dort sagte man ihr, dass Frau Klotz noch auf ihrem Zimmer war.

Juliane klopfte und Gabriele machte auf.

»Ich bin Dr. Fuchs«, stellte sie sich vor, »wir haben schon miteinander telefoniert. Das mit Miriam tut mir furchtbar leid.«

Natürlich lösten diese tröstenden Worte bei Gabriele wieder einen Weinkrampf aus und Juliane schob sie sanft ins Zimmer zurück und schloss die Tür.

»Entschuldigen Sie, Frau Doktor«, schluchzte Gabriele und wischte sich mit einem Taschentuch übers Gesicht.

»Dafür brauchen Sie sich nicht zu entschuldigen«, wehrte Juliane ab. Sie wusste eigentlich gar nicht, was sie mit dieser Frau hier anfangen sollte.

Sie setzten sich auf zwei helle Sessel.

»Warum sind Sie eigentlich hierher gekommen?«, fragte Juliane dann ohne Umschweife.

»Warum?« Gabriele dachte einen Moment nach. »Ich möchte wissen, was mit meiner Tochter hier passiert ist. Ist das nicht verständlich?«

»Schon ... aber ich hoffe, dass Sie selber keine Dummheiten machen. Sie wissen, dass Ben und ich uns darum kümmern, nicht wahr?«

»Natürlich weiß ich das. Doch hier in Ostfriesland, da ist Miriam anscheinend sehr glücklich gewesen. Jedenfalls für eine kurze Zeit. Und vielleicht finden wir ja auch diesen Michael, von dem sie gesprochen hat.«

»Ja, vielleicht«, sagte Juliane versonnen. Genau das war ja auch ihr Wunsch. »Doch ich möchte Sie eindringlich bitten, nichts auf eigene Faust zu unternehmen.«

Gabriele sagte darauf nichts, sondern nestelte an ihrem Ärmel herum.

»Frau Klotz? Alles in Ordnung?«

»Ich habe Sie schon verstanden«, sagte Gabriele leise, »es ist Ihnen nicht recht, dass ich hier bin. Aber ich verspreche Ihnen, dass ich nichts unternehmen werde, sondern darauf hoffe, dass Sie und Ben herausfinden, was mit meiner Tochter geschehen ist und warum sie jetzt tot ist. Sie war doch alles, was ich hatte im Leben.« Jetzt weinte sie.

Juliane war irgendwie nicht gut darin, Trost zu spenden, wenn sie es mit Menschen zu tun hatte, die einfach nur stur und dickköpfig waren. Und genauso empfand sie Miriams Mutter im Moment gerade.

»Hören Sie, Frau Klotz«, sagte sie und griff nach Gabrieles Hand, »ich werde Sie anrufen, sobald sich etwas Wichtiges ergibt, das verspreche ich Ihnen. Vielleicht ist es das Beste, wenn Sie sich einfach mal etwas entspannen, um Miriams willen. Ich glaube, sie hätte es nicht gewollt, dass Sie sich so grämen und nach Dingen suchen, die Ihnen im Grunde auch nicht aus Ihrer Trauer heraushelfen. Ich weiß aus Erfahrung, dass es besser ist, wenn man sich ganz auf sich selber besinnt, wenn man einen geliebten Menschen verloren hat.«

Gabriele blickte Juliane ins Gesicht. »Sicher haben Sie recht. Ich werde also auf Ihren Anruf warten und tagsüber an den Strand gehen. Ich denke, da kann ich mal wieder durchatmen. Und vielleicht hat es auch Miriam so gemacht.«

»Ganz bestimmt«, sagte Juliane erleichtert. »Und jetzt muss ich mich wieder auf den Weg machen.«

Währenddessen lugte Ben durch die große Fensterfront in das Café, das Dr. Berger ihm genannt hatte. Er war schon da und sah zum Eingang.

Als Ben reinkam, winkte er ihn an seinen Tisch.

»Kaffee habe ich schon für Sie bestellt, ich hoffe, er ist noch heiß genug«, sagte Dr. Berger.

»Kein Ding«, erwiderte Ben und schenkte sich ein. »Kalter Kaffee soll ja bekanntlich schön machen.«

Das genügte nach seiner Meinung an Smalltalk.

»Haben Sie die Unterlagen dabei?«

»Natürlich«, sagte Dr. Berger, »deshalb bin ich ja ganz hier raufgefahren.« Er zeigte diskret auf eine dunkelbraune Ledermappe, die auf einem weiteren Stuhl lag.

Ben sah in seinen Augen, dass es dem Arzt nicht in erster Linie um Miriam, sondern um die Kohle ging, die er für seine Kooperation erwarten durfte.

»Kann ich die so mitnehmen?«, fragte er und schlürfte aus seiner Tasse.

Der Arzt nickte und sagte: »Gegen die entsprechende Bezahlung gerne.«

Ben zog den Scheck aus seiner Jackentasche, den ihm Juliane gegeben hatte. »Ich denke, das dürfte reichen«, sagte er.

Der Doktor sah zufrieden aus, als er die Zahl las. »Danke.« Er und ließ den Scheck in der Innentasche seines Blazers verschwinden.

»Was werden Sie jetzt machen?«, fragte Ben, »fahren Sie nach Frankfurt zurück?«

Der Arzt lächelte. »Ich bin doch nicht lebensmüde«, sagte er süffisant. »Ich habe alle Zelte hinter mir abgebrochen und werde morgen in die Schweiz fliegen. In Frankfurt hält mich nichts mehr.«

Dafür reicht die Kohle von Juliane aber ganz sicher nicht, lag es Ben auf der Zunge. Doch was ging es ihn an, wie viel Geld der Quacksalber noch in seinem Täschchen hatte. Hauptsache, sie wussten bald, ob Kühnenkamp der Vater von Miriams Kind war.

»Ich werd mich dann mal wieder vom Acker machen«, sagte Ben.

»Alles Gute für Sie und die Ärztin«, sagte Dr. Berger. »Und eines noch, wir haben uns hier nie getroffen.«

War das jetzt der Auszug eines schlechten Bond Streifens oder was?, dachte Ben. »Meine Lippen sind versiegelt und blind bin ich obendrein«, sagte er und machte Anstalten, aufzustehen.

»Ben«, hörte er dann hinter sich eine Stimme.

Es war Juliane.

»He, was machst du denn hier?«, fragte er und wartete, bis sie sich zu ihnen gesetzt hatte.

»Ich hab dein Motorrad draußen gesehen, als ich hier vorbeikam«, erklärte sie. »Und Sie sind sicher Dr. Berger«, richtete sie sich jetzt an diesen.

»Sehr erfreut, Sie kennen zu lernen«, sagte der Arzt und reichte ihr über den Tisch hinweg die Hand. »Ihr Partner und ich haben das Geschäft bereits besiegelt. Es ist alles in Ordnung.«

»Das freut mich«, sagte Juliane, »aber es ist trotzdem gut, dass ich Sie noch persönlich antreffe. Sie hatten am Telefon etwas von auffälligen Blutwerten in Zusammenhang mit Miriam erwähnt, richtig?«

Der Arzt nickte. »Das stimmt. Allerdings weiß ich bis heute keine Erklärung dafür. Es war eine außergewöhnliche Vermehrung der roten Blutkörperchen und dann hatten sich noch Abwehrreaktionen darauf gezeigt.«

»Sie meinen, das Blut hat sich selber bekämpft?«

»Hm, so könnte man es vielleicht tatsächlich in einfacher Form umschreiben. Allerdings denke ich, dass für eine abschließende Erklärung noch weitaus mehr Untersuchungen und Tests notwendig gewesen wären. Doch leider ist Miriam ja verstorben.«

»Ja, leider«, sagte Juliane nachdenklich. Und in ihr keimte der Verdacht, dass das junge Mädchen vielleicht nicht ganz freiwillig gegangen war. »Aber die Daten zu dem Blutbild sind auch bei den Unterlagen, die Sie uns mitgebracht haben?«

»Selbstverständlich«, erwiderte der Arzt.

»Danke. Vielleicht hilft uns das weiter. Ich werde mich auf jeden Fall damit auseinandersetzen.«

Ben räusperte sich. »Haben wir's dann jetzt?«

»Ich denke schon«, antwortete Juliane.

Sie und Ben verabschiedeten sich von dem Arzt, der versprach, auch für weitere Fragen per Telefon zu Verfügung zu stehen.

Draußen vor der Tür erzählte Juliane von dem Besuch bei Gabriele Klotz.

»Ich hoffe, die Alte macht uns hier keinen Ärger«, maulte Ben, »gerade jetzt, wo wir Ester und Schobi in die Klinik geschleust haben. Ich will nicht, dass meinen Freunden wegen dieser Verrückten etwas passiert.«

»He, warum bist du denn so unfair?«, fragte Juliane, »die Frau hat ihre Tochter verloren. Was erwartest du da?«

»Schon klar. Aber stell dir doch mal vor, die spaziert da in ihrer Naivität in die Klinik und fragt nach Miriam. Da braucht man doch nur eins und eins zusammenzuzählen, was dann passiert.«

»Du hast ja recht«, gab Juliane zu. »Aber was sollen wir denn machen? Wir können Sie schlecht in den nächsten Zug setzen und nach Hause schicken. Aber ich denke, ich konnte ihr soweit klarmachen, dass es besser ist, wenn sie sich erst einmal zurückhält und auf meinen Anruf wartet, wenn es etwas Neues gibt.«

»Hoffentlich«, sagte Ben. »Was machen wir jetzt?« Er sah auf die Uhr. »Gleich ist es schon sechs. Irgendwie könnte ich was zu essen vertragen. Und du?«

Juliane nickte. »Sicher, ich auch. Und im Moment können wir sowieso nichts anderes machen, als die Nacht abzuwarten. Hoffentlich läuft alles gut in der Klinik und Schobi wird nicht erwischt.«

»Ach, der macht das schon«, meinte Ben. »Du guck mal, da ist ein nettes Fischrestaurant, da könnten wir doch hingehen.«

Juliane stimmte zu.

Nachtschicht

Schobi hatte den Nachmittag bei Esther verbracht und es hatte nicht einmal jemand nach ihnen gesehen. Das war ein gutes Zeichen. Gegen 17.30 Uhr gab es das Abendbrot und danach blieb es still.

»Tut dein Fuß noch sehr weh?«, fragte er, als er ihr Schwarzbrot mit Käse verdrückte, weil sie keinen richtigen Appetit hatte.

»Ich werde hier noch richtig fett«, jammerte Esther und trank nur den schwarzen Tee.

»Die Sache mit dem Fuß ist sicher bald Geschichte«, versuchte Schobi sie zu beruhigen. »Und mit der Kohle machen wir dann erst mal einen geilen Trip irgendwohin in die Sonne.«

»Karibik?«

»Ja, warum nicht.«

»Und für wie lange wird das Geld reichen?«

»Keine Ahnung. Aber so viel Anziehen brauchst du da ja nicht.« Lüstern fuhr er mit seinen Fingern über ihr knappes Unterhemd.

Das stimmte Esther milder, denn für sie gab es nichts Schöneres als Berührungen. Jedenfalls, seit sie Schobi kannte. Da hatte es schon ganz andere Zeiten gegeben, an die sie sich zurückerinnerte, als sie die Augen schloss, um zu genießen. Berührungen waren viele Jahre etwas in ihrem Leben gewesen, das mit Schmerzen verbunden war. Als Kind, wenn sie von ihrer Mutter geschlagen wurde und von ihrem Vater unsittlich berührt. Später in der Schule, wenn Jungen in Rudeln sie in dunkle Ecken drängten, um an ihr herumzufummeln. Nein, es war nie schön gewesen und irgendwann, da hatte sie gelernt, es stoisch zu ertragen und gelernt, jeden Moment zu genießen, wenn keine Hände nach ihr tatschten. Berührung war etwas für sie, das andere von ihr wollten, sie selber aber hasste. Da hatte sie beschlossen, dass sie dann gefälligst auch dafür zahlen sollten, wenn sie an ihre prallen Brüste wollten. Dann war Schobi bei ihr gelandet und sie bei ihm. Er war bestimmt kein schöner Mann, doch er hatte ein großes Herz, das er nur allzu oft auf der Zunge trug. Sie mochte seine ehrliche offene Art sofort. Und sein Grübchen, das sich unten am Kinn bildete, wenn er über seine eigenen Witze lachte.

Sie spürte, dass seine Hand weiter nach unten fuhr und wie er sich neben sie ins Bett legte.

»Uns bleibt noch genügend Zeit, bis ich auf Erkundungstour muss«, raunte er mit warmem Atem in ihr Ohr.

Beide waren danach eingeschlafen, und als Schobi die Augen wieder öffnete, da schmeckte er den Beginn der Nacht.

»Ich muss jetzt los«, flüsterte er, »es ist schon nach zwölf.«

»Pass auf dich auf, versprich mir das«, entgegnete Esther und drückte ihm einen dicken Kuss auf die Wange.

»Mir passiert schon nichts, ich bin doch Profi«, sagte er und fuhr sich noch einmal mit den Fingern durchs Haar, bevor er auf dem Flur verschwand.

Zuhause in Julianes Wohnung hatten es sich Ben und sie mit einem Glas Rotwein gemütlich gemacht. Doch richtig entspannte Stimmung wollte nicht aufkommen.

»Was meinst du?«, fragte Juliane, während sie das Glas in ihrer Hand drehte, »wird Schobi etwas herausfinden?«

»Fuck, ich hoffe ja«, sagte Ben, dessen Nerven sich wie Drahtseile spannten. »Wenn das einer kann, dann Schobi.«

»Du magst die beiden wohl sehr.«

»Klar, sie gehören zu meinen ältesten Freunden. Hast du keine?«

Juliane fühlte sich durch diese Frage in die Enge getrieben. Freunde? Sie wusste schon lange nicht mehr, wie es sich anfühlte, Freunde zu haben. Mit Ben an ihrer Seite ahnte sie so langsam wieder, wie es war, wenn man sich in Gegenwart von anderen im selben Raum wohlfühlte. »Ich weiß nicht«, wich sie aus, »als Ärztin ist man nie lange an einem Ort und man arbeitet praktisch Tag und Nacht. Es ist nicht so leicht, dann Freundschaften zu pflegen.«

»Versteh ich«, meinte Ben, während er etwas ganz anderes dachte. Er war ganz bestimmt kein Stubenhocker und manchmal monatelang unterwegs für irgendwelche Aufträge, so wie jetzt in Ostfriesland. Aber es gab überall verstreut Menschen, die er jederzeit anrufen konnte, die ihm helfen würden, wenn er in Klemme war. Und bestimmt hatte er fünf beste Freunde, zu denen Esther und Schobi gehörten, die sich für ihn sprichwörtlich die linke Hand hätten abhacken lassen. Und umgekehrt war es natürlich genauso. Er würde um die halbe Welt reisen, um jemanden für sie kalt zu machen, der ihnen übel mitspielte. So war das eben unter richtigen Freunden. Und wenn er sich Juliane so ansah, halbverhungert an ihrem Rotweinglas nippend, da war er sich so langsam klar darüber, dass sie mit Abstand der einsamste Mensch sein musste, der ihm jemals unter die Augen gekommen war. »Auf mich kannst du immer zählen«, sagte er leise, »ich hoffe, dass du das weißt.«

Sie sah ihn mit glasigem Blick an. »Danke, es ist nett, dass du das sagst. Und auch, dass du deine ganze Zeit hier opferst, um mir dabei zu helfen, diesen skrupellosen

Ärzten das Handwerk zu legen. Wenn ich mal irgendetwas für dich tun kann, dann ...«.

»Schon gut«, sagte Ben, bevor er auch noch das große Heulen bekam. Nach außen hin Raubein hatte er nämlich ganz tief drinnen ziemlich nah am Wasser gebaut, was er gerne vor anderen verbarg.

»Ich mache uns noch eine Flasche auf«, sagte Juliane, als sie nachschenken wollte und ein paar Tropfen in ihr Glas fielen.

Die ersten zehn Minuten hatte Schobi noch Muffensausen, dass ihm auf dem nächsten Gang eine Schwester in die Arme lief oder einer von diesen ominösen Ärzten seinen Weg kreuzen könnte. Dann so langsam beruhigte sich sein Puls und routiniert klapperte er die Gänge ab. Alles blieb ruhig und sein eigentliches Ziel, nämlich der Keller, in dem Leichen lagerten, war nicht mehr weit entfernt. Wenn jemand Menschen verschwinden ließ, dann konnte das nur hier unten sein, so seine Theorie. Bis auf ein paar gedimmte Lampen war alles stockdunkel, als sich die Fahrstuhltür mit einem leisen Zischen öffnete.

Es war nicht so, dass Schobi ängstlich war, doch in dieser absoluten Stille, die nur noch durch den Tod übertroffen werden konnte, da lief selbst ihm für einen kurzen Moment ein Schauer über den Rücken. Wie war es doch schön gewesen bei Esther unter der Decke, dachte er, als er mit seiner Hand über die kühlen Kacheln an den Wänden fuhr, um nicht die Orientierung zu verlieren.

Dann fühlte er kalten Stahl und zog an einer Lade, die sich geräuschlos öffnete. Sie war leer, soviel konnte er erkennen. Irgendwie beruhigte es ihn. Genauso hatte es Juliane beschrieben. Und eigentlich wusste er gar nicht so genau, was er jetzt hier finden sollte, wo sie doch schon alles untersucht hatte, im Grunde genommen. Aber irgendwo musste es etwas zu finden geben, das trieb Schobi an.

Die nächste Lade, die er herauszog, war schwergängiger, was wohl bedeutete, dass er über einer Leiche gebeugt stand. Nicht verwunderlich in der Kühlkammer. Er zog sein Handy aus der Tasche und machte ein Foto von dem grauen Gesicht eines Mannes, das in ihm keine Regung auslöste. Wir sterben alle einmal, das war sein Motto. Die Frage war nur wann. Und da die niemand beantworten konnte, lebte er so gut es ging, um jede Menge Spaß zu haben. Wieder musste er an das Geld denken, das ihm dieser Job einbringen würde. Er sah sich schon mit Esther an einem weißen Strand entlangschlendern. Sie im weißen knappen Bikini und er in seiner bunten Shorts.

Ein Geräusch holte ihn wieder aus seinen Träumen zurück. Was war das gewesen? Bestimmt der Fahrstuhl, der wieder nach oben fuhr. Juliane hatte erwähnt, dass er vorsichtig mit dem Licht sein sollte und der Versuchung widerstehen, mit seinem Handy alles auszuleuchten. »Es können überall Kameras hängen«, hatte sie gemahnt und er hatte ihren Rat befolgt. Nur beim Fotografieren der Leiche, da war natürlich sein Blitzlicht aufgeflammt für einen kurzen Moment. Ob das die Mechanik einer Kamera ausgelöst hatte, die in seine Richtung gedreht war und dann ein Geräusch machte? Vielleicht war sogar schon jemand auf dem Weg zu ihm nach unten, um ihm an die Gurgel zu gehen. Verdammt. Dabei hatte er noch nicht einmal alle Laden aufgezogen. Plötzlich pfiff er darauf, weil er es sowieso für blödsinnig hielt, wenn er die Leichen nicht einmal fotografieren konnte. Was sollte das denn bringen, wenn er hier unten Tote zählte. Sein Job war es, nach der Leiche von Michael zu suchen. Und das ging eben nur, wenn er Bilder machte.

Also ging er wieder zum Aufzug zurück und starrte dabei an die Decke, um eine Kamera oder ein entsprechend rotes Lämpchen zu entdecken. Doch er konnte nichts sehen. Der Fahrstuhl war noch unten. Also war auch niemand auf dem Weg zu ihm. Er beruhigte sich und haderte mit sich, ob er nicht doch weitersuchen sollte.

Wenn er doch schon mal hier war. So eine Gelegenheit würde sich vielleicht nicht ein weiteres Mal ergeben. Es war mitten in der Nacht. Wer also sollte ihn hier schon entdecken? Verdammt, dass er auch immer so unentschlossen sein musste, ärgerte er sich. Er wollte gerade wieder umkehren und zu den Schränken zurückgehen, als die Aufzugtür sich in Bewegung setzte und ihm das Herz in die Hose sackte. Jemand hatte irgendwo auf den Knopf gedrückt und orderte den Fahrstuhl nach oben. Er saß jetzt echt in der Falle.

Er wagte kaum zu atmen, geschweige denn, sich zu bewegen. Derjenige, der den Fahrstuhl gerufen hatte, brauchte nur eins und eins zusammenzuzählen und wusste, dass jemand hier unten im Keller war. Und wenn es einer von diesen bekloppten Ärzten war, dann waren seine letzten Minuten gezählt. In seinem Kopf spielte ein Film ab, wie er ihn kürzlich bei Netflix gesehen hatte. Zwei maskierte Männer mit schweren Gewehren bewaffnet stiegen in einen Fahrstuhl, die Tür ging auf und sie jagten ihm in einer ohrenbetäubenden Salve mindestens hundert Kugeln in die Brust und überall hin. Sein Kopf war innerhalb kürzester Zeit durchlöchert wie Schweizer Käse und er fiel hintenüber. Er würde Esther nie wieder berühren können, dachte er voller Schmerz. Dann war der Film vorbei und er riss sich wieder zusammen und starrte auf die roten Zahlen, die bei »zwei« stehenblieben. Da war also jemand da oben und wollte in den Fahrstuhl steigen. Um diese Zeit? Eine Schwester, die ihren Rundgang machte, fuhr nicht von einer Etage zur anderen. Ein Arzt vielleicht, der Bereitschaft hatte und zu einem Patienten gerufen worden war. Das wäre möglich. Putzfrauen um diese Zeit schloss Schobi aus. Auch wenn er sich geschworen hatte, das Licht an seinem Handy nicht wieder anzumachen, so wollte er jetzt doch wissen, wie spät es eigentlich war. Also drückte er auf die Aktivierung. Kurz vor drei. Eindeutig eine Zeit, wo alle Patienten im Bett lagen und schliefen. Er starrte weiter auf die Anzeige des Fahrstuhls. Er stand immer noch bei »zwei«. Ob das vielleicht ein Versehen gewesen war? Hatte eine Schwester sich kurz an die Wand gelehnt vor Müdigkeit, als sie über den Flur lief und dabei war sie aus Versehen auf den Knopf gekommen? Möglich wäre es, auch wenn es ihm recht unwahrscheinlich erschien, wie er zugeben musste. Doch woran klammerte man sich nicht, wenn man echt die Hosen voll hatte. Eigentlich dauerte ihm alles entschieden zu lange. Doch er traute sich nicht, den Fahrstuhl zurück in den Keller zu rufen. Vielleicht stand da oben jemand, der nur darauf wartete, dass er sich verriet, indem er den Fahrstuhl rief. War das vielleicht ein Test von dem, der hinter der Kamera saß und ihn beobachtet hatte? Er durfte jetzt keinen Fehler machen.

Die rote Zwei brannte sich mittlerweile auf seiner Netzhaut ein. Sein Atem ging flach. Er konnte unmöglich die nächsten Stunden in dieser Haltung verbringen. Irgendwann, da musste er wieder aus diesem Keller raus. Erst jetzt kam ihm der Gedanke, dass es hier doch auch irgendwo eine Treppe geben musste. Wieso war er nicht eher darauf gekommen? Und dann fiel ihm ein, was ihm unterschwellig schon die ganze Zeit merkwürdig erschienen war.

In der Ostfriesenklinik gab es nicht, wie sonst üblich in allen anderen Krankenhäusern, in denen er bisher gewesen war, neben den Fahrstühlen auch gleich einen Zugang zum Treppenhaus. Auch zu der Station in der Esther lag, führte der Weg nur über den Fahrstuhl. Er rief sich alles noch einmal in Erinnerung, um sicherzugehen, dass er sich auch wirklich nicht irrte. Aber es stimmte. Auch wenn er eher ein fauler Hund war und sowieso immer in den Fahrstuhl stieg, so hatte er bisher jedenfalls immer noch ein Schild in Krankenhäusern gesehen, das ihn indirekt dazu ermahnte, sich doch mal wieder zu bewegen, wenn auf die ebenfalls vorhandenen Treppen hingewiesen wurde. Doch hier in dieser Klinik, da gab es diesen Wink mit dem Zaunpfahl nicht, da war er sich jetzt ganz sicher. Das bedeutete also, dass er wirklich in der Falle saß, falls der Fahrstuhl nicht wieder nach unten kam. Was um Himmels willen bedeutete es, wenn ein Krankenhaus praktisch ohne Treppen auskam? Das war doch einfach nicht normal. Schobi konnte sich nicht vorstellen, dass man so etwas jemals bei der Bauaufsicht durchbekommen könnte. Es sei denn ... tja, es sei denn, man war ein ganz großer Fisch und bekam eben alles, was man wollte, weil man genügend Kohle auf den Tisch blätterte.

Die Zwei leuchtete noch immer in Rot über ihm. Und plötzlich glaubte er, hier unten bald ersticken zu müssen, wenn er nicht endlich wieder nach draußen kam. Seine Kehle schnürte sich zu und er rieb mit einer Hand darüber. Sein Mund war trocken und seine Zunge klebte leblos an seinem Gaumen. Er presste die Lippen wieder aufeinander und fuhr sich mit der Zunge darüber.

Hier unten konnte er nichts mehr ausrichten. Jetzt hieß es nur noch, seine Haut zu retten. Sein linker Zeigefinger fuhr im Zeitlupentempo Richtung Fahrstuhlknopf. Das konnte jetzt gut oder auch böse ausgehen für ihn. Er fasste allen Mut zusammen, schloss die Augen und drückte zu. Als er durch einen schmalen Schlitz lauerte, sah er, dass jetzt die Eins rot leuchte. Der Fahrstuhl fuhr nach unten. Und er fuhr so lange, bis er den Keller erreichte und die Türen sich vor ihm öffneten.

Schobi stand wie angewurzelt da und rechnete mit allem. Doch der Fahrstuhl war leer. Niemand schoss ihm eine Salve Kugeln in den Schädel oder schlitzte ihm die Kehle auf. Lauernd sah er noch einmal um sich herum, dann stieg er ein und drückte die Zwei. Er wollte so schnell wie möglich wieder zu Esther zurück und zu ihr unter die Decke kriechen. Für heute reichte ihm der Spuk der fantastischen Ärzte allemal.

Doch als er ins Krankenzimmer von Esther kam, da war ihr Bett leer. Er stutzte, sein Blut raste in seinem Schädel. Er konnte nur in einem falschen Zimmer gelandet sein. Genauso war es. Er hatte in seiner grundlosen Panik, die er schob, einfach auf die falsche Klinke gedrückt. Das war doch alles ganz klar und einfach zu beheben. Er ging jetzt die paar Schritte zurück zur Tür, sah auf das Schild mit der Zimmernummer, würde erkennen, was für ein Tölpel er war und ging dann weiter zum richtigen Krankenzimmer, in dem Esther bestimmt wie ein Murmeltier schlummerte. Das machte sie immer, wenn sie guten Sex hatten. Manchmal schnarchte sie dann sogar, was er einfach zu niedlich fand. Ja, genauso würden die nächsten Minuten ablaufen. Er würde seinen Fehler korrigieren, zu ihr gehen und unter ihre Decke kriechen wie ein kleines Kind, dem ein Bösewicht in einem Film Angst eingejagt hatte.

Doch Schobi konnte sich einfach nicht bewegen. Er konnte nicht zurück zur Tür gehen und seinen Fehler korrigieren. Er konnte nicht über seine eigene Dämlichkeit lachen, weil er keine Zahlen mehr lesen konnte. All das ging nicht, weil er wie in einer Art Schockreaktion auf einen Punkt auf dem Stuhl, der neben dem Bett stand, starrte. Er konnte seinen Blick nicht davon lösen. Über der Lehne hing ein Schal in Rosa mit schwarzem Muster. Und dieser Schal, er gehörte Esther. Also hatte er sich nicht geirrt. Er war in dem richtigen Zimmer, aber Esther war nicht mehr da. Und weil diese Vorstellung so unglaublich erschreckend für ihn war, alleine der Gedanke, dass er Esther auch nur einen Tag und eine ganze Nacht nicht sehen würde, ihn schier zur Verzweiflung gebracht hätte, genau aus diesem Grund wollte sein Gehirn nicht verarbeiten, was seine Augen deutlich sahen.

Die Tür hinter ihm ging auf, das hörte Schobi wie von ganz weit weg. Und bevor er sich umdrehen konnte, um zu sehen, was dort hinter ihm geschah, da spürte er einen stechenden Schmerz, der von seinen Schultern abwärts seinen Rücken entlang fuhr. Fast fühlte er sich erlöst aus seiner starren Haltung. Doch dann wurde der Schmerz immer größer. Seine Hand fuhr mechanisch nach hinten und fühlte etwas Warmes und Feuchtes. Schobi zog die Hand zurück, sie war blutrot. Das musste sein Blut sein, das an seinen Fingern klebte und jetzt in kleinen Tropfen auf dem Boden landete. Er fühlte sich kraftlos, sein Atem wurde schwächer. »Esther«, flüsterte er, »Esther, ich liebe dich.«

Böses Erwachen

Juliane hatte sich für diesen neuen Tag so einiges vorgenommen, und dann wachte sie mit starken Kopfschmerzen auf. Sie rieb sich über die Stirn und schwor sich, nie wieder Wein zu trinken. Nie wieder rauchen und sowieso mehr Sport treiben. Das volle Programm, wenn man im Bett lag und sich wünschte, einfach nicht mehr da zu sein. Wer hätte da nicht alles gegeben und getan, damit der pochende Schmerz im Kopf endlich aufhörte.

Ben war ins Bad gegangen, das hatte sie gehört. Also musste sie jetzt sowieso noch warten, bis sie aufstehen konnte. Sie nahm ihr Handy und blinzelte darauf. Es war gleich acht. Wie lange waren sie überhaupt auf gewesen? Ihr letzter Blick zur Uhr war ihrer Meinung nach gegen halb vier dorthin gewandert. Da war die dritte Flasche Wein geleert, das wusste sie noch sehr genau. Nein, sie musste endlich damit aufhören. Es half doch nichts, wenn man Tabletten gegen Rotwein tauschte. Das eine war so schädlich und zerstörend wie das andere. Es wurde Zeit, dass sie endlich ein neues Leben anfing. Mit der Aufklärung der mysteriösen Umstände in der Ostfriesenklinik würde sie zu einem besseren Menschen werden?, fragte sie sich. Wie grotesk. Aber wenn Ben wirklich ihr Freund blieb, wenn hier alles erledigt war und er wieder nach Frankfurt ging, überlegte sie, dann würde sie hier selber doch auch nichts mehr halten. Warum sollte sie dann nicht versuchen, einen Job als Ärztin in der Großstadt zu finden. Und warum dann denn nicht Frankfurt. Sicher würde Ben dann denken, dass sie ihm nachlief. Auch kein schöner Gedanke.

Sie musste über ihr Chaos im Kopf wieder eingeschlafen sein, denn plötzlich wurde sie wach, weil Ben gegen ihre Schulter drückte und sagte:

»He Juliane, willst du heute gar nicht aufstehen?«

Sie schlug die Augen auf. Es ging ihr tatsächlich ein wenig besser.

»Ben, wie spät ist es denn?«

»Gleich halb zehn.«

»Oh mein Gott.« Plötzlich war sie hellwach. »So ein verdammter Mist, ich muss wieder eingeschlafen sein. Und das ausgerechnet heute.«

Sie sprang aus dem Bett und rauschte an Ben vorbei ins Bad.

»Ich hab das Frühstück schon fertig, wollte ich noch sagen«, rief er ihr nach.

Juliane ließ das Wasser im Wechsel heiß und kalt über ihren Rücken laufen und rubbelte sich hinterher trocken. Eigentlich funktionierte sie am besten, wenn sie völlig im Stress war, unter Strom stand. Kurz darauf stand sie fix und fertig angezogen in der Küche und trank einen Kaffee im Stehen.

»Sag mal«, sagte sie, »wollte Schobi nicht eigentlich heute Morgen zu uns kommen und uns von seinem nächtlichen Abenteuer in der Klinik berichten?«

»Glaub wohl«, antwortete Ben, »ja, so war es wohl.«

»Aber er war nicht hier, oder?«

»Bei mir im Zimmer jedenfalls nicht.«

»Sehr witzig. Nein, ich meine es ernst. Hoffentlich ist alles gut gegangen«, schien Juliane bereits eine Vorahnung zu haben.

»Schobi liegt sicher wohlbehütet und am Daumen lutschend bei Esther im Bett. Es hat noch keinen Tag, geschweige denn eine Nacht gegeben, wo die beiden nicht zusammen waren. Sowas machen die einfach nicht.«

Juliane fand das sonderbar, aber es musste wohl stimmen, wenn Ben das sagte. »Sicher hast du recht. Sie sind schon ein merkwürdiges und gleichzeitig schönes Paar, die beiden. Das muss echte Liebe sein, wenn man ständig so aufeinanderhockt und sich nicht auf die Nerven geht.«

»Exakt«, sagte Ben nur und goss den Rest seines Kaffees in den Ausguss.

»Ich geh dann mal los«, sagte Juliane und stellte ihren Becher diskret halbvoll auf die Ablagefläche der Spüle.

»Ich weiß wohl, dass der zum Kotzen schmeckt«, sagte Ben, als er es bemerkte. »Würde Tote wieder zum Leben erwecken.«

»Oder umgekehrt«, sagte Juliane. »So, und jetzt fahr ich los. Ich melde mich sofort, wenn ich mit den beiden gesprochen habe.«

»Ja, mach das«, sagte Ben und sah ihr grübelnd hinterher, als sie das Haus verließ. Es passte nicht zu Schobi, dass er nicht Wort hielt. Und für diesen Auftrag, da war er schon in der Lage, sich für ein paar Stunden von Esther loszureißen, das gehörte doch zum Plan. Und genau deshalb machte er sich jetzt so große Sorgen um seinen Kumpel, dass er sich am liebsten auf sein Motorrad gesetzt hätte, um sich persönlich davon zu überzeugen, dass es beiden gut ging. Wäre er doch bloß nicht so blöd gewesen, sich diesem Christoph aufzudrängen, dann hätte er jetzt einfach in die Klinik marschieren können, ohne Gefahr zu laufen, erkannt zu werden.

Juliane hatte diese Bedenken nicht und so erledigte sie zunächst ihre Arbeiten im Büro und ging dann auf die Station zur Visite. Am besten, es läuft alles ganz normal ab bei mir, dachte sie, als sie mit erhöhtem Puls hinter Schwester Siebohm herging und sich die langweiligen aktuellen Gesundheitszustände anhörte. Wann war es eigentlich angefangen, dass ihr Patienten so egal geworden waren? Verlor sie jegliche Fähigkeit zur Empathie? Lief sie nur noch als Zombie herum? Sie hatte die Tabletten doch abgesetzt, die ihre Gefühlskälte verursacht hatten. Und der Wein, der konnte doch nicht Schuld daran sein, dass sie sich in Gleichgültigkeit verlor. War da ein gewisser Abwehrmechanismus bei ihr in Gang gesetzt worden, damit sie ihre Emotionen im Zaum halten konnte? War es passiert, als sie merkte, wie wichtig Michael eigentlich immer für sie gewesen war?

»Frau Dr. Fuchs?«, hörte sie jemanden von weither sagen.

»Ja?«

»Sollen wir den Wirkstoff bei Frau Falter erhöhen, wenn sie es wünscht?«

»Ich weiß nicht ...«.

Sie liefen gemeinsam über den Flur und Schwester Siebohm sah sie fragend an.

»Ja, erhöhen Sie die Dosis ruhig um eine halbe Einheit am Abend, wenn es ihr damit besser geht«, sagte Juliane schließlich, weil sie endlich aus diesem Albtraum verschwinden wollte. »Ich bin dann in meinem Büro, wenn sonst noch etwas ist.«

Schwester Siebohm ging kopfschüttelnd, das sah Juliane genau, in das Schwesternzimmer zurück. Endlich konnte Juliane in das Zimmer von Esther und Schobi gehen, von dem Schwester Siebohm nichts wusste. Bisher war sie ihr nicht unbedingt verdächtig vorgekommen, doch vertrauen wollte sie ihr in diesem Punkt auch nicht. Eigentlich wussten nur die Pfleger, die Esther hier aufs Zimmer gebracht hatten, von der Patientin. Und die interessierte das Ganze nicht weiter.

Juliane war überrascht, das Zimmer leer vorzufinden. Sie war doch richtig? Sie ging zurück auf den Flur. Die Zimmernummer stimmte eindeutig. Aber wieso war das Bett leer. Nein, es war noch mehr, was hier nicht ins Bild passte. Das Bett war leer und es war frisch bezogen und geglättet, so, als habe in der letzten Nacht niemand darin gelegen. Nichts lag auf dem Nachttisch. Und als Juliane den Schrank öffnete, war auch darin nur gähnende Leere. Was war hier los? Wo waren Esther und Schobi? Das erste Mal stieg Panik in ihr auf, doch sie wollte das jetzt noch nicht zulassen. Ihr Hirn arbeitete fieberhaft und suchte nach einer weiteren logischen Erklärung, warum das Zimmer leer sein konnte. Hm, vielleicht hatten die beiden es doch mit der Angst zu tun bekommen und waren über Nacht einfach abgehauen und wieder nach Frankfurt gefahren. War das realistisch? Es waren noch Sachen in Julianes Ferienhaus. Jedenfalls nahm sie das an, wusste es aber natürlich nicht mit Bestimmtheit. Aber wenn diese

Vermutung wirklich stimmte, warum war dann das Bett so korrekt gemacht. Das jedenfalls traute sie Esther nicht zu, dass sie eine so perfekte Hausfrau war, die keine ungemachten Betten hinterließ. Nein, es konnte nur eine Erklärung dafür geben. Etwas stimmte hier ganz und gar nicht. Mittlerweile schlug Julianes Herz bis zum Hals. Ihr erster Impuls war, zum Handy zu greifen und Ben zu informieren. Doch sie wusste, dass er total überreagieren würde, wenn er erfuhr, dass seine besten Freunde verschwunden waren. Es war klar, was er dann denken würde, und noch klarer, was er dann machte. Er würde auf sein Motorrad steigen und die Klinik auseinandernehmen, egal was dann mit ihm geschah.

Nein, sie musste jetzt Ruhe bewahren und völlig entspannt und normal zum Auto gehen und nach Hause fahren.

Ben war erstaunlich ruhig geblieben, als Juliane plötzlich wieder ins Haus spazierte und in ruhigem Ton, der wohl Zuversicht signalisieren sollte, davon berichtete, dass das Zimmer von Esther leer gewesen war.

»Aber es gibt bestimmt eine ganz einfache Erklärung dafür«, sagte sie und faltete die Hände in ihrem Schoß.

»Ich bin echt gespannt«, sagte Ben und ballte das erste Mal eine Faust.

»Na ja, vielleicht ...«, druckste Juliane herum, »es kann doch sein, dass sie das Krankenhaus schon verlassen haben und ...«.

»Und was?« Ben stand auf.

Juliane sah an ihm hoch und dann geradeaus genau auf seinen Schritt.

»Ich habe doch auch Angst um die beiden«, sagte sie und war kurz davor, loszuheulen.

»Angst?«, rief Ben wütend aus, »ich koche vor Wut.« Wie ein Tiger lief er in der Küche hin und her. »Ich mache Kleinholz aus den Schweinen, das schwöre ich dir. Wenn die Esther und Schobi etwas angetan haben, dann sprenge ich den ganzen Laden samt Inhalt in die Luft.« Wild schlug er mit der Faust auf dem Tisch, die Platte gab nach und ein großes Loch entstand. »Scheiß Spanplatten«, grummelte er.

»Das ist doch jetzt egal«, sagte Juliane, »was sollen wir bloß machen?«

»Ich fahr jetzt in die Klinik. Ich will wissen, wo meine besten Freunde sind«, sagte Ben und zog sich ohne mit der Wimper zu zucken einen riesigen Holzsplitter aus dem Handballen, bis das Blut lief.

»Oh Gott, Ben«, rief Juliane aus, sprang vom Stuhl auf und fiel ihm um den Hals. »Es tut mir so leid, es ist alles meine Schuld. Ich vermassel alles, ich mache jeden unglücklich.«

Wie ein lästiges Insekt schüttelte Ben Juliane ab und hielt sie an den Schultern von sich.

»Wir haben jetzt keine Zeit für dein Gejammer«, sagte er kalt. »Du wirst jetzt in die Klinik zurückfahren und nachsehen, wo die beiden sind.«

»Und du?«, fragte sie ängstlich und hatte Mühe, ihre Füße auf dem Boden zu halten.

»Ich fahre in dein Ferienhaus und sehe da nach. Aber ich bin mir sicher, dass sie nicht abgehauen sind. So sind die nicht ...«.

Er ließ sie los und sie sank wieder auf den Stuhl. Ben verließ stampfend die Küche und schlug kurz darauf die Badezimmertür hinter sich zu.

Juliane konnte so nicht gehen. Und schließlich war es auch die Angst um Ben, die sie dann kurz darauf zaghaft die Badezimmertür öffnen ließ.

»Ben«, flüsterte sie, »alles in Ordnung?«

Er saß auf dem Beckenrand der Badewanne und wischte sich mit dem Hemdsärmel unter der Nase entlang, als sie hereinkam. Seine Augen sahen so traurig aus, dass es ihr das Herz zerriss.

»Ben«, wiederholte sie, war in wenigen Schritten bei ihm und legte tröstend die Arme um ihn. »Ich werde jetzt in die Klinik fahren«, sagte sie und strich im sanft durch das rote Haar, »und du fährst in die Ferienwohnung und wartest da, bis ich mich melde. Versprichst du mir das?«

Er nickte an ihrer Brust.

»Gut«, sagte sie, »denn ich habe auch Angst um dich.«

Im Büro

»War das denn wirklich nötig?«, fragte Westmark, der Kühnenkamp und Christoph zu sich ins Chefbüro zitiert hatte, nachdem er einen Geheimcode auf seinem Handy erhielt.

»Der war unten im Keller«, verteidigte sich Sebastian, »es wäre nur eine Frage der Zeit gewesen, bis er auch noch weiter gegangen wäre.«

»Sicher. Aber musstet ihr deshalb gleich beide beseitigen?«

»Wenn wir nicht auffliegen wollen, dann schon«, blieb Sebastian beharrlich und warf einen hilfesuchenden Blick in Richtung Christoph, dem dieser stoisch auswich.

»Nun gut«, sagte Westmark, »ich hoffe, sie werden wirklich nie wieder auftauchen.«

»Ganz sicher nicht, wir sind doch keine Anfänger«, wurde Sebastian wieder zuversichtlicher. »Aber ich finde, es reicht wirklich schon, wenn Juliane uns ständig hinterherschnüffelt. Dabei stellt sie sich für meinen Geschmack übrigens ziemlich dämlich an. Ich meine, diese Show mit der Patientin, das war doch mehr als lächerlich. Das sah man doch zehn Meilen gegen den Nordseewind, dass das Pärchen hier eingeschleust werden sollte, um uns auffliegen zu lassen.«

»Ach ja?«, fragte Christoph jetzt bissig, »dann hättest du doch gleich etwas unternehmen können. Dann wäre es nicht so weit gekommen, dass er bis in den Keller rennt.«

»Klar, ich hätte sie sofort abschlachten können«, blaffte Sebastian.

»Bitte, meine Herren«, fuhr Westmark dazwischen, »ich möchte diese Stimmungen in meinem Büro nicht. Wenn die Sache jetzt vom Tisch ist, dann ist doch alles in Ordnung.«

»Aber Juliane wird doch nicht lockerlassen«, meinte Christoph. »Sie weiß doch sowieso schon viel zu viel. Und wenn jetzt auch noch ihre Freunde weg sind, was soll sie dann wohl denken?«

»Ich wüsste schon, wie wir auch das Problem in den Griff kriegen könnten«, meinte Sebastian und sah lauernd von Christoph zu Westmark.

»Du willst sie umbringen?«, fragte Christoph ungläubig.

»Hättest du etwa ein Problem damit?«

»Das hat doch damit nichts zu tun, wir wollten sie doch für unser Team aufbauen. Wenn sie weg ist, dann fangen wir wieder ganz von vorne an«, meinte Christoph.

»Da hat er nicht ganz unrecht«, stimmte Westmark zu. »Diese Juliane passt genau in unser Profil. Wir brauchen jemanden, der überaus intelligent und wissbegierig ist, aber sonst im Leben kaum etwas zu erwarten hat. Sie ist labil und hat keine Freunde. Ich denke, Christoph hat in diesem Punkt wirklich recht, Sebastian.«

»Ist ja schon gut«, sagte Sebastian, »ich werde ihr kein Haar krümmen, unserer guten Juliane. War's das dann, kann ich wieder an die Arbeit? Die nächste Gallen-OP wartet schon auf mich.«

Westmark nickte und bat Christoph, noch einen Moment zu bleiben.

»Behalt ihn bitte im Auge, er scheint so langsam ein wenig die Bodenhaftung zu verlieren.«

»Ein wenig ist gut«, sagte Christoph, »ich weiß kaum noch, wie ich ihn kontrollieren soll. Er macht mittlerweile sein eigenes Ding.«

»Ja, den Eindruck habe ich auch. Außerdem habe ich erfahren, dass er in der letzten Woche eigenmächtig Kontakt aufgenommen hat.«

»Kontakt?«

»Ja, ganz richtig. Er setzt sich also mittlerweile über mich hinweg, das gefällt mir gar nicht. Natürlich hat man mich sofort über seinen Anruf informiert und darum gebeten, dass ich mich kümmere.«

»Aber was soll man denn dagegen tun?«, fragte Christoph, »ich bin bestimmt nicht der Richtige dafür, Sebastian in die Schranken zu weisen.«

Westmark nickte. »Natürlich nicht, das weiß ich. Behalte ihn nur im Auge. Ich werde selber Kontakt aufnehmen und denen die Entscheidung überlassen, was mit Sebastian passieren soll.«

Christoph erwiderte daraufhin nichts. Doch der Gedanke, dass man demnächst vielleicht auch Sebastian bei den anderen finden würde, machte ihm Angst. Wie lange würde es dann noch dauern, bis auch er auf deren Abschussliste stand? Sie waren doch alle nur das Werkzeug für ein höheres Ziel. Und so langsam machte ihm auch der ganze Reichtum gar keinen Spaß mehr. Man konnte nicht alles mit Geld kaufen. Auch wenn es bisher nur ein blöder Spruch für ihn gewesen war, so gewann er immer mehr an Bedeutung. Wo war sein Leben geblieben? Wo die Freude an seinem Boot? Einfach mal die raue Seeluft am Strand genießen, das konnte er sich kaum noch vorstellen. Und das machte ihm Angst. Sibylle fehlte ihm mehr, als er ahnte. Sie war eine Frau gewesen, die diese Gefühle wieder in ihm zum Klingen gebracht hatte. Und jetzt war sie weg.

Die nackte Wahrheit

Völlig verkrampft kam Juliane bei der Klinik an. Jetzt stand sie auf dem Parkplatz und traute sich kaum, dort noch einmal hineinzugehen. Es war wie am ersten Tag, als sie hier angekommen war. Nur vielleicht noch ein wenig schlimmer. Denn jetzt würde sie sich Gewissheit verschaffen müssen, dass Esther und Schobi etwas zugestoßen war. Die Wahrscheinlichkeit, dass sie nicht mehr lebten, hing wie ein Damoklesschwert über ihr.

Ben würde in dem Fall unberechenbar werden, das war ihr klar. Es war eine andere Sache, sich um das Schicksal fremder in beruflicher Hinsicht zu kümmern, so wie bei Miriam. Aber wenn es die eigenen Freunde betraf, dann wurde es persönlich. Nur mit Mühe hatte sie ihn eben davon abhalten können, selber in die Klinik zu fahren. Aber wie lange würde das noch gelingen?

Juliane schrak auf. Jemand klopfte an die Scheibe ihrer Beifahrerseite.

»Juliane? Alles in Ordnung?«, fragte eine männliche Stimme, doch sie konnte denjenigen nicht erkennen, weil sie von der Sonne geblendet wurde. Also stieg sie aus. Es war Christoph.

»Hallo«, sagte sie und sah sich unsicher um.

»Was ist los?«, fragte er, »geht es dir nicht gut?«

»Doch doch, ich habe nur noch einmal mein Handy gecheckt.«

»Ach so.«

Warum war er hier an ihrem Wagen?, fragte sie sich. Er selber war schon in der Klinik gewesen, das sah sie daran, dass er schon sein OP-Outfit trug, mit dem er eigentlich nicht in der Gegend herumspazierte. Also musste er sie von der Klinik aus bereits beobachtet haben, und als er sah, dass sie nicht ausstieg, da wollte er es wohl genauer wissen.

»Du hattest eine OP?«, fragte sie, um von sich abzulenken.

»Ja, das stimmt. Ich muss auch gleich wieder rein.«

Also hatte sie recht damit gehabt, dass er nur wegen ihr hier draußen war.

»Na, dann will ich dich nicht aufhalten«, sagte sie und schloss den Wagen ab.

»Hast du Lust, mich heute Abend zu besuchen?«, fragte er, während er neben ihr her zur Klinik lief.

Auch das noch, dachte Juliane. Hörte das denn nie auf? Am liebsten hätte sie auf der Stelle losgeheult.

»Ich weiß nicht«, sagte sie ausweichend und sah weiter stur geradeaus, als sie spürte, dass er sie ansah, während er auf eine Antwort wartete.

»Komm, gib dir nen Ruck. Ich koche uns was Schönes und wir trinken den besten Rotwein, den ich im Keller habe«, drängelte Christoph.

Sie wusste, dass er nicht eher aufgeben würde, bis sie ja gesagt hatte. Und sie dachte an Bens Worte, der sie dazu aufgefordert hatte, den Kontakt zu Christoph zu nutzen.

»Na gut«, sagte sie dann langgezogen, »aber ich kann nicht genau sagen, wie spät es wird. Ich habe heute viel zu tun.«

»Ich warte auf dich, versprochen«, sagte Christoph und ließ sie endlich in Ruhe und ging schnelleren Schrittes weiter auf den Fahrstuhl zu.

Juliane brummte der Schädel, als sie endlich in ihrem Büro ankam und die Tür hinter sich schließen konnte. Alles drehte sich auf einmal um sie herum. Sie hielt sich am Schreibtisch fest, sonst wäre sie einfach umgekippt. Es war ihr plötzlich egal, was sie sich geschworen hatte. Sie brauchte jetzt ihre Tabletten. Mit Mühe schaffte sie es, sich auf den Stuhl zu setzen und die untere Schublade ihres Schreibtischs aufzuziehen. Hier lag ihr Vorrat, den sie niemals anrühren wollte. Er sollte einfach nur da sein und ihr ein Gefühl von Sicherheit geben für alle Fälle. Ich überschreite eine Grenze, dachte sie, als sie den Deckel des kleinen braunen Fläschchens öffnete und wahllos weiße

Kügelchen auf ihre Hand rollten. Sie nahm die Tabletten in ihren Mund, presste die Lippen zusammen, während sich Tränen in ihren Augen sammelten. Sie fühlte sich wie eine Verräterin gegenüber Ben, gegen sich selbst. Sie schluckte, und im nächsten Moment ging es ihr schon besser. So war es schon immer gewesen. Wichtig war nur, dass es etwas gab, das ihrer Psyche guttat. Sie wurde ruhiger, schraubte den Deckel wieder zu und dachte, dass sie jetzt eigentlich auch zum Waschbecken gehen und das Ganze wieder erbrechen könnte. Doch sie tat es nicht. Wie sediert saß sie an ihrem Schreibtisch, atmete flach und sah ins Nichts.

Erst nach einer gefühlten Ewigkeit, als das Telefon schrillte, kehrte sie zurück und nahm ab.

»Hallo?«

»Frau Dr. Fuchs?«, fragte eine ihr vertraute Stimme. Es war Schwester Siebohm.

»Oh, ist es schon wieder soweit?«

»Na ja, ich wollte nur mal nachfragen, ob Sie schon da sind«, sagte die Schwester.

»Ich komme sofort«, sagte Juliane und legte auf.

Irgendwie musste sie weiter funktionieren.

Ben stürmte praktisch in die Ferienwohnung und sah auf den ersten Blick, dass seine Freunde nicht freiwillig verschwunden waren. Er hatte es sowieso schon gewusst.

Matt ließ er sich auf das Sofa sinken, auf dem die Strickjacke von Esther lag. Grau mit silbernen Lurexfäden durchzogen. Nur Esther konnte so etwas tragen, ohne wie ihre eigene Großmutter auszusehen. Erste Tränen sammelten sich in seinen Augenwinkeln, er wischte sie mit dem Hemdsärmel weg und schniefte. Er hätte so gerne Hoffnung gehabt, doch irgendetwas klopfte wie ein dumpfer Ton auf seine Seele. Seine Freunde waren weg und wahrscheinlich schon tot. Es war alles seine Schuld. Wieso hatte er sie auch in dieses Nest geholt. Er hätte selber schon viel früher wieder abhauen sollen nach Frankfurt. Plötzlich bekam er eine unendliche Wut auf die Klinik, die Ärzte und auch auf Juliane. Was war sie nur für eine Ärztin, die ahnungslose Menschen in so ein riskantes Abenteuer lockte? Und er selber war der größte Idiot unter der Sonne, dass er ihr so lange vertraut hatte. Er hätte die Dinge gleich von Anfang an selber in die Hand nehmen sollen und auf seine Art regeln. Es gab für alles eine Lösung. Er kannte auch Leute, die nicht lange fackelten und den Abzug drückten. Wäre er nur seinem Impuls gefolgt, dann wären jetzt andere tot, aber nicht seine besten Freunde.

Schobis Lesebrille lag auf dem Tisch und klagte ihn an. Jetzt musste Ben sogar lächeln. Schobi und eine Lesebrille, das alleine war schon ein Widerspruch in sich. Wann las der Idiot denn überhaupt mal? Meistens guckte er sich doch nur Bilder an. Ihm fielen Abende in Frankfurt ein, wo er und Schobi um die Wette gesoffen hatten und um Weiber buhlten, die sie sowieso niemals haben konnten. Dafür waren sie einfach nicht schön genug, hatten sie lallend festgestellt. Deshalb war es für Schobi auch so etwas wie ein Wunder gewesen, dass Esther überhaupt in Erwägung zog, sich weiter auf ihn einzulassen. Natürlich, sie hatte ihre dunkle Vergangenheit, aber trotzdem war sie eine Hammerbraut. In den richtigen Bahnen, da wäre sie die Frau eines dicken Bonzen mit einem coolen Schlitten, hatte Schobi mal gesagt. Vielleicht sei es deshalb gut, dass sie eine so beschissene Kindheit gehabt hätte wie er.

Ja, so war Schobi, er drehte sich die Dinge immer so zurecht, dass am Ende alles in sein Weltbild passte.

Juliane hatte gesagt, dass er hier so lange warten sollte, bis sie sich meldete. Doch dazu war Ben nicht der Typ. Er ging nach draußen und setzte sich auf sein Motorrad.

Juliane hatte ein Glas Wasser getrunken, in den Spiegel gesehen, sich geekelt und wollte sich dann auf den Weg zu ihrer Station machen. Da klopfte es an ihre Bürotür.

»Ja?«, sagte sie, weil sie mit dem Schlimmsten rechnete.

Dann war es Gabriele Klotz, die ihre Nase hereinsteckte.

»Darf ich kurz stören?«, fragte sie.

»Frau Klotz«, sagte Juliane und war auch irgendwie erleichtert, dass es nicht Kühnenkamp war, der es immer wieder verstand, sie zu verunsichern, wenn er einfach in ihrem Büro auftauchte. »Kommen Sie doch herein.« Eigentlich wusste sie nicht, was sie jetzt mit der Frau hier machen sollte. »Im Prinzip müsste ich jetzt zur Visite, ich habe nicht viel Zeit.«

»Ach so, das wusste ich nicht. Ich bin auch nur kurz vorbeigekommen, weil ich Ihnen mitteilen wollte, dass ich wieder nach Frankfurt fahren werde.«

»Oh, tatsächlich? Ich glaube, das ist wirklich eine gute Idee.« Vor allem, wenn du überlegen willst, fügte Juliane in Gedanken hinzu.

»Ja, Sie haben recht«, fuhr Gabriele fort. »Was hilft es Miriam denn, wenn ich jetzt hier bin. Außerdem muss ich mich um ihre Beerdigung kümmern. Ich glaube, dass ich im Grunde genommen davor weggelaufen bin. Wer begräbt schon gerne sein eigenes Kind.«

»Bitte, setzen Sie sich doch«, sagte Juliane und zeigte auf ihren Bürostuhl, weil sie merkte, dass Gabriele es nicht mehr lange auf den Beinen halten würde.

»Danke«, sagte Gabriele, »aber ich werde gleich wieder gehen. Ich wollte Ihnen wirklich nur Bescheid sagen, dass ich jetzt weiß, wo mein Platz ist.«

Das hörte sich irgendwie komisch an, fand Juliane. »Haben Sie in Frankfurt denn jemanden, der sich um sie kümmert?«, fragte sie.

Darauf erwiderte Gabriele nichts und reichte ihr nur stumm die Hand. Sie sahen sich an, dann ging die gebrochene Frau und schloss die Tür hinter sich.

Sie könnte sich etwas antun, dachte Juliane und für einen kurzen Moment stieg ein Impuls in ihr auf, der Frau nachzulaufen und ihr zu sagen, dass sie nicht fahren sollte. Doch sie wusste, dass es besser war, sie in Ruhe zu lassen. Eine Mutter mit gebrochenem Herzen konnte nichts trösten. Gar nichts.

Juliane besann sich auf das, was sie jetzt tun musste. Als Erstes war die Visite dran. Und danach, das würde man dann sehen.

Zurück ins Licht

Gesine war nicht tiefgründig, sondern pragmatisch. Jeden Tag saß sie an dem Bett des Fremden, der nun anfing, mit ihr zu sprechen. Sie hielt ihm Fotos mit Motorrädern hin und der Fremde lächelte sogar.

»Motorrad«, sagte er ein ums andere Mal. Und hinter und wieder auch »Juliane«.

»Ist Juliane ihre Freundin?«, fragte Gesine und er sah sie mit verstörtem Blick an.

Einmal griff er nach dem Foto einer schwarzen Suzuki und um seine Augenwinkel schien es zu glänzen.

»Du solltest einen Arzt kommen lassen«, sagte Egon später beim Abendbrot. »Wenn der junge Mann sich an Dinge erinnert, dann muss er jetzt in die Hände von Fachleuten. Du kannst ihn nicht ewig hier einsperren.«

Er wusste genau, warum Gesine sich sträubte, seinem Rat zu folgen. Sie sah in dem Fremden den Ersatz für das, was sie nie gehabt hatte. Sich einfach um jemanden kümmern, der ihre Hilfe brauchte. Wieder eine Aufgabe haben.

»Ich weiß ja, dass du recht hast, Egon«, sagte sie nach einer gefühlten Ewigkeit der Stille, in der der Tee in den Tassen dampfte. »Ich werde gleich morgen zu unserem Hausarzt fahren und ihn um Rat fragen.«

»Das ist gut«, erwiderte Egon und biss in sein Schinkenbrot.

»Aber du weißt auch, dass er bei dem Wort Arzt sehr stark reagiert hat«, fuhr Gesine fort, »was ist, wenn wir damit das Falsche tun und er wieder in sich zusammenfällt?«

»Das Risiko müssen wir eingehen. Gesine, er ist ein erwachsener Mensch, dem wir nicht das Recht auf seine Freiheit verwehren dürfen. Ich verspreche dir, dass wir für dich etwas finden, damit du dich hier nicht mehr so einsam fühlst.«

Gesine glaubte, ihren Ohren nicht zu trauen. Wann hatte Egon jemals so emotional zu ihr gesprochen. Dann hat es doch sein Gutes, dachte sie bei sich, dass sie den Fremden am Strand von Neuharlingersiel aufgelesen hatten.

Ergebnisse

Nach der Visite saß Juliane über die Unterlagen gebeugt, die Dr. Berger heimlich aus Frankfurt herbeigeschafft hatte, an ihrem Schreibtisch.

Sie musste sich jetzt um eine Gewebeprobe von Kühnenkamp kümmern, sie musste nach Esther und Schobi suchen. Sie musste sich immer noch um Michael sorgen und ja, sie musste außerdem herausfinden, was die Ärzte in der Ostfriesenklinik trieben. Sie musste so vieles, doch sie fühlt sich innerlich leer und ausgelaugt. Fühlte es sich so an, wenn man am Ende war? Wenn man nicht wusste, wo man zuerst anfangen sollte? Wenn einem deshalb plötzlich alles gleichgültig wurde? Ihr wäre es egal gewesen, wenn jetzt Kühnenkamp hereingekommen wäre und sie mitgenommen hätte. Nein, vielleicht wäre es sogar gut für sie, dachte sie und nahm den Raum um sich herum nur noch verschwommen wahr. Dann hätte sie endlich ihre Ruhe vor alldem.

Ihr Blick wanderte wieder zur untersten Schublade des Schreibtischs. Was sprach eigentlich dagegen, sich jetzt alles reinzupfeifen? Hatte Johanna Sänger genauso hier gesessen wie sie? Dieser Gedanke holte sie wieder aus ihrem Trauma zurück. Was war eigentlich aus der falschen Johanna Sänger geworden? Sie könnte Christoph heute

Abend danach fragen, dachte sie und war plötzlich hochmotiviert, den Tag irgendwie zu überstehen.

Ihr Handy klingelte. Es war Ben.

»Sie sind nicht abgehauen«, hörte sie es in ihrem Ohr brummen.

»Haben wir uns das nicht schon gedacht?«, fragte sie vorsichtig.

»Exakt.«

Eine Stille entstand, sie wusste, dass er seine freie Faust ballte.

»Was hast du jetzt vor?«

»Oh, nur keine Angst, ich komme jetzt nicht mit einem Flammenwerfer in die Klinik gerannt«, sagte er mit dunkler Stimme.

»Miriams Mutter war eben bei mir im Büro«, lenkte Juliane ab.

»Echt? Warum das denn? Die ist wohl verrückt geworden?«

»Sie wollte mir sagen, dass sie wieder nach Frankfurt fährt.«

»Na, das ist doch mal eine gute Nachricht«, meinte Ben und fuhr ein paar Takte runter. »Eine Sorge weniger.«

»Das glaube ich nicht«, meinte Juliane. »Ich vermute, sie wird sich etwas antun.«

»Wie kommst du darauf?«

»Es war ihre ganze Stimmung ... ich kann es nicht so richtig erklären. Aber sie sagte, sie wisse jetzt, wo sie hingehöre.«

»Ja, eben nach Frankfurt, ist doch sonnenklar.«

»Aber da ist doch niemand mehr ...«.

»Die hat doch einen Macker.«

»Du weißt, dass sie nur noch bei ihm geblieben war wegen Miriam. Und Miriam ist jetzt tot.«

»Ach Scheiße, was müssen wir uns denn jetzt noch darum kümmern. Jeder ist für sich selber verantwortlich. Und wenn die Klotz sich was antun will, dann ist das ihr Ding.«

Verständlich, dachte Juliane, dass Ben jetzt kein Ohr für so etwas hatte.

»Christoph hat mich für heute Abend schon wieder zum Essen zu sich eingeladen«, sagte sie, um das Thema zu wechseln.

»Klasse, dann ist dein Abend ja gerettet«, sagte er mit hörbarem Sarkasmus in der Stimme.

»Du hast doch selber gesagt, dass ich die Nähe zu ihm nutzen soll, um mehr über die Ärzte zu erfahren.«

»Klar, aber da waren Esther und Schobi noch am Leben.«

»Ich weiß, jetzt ist alles anders. Du, sollen wir uns irgendwo treffen. Ich mag jetzt nicht mehr in der Klinik sein.«

»Sicher, wenn du da wegkannst. Wo denn?«

Juliane wollte nicht in ihre Wohnung, weil dort die Erinnerung an Esther und Schobi zu frisch war. Und in die Ferienwohnung erst recht nicht. »Vielleicht in einem netten Café in Carolinensiel«, schlug sie vor.

»Als ob wir etwas zu feiern hätten«, maulte Ben, »na gut.«

»Ich bin in einer halben Stunde da«, sagte sie und nannte ihm den Treffpunkt.

Dann legten sie auf. Es war mit Abstand das längste und auch wohl emotionalste Telefonat, das sie je mit ihm geführt hatte.

Auf der Flucht

»Ich bin während meiner Reise für niemanden zu sprechen«, sagte Westmark zu seiner Sekretärin Frau Frank, als er mit seinem Mantel bei ihr im Vorzimmer stand.

»Für niemanden?«, fragte sie ungläubig nach, denn so etwas hatte es noch nie gegeben. Er besaß ein Handy, dessen Nummer nur sie kannte, damit sie ihn im äußersten Notfall erreichen konnte.

»Für absolut niemanden«, bestätigte er und sah sie nachdenklich an. Er wusste, dass er sie nie wiedersehen würde. Sie hingegen wusste es nicht, doch sie spürte, dass etwas im Gange war, das für sie weitereichende Konsequenzen haben konnte.

»Gut«, bestätigte sie, »ich habe verstanden. Kann ich denn noch etwas für Sie tun, bevor Sie in die Schweiz fahren?«

Er schüttelte mit dem Kopf. Dann verließ er das Büro.

Erst, als er bei seinem Wagen auf dem Parkplatz ankam, fühlte er sich wieder frei. Er warf noch einen letzten Blick auf die Klinik, in der er doch ganz gerne gewirkt hatte. Doch nun war es vorbei. Er hatte bereits bei seinen Kontaktmännern angerufen und sie darüber informiert, dass es zu außergewöhnlichen Vorkommnissen in der Ostfriesenklinik gekommen war und das es Zeit für Veränderungen wurde. Ein neues Gesicht in der Chefetage würde bestimmt für Ablenkung sorgen.

Man stimmte ihm zu und nannte ihm einen Ort, an dem ihn bestimmt niemals jemand finden würde. Für seinen Lebensabend sei gesorgt und seine Familie würde diskret folgen. Ein Ticket lag am Flughafen bereit und er sollte nichts mitnehmen außer dem, was er gerade bei sich trug.

Westmark tat es nicht leid um seine Sammlung alter Uhren, um Bücher, in denen er am Abend immer so gerne gelesen hatte, um sich zu entspannen. Sicher, es gab Momente in seinem Leben, an die er gerne zurückdachte. Er würde Ostfriesland niemals vergessen.

Schließlich setzte er sich in seinen Wagen und fuhr in Richtung Autobahn. Gute drei bis vier Stunden später, so dachte er, würde er bereits in seiner Maschine sitzen und einem neuen Leben entgegenfliegen.

Oben in seinem Büro ging gerade die Tür zum Vorzimmer auf und Sebastian Kühnenkamp begrüßte Frau Frank mit einem seiner üblichen Komplimente, die er ihr immer machte.

»Dr. Westmark ist nicht da«, informierte ihn die gute Seele.

»Ich weiß«, sagte Sebastian und kam unaufgefordert um ihren Schreibtisch herum. Sie sah ihn misstrauisch an.

»Was haben Sie vor? Suchen Sie etwas?«, fragte sie mit ängstlich werdender Stimme.

Er antwortete nicht, sondern legte blitzschnell seine Hände um ihren Hals und drückte zu. In ihrem Todeskampf sah er ihr in die Augen und lächelte sogar dabei. Sie hatte keine Chance gegen einen starken jungen kräftigen Mann, auch wenn sie wild mit den Armen wedelte und versuchte, mit den Füßen nach ihm zu treten. Ihr Wille zu Leben brach nach anderthalb Minuten und sie schloss die Augen.

Sebastian sah auf die Uhr. Halb vier. Bis zu seiner nächsten OP blieb ihm noch eine gute Stunde. Er griff dem leblosen Körper von Frau Frank von hinten unter die Arme. Ganz schön schwer das alte Weib, dachte er und musste all seine Kräfte aufbringen, um sie zum Fahrstuhl zu schleifen.

Er fuhr mit ihr bis ganz unten und ließ sie für immer verschwinden.

Carolinensiel

Juliane wusste, dass sie Ben beruhigen musste, und das, obwohl sie selber Zuspruch dringend nötig gehabt hätte.

»Kommst du klar?«, fragte sie, als sie auf den Tee und den Kuchen warteten.

»Ne«, sagte er knapp. »Aber es muss ja irgendwie weitergehen.«

»Ich kann mir vorstellen, dass du den Tag bereust, als du nach Ostfriesland gekommen bist.«

»Exakt.«

»Aber ich bereue es nicht, dich kennen gelernt zu haben.«

Erstaunt sah er sie an. Wollte sie ihm jetzt etwa einen Heiratsantrag machen oder was.

»Auch wenn es sich bescheuert anhört«, fuhr Juliane fort, »ich habe mich schon lange nicht mehr so lebendig gefühlt wie mit dir.«

»Wenn das hier versteckte Kamera sein soll, dann lass den Scheiß«, sagte Ben und kratzte sich am Kopf. »Das ist jetzt echt nicht der Moment für sowas, ich meine Gefühle und so.«

»Sorry, ich wollte dir nicht zu nahe treten, aber ich meine es wirklich so. Ich habe das Gefühl, dass ich dir

Dinge sagen kann, die ich sonst niemandem sage. Bisher habe ich immer alleine in meiner Wohnung gesessen und den Wein getrunken, damit ...«.

»Das habe ich mir gedacht«, sagte Ben jetzt tröstlicher. »Aber deshalb musst du ja nicht gleich die ganze Herz-Schmerz-Keule rausholen.«

Juliane lachte und das wirkte befreiend für beide.

»Es tut mir so leid«, sagte sie dann, »dass mit Esther und Schobi.«

»Weiß ich doch«, erwiderte Ben, »doch ich glaube nicht, dass wir sie jemals wiedersehen werden. Aber das ist alleine meine Schuld, ich hab sie hierher geholt. Das werde ich mir im Leben nicht verzeihen.«

»Mensch, ich ...«.

»Lass gut sein, Juliane, Risiko gehört zu unserem Job. Das wussten beide. Ich habe sie zwar gefragt, ob sie mitmachen, aber ja gesagt haben sie schon selber. Jeder ist seines Glückes Schmied, sagt man das nicht?« Er klang bitter.

»Es waren meine Tabletten«, sagte Juliane unvermittelt und für einen Moment war Ben über diesen Themenwechsel irritiert. »Die, die du im Badezimmerschrank gefunden hast.«

»Das hab ich mir schon gedacht«, sagte er.

»Wirklich? Du hast es die ganze Zeit gewusst?«

»Ne, gewusst nicht, aber es passt eben zu dir, dass du dich mit Tabletten wegpfeifst.«

»Wie meinst du das?« Juliane war über seine Offenheit erstaunt und vor allem auch erleichtert, dass er nicht sauer war, weil sie ihn belogen hatte.

»He, das sieht doch ein Blinder mit nem Krückstock, dass du ein ganz schweres Paket an altem Lebenskrams mit dir herumschleppst, den du nicht aushältst. Ist doch klar, dass du dich mit irgendwas zudröhnst.«

»Du bist mir also nicht böse?«

»Böse? Warum? Ist doch dein Scheiß leben und nicht meins.«

»Ben, du weißt sehr genau, was ich meine. Ich habe dich angelogen und dein Vertrauen missbraucht.«

Ben lachte auf. »Da bist du wirklich nicht die Erste und sicher auch nicht die Letzte. Die Menschen lügen sich doch den ganzen Tag in die Tasche und dem anderen frech ins Gesicht. So ist die Welt eben.«

»Das will ich aber nicht mehr«, flüsterte Juliane, »ich will endlich mit jemandem darüber reden und nicht immer nur lügen.«

Kommt jetzt die große Beichte?, dachte Ben erschrocken. Dafür war er jetzt wirklich nicht in Stimmung. Das hätte ihm noch gefehlt, dass so ein Klappergestell ihm um den Hals fiel und jetzt jede Nacht neben ihm im Bett campierte. Wenn sie wirklich was von ihm wollte, dann musste sie ordentlich zulegen, damit er sie nicht dabei erdrückte.

»Sag doch was«, forderte Juliane ihn auf.

»Was denn?«, fragte er zurück. »Was soll man auf so einen Gefühlsscheiß denn sagen. Das ist nicht mein Ding, echt jetzt.«

»Ich habe ein Kind«, sagte Juliane und Ben ließ seine Kuchengabel fallen.

»Nicht dein Ernst«, meinte er und wusste nicht wohin mit seinen Blicken. Wie sollte da denn ein Kind rausgekommen sein?

»Doch, es stimmt. Ich war dreizehn, als es passierte. Ein Nachbar, er war ein guter Freund meiner Eltern. Und als sie nicht da waren, da ...«.

»Stopp«, sagte Ben und hielt eine Hand in die Höhe, »das will ich jetzt echt alles nicht wissen. »Wo ist das Kind?«

»Ich weiß es nicht, ich habe sie zur Adoption freigegeben. Meine Eltern haben mich dazu gezwungen.«

Jetzt wurde Ben einiges klar. Hochintelligent und traumatisiert. Da blieb einem am Abend sicher nichts anders übrig, als sich einen Cocktail aus Tablettten und Alkohol reinzupfeifen.

»He«, sagte er und nahm das erste Mal, seit sie sich unterhielten, ihre Hand in seine. »Das tut mir alles verdammt Leid für dich, aber ist es okay, wenn wir ein anderes Mal darüber sprechen? Ich hab nur zwei Gehirnzellen, die eine ist gerade mit dem Kuchen beschäftigt und die andere überlegt, wie wir weiter vorgehen sollen.«

»Idiot«, sagte Juliane und lächelte ihn an. »Du bist genauso ein Psycho wie ich, auch wenn du es nicht zugeben willst.«

»Kann schon sein«, sagte er, »sonst wäre ich sicher auch nicht mehr hier.« Dabei dachte er, dass er in Zukunft jedem, der Juliane auch nur ein Haar krümmen wollte, die Rübe abreißen würde. So einer war Ben eben, raue Schale und weicher Kern. Er ging für seine Freunde durch dick und dünn. Und irgendwie war Juliane in der letzten Stunde, in der sie ihm den ganzen Scheiß, den sie mitgemacht hatte, erzählte, zu einer echten Freundin geworden für ihn.

Am Abend

Juliane hatte lange unter der Dusche gestanden und versuchte, den Schmutz, der nur für sie sichtbar war, von sich zu waschen. Durch das intensive Gespräch mit Ben fühlte sie sich auf der einen Seite gestärkt und auf der anderen auch Gläsern geworden für ihn. Noch nie hatte sie mit jemandem über ihre Tochter gesprochen. Es war schon so lange her und das Mädchen war schon über zwanzig. Wie sie wohl aussah?, das fragte sich Juliane oft. War sie schlau und studierte irgendwo? Oder war sie auf die schiefe Bahn geraten wie Esther und hatte ein schreckliches Leben, weil sie eine unfähige Mutter hatte?

Dass ausgerechnet der beste Freund der Eltern die eigene Tochter vergewaltigte, das hatten ihre Eltern gewusst, unter den Teppich zu kehren. Der Schein einer heilen Familie mit einer intelligenten Tochter, auf die sie ach so stolz waren, der musste gewahrt werden. Als Julianes Bauch immer dicker wurde, erfanden sie eine schleichende Krankheit der Atemwege, so dass das Mädchen für längere Zeit in ein Sanatorium in die Schweiz musste, um dieses Übel zu überwinden. Das Übel wog dann nur 2800 Gramm und wurde per Kaiserschnitt aus Juliane herausgeholt. Man hatte sie in Betäubung versetzt und so bekam sie von allem gar nichts mit. In der geschlossenen Klinik war sie eingesperrt in ein Zimmer, aus dem sie nur unter Aussicht von Personal einmal am Tag in den Garten und zu den Mahlzeiten in einen großen Saal mit anderen Patienten durfte. Und in dieser Zeit, da schwor sich Juliane, dass sie anderen Menschen helfen würde. Sie wollte Ärztin werden und alles besser machen.

Sie trocknete sich lange ab. Die Erinnerungen an damals bereiteten ihr immer körperliche Schmerzen. Oft wurde sie von Träumen heimgesucht, in denen sie einen Rucksack auf dem Rücken trug, an den sie aber nie herankam. Drinnen steckte ein Kind und schrie wie am Spieß.

Sie streifte sich das enge schwarze Kleid mit den schmalen Trägern über und fand sich das erste Mal wieder schön, als sie in den Spiegel sah. Es gab jemanden, der sie mochte. Ben. Er sah sie jetzt so, wie sie wirklich war. Und dieser Gedanke erlaubte es ihr, nicht mehr an sich vorbeizusehen. Sie war nie hässlich gewesen, sondern hatte sich immer hässlich gefühlt. Sie hatte große tiefgründige Augen, um die sie immer andere Frauen beneidet hatten. Ihre schmale schlanke Gestalt wurde in ihrer Studienzeit oft mit Audrey Hephurn verglichen. Auch darum beneideten sie viele. Sie konnte essen, was immer sie wollte, sie nahm nie zu.

Es klopfte an die Tür. »Juliane?«

»Alles gut«, rief sie zurück. »Ich bin gleich fertig.« Er sorgte sich um sie und ein wohliges Gefühl lief durch ihren Körper.

Sie schminkte ihre Augen mit dunklem Grau, legte schwarze Wimpertusche und Kajalstrich auf. Es hätte viele Männer gegeben, die jetzt eine Nacht mit ihr hätten verbringen wollen, dachte sie. So wie damals, als sie noch um die Häuser gezogen und nicht wählerisch bei ihren Männerbekanntschaften gewesen war.

»Wow«, sagte Ben, als sie in die Küche kam.

»Danke«, erwiderte Juliane, »ich werte deinen offenen Mund mal als Kompliment.«

»Erste Sahne, echt«, sagte er. »Wenn du mich fragst, dann legt dich dieser Christoph heute Abend flach.«

»Da gehören immer noch zwei dazu«, sagte sie und sah ihn vieldeutig an.

Ben beschloss, auch noch unter die Dusche zu gehen. So für alle Fälle.

Erst, als Juliane im Wagen saß, war ihr nicht mehr nach Lachen zumute und erste Zweifel stiegen in ihr hoch. Sollte sie wirklich zu Christoph fahren? Was sollte das überhaupt noch bringen? Und warum hatte er überhaupt so darauf gedrängt, dass sie ihn nochmals zuhause besuchte? Es hätte nicht viel gefehlt, und sie wäre wieder ins Haus gegangen. Doch sie wollte vor Ben nicht als Feigling dastehen. Nicht nach allem, was sie in den letzten Stunden mit ihm geteilt hatte. Ihre dunkelsten Geheimnisse hatte sie vor ihm ausgebreitet und er war immer noch da. Sie konnte nicht sagen, warum, aber sie fühlte sich immer noch klein und schmutzig, wenn sie an die Vergewaltigung zurückdachte. Und dabei war es schon so lange her. Es gab Zeiten, da hatte sie an Selbstmord gedacht.

Sie startete den Wagen und fuhr los.

Christoph begrüßte sie wie eine alte Freundin an der Tür und führte sie in das große Wohnzimmer, wo bereits zwei Gläser Champagner auf dem Tisch standen.

»Du warst dir wohl ziemlich sicher, dass ich kommen würde«, sagte sie und nahm ein Glas entgegen von ihm.

»Hätte ich daran zweifeln sollen?«, fragte Christoph und stieß mit ihr an.

Ihre Knie wurden weich und sie musste sich unbedingt setzen, wenn sie nicht einfach zusammenklappen wollte.

»Darf ich?«, fragte sie und zeigte auf das weiße Sofa.

»Natürlich«, erwiderte er, »das Essen ist auch bald fertig. Ich hoffe, du magst Lachs im Kräutermantel.«

»Sicher«, sagte Juliane und war froh, endlich alleine zu sein, als er in die Küche ging. Der Champagner tat bereits seine Wirkung und sie entspannte sich ein wenig. Wie würde der Abend wohl verlaufen?, dachte sie, hatte Christoph wirklich vor, sie ins Bett zu zerren. Und wenn ja, was sollte das bringen? Nach allem, was sie mit Sebastian durchgemacht hatte, wussten doch alle längst Bescheid darüber, dass sie etwas wusste. Und das schien ihnen nicht das Geringste auszumachen. Sie fühlten sich so sicher, dass sie sich alles erlauben konnten.

Sie sah, wie Christoph mit zwei silberfarbenen Schalen an den großen Tisch im Essbereich zurückkehrte und diese auf dem weißen Tisch abstellte, auf dem zwei silberne Kerzenleuchter mit ihrem Licht eine feierliche Stimmung verbreiteten.

Er kam danach wieder zu ihr und schenkte noch einmal Champagner nach.

»Gleich zum Essen gibt es einen hervorragenden Chablis«, sagte er und zwinkerte ihr zu.

Und irgendwie reichte ihr dieses Theater langsam. Sie setzte sich kerzengerade auf und spannte alle Muskeln im Rücken an.

»Was soll das hier eigentlich alles?«, fragte sie mit ernster Miene, »wir wissen doch beide, dass das hier alles nur Show ist.«

Christophs Lächeln erstarb. Er setzte sich zu ihr aufs Sofa und sah sie forschend an. »Du willst es also wirklich wissen?«, fragte er.

Ihr stockte der Atem. Waren das ihre letzten Minuten und er hatte ihr etwas ins Getränk gemixt. Sollte sie jetzt die ganze Wahrheit erfahren und dann für immer schweigen?

»Wirst du mich heute Abend umbringen?«, fragte sie, weil sie die Spannung nicht mehr ertrug.

»Warum sollte ich das tun?«, fragte er zurück.

»Weil ich weiß, was ihr in der Ostfriesenklinik macht«, flüsterte sie und trank ihr zweites Glas Champagner in einem Zug leer.

»Du weißt es? Na, da bin ich ja mal gespannt.« Er lehnte sich zurück und schlug die Beine übereinander.

»Nicht im Detail«, fuhr Juliane fort, es gab jetzt kein zurück mehr. »Aber ich weiß, dass ihr Menschen auf dem Gewissen habt, ich weiß nur nicht, warum ihr das alles tut.«

Christoph erwiderte daraufhin nichts und spielte an seinem Glas herum. Sein Blick wanderte zum Esstisch herüber und seine Mimik verriet ihr, dass er sich mehr Sorgen um den Fisch machte als über die Tatsache, dass sie ihn hier und jetzt überführen würde.

»Juliane, ich werde dir nichts tun«, sagte er dann nach einer gefühlten Ewigkeit.

»Und warum nicht? Ich meine, du hast mich doch nicht ohne Grund hier zu dir nach Hause eingeladen, obwohl dir klar ist, dass ich dir nicht mehr vertraue.«

»Vertrauen?« Christoph lachte auf. »Glaubst du allen Ernstes, dass man noch irgendjemandem Vertrauen schenken kann heutzutage?«

»Bisher ging ich davon aus. Aber das war, bevor ich in der Ostfriesenklinik gelandet war.«

»Weißt du Juliane«, fuhr er fort, »es gibt Momente im Leben, da bekommt man die einmalige Chance, sich für etwas entscheiden zu können. Und zwar für den moralischen steinigen Weg, der einem zwar nichts einbringt, der einen aber in dem Glauben lässt, ein guter Mensch zu sein. Meiner Meinung nach ein Trugschluss, aber egal. Und dann gibt es die Chance auf den Weg, wo du alles erreichen kannst. Dir eines Tages alles kaufen kannst, wovon du immer geträumt hast. Sozusagen die Freiheit.«

Sie ahnte, worauf er anspielte. Sein tolles Haus, die Autos und das Boot. Sicher hatte Christoph alles, wovon er immer geträumt hatte.

»Das heißt also«, sagte sie leise, »du hast deine Seele für das alles hier verkauft?« Sie machte eine ausladende Handbewegung.

Zu ihrer Überraschung nickte er.

»Du gibst es also zu, dass ihr Menschen umbringt, um damit Geld zu verdienen?«, fragte sie emotionslos.

»Lass uns essen«, sagte Christoph, »sonst wird alles kalt und meine Arbeit war umsonst.«

Juliane stellte ihr Glas ab und stand auf. »Vorher möchte ich mich noch etwas frischmachen.«

»Du weißt ja, wo das Bad ist«, sagte er und ging zum weißen Tisch. »Aber nicht, dass du mich hier alleine lässt«, rief er ihr noch nach.

Was hat er mit dir vor?, fragte sich Juliane, als sie sich auf den geschlossenen Deckel der Toilette setzte. Ihr Herz schlug ihr bis zum Hals. Sie traute Christoph alles zu in diesem Moment. Er hatte also seine Chance genutzt und war den Weg ins Verderben gegangen. Oder des Erfolges, wie er es formulierte. Erfolg und Reichtum. War die Formel des Lebens wirklich so einfach definierbar? Juliane hatte, wenn sie so zurückdachte, niemals eine echte Wahl gehabt. Dinge geschahen mit ihr und sie fügte sich in ihr Schicksal. Machte das Beste daraus, wie man so schön sagte. Sie ahnte instinktiv, dass die Götter in Weiß, wie sie die Ärzte in der Ostfriesenklinik mittlerweile nannte, ihr zu Beginn ihrer Zeit hier die Hand reichen wollten. Sie sollte mitmischen bei dem bösen Spiel. So, wie es Johanna Sänger offensichtlich zu Anfang auch und dann nicht mehr getan hatte. Warum sonst sollte sie jetzt tot sein? Denn davon ging Juliane nach der Schmierenkomödie mit der Hochstaplerin, die sich als Johanna Sänger ausgegeben hatte, aus. Wenn Sebastian, den sie für den Motor bei all dem Treiben ausgemacht hatte, es gewollt hätte, dann wäre sie längst tot. Bei dem gemeinsamen Abendessen hatte er sie mit dämonischem Blick fixiert. Ja, sie hatte tatsächlich Angst vor ihm. Ganz anders, als bei Christoph. Es war komisch, selbst jetzt mochte sie ihn noch, auch wenn sie vermutete, dass der Fisch, den sie gleich mit ihm essen würde, vergiftet war. Doch, so musste es einfach sein. Man hatte die Nase voll von ihr und ihren heimlich Ermittlungen und jetzt musste sie sterben. Es war eben kein Zufall gewesen, dass Christoph sie unten im Keller erwischt hatte. Es war kein Zufall, dass er sie heute Abend wieder eingeladen hatte. Ebenso, wie es kein Zufall war, dass Westmark sie zu einem Symposium eingeladen hatte. Wahrscheinlich hätte sie währenddessen schon sterben sollen.

Ihre Gedanken kreisten immer konfuser in ihrem Kopf. Sie musste jetzt zurück ins Esszimmer. Ben hatte, bevor sie losfuhr, noch angeboten, sie heimlich zu beobachten. Doch sie hatte abgelehnt, auch wenn sie sich selber vor dem Abend fürchtete. Aber nachdem sie Schuld daran war, dass seine besten Freunde tot waren, wollte sie ihn dieses Mal schützen. Wenigstens er sollte am Leben bleiben. Er hatte es wirklich verdient.

Sie machte ihre Handtasche auf und sah auf die Kleinkaliberwaffe, die sich im Darknet organisiert hatte. So leicht wollte sie es Christoph dann doch nicht machen. Es half nichts, sie musste jetzt wieder zu ihm gehen. Sie warf einen letzten Blick in den Spiegel. War das heute der Abend, an dem sie zum ersten Mal töten würde?

Mit offenen Augen

Gesine hatte es tatsächlich geschafft, dass ihr Hausarzt praktisch in einer Nacht und Nebelaktion zu ihnen ins Haus kam, um sich Michael anzuschauen.

»Ich will nicht, dass irgendjemand davon erfährt«, hatte sie zu ihm gesagt, und der Arzt hatte sie zunächst merkwürdig angesehen. Vielleicht hatte er an einen Anflug von beginnender Demenz gedacht, als sie ihre kleine schwarze Tasche auf seinem Schreibtisch ablegte. Doch dann merkte er, dass sie noch recht klar im Kopf war und genau das meinte, was sie sagte.

»Na gut«, hatte er erwidert. »Dann geht es aber nur außerhalb meiner Sprechzeiten, weil ich sonst meiner Angestellten davon erzählen muss, wo ich hingehe, damit wir abrechnen können.«

»Ich zahle das privat«, hatte Gesine gesagt und ihm ein Bündel Geld auf den Tisch gelegt.

Er schob es ihr zurück. »Ich mache das, weil wir uns schon ein Leben lang kennen«, hatte er gesagt und sich an die schweren Zeiten erinnert, wo Gesine praktisch wöchentlich bei ihm in die Praxis gekommen war, weil sie und Egon kinderlos blieben. Es hatte gedauert, bis sie ihr Versagen als Frau, wie sie es nannte, akzeptieren konnte.

Es war schon dunkel, als Dr. Faust dann schließlich am Haus in der Kettlerstraße klingelte.

»Er ist oben«, sagte Gesine und warf noch einen suchenden Blick nach draußen in die Dunkelheit. Dann ging sie voraus und der Arzt begrüßte Michael, der aufrecht in seinem Bett saß, im Rücken dicke Kissen mit Samtbesatz und bunten Mustern, wie man sie von früher kannte.

»Guten Abend«, sagte der Arzt, »ich bin Dr. Faust. Gesine hat mich gebeten, nach Ihnen zu sehen.«

Michael zog die Stirn kraus, als überlegte er, ob er den Mann kennen müsste, der ihn über seine schmale Brille hinweg ansah. »Motorrad«, sagte er.

»Ja«, sagte der Arzt erleichtert, weil es endlich ein Gesprächsthema gab, das unverfänglich zu mehr Informationen führen konnte. »Ich habe schon gehört, dass Sie Motorradfahrer sind. Ich selber habe mich das nie getraut.«

Michael lächelte jetzt und Gesine sah den Arzt zufrieden an. »Ich lasse Sie beide vielleicht mal einen Moment alleine«, sagte sie, »ich könnte uns einen Tee machen.«

»Ja, das wäre sehr nett«, sagte der Arzt und rückte sich einen kleinen braunen Hocker zurecht und setzte sich an Michaels Bett. Gesine verschwand. »Sie wissen, dass ich Arzt bin, nicht wahr.«

»Juliane«, sagte Michael.

»Ist Juliane Ihre Freundin?«

Michael machte ein besorgtes Gesicht und zog die Schultern hoch.

»Sie ist nicht mehr Ihre Freundin, nicht wahr?«

Michael schüttelte den Kopf. »Nein«, sagte er, »leider nicht.«

»Man sollte die Hoffnung nie aufgeben«, sagte der Arzt, »vielleicht kommt sie zu Ihnen zurück. Mögen Sie mir verraten, wie Sie heißen? Dann spricht es sich vielleicht leichter.«

Michael zog wieder die Stirn in Falten. »Michael«, sagte er dann.

»Gut, Michael«, fuhr der Arzt fort und freute sich über seinen ersten Erfolg bei der Behandlung. »Ist es Ihnen recht, wenn ich Sie kurz abhöre?«

Michaels Gesicht verdunkelte sich.

»Möchten Sie das lieber nicht?«, fragte der Arzt. «Dann können wir das auch später machen. Mir ist wichtiger, dass wir uns unterhalten, damit wir herausfinden, wer Sie sind, verstehen Sie?«

Michael nickte und sagte wieder: »Juliane.«

Diese Frau scheint sehr wichtig für ihn zu sein, dachte Dr. Faust. »Was hat Juliane denn für einen Beruf?«, fragte er weiter.

Michael antwortete nicht, sondern zeigte stattdessen auf den Mediziner. Dr. Faust verstand nicht sofort, wollte etwas erwidern, bis er einer Eingebung folgend sagte: »Sie meinen, Juliane ist Ärztin, genauso wie ich?«

Michael nickte eifrig.

»Auch hier in Ostfriesland?«

Michael zog die Schultern hoch.

»Das wissen Sie nicht?«

Michael schüttelte mit dem Kopf.

»Aber das kann man sicher herausfinden, wenn Ihnen Juliane so wichtig ist«, meinte Dr. Faust. »Wissen Sie denn auch, wie Juliane mit Nachnamen heißt? Sie wissen schon, ich bin Dr. Faust und Juliane ist Dr. Juliane ...«. Er machte eine auslassende Handbewegung.

Michael fuhr mit seiner Hand über sein Gesicht, als könne er damit alte Erinnerungen leichter zurückholen. Er schloss die Augen, machte sie wieder auf und sagte. »Dr. Juliane Fuchs.«

»Sehen Sie, das wird uns schon weiterhelfen. Ich werde versuchen Dr. Juliane Fuchs zu finden. Ist es Ihnen recht, wenn ich Sie jetzt abhöre und ihren Blutdruck messe. Dann kann ich sicher sein, dass es Ihnen auch wirklich gut geht.«

Michael schien immer mehr Vertrauen zu dem Arzt zu fassen und nickte.

Auge um Auge

Christoph schwenkte ein Weinglas in seiner Hand, als Juliane aus dem Bad zurückkam. Sie setzte sich an den freien Platz am weißen Tisch, wo ein Teller für sie stand.

»Stoßen wir doch zuerst auf einen wundervollen Abend an«, sagte Christoph und sie tat ihm den Gefallen. Dabei ließ sie ihn nicht für eine Sekunde aus den Augen. »Du kannst den Wein ruhig trinken«, sagte er amüsiert, »er ist nicht vergiftet. Juliane, ich glaube, du hast ein völlig falsches Bild von mir.«

»Ach ja?«, fragte sie rhetorisch, »den Eindruck habe ich leider nicht.« Trotzdem setzte sie das Glas an die Lippen und schloss die Augen kurz dabei. Es stimmte, der Wein schmeckte phantastisch. Sie musste zugeben, dass sie selten über einen billigen Italiener zuhause hinauskam. Bei ihr ging es dann eher darum, die bösen Gedanken zu vertreiben, statt zu genießen.

»Der Fisch ist fangfrisch«, fuhr Christoph fort. In ihren Augen las er, dass sie froh war, noch zu leben. »Hier bei uns an der Küste sind wir in der Beziehung wirklich verwöhnt.«

»Stimmt«, erwiderte Juliane, »hier riecht es den ganzen Tag nach Fisch.«

Christoph lachte. »Für so eine Großstadtpflanze sicher nicht immer einfach«, meinte er.

Wollte er jetzt nach allem wirklich zu einem albernen Smalltalk übergehen?, fragte sich Juliane. »Ich habe mich schon an das raue Klima hier gewöhnt«, sagte sie, »allerdings werde ich mich niemals an die Methoden in der Ostfriesenklinik gewöhnen. Was ist eigentlich mit Sebastian los?«

»Sebastian?«

»Ja, Sebastian. Du weißt, dass er eine Patientin im Koma vergewaltigt hat, oder etwa nicht?«

Plötzlich hatte sie das Gespräch wieder dorthin gelenkt, weshalb sie hier war. Sie wollte endlich die Wahrheit wissen. Der ganze Albtraum sollte endlich aufhören.

Christoph schien ins Wanken zu geraten. Sein routiniertes Lächeln verfiel in eine unsichere Mimik. Er sah sie ernst an und sagte: »Wenn du das alles weißt, warum unternimmst du denn nichts dagegen?«

Juliane meinte, sich verhört zu haben. Sie stellte ihr Glas ab und schob den Teller mit dem Fisch zur Seite. »Das ist jetzt aber nicht dein Ernst, oder? Was soll ich alleine denn gegen euch unternehmen? Das ist doch völlig verrückt, was du da sagst. Du steckst doch mit allen unter einer Decke. Du hast mich heute hierher gelockt, um mich umzubringen. Ich denke, wir können uns die ganzen

Höflichkeitsfloskeln jetzt sparen. Bringen wir es einfach hinter uns. Ihre Hand klammerte sich um ihre Handtasche, sie spürte die Waffe durch den silberfarbenen gewirkten Stoff.

»Wenn du wirklich glaubst, dass ich dich umbringen will, warum unternimmst du dann nichts und holst deine Waffe heraus?«, fragte Christoph provozierend.

Juliane sah unsicher auf ihre Hand.

»Glaubst du wirklich, dass ich so etwas nicht mitbekomme?«, fragte er. »Seit du hier hereingekommen bist, klammerst du dich an diese alberne Tasche, als hinge dein Leben davon ab. Und das scheinst du ja auch wirklich zu glauben. Ich frage mich, wie du darauf kommst, dass ich dich umbringen möchte.«

»Na«, begann Juliane und ließ die Tasche los, »ihr wisst doch schon lange, dass ich euch auf die Schliche gekommen bin. Sebastian hat eine Patientin vergewaltigt und ich habe das beobachtet. Ihr wisst das. Miriam, so hieß das junge Mädchen, ist übrigens mittlerweile gestorben. Sie war schwanger und es kann sein, dass Sebastian der Vater war.« Plötzlich sprudelten die Worte nur so aus ihr heraus. Es fühlte sich irgendwie befreiend an, endlich darüber reden zu können mit jemandem aus der Klinik, so verrückt es auch klang. Christoph sah sie eindringlich an.

»Sie ist tot?«, fragte er dann und schenkte noch einmal Wein nach.

»Ja, sie ist tot«, bestätigte Juliane, »aber das musst du doch längst alles wissen. Ihr beobachtet mich doch Tag und Nacht. Und Gott weiß, warum ihr das alles tut. Was wollt ihr eigentlich von mir? Auf der einen Seite werde ich eingestellt, befördert und weiß Gott was und auf der anderen Seite habe ich ständig das Gefühl, dass ihr mich umbringen wollt.«

Christoph sah die Verzweiflung in ihren Augen. Sie tat ihm irgendwie leid. Seitdem Sebastian ihm Sibylle weggenommen hatte, sah auch er die Dinge in einem anderen Licht. »Wir sollten jetzt essen«, sagte er matt.

»Essen!?« Juliane hielt es nicht mehr auf ihrem Platz. »Wie gestört seid ihr alle eigentlich? Ich will jetzt endlich die Wahrheit wissen. Warum musste Miriam sterben? Was habt ihr mit Michael gemacht?« Sie war zum Fenster gegangen und sah ihn aus sicherer Entfernung an. Ihre rechte Hand umklammerte ihre Handtasche.

»Michael?«, fragte er, als hörte er diesen Namen zum ersten Mal.

»Du weißt genau, von wem ich rede«, fauchte sie, »Michael war mit Miriam hier in Ostfriesland unterwegs. Den beiden muss irgendetwas zugestoßen sein und dann ist Miriam in der Ostfriesenklinik gelandet. Aber wo ist

Michael? Ich habe ihn nirgends gefunden. Ach, und übrigens, du hast sein Motorrad in deinem Schuppen.«

Christoph legte seine Gabel zur Seite, erhob sich vom Stuhl und kam auf Juliane zu.

Sie zitterte am ganzen Körper. Jetzt war es also soweit. Entweder würde sie gleich sterben oder Christoph. Ihre Finger fummelten an dem kleinen Knipsverschluss herum, während sie ihn nicht aus den Augen ließ. Plötzlich hatte sie die Waffe in der Hand und richtete sie auf ihn.

»Keinen Schritt weiter«, sagte sie, »das Spiel muss jetzt endlich aufhören. Ich werde dich erschießen, es ist mir egal, was dann mit mir passiert.«

Abrupt blieb er stehen. Vielleicht hatte er nicht damit gerechnet, dass sie so viel Mut aufbringen könnte. »Leg die Waffe weg«, sagte er, »du willst das doch gar nicht. Du kannst niemanden umbringen. Deshalb bist du doch hier, weil du willst, dass das Ganze endlich aufhört.«

Sie sah sein Gesicht im Lichtkegel der Stehleuchte, neben der er jetzt stand und auf sie einredete. »Ja«, sagte sie, »ich will, dass es endlich aufhört. Und wenn ich dich dafür töten muss, dann mache ich es. Ich kann einfach nicht mehr, verstehst du? Ich bin es leid, in ständiger Angst zu leben. Es muss endlich aufhören ...«.

Christoph sah, dass sie am ganzen Körper zitterte. Er musste an die Waffe kommen, in diesem Zustand war sie wirklich unberechenbar. »Juliane«, sagte er und machte einen weiteren Schritt auf sie zu, »ich kann dir helfen.«

»Bleib stehen!«, rief sie aus, legte beide Hände um die Waffe und zielte auf ihn.

»Das willst du doch gar nicht«, flüsterte er, »du willst keine Mörderin sein.«

»Aber du schon!«

»Nein, ich auch nicht ...«. Immer weiter ging er auf sie zu, ließ sie dabei nicht aus den Augen. Streckte jetzt eine Hand nach ihr aus. Nur noch wenige Schritte, dann war er bei ihr.

»Bleib stehen!«, brüllte Juliane, doch sie konnte kaum noch etwas sehen, weil sich Tränen in ihren Augen gesammelt hatten.

Dann ging alles ganz schnell. Christoph machte einen weit ausholenden Schritt, ging dabei aus ihrer Schusslinie zur Seite und umklammerte im nächsten Moment die Pistole in ihrer Hand und entriss sie ihren steifen Fingern. Dann legte er einen Arm um sie und zog sie mit zum Sofa, wo er sie ohne ihre Gegenwehr in den Sitz drückte.

Juliane saß da wie erstarrt. Aus großen Augen blickte sie ihn an, während er ihre Waffe achtlos auf den Boden warf. Dann setzte er sich zu ihr.

»Juliane«, sagte er, »ich weiß, wie du dich fühlst. Du musst keine Angst vor mir haben, das verspreche ich dir.«

»Aber warum ...«, stammelte sie und ihr Blick ging ins Leere.

»Du musst dich jetzt beruhigen«, sagte er in warmem Tonfall, »ich hole uns jetzt etwas zu trinken und dann reden wir.«

Sie sah ihm dabei zu, wie er zum weißen Tisch ging und die Gläser nahm. Ihr Blick wanderte zu der Waffe auf dem Boden, doch sie hätte jetzt niemals die Kraft gehabt, sie sich zu holen. Alles in ihr war erstarrt. Sie fühlte sich so unendlich leer. Fast wünschte sie sich, er hätte sie getötet, damit sie dieses Gefühl endlich nicht mehr ertragen musste.

»Hier«, sagte er und hielt ihr den Wein hin.

Sie nahm das Glas zwar, doch war sie noch nicht bereit, ihm grenzenlos zu vertrauen. Wieso spielte er so mit ihr? Er hätte sie doch schon längst töten können. Sie trank dann doch einen Schluck und sagte: »Was hast du mit Michael gemacht?«

Er lehnte sich auf dem Sofa zurück und trank einen großen Schluck. »Ich bin mir nicht sicher, ob du das wirklich wissen möchtest«, sagte er, »wer ist dieser Michael überhaupt? Warum ist er so wichtig für dich?«

Sie lachte kurz auf. »Christoph«, sagte sie, »was auch immer ihr dort in der Klinik für grausame Sachen macht, das muss jetzt endlich ein Ende haben. Wenn selbst ich euch auf die Schliche komme, was glaubst du denn, was passiert, wenn ich zur Polizei gehe.«

»Und warum hast du das nicht längst getan?«, fragte er zurück.

Sie wusste, dass er die Frage todernst meinte. »Es hätte mir doch niemand geglaubt«, antwortete sie, »was kann eine einzelne Ärztin schon gegen die Götter in Weiß hier ausrichten?«

»Wenn du das alles weißt, dann verstehe ich nicht, warum du nicht einfach abgehauen bist, als dir klar wurde, dass hier etwas nicht mit rechten Dingen zugeht, was dich sogar dein Leben kosten kann.«

»Oh, am Anfang, da habe ich oft daran gedacht, hier zu verschwinden, das kannst du mir glauben.« Juliane wurde jetzt wieder ruhiger. »Doch als man Miriam so elendig zugerichtet im Maisfeld gefunden hat, da habe ich mir geschworen, dass ich die Sache aufklären werde. Und dann hat sich herausgestellt, dass Michael mit ihr zusammen unterwegs gewesen ist.«

»Wer ist denn dieser Michael? Kannst du mir das nicht endlich sagen?«

»Michael war mein Freund«, fuhr Juliane fort, »damals, als ich noch in Hannover gearbeitet habe. Und du hast sein Motorrad.«

»Verstehe«, sagte Christoph, »du hast hier bei mir herumgeschnüffelt, als du das erste Mal hier warst.«

Sie nickte. »Das alles konnte kein Zufall mehr sein. Michael musste genauso wie Miriam in der Klinik sein, doch ich konnte ihn nicht finden.«

»Tja«, sagte er, »deshalb warst du also im Keller, du wolltest deinen Michael suchen.«

»Richtig. Aber warum warst du um diese Zeit noch dort unten? Du hattest längst Feierabend.«

Darauf erwiderte Christoph erwartungsgemäß nichts.

»Du kannst es ruhig zugeben«, fuhr sie fort, »du hast mich beobachtet, die ganze Zeit. Irgendeiner von euch wusste immer, wo ich war und was ich tat. Und ich will endlich, dass das aufhört. Und wenn du mich gleich, wenn du mir alles gesagt hast, umbringen willst, dann mach es einfach. Ich habe keine Kraft mehr, mich zu wehren.«

»Kannst du wohl endlich damit aufhören, dass ich dich umbringen will«, sagte Christoph und klang genervt. »Ich habe nichts dergleichen vor, wann kapierst du das endlich. Die Dinge sind ganz anders, als du im Moment denkst.«

»Das kann ich nicht glauben ...«.

»Es ist aber so. Niemand will dich umbringen. Ganz im Gegenteil.«

Sie lachte bitter auf.

»Es ist kompliziert«, fuhr Christoph fort, »ich werde dir alles erklären, aber nicht heute Abend. Bleib heute Nacht hier und schlafe dich erst einmal aus.«

»Du glaubst doch wohl nicht, dass ich hier ...«. Juliane machte eine wegwerfende Handbewegung.

»Wenn du gehen wolltest, dann wärst du doch schon weg«, sagte er ruhig, »nein, du willst alles erfahren, das verstehe ich. Und ja, es passieren schreckliche Dinge in der Ostfriesenklinik, die dir sowieso niemand glauben wird, wenn du zur Polizei gehst, da hast du völlig recht.«

»Und warum bin ich dann noch hier?«, fragte sie, »was willst du eigentlich von mir?«

Christoph ließ eine erdrückende Pause entstehen. Juliane wurde immer ruhiger und war auf alles gefasst. Die Sache musste schlimmer sein, als sie sie sich vorstellen konnte.

»Hör mir zu, Juliane«, sagte er dann und legte eine Hand auf ihren Arm. »Auch wenn du es mir im Moment nicht glauben magst, ich sehe die Dinge mittlerweile anders. Auch mir liegt daran, dass die ungeheuerlichen Geschehnisse in der Ostfriesenklinik endlich aufhören.«

Konnte sie ihm wirklich glauben?, fragte sich Juliane und sah ihn zweifelnd an.

»Vertraue mir«, sagte er, »ich bin von nun an auf deiner Seite. Aber es darf niemand etwas davon erfahren.«

»Du bist verrückt, wenn du denkst, dass ich dir das glaube«, rief sie aus. »Das ist doch ...«

»Ich meine es so, wie ich es gerade gesagt habe«, fuhr Christoph fort, »ich werde dir dabei helfen, die anderen zu überführen.«

»Aber du steckst doch selber tief mit drin. Du glaubst doch nicht, dass du dann mit heiler Haut davonkommst.«

»Sicher nicht. Aber das alles muss jetzt ein Ende haben.«

Sie kam sich plötzlich vor wie in einem falschen Film. Vor einer Stunde, da glaubte sie noch, dass sie sterben würde oder zur Mörderin mutierte und jetzt das. Christoph schlug sich auf ihre Seite.

»Ich weiß nicht, ob ich das wirklich glauben kann«, sagte sie matt.

»Du wirst es müssen«, sagte er, »aber es ist wichtig, dass wir weiterhin so tun, als wäre ich auf der Seite der anderen, verstehst du?«

»Ich bin ja nicht bescheuert«, sagte sie und fühlte, wie wieder Kraft in ihr aufstieg.

»Sie müssen denken, dass ich dich hier heute Abend wie gewohnt eingeschüchtert habe und am besten ist es, du bleibst über Nacht. So erwartet man es von mir. Ich soll dich um den Finger wickeln und verführen.«

»Das ist doch wohl ...«, setzte Juliane abwehrend an.

»Nein, natürlich werden wir nicht zusammen ins Bett gehen. Aber es muss für die anderen so aussehen, verstehst du?«

Natürlich verstand sie so langsam, worauf er hinauswollte. Doch war sie schon bereit, ihm wirklich zu vertrauen? Die Entwicklungen der letzten Stunden waren einfach zu makaber.

»Du kannst in meinem Bett schlafen«, sagte er, »ich werde mich oben ins Gästezimmer legen. Es muss alles so normal wie möglich weiterlaufen, damit die anderen keinen Verdacht schöpfen. Und wundere dich bitte nicht, wenn ich in der Klinik weiterhin den Bösewicht spiele.«

Das erste Mal musste Juliane wirklich lachen. »Du bist verrückt«, sagte sie, »das wird niemals funktionieren. Außerdem muss ich noch mit Ben darüber sprechen.«

»Dein Privatdetektiv?«

»Du kennst ihn. Ach du lieber Himmel, also, es war ja wirklich zu niedlich, wie er hier versucht hat, an Informationen heranzukommen.«

»Dann wissen die anderen also auch über ihn Bescheid«, schlussfolgerte Juliane.

»Wir machen unsere Sache gut«, sagte er, »schließlich geht es dabei um Millionen.«

»Dann verstehe ich aber eines nicht«, sagte sie und zog die Stirn kraus. »Wieso habt ihr uns denn nicht einfach schon längst umgebracht? Mich, Ben, den Bauern Janssen, den ihr überfallen habt. Warum leben wir alle noch? Es wäre doch viel einfacher gewesen, uns einfach umzubringen? Warum habt ihr Miriam in ein Maisfeld gelegt? Und wo ist Michael? Die Antwort bist du mir immer noch schuldig.«

»Eins nach dem anderen«, sagte Christoph, »ich werde dir alles erzählen. Aber zunächst ist es besser, wenn du nicht alles weißt, glaube mir. Lass uns jetzt den kalt gewordenen Fisch essen und morgen sehen wir weiter.«

Juliane schwankte zwischen Durchdrehen oder einfach darauf hören, was er sagte. Ihr fehlte eindeutig die Kraft, um jetzt noch weiter zu rebellieren. Wichtig war doch, dass er von nun an auf ihrer Seite kämpfte, dachte sie und stimmte zu.

»Na gut, dann essen wir jetzt«, sagte sie. »Aber ich werde nicht die ganze Nacht hier bleiben, weil Ben dann bestimmt irgendwann vor der Tür stehen würde. Das will ich nicht. Ich möchte zuerst alleine mit ihm reden und ihm die veränderte Situation erklären und hören, was er davon hält. Ist das in Ordnung für dich?«

»Sicher«, sagte Christoph, »wenn es für dich so besser ist, dann solltest du das machen.«

Sie aßen, tranken weiter Wein und schwiegen. Jeder von ihnen musste zunächst einmal verdauen, was da passiert war. Denn auch für Christoph hatte der Abend eine ganz andere Wende genommen, als es geplant war. Sein Auftrag war gewesen, Juliane in dieser Nacht bewusstlos und kompromittierende Fotos von ihr zu machen. Doch aus irgendeinem Grund hatte er es nicht über sich gebracht. Sibylle hatte alles in seinem Leben verändert. Und vielleicht war es ja doch noch nicht zu spät, und er konnte sie retten. Deshalb war er umgeschwenkt und wechselte zur anderen Seite. Er wusste, wie riskant das war. Er würde morgen erklären müssen, warum Juliane am nächsten Tag munter in die Klinik marschierte und zum Dienst erschien. Doch auch dazu würde ihm sicher etwas einfallen. Schließlich war er nicht dumm, sondern ein hervorragender Mediziner.

Das Netz

Ben hatte den ganzen Abend Bierdeckel kaputtgerissen und die Schnipsel auf dem Boden verteilt. Immer wieder war er zum Fenster gegangen, um zu sehen, ob Juliane schon zurückkam. Wieso hatte er ihr auch versprochen, sie nicht heimlich zu begleiten. Was war, wenn Christoph sie schon längst um die Ecke gebracht hatte, während er hier langsam verrückt wurde vor Sorge?

Schließlich hatte er sich in seine Ledermontur geschmissen und wollte losfahren, als er plötzlich einen Lichtkegel durch das Fenster sah. Jemand fuhr auf die Auffahrt, das konnte nur Juliane sein.

Er riss die Haustür auf und rannte ihr entgegen.

»Alles klar?«, fragte er und machte die Fahrertür auf.

»Ben?«, rief sie erschrocken. Sie war so in Gedanken gewesen, dass sie ihn gar nicht gesehen hatte. Obendrein fühlte sie sich wie erschlagen und war nur noch müde. Eigentlich wollte sie erst morgen früh mit ihm sprechen, weil sie wusste, dass es nicht einfach werden würde, ihn davon zu überzeugen, dass alles in Ordnung war.

»Gott sei Dank, dir geht es gut«, sagte er und half ihr aus dem Wagen.

»He, ich bin noch keine neunzig«, maulte sie und schüttelte seine Hand ab.

»Ich hab mir Sorgen gemacht ...«. Ben stand da wie ein begossener Pudel.

»Du wolltest wohl gerade losfahren«, sagte sie, »obwohl wir etwas ganz anderes verabredet hatten.«

»Ja«, gab er kleinlaut zu, »ich hätte es keine Minute länger ausgehalten. Und dann kamst du plötzlich auf die Auffahrt gefahren.«

»Na, Gott sei Dank. Lass uns reingehen, dann erzähle ich dir alles.«

Ben zog seine Lederjacke wieder aus und schmiss sie im Wohnzimmer achtlos auf den Boden. Juliane ließ sich aufs Sofa sinken und streifte ihre unbequemen Schuhe ab.

»Ich hole uns was zu trinken«, sagte er und ließ sie für einen Moment alleine.

Juliane war hundemüde und rieb sich übers Gesicht. Doch sie wusste, dass sie jetzt auch diese Hürde würde nehmen müssen.

Ben kam mit zwei Gläsern Weißwein zurück und reichte ihr eines. Sie trank es halb leer und atmete tief aus.

»Eigentlich wollte ich ihn umbringen«, sagte sie und erinnerte sich daran, dass ihre Waffe noch bei Christoph auf dem Boden lag.

»Wie?«, fragte Ben, »wolltest du ihn mit dem Fischmesser erstechen?«

»Ich habe eine Waffe«, sagte sie, »aber die liegt jetzt noch bei Christoph im Wohnzimmer.«

»Was? Ich verstehe nur noch Bahnhof. Woher hast du denn eine Waffe? Und warum weiß ich nichts davon?«

Juliane fand es langsam anstrengend, mit Männern zu diskutieren. Immer musste sie so viele Fragen beantworten.

»Es ist eben so, wie ich sage«, wiegelte sie ab. »Ich dachte, er würde mich heute Abend umbringen wollen ...«.

»Das hab ich doch gewusst«, sagte er und schlug mit der Faust auf den Tisch, »deshalb wollte ich ja auch mitkommen.«

»Nun hör doch mal zu, du siehst doch, dass ich noch am Leben bin.«

Er nickte.

»Also«, fuhr sie fort, »es war ein total komischer Abend. Ich hatte meine Waffe und rechnete jeden Moment damit, dass er mich mit dem Wein oder auch dem verdammten Fisch vergiften würde. Irgendwie hatte das Ganze auch etwas Komisches.«

Ben lachte nicht und sah sie ernst an. Er ahnte, was sie durchgemacht hatte. Sie war leichenblass. Auch wenn es ihn drängte, jetzt wieder tausend Fragen zu stellen, so hielt er doch die Klappe.

»Aber um es kurz zu machen«, fuhr Juliane fort, »ich habe ihn nicht umgebracht und ich lebe auch noch, wie du siehst. Wir haben vereinbart, dass wir in Zukunft zusammen arbeiten werden.« Sie fand, jetzt war alles gesagt.

Ben brauchte einen Moment, um das Gehörte zu verarbeiten. »Scheiße«, sagte er dann und lehnte sich erschlagen zurück. »Du meinst, du willst mit diesem Arschloch gemeinsame Sache machen?«

Juliane begriff erst jetzt, dass das auch miss zu verstehen sein könnte. »Ich meine«, sagte sie schnell, »ich werde nicht einer von diesen Schweinen werden, sondern Christoph will uns helfen, verstehst du.«

Ben sah sie an, als käme sie von einem anderen Stern. »Du bist verrückt geworden«, meinte er matt, »der verarscht dich doch nach Strich und Faden. So ein Lackaffe macht doch keine gemeinsame Sache mit uns. Du glaubst ihm doch nicht etwa?«

Juliane trank weiter von ihrem Wein, dann sagte sie: »Es klang verdammt ernst, als er das sagte«, meinte sie, »ich vertraue ihm.«

»Na, das ging ja fix«, sagte Ben und klang beleidigt.

»He«, sagte sie und rückte weiter an ihn heran, »auch für mich war das alles verdammt viel heute. Und es war total verrückt, das kannst du mir glauben. Ich wollte ihn sogar erschießen.«

»Hättest du es man getan«, sagte er, »dann hätten wir jetzt eine Sorge weniger.«

»So einfach ist das leider nicht«, meinte sie, »aber ich glaube ihm. Irgendwas muss passiert sein. Er hat seine Meinung den Ärzten gegenüber auch geändert. Ich fühle, dass er es ehrlich meint.«

Frauen und ihre Gefühle, dachte Ben. Doch er wusste auch, dass er langsam einen Gang runterfahren musste, sonst würde sie ihm gegenüber dichtmachen. »Was hat er denn so gesagt?«, fragte er, »wie stellt er sich die Kooperation mit uns denn vor? Und woher weiß er eigentlich von mir?«

»Ach Ben«, sagte sie, »die wissen einfach alles. Aber er nimmt dir dein Schauspiel nicht übel.«

»Wäre ja auch noch schöner. Diese Drecksäcke, ich verstehe irgendwie nicht, wie du das machen kannst«, gingen die Pferde jetzt wieder mit ihm durch.

»Was bleibt uns denn anderes übrig?«, fragte sie, »du weißt doch, dass wir es alleine nicht schaffen können. Ich glaube, das hängt alles mit Sebastian Kühnenkamp zusammen, er ist der Drahtzieher und vielleicht ist er übers Ziel hinausgeschossen, so dass Christoph da nicht mehr mitmachen will. Das könnte doch sein.«

»Sein kann alles Mögliche, aber das heißt doch nicht, dass er dich nicht von vorne bis hinten verarscht.« Ben ging in die Küche und holte die Weinflasche.

»Du hast ja recht«, gab sie nach, »genauso gut kann das wieder eine Falle sein. Aber mal im Ernst, was bleibt uns denn anderes übrig, als zunächst einmal zu gucken, ob wir ihm wirklich vertrauen können. Du hast doch selber immer gesagt, dass es gut wäre, einen der Ärzte im Auge zu behalten. Und jetzt gibt es endlich die Chance, noch viel weiter zu gehen, wenn Christoph bei uns mitmacht, um diesen Schweinen das Handwerk zu legen. Und dabei sind mir seine Beweggründe ehrlich gesagt ziemlich egal. Wichtig ist doch nur, dass das endlich aufhört. Und ja, dass wir vielleicht auch Michael wiederfinden.«

Auch das noch, dachte Ben, sie hing also immer noch an diesem Knaben. Und meistens war es doch so, dass Frauen völlig irrational handelten, wenn Gefühle im Spiel waren.

»Vielleicht hast du recht«, sagte er, weil er einfach keinen Bock mehr hatte, ihr noch länger zuzuhören, »wir sollten morgen in aller Frische darüber reden.«

»Okay«, sagte Juliane verwundert, »dann machen wir das so. Kommst du trotzdem noch zu mir ins Bett? Ich möchte heute nicht alleine sein.«

Ben wog die Vor- und Nachteile ab. »Jo«, sagte er schließlich und ließ sie zuerst ins Bad gehen.

Am nächsten Morgen wachte Ben auf dem Sofa auf. Juliane hatte in der Nacht angefangen, sich ständig hin und her zu drehen und murmelte Dinge, die er nicht verstand. Außerdem hatte er sich immer wieder dabei ertappt, wie seine Hand auf ihrem knöchernen Hintern lag. Das wurde ihm dann doch zu intim.

»Morgen«, sagte Juliane und stand plötzlich neben dem Sofa. »Ich habe gar nicht gemerkt, dass du aufgestanden bist.«

»Ist das Bad jetzt frei?«, wich Ben aus.

Sie nickte und er verschwand kommentarlos.

Juliane setzte Kaffee an und ließ den gestrigen Abend noch einmal vor ihrem inneren Auge Revue passieren. Es kam ihr alles vor wie ein böser langer Traum. Wann würde er endlich vorüber sein? Wenn Christoph es wirklich ernst meinte, dann gab es allerdings bessere Aussichten, als wenn sie alleine weiterarbeiteten. Der mögliche Tod von Esther und Schobi hatte das mehr als deutlich gemacht. Christoph hatte gesagt, sie sollte sich in der Klinik verhalten wie immer. Aber ging das wirklich?

»Ich hab Hunger«, sagte Ben und setzte sich an den Tisch.

Juliane musste schmunzeln, es renkte sich also alles wieder ein bei ihnen beiden.

»Bist du noch sauer auf mich?«, fragte sie vorsichtig, als sie ihm Kaffee einschenkte.

»Wegen dem Quacksalber?«, fragte er, »ach was.«

»Er hat gesagt, ich soll mich ganz normal verhalten.«

»Wie willst du das denn anstellen?«

Sie mussten lachen. Endlich wieder, dachte Juliane. Und Ben ging es ähnlich.

»Wie soll das denn jetzt überhaupt weitergehen?«, fragte er, »wird der Arzt jetzt auch hier einziehen?«

»Sehr witzig«, grinste sie, »nein, soweit wird es wohl nicht kommen. Und nein, ich werde jetzt auch nicht ständig bei ihm herumhängen. Ich werde gleich in die Klinik fahren, als wäre alles wie immer. Ich denke, er wird dann schon Kontakt zu mir aufnehmen.«

»Na gut. Und was mache ich in der Zwischenzeit?«

Juliane war damit ebenso überfragt. »Ich weiß, dass du gerne nach Esther und Schobi suchen würdest, glaub mir, das möchte ich auch. Aber es ist besser, wenn du erst einmal in der Versenkung verschwindest, bis wir wissen, was Christoph vorhat.«

»Was soll das denn heißen, Versenkung? Und überhaupt, übernimmt er jetzt plötzlich das Kommando?«

»He, dir ist doch wohl klar, dass er wirklich die besseren Möglichkeiten hat, um seine Kollegen auffliegen zu lassen. Lass es uns doch auch mal positiv sehen, wenn er jetzt auf unserer Seite ist.«

»Ist ja schon gut, ich halte die Füße still«, gab Ben widerwillig nach. »Dann könnte ich endlich mal ein bisschen Wellness am Strand machen und so.«

»Sicher, warum nicht. Du kannst ja trotzdem die Augen offenhalten.« Sie stand auf. »Ich muss jetzt wirklich in die Klinik. Umso eher wissen wir vielleicht, wie es weitergeht.«

In ihrem Büro war alles wie immer. Und sie fragte sich, was sie eigentlich erwartet hatte. Ein Großteil der Anspannung hatte von ihr abgelassen, weil die Dinge sich verändert hatten. Und vielleicht konnten sie mit Hilfe des Wissens von Christoph bald tatsächlich zur Polizei gehen. Nach der Visite saß sie an ihrem Computer und überlegte, wie sie den Datenabgleich der DNA von Miriams Kind und Sebastian am besten bewerkstelligen könnte, als plötzlich das Telefon auf ihrem Schreibtisch klingelte. Sie hob ab.

»Dr. Juliane Fuchs.«

»Hallo«, kam es vom anderen Ende, »mein Name ist Dr. Faust. Ich rufe aus meiner Praxis in Neuharlingersiel an.«

Juliane brauchte einen Moment, um ihm überhaupt folgen zu können.

»Was kann ich denn für Sie tun?«, fragte sie um einen höflichen Ton bemüht. Bestimmt ging es um irgendeinen Patienten auf ihrer Station und sie hätte zu keinem etwas sagen können. Deshalb war ihr das Gespräch auch so unangenehm.

»Also, die Sache ist so«, fuhr der Mann am anderen Ende fort, »es gibt da einen Patienten, der Ihren Namen erwähnt hat.«

»Meinen Namen?«, fragte sie nach. Was hatte das denn jetzt zu bedeuten. Was hatte sie mit seinen Patienten zu tun?

»Er hat gesagt, er kenne eine Dr. Juliane Fuchs.«

»Aha.«

»Na ja, ich weiß ja nicht, ob es wirklich stimmt, ich meine, dass er Sie meint, aber ich habe keine andere Ärztin in der Gegend hier mit dem Namen gefunden, deshalb rufe ich Sie an.«

Komm endlich zum Punkt, dachte Juliane. Es konnte sich wirklich nur noch um eine Verwechslung handeln und sie wollte den Mann am Telefon so schnell wie möglich wieder loswerden.

»Ich denke, da muss es sich wirklich um ein Versehen handeln«, sagte sie schroffer als gewollt. »Ich arbeite nur hier in der Ostfriesenklinik und fahre nicht raus zu den Patienten.«

»Ja, verstehe«, sagte er, »ich wollte sie auch wirklich nicht stören. Wir hatten uns nur erhofft, dass wir dem jungen Mann, der offensichtlich Ihren Namen kennt, helfen können.«

Jungen Mann? Jetzt horchte Juliane doch auf. »Um welchen jungen Mann handelt es sich denn?«

»Tja«, zögerte der andere Teilnehmer, denn er war im Begriff, das eigenmächtige Handeln von Gesine zu verraten und damit ihr Vertrauen zu missbrauchen. »Es geht um einen jungen Mann, der sich nicht so recht daran erinnern kann, wer er ist«, sagte er vorsichtig.

Julianes Herzschlag setzte für einen Moment aus und ihr Mund wurde trocken. »Hatte er einen Unfall?«, fragte sie in die Hörer.

»Das wissen wir nicht«, antwortete der Arzt, »wir wissen bisher nur seinen Vornamen und dass er eine Ärztin namens Dr. Juliane Fuchs kennt.«

Juliane hielt den Atem an und presste das Telefon ganz nah an ihr Ohr, um auch wirklich richtig zu verstehen, wenn er weitersprach. »Wie heißt er denn?«, fragte sie.

»Sein Name ist Michael«, erwiderte der Arzt und Juliane war einer Ohnmacht nahe.

»Wo ist er?«, fragte sie mit stockendem Atem.

»Das ist ein wenig komplizierter. Aber Sie kennen jemanden, der Michael heißt?«

»Ja«, hauchte sie in den Hörer, »ich kenne jemanden.«

»Dann ist es am Besten, wenn Sie in meine Praxis kommen und wir uns persönlich unterhalten«, schlug der Arzt vor.

»Ist gut«, sagte Juliane und notierte sich wie in Trance die Adresse, die ihr durchgegeben wurde.

Wie von fremder Hand gesteuert griff sie nach ihrem Wagenschlüssel und machte sich auf den Weg zum Parkplatz. Wenn das wirklich Michael war, der dort von einer älteren Dame gepflegt wurde. Immer wieder musste sie sich zusammenreißen, um nicht zu weinen. So lange hatte sie auf den Moment gewartet. Kurz, bevor sie den Ausgang erreichte, lief ihr Christoph über den Weg. Alles schien so surreal. Sie wollte nur noch raus hier.

»Hallo Juliane«, sagte er, »willst du schon wieder gehen?«

»Nicht jetzt«, flüsterte sie ihm im Vorbeigehen zu. »Wir sprechen später.«

Er wusste nicht so recht, was er davon halten sollte und beschloss, sie am Nachmittag in ihrem Büro aufzusuchen. Als er beim Fahrstuhl ankam, traf er auf Sebastian und hoffte, dass dieser ihm nicht ansah, was in der letzten

Nacht geschehen war. Doch es blieb gar keine Zeit, um sich darüber zu sorgen, denn Sebastian schien völlig aufgelöst.

»Westmark ist weg«, sagte er und Christoph brauchte einen Moment, um zu verstehen.

»Wie weg?«, fragte er und erinnerte sich an ein Symposium, zu dem der Chef fahren wollte.

»Er ist nicht mehr da«, sagte Sebastian. »Und die Frank ist auch verschwunden.«

»Das kann doch nicht sein«, sagte Christoph, »wo können die denn sein?«

»Na, dreimal darfst du raten«, raunte Sebastian. »Da ist was im Gange und die ersten Ratten verlassen das sinkende Schiff.«

»Und was machen wir jetzt?«

Sebastian zog die Schultern hoch. »Was sollen wir schon tun?«, fragte er, »wir müssen die Füße stillhalten und auf weitere Anweisungen warten.«

Juliane wusste nicht, wie sie die Strecke zu dem kleinen Häuschen in Neuharlingersiel zurückgelegt hatte, doch plötzlich stand sie auf der Auffahrt. Ihre Knie wurden weich, als sie ausstieg, um zur Haustür zu gehen. Sie brauchte gar nicht zu klingeln, denn eine kleinere ältere Dame öffnete bereits.

»Sind Sie Frau Dr. Juliane Fuchs?«, fragte Gesine.

Juliane nickte. »Dr. Faust hat mich informiert.«

»Gut, dann kommen Sie herein.«

Die letzten Meter bis zur Treppe und dann nach oben waren für Juliane die schwersten Minuten an diesem Tag. Jedenfalls dachte sie das, bevor Gesine die Zimmertür im ersten Stock öffnete und sie auf den hager wirkenden Mann im Bett sah. Es gab keinen Zweifel, auch wenn er sich verdammt verändert haben musste in der Zeit, wo sie ihn nicht mehr gesehen hatte.

»Michael ...«, sagte sie und stand wie gelähmt vor seinem Bett.

Er erwiderte nichts, doch sie sah, wie Tränen über seine Wangen liefen.

Ende der 3. Folge der Krimi-Serie »Ostfriesenklinik«

- Fortsetzung folgt -

Mein Brief an Sie,
liebe Leserin und lieber Leser,

oft habe ich, während ich an der 3. Folge geschrieben habe, nicht daran geglaubt, dass sie jemals fertig werden würde. Es lag nicht daran, dass ich keine Lust zum Schreiben gehabt hätte. Nein, vielmehr hat sich in den letzten Monaten mein Privatleben derart gewendet, dass mir oft die Zeit und auch die Ruhe zum Schreiben fehlte. Mein Vater war im Juli gestorben und somit nahm ich meine pflegebedürftige Mutter Helga zu mir, die nebenbei bemerkt ein großer Fan meiner Krimis ist. Es gab so viel zu organisieren, darüber war ich mir, als ich die Entscheidung traf, nicht wirklich im Klaren. Und doch habe ich zwischendurch immer wieder an den „Göttern in Weiß" gearbeitet, weil ich weiß, wie sehr die Fans auf die nächste Folge warten. Verständlich, wie ich eingestehe, wo ich doch selber ein großer Fan von Krimiserien bin.

Bald werde ich weiter an Folge 4 schreiben. Sie ist als Finale geplant. Aber was lässt sich schon wirklich im Leben planen.

Ich freue mich immer auf Ihr Feedback, sei es per Mail oder auch als Kommentar zum Buch auf Amazon.

Ihre Moa Graven

Zur Autorin

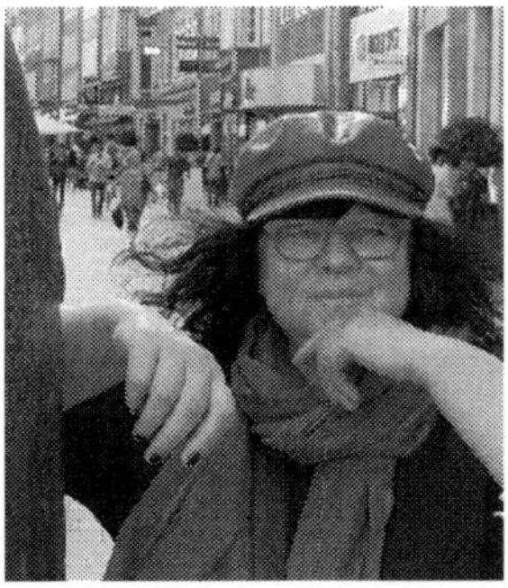

Moa Graven: »Ich habe erst mit fünfzig meine Leidenschaft für das subtile Verbrechen entdeckt.«

Moa Graven ist Ostfriesin und liebt die Teestunden in ihrem Holzhaus in Marienheil, wo sie mit ihrem Mann und zwei Hunden lebt. Durch Umwege über den Journalismus kam die passionierte Krimileserin selber zum Schreiben. Das war im Jahr 2013. Mittlerweile lebt die Autorin von mehreren Krimi-Reihen davon.

2017 eröffnete sie ein Krimi-Haus in Rhauderfehn, wo man sie auch besuchen kann.

Besuchen Sie die Autorin hier: www.moa-graven.de

Die Krimi-Reihen von Moa Graven im Überblick

Die Kommissar Guntram Krimi-Reihe in Leer
Mörderischer Kaufrausch - Band 01
Mord im Gebüsch - Band 02
Mordsgeschäfte - Band 03
Das Meer schweigt ... - Band 04
Märchenhafte Morde - Band 05
Hinter verschlossenen Türen - Band 06
Teezeit - Band 07
Wer erschoss den Weihnachtsmann? - Band 08
Hannah – Vergessene Gräber - Band 09
297 Tage - Band 10
Tod einer Prinzessin - Band 11
Die im Dunkeln bleiben - Band 12
Taxi in den Tod - Band 13 (2019)

Kommissar Guntram ist ein Ermittler Anfang 50 mit den typischen Sorgen eines Mannes in der Midlife-Crisis. Er ist lange verheiratet, hat zwei fast erwachsene Kinder und wohnt in einem Einfamilienhaus in Logabirum.

Der Alltag macht ihm zu schaffen. Zuhause fühlt er sich überflüssig und im Job nicht mehr ausgelastet. Außerdem spukt ihm seine Kollegin Katrin Birgner mehr als gut für ihn ist, durch den Kopf. Doch es ist nur Freundschaft, jedenfalls von ihrer Seite aus.

Typisch Mann greift er immer öfter zum Whisky und seine Hauptnahrung besteht aus Chips und anderen ungesunden Sachen.

Im Laufe der Krimi-Reihe ereignen sich auch in seinem Privatleben viele ungeahnte Katastrophen, möchte man sagen. Und bald ist er auch einem Zusammenbruch näher als er selber zugeben mag.

Eva Sturm auf Langeoog

Verliebt … Verlobt … Verdächtig *- Band 01*

Justitias Schwäche *- Band 02*

Bitterer Todesengel *- Band 03*

Blaues Blut *- Band 04*

Stille Angst *- Band 05 (Overcross-Special mit den drei ostfriesischen Ermittlerteams von Moa Graven, die einen Fall auf Borkum lösen)*

Schiffbruch *- Band 06*

Auf dich wartet der Tod *- Band 07*

7 Tage Regen *– Band 08*

Wenn es Abend wird, mein Schatz … *– Band 09*

Stirb leise … *– Band 10*

Der letzte Tanz *– Band 11*

Und alle haben geschwiegen *– Band 12*

Niemand wird dir vergeben *– Band 13*

Gebrochenes Herz *– Band 14*

Mord in Zimmer 11 *– Band 15*

Eva Sturm ist bereits Ende vierzig, als sie von Braunschweig von ihrem Chef nach Langeoog versetzt

wird. Sie selber fühlt sich abgeschoben und weiß nicht so recht, was sie auf so einer kleinen Insel machen soll. Sie ist ledig, war auch noch nie verheiratet, hat keine Kinder und lebt eher für sich und freundet sich nur mit Jürgen von der Touristinfo an, weil dieser nicht locker lässt. Er hat vom ersten Tag an ein Auge auf sie geworfen. Doch Eva hat noch andere Sorgen. Sie plagen die Geister der Vergangenheit. Sie wurde als ganz kleines Kind von ihrer Mutter in ein Heim gegeben und wuchs dann in Pflegefamilien und Heimen auf. Das hat sie geprägt. Deshalb findet sie nur schlecht Vertrauen zu anderen. Ihre Fälle löst sie auf ihre ganz eigene Art. Ziemlich unkonventionell und überhaupt nicht nach Polizeilehrbuch! Und auch Jürgen ist dabei immer an ihrer Seite.
Im Laufe der Krimi-Reihe erfahren Sie mehr über das Privatleben und es ändert sich einiges. Doch mehr möchte ich an dieser Stelle natürlich nicht verraten.

Die Profiler Jan Krömer Krimi-Reihe in Aurich

KillerFEE – Band 01

Todesspiel am Großen Meer – Band 02

Kneipenkinder – Band 03

Fallensteller - Band 04

Flächenbrand – Band 05

Blindgänger – Band 06

Fremder - Band 07

Die Puppenstube - Band 08

H.E.A.T.H.E.R – *Band 09*

Lautlos - Band 10

Tattoo - Band 11 (2019)

Jan Krömer kommt als junger Ermittler aus der Großstadt auf die Insel Norderney zu einem Sondereinsatz, weil ein Serienkiller dort sein Unwesen treibt. Nach diesem Fall bleibt er in Ostfriesland und arbeitet in Aurich, wo er schließlich auch die vorübergehende Leitung übernimmt, weil sein Chef aus gesundheitlichen Gründen geht. Er macht eine Ausbildung zum Profiler und jagt in seinen Fällen fortan gemeinsam mit Lisa Berthold Serienkiller.

Jan Krömer ist Mitte dreißig und ein sehr feinsinniger Typ. Er nimmt bei seinen Fällen eher Witterung auf, als dass er wie ein Ermittler nach gewissen Vorgaben vorgeht. Das macht ihn als Ermittler sehr spannend, auch für die Frauenwelt. Nach zwei heftigen und dann gescheiterten Beziehungen lebt er allerdings dann schließlich zurückgezogen auf einem alten Hof in Tannenhausen. Er holt sich einen Hund aus dem Tierheim. Mit seiner Kollegin Lisa Berthold, etwas jünger als Ja, versteht er sich auch privat sehr gut, doch an eine Beziehung denken beide nicht. Nach einem dramatischen Fall sucht Lisa sogar Zuflucht bei Jan auf seinem Hof. Bei gemeinsamen Abenden können die beiden gut miteinander schweigen, denn die Fälle, die immer brutaler werden, fordern ihre ganze Kraft im Alltag.

Der Adler – Joachim Stein Krimi-Reihe in Friesland

Der Adler – LaLeLu ... und tot bist du - Band 01

Der Adler - KALT - Band 02

Der Adler - NEBEL - Band 03

Der Adler - Lebenslänglich - Band 04

Der Adler – Der Nachbar – *Band 05*

Der Adler – Irreparabel - Band 06

Der Adler – Ohne Sünde sein ... - Band 07

Joachim Stein hatte eine glänzende Karriere als Polizeipsychologe in Frankfurt. Bis er eines Tages einmal zuviel über die Strenge schlug. So jedenfalls sah es sein Chef. Er legte ihm nahe, sich vorzeitig in Pension zu begeben.

Für Joachim Stein, den alle wegen seines scharfen Verstandes nur „Der Adler“ nennen, ist es Zeit, sein Leben neu zu ordnen. Um Abstand und endlich Ruhe zu finden, flüchtet er sich in eine alte Mühle in Horumersiel in Friesland. Völlig zurückgezogen lebt er dort und geht nur nachts vor die Tür. Er hat mit den Menschen abgeschlossen.

Doch dann wittert der Journalist Hauke Flessner eine interessante Story für die Zeitung in Friesland, für die er arbeitet. Der Adler lehnt natürlich ab. Doch dann will es der Zufall, dass seine frühere junge Kollegin Mona Lu bei der Polizei in Friesland arbeitet.

Von da an lösen die drei gemeinsam Mordfälle in Friesland.

Sand und Meer – Kriminalromane Ostfriesland
Das Leben von Erik

Unter dem Sand - Band 01

Das leere Haus - Band 02

Bei dieser Reihe handelt es sich um eine als Trilogie angelegte tragische Geschichte um Erik. Einen jungen Mann, der in Band 1 durch Tagebücher seiner verstorbenen Mutter mehr über sich erfährt. Dinge, die ihm nicht immer gut tun, und am Ende ist auch Mord im Spiel.

Alle Bücher sind als Taschenbuch oder eBook erhältlich!

Soko Norddeich 117

Wetterleuchten und ein Todesfall - Band 01

Knietief im nächsten Mordfall - Band 02

Omas Neugier und ein Mord im Hühnerstall - Band 03

Sie sind anders als die anderen. Und genau das schweißt sie am Ende zusammen. In der Soko Norddeich 117 lernen wir Thekla, Agneta, Okko, Siggi und Herbert kennen. Sie alle teilen das Schicksal, dass man sie aus dem normalen Polizeialltag einfach aussortiert hat. Sie sitzen in einem Büro in Norddeich an zwei Schreibtischen mit fünf Telefonen, die nie klingeln. Und in der Ecke wartet ein PC darauf, dass er angeschlossen wird. Die Männer spielen Skat, um sich die Zeit zu vertreiben, während Agneta und Thekla sich um ihre Gesundheit sorgen.
Im Grunde könnte es so weitergehen, wenn da nicht durch die Beobachtung einer aufmerksamen Mitbürgerin der erste Fall ins Haus schneit. Die Fünf ermitteln auf eigene Faust und beweisen, dass sie noch nicht zum alten Eisen gehören.

Die Anwältin

Düsterland - Band 01
Finsterwelt - Band 02 (2019)

Paula Fenders ist durch den Verlust ihres Sohnes eine Frau mit gebrochenem Herzen. Ihre Ehe zerbricht, ihre Karriere als Anwältin wird plötzlich bedeutungslos.
Sie zieht sich zurück, leidet und lebt schließlich mit fünf Katzen zurückgezogen in einem alten Haus, das sie durch Zufall entdeckt. Der ideale Ort, um der Welt den Rücken zu kehren.
Sie arbeitet anonym auf einer Online-Seite als Anwältin und berät Klienten in Rechtsfragen.

Ostfriesenklinik

Götter in Weiß – Auftakt zur Krimi-Serie

Götter in Weiß – Folge 2

Götter in Weiß – Folge 3

Götter in Weiß – Folge 4

In der Ostfriesenklinik in Harlesiel ticken die Uhren anders. Das bekommt auch Dr. Juliane Fuchs zu spüren, die sich in Hannover als Ärztin einfach zu viel geleistet hat und jetzt in Ostfriesland ihre letzte Chance bekommt, bevor sie ihre Zulassung verliert. Schon gleich zu Beginn ist ihr die Sache suspekt, denn die Ärzte in Ostfriesland scheinen ein Geheimnis zu hüten. Zudem ist ihre Vorgängerin Dr. Johanna Sänger von einem Tag auf den anderen verschwunden. Und Kopfzerbrechen macht ihr auch eine Patientin, die in ein künstliches Koma versetzt wurde, was nach Julianes Meinung völlig unsinnig ist. Sie versucht, hinter das Geheimnis der Ostfriesenklinik zu kommen und begibt sich damit in höchste Gefahr in einem Netz aus Lügen, Sex und Mord.

Vielen Dank für Ihr Interesse an meinen Krimis!
Besuchen Sie mich auch gerne in meinem Krimi-Haus Ostfriesland in Rhauderfehn, wo Sie die Taschenbücher auch erwerben können. Ich freue mich auf Sie!
www.moa-graven.de

30308393R00132

Printed in Poland
by Amazon Fulfillment
Poland Sp. z o.o., Wrocław

ROBIN ALEXANDER

MACHTVERFALL

Merkels Ende und das Drama der deutschen Politik: Ein Report

Siedler

Klimaneutral
Druckprodukt
ClimatePartner.com/14044-1912-1001

FSC
www.fsc.org
MIX
Papier aus verantwortungsvollen Quellen
FSC® C014496

Penguin Random House Verlagsgruppe FSC® N001967

2. Auflage

Beratung: Jens König
Umschlaggestaltung: Favoritbuero, München
Umschlagabbildung: © picture alliance/dpa | Michael Kappeler
Satz: Uhl + Massopust GmbH
Druck und Bindung: GGP Media GmbH, Pößneck
Printed in Germany
ISBN 978-3-8275-0141-7
www.siedler-verlag.de

Dieses Buch ist auch als E-Book erhältlich.

Inhalt

ENDSPIEL

KANZLERSCHATTEN

I
»Uns ist das Ding entglitten«

Die letzte Etappe ihres langen Weges beginnt im Nieselregen. Angela Merkel geht mit kleinen, vorsichtigen Schritten die nasse Gangway herunter. Ein Sicherheitsbeamter hält einen großen schwarzen Schirm über sie, aber die Treppe unter ihren Füßen ist rutschig. Stolpere oder fiele sie gar, würde das Missgeschick auf der ganzen Welt zu sehen sein. Merkels Ankunft auf dem Flughafen Washington Dulles International, obwohl kurz vor Mitternacht, wird von vielen Fernsehsendern live übertragen. Die Bundeskanzlerin war schon oft in den USA, aber heute besucht sie zum ersten Mal Donald Trumps Amerika. Ein historisches Ereignis. Es ist der 16. März 2017.

Angela Merkel hat sich auf diese Reise so intensiv vorbereitet wie auf keine andere in ihrer langen Kanzlerschaft. Alle wichtigen Bücher über Trump sind für sie im Kanzleramt exzerpiert worden, natürlich auch *The Art of the Deal* aus dem Jahr 1987, in dem Trump sich seines rücksichtslosen Verhandlungsstils rühmt – das »zweitbeste Buch nach der Bibel«, wie er später anmerkte. Auf dem Hinflug hat Merkel vor Mitreisenden Passagen aus dem *Playboy* zitiert, dem Trump 1990 als junger Immobilienhai ein langes Interview gab; es gewährt tiefe Einblicke in sein Denken. Ein knappes Dutzend CEO von großen deutschen Unternehmen begleiten die Kanzlerin nach Washington, weil Trump es liebt, sich mit Bossen zu umgeben.

Aus den Wahlkampfreden und Pressekonferenzen des US-Präsidenten sind für Merkel eigens Videos zusammengeschnitten worden, die seine Rhetorik, Gestik und Mimik analysieren. Merkel schaute sich alte Folgen von *The Apprentice* an, der Fernseh-Reality-Show, mit der Trump berühmt wurde und deren legendären Spruch »You're fired!« (»Du bist gefeuert!«) jeder in Amerika kennt. Sie hat

Theresa May, die britische Premierministerin, angerufen, die vor ihr bei Trump im Weißen Haus war – beim Spaziergang durch den Rosengarten hatte Trump ungefragt nach ihrer Hand gegriffen. Merkel wollte auf keinen Fall Händchen haltend mit dem Präsidenten gefilmt werden. Sie hat sich mit der Britin beraten, wie man dem als Frau am geschicktesten ausweicht.

Mit ihrem Besuch im Weißen Haus im Frühjahr 2017 beginnt das letzte Kapitel von Merkels Kanzlerschaft. Wäre Trump nicht US-Präsident geworden, hätte sie darauf verzichtet, bei der Bundestagswahl ein paar Monate später erneut anzutreten.

Angela Merkel hatte sich monatelang mit ihrer Entscheidung gequält. Sie hatte den Knochenjob schon zwölf Jahre gemacht, hatte die Finanzkrise, die Eurokrise und zuletzt die Flüchtlingskrise bewältigen müssen, war dabei oft an ihre Grenzen geraten. Warum sollte sie sich das vier weitere Jahre antun?

Weil ihr die Geschichte eigentlich keine andere Wahl ließ.

Trump wurde am 8. November 2016 zum amerikanischen Präsidenten gewählt, acht Tage später empfing Merkel seinen Vorgänger Barack Obama zu einem Abschiedsessen unter vier Augen im Hotel Adlon in Berlin. Der scheidende Präsident war extra noch einmal nach Europa geflogen, um die deutsche Kanzlerin zu sehen, bevor er das Weiße Haus verlassen würde – sie war ihm in seinen acht Jahren im Amt zur wichtigsten Partnerin geworden. Die beiden saßen allein im Adlon an einem kleinen Tisch und redeten drei Stunden lang.

Obama erzählte später seinem Redenschreiber Ben Rhodes, er habe mit Merkel auch über die Frage gesprochen, ob sie noch einmal als Kanzlerin antreten solle. Sie fühle sich nach Trumps Wahl noch mehr verpflichtet, soll sie gesagt haben, für eine weitere Amtszeit zu kandidieren, um die liberale internationale Ordnung zu verteidigen. Als Merkel Obama verabschiedete, so Rhodes, habe »eine einzelne Träne« in ihren Augen gestanden. Obama habe hinterher zu seinem Redenschreiber gesagt: »Sie ist nun ganz allein.«

Vier Tage später gab Merkel bekannt, dass sie bei der nächsten Bundestagswahl erneut antreten werde. Gefragt, ob sie das wegen

Trump tue, antwortete sie ausweichend: »Ich brauche lange, und die Entscheidungen fallen spät. Dann stehe ich aber auch dazu.« Sie sprach von Herausforderungen »für unsere Art zu leben« und einer Weltlage, die, »vorsichtig gesagt, erst mal neu zu definieren« sei. Merkel wollte das Feld nicht räumen. Nicht für Trump.

»Auf die Führerin der freien Welt« hatten Obamas Mitarbeiter im Adlon einen Toast ausgesprochen. Zuvor hatte schon die *New York Times* die Bundeskanzlerin zur »letzten Verteidigerin des freien Westens« stilisiert. Solange Amerika wegen Trump ausfiel, sollte Angela Merkel, sollte Deutschland, so gut es geht, die Rolle der westlichen Supermacht ausfüllen. Eine solche Aufgabe ist noch keinem deutschen Kanzler gestellt worden, nicht ihrem Vorgänger Gerhard Schröder, nicht ihrem Mentor Helmut Kohl. Nicht einmal Konrad Adenauer oder Willy Brandt.

Zu Merkel passt diese Mission eigentlich am allerwenigsten. Sie hat bis hierhin zwölf Jahre lang sehr kleinteilig regiert, eher mit Blick auf den nächsten Koalitionsausschuss als auf den Eintrag ins Geschichtsbuch. Historisch war allenfalls ihre Flüchtlingspolitik, in die sie ungeplant hineingestolpert ist und die sie fast ihr Amt gekostet hat.

Über den »Mantel der Geschichte«, den ein Kanzler im richtigen Moment ergreifen müsse, wie Helmut Kohl es gern ausdrückte, hat Angela Merkel nie gesprochen. Und für unentbehrlich hat sie sich auch nie gehalten. Sie hat bei Kohl aus nächster Nähe miterlebt, was eine solche Haltung aus Menschen macht. »Ich möchte irgendwann den richtigen Zeitpunkt für den Ausstieg aus der Politik finden«, hatte Merkel 1998, dem Jahr, in dem Kohl abgewählt wurde, der Fotografin Herlinde Koelbl für deren Buch *Spuren der Macht* erzählt. »Dann will ich kein halb totes Wrack sein.«

Später hat sie oft bedauert, diese Worte gesagt zu haben. Sie wusste, sie würde daran gemessen werden. Schließlich hat das noch keiner ihrer Vorgänger geschafft: einen Abgang aus freiem Willen. Hat Merkel den richtigen Zeitpunkt zum Ausstieg aus der Politik verfehlt, als sie sich, unter dem Eindruck von Trumps Wahl, zum Weitermachen entschloss? Der Gedanke muss sie umgetrieben haben. Ihr Ehemann Joachim Sauer soll bei ihrem Entschluss zum Weitermachen eine entscheidende Rolle gespielt haben, so jedenfalls haben es Merkel-Vertraute im Kanzleramt berichtet. Er habe seiner Frau gesagt, ihr Wunsch, die Erste zu sein, die freiwillig das Kanzleramt verlasse, sei eitel. Bei ihrer Überlegung, ob sie weitermache oder nicht, dürfe diese Eitelkeit gerade nicht den Ausschlag geben. »Ich will Deutschland dienen«, hatte Angela Merkel bei ihrer Antrittsrede 2005 gesagt. Daran wird sie sich, als sie entschied, doch noch einmal anzutreten, erinnert haben.

Nun, ein »halb totes Wrack« ist Merkel nicht. Aber die vielen Jahre an der Macht haben ihre Spuren hinterlassen. Ihre hängenden Mundwinkel haben sich so tief in ihr Gesicht eingegraben, dass man sie auch dann noch sieht, wenn Merkel lächelt. Ihr Körper ist gezeichnet, vor zwei Jahren hatte sie mehrere Zitteranfälle in der Öffentlichkeit. Auch ihre Seele ist strapaziert. In ihrer letzten Amtszeit zeigt sie Gefühle, die sie in all den Jahren zuvor zu verbergen wusste.

Merkel muss klar gewesen sein, wie mühsam und schwer ihre letzte Etappe werden würde. Schon beim Betreten des Weißen Hauses in Washington an diesem Freitag im März 2017 sieht sie, dass kaum noch etwas so ist, wie es mal war. Alle Bilder der ehemaligen US-Präsidenten sind verschwunden. An den Wänden hängen nur noch Fotos von Donald Trump: Trump beim Schwur zum Amtsantritt, Trump bei der Parade, Trump beim Ball. Im berühmten Oval Office hängen jetzt goldene Vorhänge, die dem Machtzentrum der mächtigsten Demokratie der Welt eine feudale Note geben.

Der neue Präsident stellt seine Entourage vor. Ein dicker Mann in einem Anzug, der zwei Nummern zu groß wirkt, grinst Merkel frech an. Es ist Steve Bannon. Als Chef der rechtsradikalen Webseite Breitbart berühmt geworden, ist er jetzt Trumps Chefstratege im Weißen Haus. Er hält den Westen, den Merkel retten will, für dekadent und schwach, die universalen Menschenrechte für einen Witz. Bannon will die Welt brennen sehen: »Ein großer Krieg kündigt sich an«, prophezeit er. »Ein Krieg gewaltigen Ausmaßes«, ein »globaler Krieg gegen den islamischen Faschismus«.

Trumps Revolution will er nach Europa tragen mit einem Netzwerk neuer rechter Parteien. »Merkel und Macron werden fallen wie die Kegel.«

Merkel sieht eine blondierte Frau. Auf High Heels überragt sie die Kanzlerin fast um zwei Köpfe. Sie trägt eine Handtasche, auf der die Sterne und Streifen der amerikanischen Flagge prangen – in glitzerndem Strass. Es ist Kellyanne Conway, Trumps Wahlkampfmanagerin, die Erfinderin des Begriffs »alternative Fakten«. In ihrer Kampagne spielte Merkel eine große Rolle. Weil diese »verrückte Kanzlerin« die deutschen Grenzen für Flüchtlinge geöffnet habe, so hieß es bei Conway, könnten Frauen in Deutschland nicht mehr ohne Gefahr auf die Straße gehen. Das war ein Argument für Trumps geplanten Mauerbau an der Grenze zu Mexiko.

Im Gespräch unter vier Augen versucht Merkel, Trump von einer gemeinsamen Linie gegenüber Russland zu überzeugen. Sie befürchtet, dass Putin sonst den Waffenstillstand in der Ukraine bricht, den sie gerade erst mit ihm ausgehandelt hat. In diesem Fall würde ein Krieg in Europa drohen.

Merkel hat sich auf Trumps notorisch kurze Aufmerksamkeitsspanne vorbereitet. Wie ein verzogenes Kind schaltet er trotzig ab, wenn er sich länger als ein paar Minuten konzentrieren muss. Deshalb erzählt sie ihm eine einfache, persönliche Geschichte von der Unfreiheit in der DDR, ihren Reisen durch Russland, ihren Erfahrungen mit Putin. Er hört zu, dann fragt er plötzlich: »Was ist eigentlich schwerer zu lernen, Englisch oder Russisch?«

Sie versucht, ihm auszureden, das Pariser Klimaabkommen aufzukündigen. In den kommenden Jahren wird sie das immer wieder tun. Auf dem G-20-Gipfel in Hamburg wird sich Trump weigern, die von der Kanzlerin vorbereitete Abschlusserklärung zu unterzeichnen, weil darin die Erderhitzung erwähnt wird. Beim nächsten Gipfel in Kanada wird sie ihn gemeinsam mit Gastgeber Justin Trudeau beknien, ihnen beim Klimaschutz wenigstens ein bisschen entgegenzukommen. Daraufhin wird Trump zwei Bonbons aus dem Jackett ziehen, sie vor Merkel auf den Tisch werfen und spotten: »Hey Angela, sag nicht, dass ich dir nichts gebe.«

Jetzt, im Weißen Haus, kündigt sie Zugeständnisse bei den NATO-Zahlungen an, damit Trump das Verteidigungsbündnis nicht in Trümmer legt. Deutschland werde seine Verteidigungsausgaben erhöhen und amerikanische Waffen kaufen, sagt sie. Der Präsident schockiert Merkel daraufhin, indem er ihr vorrechnet, Deutschland müsse nicht nur jetzt zwei Prozent seines Bruttoinlandsproduktes für Rüstung ausgeben, sondern auch das ganze Geld nachzahlen für all die Jahre, in denen es dafür nicht genügend Finanzmittel bereitstellte – mit Zinsen!

Während des gesamten Besuches hält die Kanzlerin, das Schicksal der britischen Premierministerin vor Augen, ihre Arme eng am Körper. Bei dem im Protokoll als »colonnade walk« vorgesehenen Gang durch eine Säulenreihe steigen die beiden eine abschüssige Rampe herab, die einst für den Rollstuhl von Franklin D. Roosevelt gebaut worden ist. Merkel läuft betont vorsichtig. Er spürt ihre Unsicherheit. »Soll ich deine Hand halten?«, fragt Trump. »Nein«, antwortet Merkel entschieden.

Der Präsident ist noch nicht fertig mit ihr. Die anschließende gemeinsame Pressekonferenz im East Room des Weißen Hauses ist fast zu Ende, da setzt er zur ultimativen Provokation an. Die Telefone von ihnen beiden seien von Obama abgehört worden, behauptet Trump: »Wir haben vielleicht wenigstens etwas gemeinsam.« Das ist eine Frechheit, denn es bedeutet in Wahrheit: Wir haben gar nichts gemeinsam. Dabei hatte Merkel den ganzen Tag über versucht, Gemeinsamkeiten auszuloten. Und noch schlimmer: Das Telefon der Kanzlerin war vom amerikanischen Geheimdienst NSA ja tatsächlich angezapft worden. Aber Trumps angebliche Telefonüberwachung durch Obama während seines Wahlkampfes ist reine Fantasie. Trump bringt es fertig, Merkel in seine Lügengespinste zu verwickeln.

Merkel kann darauf nicht antworten, ohne einen Eklat zu produzieren. Dann wäre ihr Besuch endgültig gescheitert und schon kurz nach Trumps Amtsantritt vor aller Welt bewiesen, dass die deutsche Kanzlerin den Westen doch nicht zusammenhalten kann. Sie muss die Unverschämtheit stehen lassen. Bannon lacht dröhnend.

Trumps Mitarbeiter stimmen ein, einige Journalisten auch. Den Saal hat er gewonnen.

Aber nicht das öffentliche Bild. Denn im entscheidenden Moment zoomen die Fernsehkameras auf ihr Gesicht. Merkel schaut kurz zu Trump und wendet ihren Blick, in dem ihre ganze Verachtung für ihn liegt, demonstrativ ab. Jeder, der verstehen will, versteht. Die Szene geht im Netz sofort viral, aus ihrem Gesichtsausdruck wird ein millionenfach geteiltes Meme. »Wir sind alle Angela Merkel«, steht darunter. Die deutsche Kanzlerin ist plötzlich die Heldin des liberalen Amerika – und des liberalen Teils der restlichen Welt.

Sie hat ihre Rolle gefunden. Sie nimmt den Platz in der Weltgeschichte ein, den Obama ihr beim Essen im Hotel Adlon angetragen hatte. Ihre letzte Amtszeit als Kanzlerin findet darin – und nur darin – ihren Sinn.

Öffentlich weist Merkel die Rolle als letzte Verteidigerin des freien Westens zurück, sie nennt diese Stilisierung »grotesk«, ja »geradezu absurd«. Aber ihr schmeichelt der ihr zugeschriebene Ruhm natürlich auch. Sie ist sich ihrer Rolle sehr bewusst und spielt mit ihr. Deshalb hält sie die größte Rede ihrer Kanzlerschaft auch nicht im Deutschen Bundestag, sondern in Cambridge an der Ostküste der USA. Am 30. Mai 2019 spricht sie auf der Graduiertenfeier der Universität Harvard vor 20 000 Gästen. So viele haben sich in ihrer Heimat nie um sie herum versammelt. Hier in Harvard ist die liberale Elite Amerikas zusammengekommen. Die älteste Universität der USA ist Anti-Trump-Land. Aus dem gleichen Grund, aus dem sie ihren dauerlügenden Präsidenten hassen, verehren sie die deutsche Bundeskanzlerin: »Sie ist eine der am meisten respektierten globalen Führer mit beeindruckendem Intellekt und beeindruckendem Witz, Zivilcourage, Empathie und Einsatz nicht nur, um ihre eigene Nation zu formen, sondern unsere Welt als Ganzes« – mit diesen hymnischen Worten wird sie von der Präsidentin der Harvard-Studentenvereinigung, einer jungen Amerikanerin asiatischer Herkunft, vorgestellt.

In die Bewunderung schleichen sich ein paar Schönfärbereien ein. Merkel habe in Deutschland den Mindestlohn und die Ehe für alle eingeführt, die Atomkraftwerke abgeschaltet, den Klimawandel konsequent bekämpft und einer Million Kriegsflüchtlingen eine neue Heimat gegeben. Auf der Bühne schüttelt Merkel zwar leicht den Kopf, als sie gelobt wird. Aber sie strahlt übers ganze Gesicht. Dass ihr die Mehrzahl dieser Errungenschaften vom sozialdemokratischen Koalitionspartner und einer Gesellschaft, die längst moderner war, als es die CDU wahrhaben wollte, mühsam abgerungen werden mussten, interessiert in Harvard niemanden. Auch Historiker werden über manche Details hinwegsehen.

In die Geschichte eingehen wird Angela Merkel als Gegenspielerin von Donald Trump. In Harvard sollte sie den jungen Leuten etwas aus ihrem Leben mitgeben, war sie von der Universitätsleitung gebeten worden. Also erzählt sie von schwierigen Entscheidungen auf ihrem Lebensweg vor und nach dem Mauerfall, von ihrer Arbeit als Wissenschaftlerin in der DDR und als Politikerin im wiedervereinigten Deutschland, von Mut und Wahrhaftigkeit. »Dazu gehört«, sagt sie, »dass wir Lügen nicht Wahrheiten nennen und Wahrheiten nicht Lügen.«

An dieser Stelle springen die Amerikaner auf und jubeln frenetisch. Obwohl Merkel den Namen des amerikanischen Präsidenten in ihrer Rede kein einziges Mal erwähnt, wird jedes Wort von ihr als Abrechnung mit ihm verstanden. Sie feiern Merkel wie eine Heldin – und als Vertreterin der Werte des guten Amerika. »Veränderungen zum Guten sind möglich, wenn wir es gemeinsam angehen«, sagt die Kanzlerin. »In Alleingängen wird das nicht gelingen. Mehr denn je müssen wir multilateral denken und handeln, global statt national, weltoffen statt isolationistisch.« Das Publikum ist wieder und wieder begeistert. Sie verstehen Merkels Worte als Aufruf zum Kampf gegen den Trumpismus: »Nichts ist selbstverständlich. Unsere individuellen Freiheiten sind nicht selbstverständlich. Demokratie ist nicht selbstverständlich, Frieden nicht und Wohlstand auch nicht.«

Knapp zwei Jahre später hat die Geschichte der Kanzlerin recht gegeben. Sie hat über Donald Trump obsiegt. Er ist als Präsident abgewählt worden, die NATO ist nicht zerbrochen, die USA sind dem Pariser Klimaabkommen wieder beigetreten. Trumps endlose Lügen über eine angebliche Fälschung der Wahl sowie der Sturm aufs Kapitol durch einen Mob haben ihn endgültig ins Unrecht gesetzt. Steve Bannons Versuch, in Europa eine rechtsradikale Revolution anzustacheln, ist gescheitert. Kellyanne Conway, die Frau mit der glitzernden Handtasche und den alternativen Fakten, hat aufgegeben und sich aus der Öffentlichkeit zurückgezogen, nachdem ihre Tochter sie öffentlich angeklagt hatte: »Der Job meiner Mutter hat mein Leben ruiniert.« Im Weißen Haus hängen keine goldenen Vorhänge mehr.

Und es gibt wieder einen amerikanischen Präsidenten, der verlässliche Politik machen will. Politik nicht nur für Amerika, sondern für und mit der Welt. Auf den Besuch im Weißen Haus müsste sich Merkel diesmal nicht besonders vorbereiten, sie kennt Joe Biden lange und gut. Obamas ehemaliger Vizepräsident hat sich zum Ziel gesetzt, mit den westlichen Verbündeten wieder zusammenzuarbeiten und die Macht Amerikas in den Dienst des Kampfes für Menschenrechte in der ganzen Welt zu stellen. Er ist zwar 14 Jahre älter als die Kanzlerin und wirkt noch weniger fit als sie. Aber mit dem neuen US-Präsidenten hat die freie Welt ihren angestammten Anführer zurück.

Merkels historische Mission ist erfüllt. Die letzte Etappe ihres langen Weges könnte hier zu Ende sein. Sie wäre frei, ein neues Leben in Angriff zu nehmen, so wie sie es in Harvard angekündigt hatte: »Und wer weiß, was für mich nach dem Leben als Politikerin folgt? Es ist völlig offen. Nur eines ist klar: Es wird wieder etwas anderes und Neues sein.« Jeder spürte, wie sehr sie sich darauf freut.

Das letzte Dreivierteljahr bis zur Bundestagswahl 2021 hätte sie mit einer glanzvollen internationalen Abschiedstournee verbringen können. Aber sie ist schon seit Monaten nicht mehr gereist. Die Männer, mit denen Merkel ringt, heißen auch nicht mehr Wladimir Putin und Xi Jinping, Boris Johnson und Recep Tayyip Erdoğan, sondern Armin Laschet und Markus Söder, Bodo Ramelow und Reiner Haseloff. Die Geschichte hat ihr am Ende ihrer Amtszeit noch einmal eine völlig neue, ihre bislang wohl größte Herausforderung aufgebürdet. Statt G-20-Gipfel gibt es jetzt »Beratungen der Bundeskanzlerin mit den Ministerpräsidenten«.

Angela Merkel kämpft gegen das Corona-Virus – und die Tücken des Föderalismus. Es geht um Inzidenzwerte, den R-Faktor, PCR-Tests und FFP2-Masken. In dieser Großkrise geht es aber auch um Merkels Erbe, ihren Nachfolger im Kanzleramt, die Zukunft der CDU als letzte Volkspartei Europas – und um das historische Urteil über Angela Merkel und ihre 16 Jahre an der Spitze Deutschlands. Sie weiß, dass die Geschichtsbücher in diesen Monaten neu geschrieben werden.

So kämpft sie mit zunehmender Verzweiflung um die Lösung der Krise – und um ihren Ruf. Die zwanzigste Konferenz mit den Ministerpräsidenten am 3. März 2021 dauert quälende neun Stunden. Zuerst wird über das Impfen gestritten. Es ist zu wenig Impfstoff da. Merkel wollte mit ihrer Vertrauten, der EU-Kommissionspräsidentin Ursula von der Leyen, Impfstoffe für ganz Europa organisieren – und sogar für die armen Länder der Welt. Jetzt reicht es nicht einmal für die eigenen Leute. Und der wenige Impfstoff, den es gibt, wird in Zweifel gezogen, viel zu bürokratisch verteilt, viel zu langsam eingesetzt. Bis Ende Mai werden die USA, so hat es Präsident Joe Biden angekündigt, Impfstoff für alle erwachsenen Amerikaner organisiert haben. Merkel hat den Deutschen versprochen, bis Ende September jedem ein Angebot zum Impfen zu machen. Sie weiß nicht mal, ob sie überhaupt diesen späten Termin einhalten kann. Ausgerechnet Donald Trump war besser als sie darin, die lebensrettenden Vakzine zu besorgen. Und Boris Johnson in Großbritannien auch. Ebenso Benjamin Netanjahu, der konservative israelische Ministerpräsident. Alles Politiker, die ihrer Meinung nach auf der falschen Seite der Geschichte stehen.

Auch die Corona-Tests hat Merkels Regierung zu spät besorgt. Schulen und Kitas haben Anfang März wieder aufgemacht, ohne die versprochenen Schnelltests erhalten zu haben. Bei Aldi und Lidl standen sie zu diesem Zeitpunkt längst im Regal. Die Hilfen für geschlossene Restaurants, Läden und Unternehmen kommen bei den Betroffenen nicht an, weil die Bundesregierung es lange nicht schafft, Webseiten zu programmieren, auf denen sie beantragt werden können. Bei der digitalen Nachverfolgung von Infektionsketten ist das Land ebenso kläglich gescheitert wie bei der Organisation des digitalen Schulunterrichts.

»Uns ist das Ding entglitten«, hat Merkel Anfang des Jahres zugeben müssen. Mutierte Corona-Viren verbreiteten sich immer schneller, das Land sitze »auf einem Pulverfass«, erklärte sie. Der Kanzlerin war es im Herbst nicht gelungen, rechtzeitig einen zweiten Lockdown durchzusetzen.

Ihre Staatskunst hatte bislang in erfolgreicher Krisenbewältigung bestanden. Doch obwohl sie die Bürger stets in dem Glauben gelassen hat, diese Krisen hätten nichts mit dem Alltag in Deutschland zu tun, wuchs im Land mit jeder globalen Krise das Gefühl, nicht länger unverwundbar zu sein. In der internationalen Finanzkrise fürchteten die Deutschen um ihre Spareinlagen. In der Eurokrise standen die Gemeinschaftswährung und die Europäische Union auf dem Spiel. In der Flüchtlingskrise wussten viele Städte und Gemeinden schon nicht mehr, wo sie die vielen Migranten unterbringen und wie sie das konfliktreiche Zusammenleben organisieren sollten. Aber erst jetzt, mit der Corona-Krise, Merkels letzter und größter Herausforderung, die bis in die letzte Familie vordrang und Zehntausende von Menschen das Leben kostete, war es mit deutscher Selbstzufriedenheit und Sorglosigkeit endgültig vorbei.

Dabei ist Merkels Macht in ihrer letzten großen Krise noch einmal gewachsen, sie ist größer als die Macht jedes anderen Kanzlers nach dem Krieg. Souverän ist, wer über den Ausnahmezustand entscheidet, schrieb Carl Schmitt. Merkel gebietet über ihn wie kein Regierungschef vor ihr. Theater und Restaurants werden geschlossen, Büros und Spielplätze bleiben leer, Reisen sind abgesagt. Bürger werden von der Polizei aus Grünanlagen gewiesen. Selbst Landkreise haben plötzlich Grenzen, die die Menschen zwingen, haltzumachen und wieder umzukehren. Ein Wochenende lang streitet Deutschland sogar darüber, ob man auf einer Parkbank ein Buch lesen darf. Das Demonstrationsrecht ist eingeschränkt, die Religionsfreiheit suspendiert. Die Kinder gehen nicht mehr zur Schule, und die Großeltern bleiben allein zu Hause. Wer in der Öffentlichkeit unterwegs ist, muss an vielen Orten eine Maske tragen.

So viel Staat war nie. Aber auch nie so viel Staatsversagen. Die Bundeskanzlerin kann nicht einmal dafür sorgen, dass die Gesundheitsämter eine einheitliche Software installieren. Dass die Bürger überall in Deutschland unter der gleichen Telefonnummer einen Impftermin vereinbaren können. Oder dass die Lehrer im Homeoffice ein Tablet oder wenigstens eine dienstliche E-Mail-Adresse bekommen. Je länger die Pandemie dauert, desto radikaler setzt Merkel auf den kompletten Lockdown. Am Ende regiert sie vor allem mit Appellen und Verboten – vielleicht auch deswegen, weil sie realisiert, was alles in dem von ihr seit 16 Jahren regierten Land nicht klappt. Als ihre Macht verfällt, klammert sie sich umso fester an ihre Autorität. Aber auch die schwindet zusehends.

Merkel kämpft schon seit über einem Jahr nicht mehr für die Rettung des Westens, der NATO oder des Klimas. Sie ringt jetzt darum, ob nach den Friseuren auch Fußpflegerinnen wieder öffnen dürfen. Ob für Küchenstudios andere Regeln gelten als für Möbelhäuser. Ob Campingplätze in Mecklenburg-Vorpommern geschlossen bleiben. Und ob Kinder nur noch einen Freund gleichzeitig treffen dürfen oder überhaupt nur noch einen Freund.

Die Wissenschaftler, von denen sich die Kanzlerin während der Pandemie beraten lässt, empfehlen ihr eine »No Covid«-Strategie: die Ausrottung des Virus durch einen zeitlich begrenzten, aber knallharten Lockdown. Doch im Jahr der Bundestagswahl und von fünf Landtagswahlen wollen die Politiker ihren Wählern das offenbar nicht zumuten. Sie lavieren. Anfang Februar hatte Merkel den Ministerpräsidenten immerhin noch einen Grenzwert von 35 Neuinfektionen je 100 000 Einwohner in 7 Tagen abgepresst. Drei Wochen später hat sie sich auf 50 hochhandeln lassen. Der Lockdown sollte erst wieder bei einem Inzidenzwert von 100 in Kraft treten. Die einzelnen Öffnungsschritte bei unterschiedlichen Werten sind so verwirrend, dass sie in einer komplizierten Grafik zusammengefasst wurden. Das sorgte erneut für Hohn und Spott. Die dritte Corona-Welle war da längst im Anmarsch.

Als Merkel zwei Wochen vor Ostern daran scheitert, eine Ausgangssperre durchzusetzen, kommt sie in einer wirren Nachtsitzung vor dem 23. März auf die Idee, wenigstens die Feiertage zu verlängern. Aber nicht einmal eine fünftägige »Osterruhe« kann ihre Regierung organisieren. Zwei Tage später nimmt sie alles zerknirscht zurück und bittet die Bürger um »Verzeihung«: ein einmaliger Vorgang.

Deutschland erlebt sich in der Pandemie als schlecht regiertes Land. Sogar die Regierenden selbst gehen sich auf die Nerven. »Ich weiß nicht, was Sie getrunken haben. Sie sind hier nicht Kanzler«, giftete Bayerns Ministerpräsident Markus Söder gegen SPD-Finanzminister Olaf Scholz, als sie um milliardenschwere Härtefallfonds für angeschlagene Firmen stritten: »Sie sind nicht der König von Deutschland oder der Weltenherrscher. Da brauchen Sie gar nicht so schlumpfig herumzugrinsen!« Wenige Wochen zuvor hatte der thüringische Ministerpräsident Bodo Ramelow erzählt, dass er während der Sitzungen mit Merkel Candy Crush auf seinem Handy spiele. Andere Teilnehmer würden Sudokus lösen. Das Gremium, mit dem Merkel Deutschland durch die Corona-Krise steuert, ist zur Lachnummer geworden.

Merkels letzte Etappe ihrer Amtszeit hatte im Weißen Haus begonnen. Sie endet in Schlumpfhausen.

Es sind nicht nur die Ministerpräsidenten, die Merkel zur Verzweiflung treiben. Sie dringt auch bei den Bürgern nicht mehr durch. »Wie gerne würde ich auch einmal etwas Gutes verkünden«, seufzte sie in einer Regierungserklärung. Sie weiß wohl, dass man ihr nicht mehr folgt und ihr nicht mehr glaubt. Sie redet unablässig von R-Werten, der 7-Tage-Inzidenz, von Mutanten, dem Sequenzieren des Virus, ganz so, als sei sie die Virologie-Beauftragte der Regierung und nicht die Bundeskanzlerin und mächtigste Frau der Welt. Die Leute wollen einfach nur gut regiert werden und sehnen ansonsten den nächsten Urlaub herbei und das nächste Treffen mit Freunden im Restaurant. Die Krise und das große Versagen haben sie zermürbt, sie entweder still, verzweifelt oder wütend werden lassen. Der Kanzlerin hingegen kommen ihre Bürger unvernünftig vor, wie drängelnde Kinder, die die Anstrengungen der Eltern nicht zu würdigen wissen. Am Ende eines langen gemeinsamen Weges, so scheint es, haben sich die Bürger und ihre Regierungschefin auseinandergelebt.

Sogar die Anerkennung der Welt bleibt Angela Merkel jetzt versagt. Eben noch als letzte Heldin der freien Welt verehrt, von den Liberalen in New York, London oder Tel Aviv als kluge, den Werten der Aufklärung verpflichtete Staatenlenkerin gefeiert, sieht die Weltöffentlichkeit in ihr plötzlich die müde Regentin eines risikoscheuen, überbürokratisierten, technisch abgehängten Landes. Viele deutsche Medien, die lange nibelungentreu das Lied der besten Kanzlerin des besten Landes der Welt sangen, wenden sich nun von ihr ab. Es lohne sich nicht mehr, ihren Rücktritt zu fordern, hieß es in einem Leitartikel, sie sei eh nur noch ein paar Monate im Amt.

Auch der Bundestagswahlkampf, die Frage, wer der nächste Kanzler der Republik werden wird, ist längst in den Sog der schier ewig andauernden Corona-Krise geraten. Das Versagen der Bundesregierung schadet vor allem der CDU dramatisch. Ihr Markenkern bestand doch seit Jahrzehnten in dem Versprechen, die Republik verlässlich zu regieren. Dieses Vertrauen der Bürger in ihre Fähigkeiten hat sie verspielt. Die Union ist darüber in eine schwere Identitätskrise gestürzt, die ihre Versäumnisse der letzten Jahre offenbart. In den Umfragen befindet sie sich im Frühjahr 2021 im freien Fall.

Angela Merkel hatte sich eine kluge, liberale, pragmatische, unsentimentale Powerfrau als Nachfolgerin gewünscht. Eine wie sie. Annegret Kramp-Karrenbauer ist an den hohen Ansprüchen gescheitert. Anschließend rangen drei Männer um das Erbe Merkels, die ihre Politik in entscheidenden Fragen bekämpft haben. Armin Laschet trug ihre Corona-Maßnahmen nur widerwillig mit, Markus Söder hielt ihre Flüchtlingspolitik für einen Jahrhundertfehler und Friedrich Merz ihre Kanzlerschaft für einen historischen Irrtum. Aus den verlustreichen Machtkämpfen, die am Ende Armin Laschet für sich entschied, hat sich die Kanzlerin herausgehalten. Es wirkte, als ginge sie in dieser Schicksalsfrage demonstrativ auf Distanz zu ihrer Partei. Ausgerechnet in dieser für die CDU so heiklen Lage inszenieren sich die Grünen, die mit Annalena Baerbock zum ersten Mal eine Kanzlerkandidatin aufbieten, als wahre Nachfolger Merkels.

Der Ausgang der Bundestagswahl im Herbst ist offen wie nie. Wer Angela Merkels Erbe antritt, auch.

2
Laschets Exit

Als Markus Söder und Armin Laschet zum ersten Mal über ihre Rivalität beim Kampf ums Kanzleramt reden, tun sie das in Gegenwart eines weiteren ambitionierten Provinzpolitikers: Friedrich August II. von Sachsen, er steht direkt unter ihnen auf dem Dresdner Neumarkt. Der König fiel zwar schon vor fast 170 Jahren aus einer Postkutsche und starb, aber seine Bronzestatue glänzt wie eh und je in der sommerlichen Abendsonne. Söder und Laschet machen gerade eine Pause, sie stehen auf dem Balkon des Nobelhotels »Steigenberger de Saxe«. Am König vorbei können sie bis zur Frauenkirche sehen. Laschet zündet sich ein Zigarillo der Marke »Buena Vista« an, zu Deutsch: gute Aussicht. Passt ja.

Im Steigenberger Hotel tagen an diesem 26. August 2019 die Parteiführungen von CDU und CSU. Sie streiten über den Ausstieg aus der Kohleindustrie, Söder will ihn um ein paar Jahre vorziehen, weil auch in Bayern gerade viele Bürgerkinder jeden Freitag fürs Klima demonstrieren. Laschet will das nicht, er regiert das Bundesland, das bei der Stilllegung von Braunkohlekraftwerken bis 2030 die Hauptlast trägt. Im Konferenzraum »Frauenkirche 1/2« führt Angela Merkel zwar immer noch das Wort, aber die Kanzlerin ist angeschlagen, sie hat in den vergangenen Wochen bei mehreren öffentlichen Auftritten am ganzen Körper gezittert. Und Annegret Kramp-Karrenbauer, die sie sich als Nachfolgerin wünscht, hat als CDU-Vorsitzende schon viel Autorität verloren.

Der Kampf um Merkels Erbe wird noch nicht offen ausgetragen, aber die beiden potenziellen Nachfolger beschnuppern sich in der Sitzungspause auf dem Hotelbalkon wie junge Hunde. Laschet fragt Söder, warum er ihm nicht einfach offen sage, dass er Bundeskanzler werden wolle. Mit großer Geste weist es Söder von sich: Kanzler? Er? Niemals! In Bayern sei es viel zu schön. Sein Ehrgeiz liege allein darin, die CSU wieder groß zu machen. Als CSU-Vorsitzender könne er bundesweiten Ambitionen aber natürlich nicht öffentlich abschwören. Die Parteimitglieder erwarteten vom bayerischen Ministerpräsidenten nun mal, dass er mit der CDU auf Augenhöhe verhandele. Mehr sei da wirklich nicht dran.

Dann kontert Söder: Aber er, Laschet, könne doch einfach bekennen, dass er Bundeskanzler werden wolle. Woraufhin Laschet alles abstreitet: Kanzler? Auf keinen Fall! Nordrhein-Westfalen liege ihm sehr am Herzen. Seine Aufgabe, das Land voranzubringen, habe er doch gerade erst begonnen. Ihn ziehe es überhaupt nicht nach Berlin. Offen sagen könne er das leider nicht, denn die Landeskinder an Rhein und Ruhr erwarteten doch, dass der Ministerpräsident des größten Bundeslandes als kanzlerfähig gelte. Mehr sei da wirklich nicht dran.

So ging das eine ganze Weile hin und her. Beide auf dem Balkon in Dresden schworen wortreich, nicht das geringste Interesse an einer Kanzlerkandidatur zu haben. Einige ihrer Unionskollegen standen ganz in der Nähe und konnten das Gespräch mithören; deshalb ist es überliefert.

Keiner der Umstehenden glaubte den beiden auch nur ein einziges Wort. Söder und Laschet sich gegenseitig wohl auch nicht. Trotzdem spielten sie einander den Arglosen vor. Bloß nicht zu früh eigene Ambitionen erkennen lassen. Auf den richtigen Moment warten, wie Radrennfahrer, die erst aus dem Windschatten starten, wenn sie wissen, dass sie den Sprint gewinnen können.

Söder startet im März 2020. Er folgt keiner strategischen Planung, er handelt intuitiv in der heraufziehenden Krise. Söder spürt, dass die Rolle des entschlossenen Corona-Bekämpfers ihn ganz in die Nähe der Kanzlerin bringt und an die Spitze des Beliebtheitsrankings.

Laschet bemerkt Söders Antritt zu spät. Vielleicht, weil er abgelenkt ist. Annegret Kramp-Karrenbauer hat im Februar ihren Rückzug als Parteichefin und den Verzicht auf die Kanzlerkandidatur verkündet. Das hat Laschets Plan über den Haufen geworfen.

Er wollte Kramp-Karrenbauer die Kanzlerkandidatur abnehmen – aber erst zu einem viel späteren Zeitpunkt. Sie sollte noch ein paar Monate den Gegenwind abbekommen, bevor er sie zur Seite schieben würde.

Auch die Einbindung von Friedrich Merz, auf die Laschet gesetzt hat, ist gescheitert. Und dann startet auch noch Norbert Röttgen völlig überraschend eine Solotour zum Parteivorsitz. Laschet hat Mühe, seine gute Ausgangsposition im Rennen um die Merkel-Nachfolge zu halten. Immerhin konnte er seinen alten Kontrahenten Jens Spahn in sein Führungsteam einbinden. Aber die Manöver haben seine ganze Aufmerksamkeit gebunden.

Laschet versteht am Anfang lange nicht, welche Dimension die Corona-Krise hat. Und er muss mitansehen, dass Söder an ihm vorbeizieht. Ende März ist er Laschet in den Umfragen bereits enteilt. Der muss nun kontern, selbst raus aus dem Windschatten. Und damit voll rein in den Gegenwind.

Jetzt, im Frühjahr 2020, wird nicht nur die Rivalität der beiden Ministerpräsidenten offen sichtbar – es zeigt sich in der Krise, wie unterschiedlich sie ticken und Politik verstehen. Jetzt werden Strategien und Charaktereigenschaften sichtbar, die ein Jahr später den Showdown um die Kandidatur bestimmen werden – und offenbaren, wie sie im Falle eines Wahlsiegs als Kanzler regieren würden.

Armin Laschet fasst einen Plan: Söder hat die Deutschen in den Lockdown geführt – er, Laschet, will sie nun aus dem Lockdown herausführen. Irgendwann müssen Schulen, Theater und Läden ja wieder öffnen. Und diesmal will er derjenige sein, der das zuerst auf seine Fahnen geschrieben hat.

So ruft Laschet Merkel an und verkündet, die Debatten über die richtige Corona-Strategie offener als bisher führen zu wollen. Ganz schlechte Idee, antwortet ihm die Kanzlerin. Die Leute sollen nicht über den Lockdown diskutieren, sondern weiter brav im Lockdown bleiben.

Merkel warnt die Deutschen vor »Ungeduld«. Dazu nimmt sie per Telefon einen Podcast auf, direkt aus ihrer Wohnung, in der sie in Quarantäne sitzt. Der besondere Klang, der Ältere an eine Radioübertragung im Zweiten Weltkrieg erinnert, passt zur Dramatik der Botschaft. Wie lange »diese schwere Zeit« anhalte, könne niemand mit gutem Gewissen sagen, verkündet die Kanzlerin und schwört die Menschen auf Durchhalten ein: »Noch geben uns die täglichen Zahlen der Neuinfektionen leider keinen Grund, nachzulassen oder die Regeln zu lockern.«

Natürlich könnte die Regierung, während das Land im Lockdown ausharrt, schon eine Exitstrategie planen. Aber so funktioniert Politik nicht, jedenfalls nicht bei Merkel. Die Kanzlerin regiert kleinteilig, von Tag zu Tag. Pläne sind hinderlich, verbauen nur Raum für Manöver. Weil ständig neue Probleme auftauchen, hält sich Merkel lieber alles offen. Dieser radikal reaktive Regierungsstil hat sich in den großen, unvorhergesehenen Krisen, die ihre Amtszeit prägten, bewährt. Und genauso wie die Eurokrise, die Finanzkrise und die Flüchtlingskrise bearbeitet sie jetzt die Corona-Krise.

Die Politiker müssten mit einer Stimme sprechen, erklärt sie Laschet am Telefon. Unterschiedliche, einander widersprechende Meinungen sorgten in der Bevölkerung nur für Verunsicherung. Laschet glaubt, das Gegenteil sei richtig: Nur wenn die Bürger sehen würden, dass ihre Belastungen von der Politik wahrgenommen werden, vertrauten sie den Vorgaben. Die Glaubwürdigkeit der Corona-Maßnahmen werde durch Streit darüber nicht erschüttert. In einer Demokratie würde eine kontroverse Debatte überhaupt erst die Legitimation schaffen für so weitreichende Eingriffe in Grundrechte. Aber Laschet dringt bei der Kanzlerin damit nicht durch. Merkel hält sein Menschenbild für naiv. Und ihn wohl auch.

Den Ärger darüber merkt man Laschet in jeder Zeile seines Gastbeitrags an, den er am 29. März in der *Welt am Sonntag* veröffentlicht. Es ist der Startschuss für die von ihm gewollte Öffnungsdebatte: »Der Satz, es sei zu früh, über eine Exitstrategie nachzudenken, ist falsch.« Eine Abrechnung mit Merkel. »Das Gerede von der Alternativlosigkeit, das nun wieder ungeahnte Popularität genießt, wird der Komplexität dieser Herausforderung nicht gerecht«, schreibt er.

»Alternativlosigkeit« ist ja das Merkel-Motto schlechthin, auch wenn die Kanzlerin den Begriff nicht mehr benutzt, seit er 2010 zum Unwort des Jahres gewählt wurde. Auch die AfD hat sich als Anti-Merkel-Partei ganz bewusst für ihren Namen entschieden: »Alternative für Deutschland«. »Es gibt immer Alternativen«, stellt Laschet jetzt fest. »Keine Krise rechtfertigt es, im Vorfeld solcher massiven Eingriffe nicht das Für und Wider zu überdenken und abzuwägen. Selbst in der größten Krise gilt unsere Verfassung. Rechtsstaatlichkeit und Demokratie gelten immer.« Das ist ein starkes Stück. Laschet zweifelt damit implizit die Verfassungsmäßigkeit der Corona-Maßnahmen an.

Sein Text zielt jedoch nicht nur auf Merkel, sondern auch auf seinen direkten Kontrahenten Söder. »Nicht die schnellste Entscheidung ist die beste«, schreibt er, »sondern diejenige, die wirksam ist und gleichzeitig dem Verfassungsprinzip der Verhältnismäßigkeit entspricht. Wir als Politiker sind deshalb gut beraten, nicht dem Rausch des Ausnahmezustands und der Tatkraft zu verfallen, sondern auch in dieser Stunde der Exekutive Maß und Mitte zu wahren.«

Laschets Gastbeitrag ist am Samstagabend gerade erst in Druck gegangen, da erschüttert die Nachricht von einer Tragödie das politische Berlin. Der hessische CDU-Finanzminister Thomas Schäfer hat sich am selben Morgen vor einen Zug geworfen. In einem Abschiedsbrief, so berichtet die *FAZ*, habe Schäfer geschrieben, er fürchte, die Erwartungen der Bürger an die Corona-Hilfen nicht erfüllen zu können. Dieser Hinweis auf den Inhalt des Abschiedsbriefs wird wenige Stunden später aus der Onlineversion des Berichtes wieder entfernt, um die Bevölkerung nicht zu verunsichern.

Aber da haben alle Politiker längst gelesen, dass einer der ihren unter der Last der Krise so sehr litt, dass er keinen anderen Ausweg mehr sah, als sich das Leben zu nehmen. Und Thomas Schäfer war nicht irgendein Politiker aus der Provinz. Jenseits seiner hessischen Heimat mochte er kein Prominenter gewesen sein, aber im politischen Berlin kannte ihn fast jeder, nicht nur wegen seiner Größe von zwei Metern und seiner breiten Schultern. Er war als herausragender Fachmann anerkannt. Schäfer war als Nachfolger von Volker Bouffier vorgesehen. Er wäre als neuer hessischer Ministerpräsident einer der wichtigsten Politiker der CDU, ja des ganzen Landes geworden.

Einen entsetzt der Freitod besonders: Helge Braun. Der Kanzleramtsminister war seit 25 Jahren mit Schäfer befreundet, folgte ihm schon in der Jungen Union in dessen Ämtern nach und nahm später eine CDU-typische Machtteilung mit seinem Freund vor: Schäfer sollte auf Landesebene aufsteigen, Braun im Bund. Beides gelang. Braun hatte mit Schäfer noch wenige Tage vor dessen Freitod telefoniert. Er habe überhaupt nicht niedergeschlagen gewirkt, berichtet der Kanzleramtschef der Bundeskanzlerin. Angela Merkel und Helge Braun sind erschüttert: Wie alle anderen können sie den Selbstmord des stets fröhlich wirkenden Mannes nicht verstehen.

Eine weitere traurige Nachricht erreicht an diesem Samstag die politische Hauptstadt: Jörn Kubicki, der Mann von Klaus Wowereit, ist an Corona gestorben. Auch ihn kannten viele Politiker aller Parteien, nicht nur die der SPD. Wowereit, Berlins ehemaliger Regierender Bürgermeister und der erste offen homosexuell lebende Spitzenpolitiker Deutschlands, hatte seinen Lebenspartner oft stolz zu Empfängen mitgenommen. Die beiden feierten viel und gern. Wowereit und die Freunde Kubickis werden wochenlang warten müssen, bis unter Corona-Bedingungen eine Abschiedsfeier möglich ist.

Schäfer tötete sich selbst, Kubicki war Kettenraucher und litt an einer schweren Vorerkrankung der Lunge. Und trotzdem: Mit ihrem Tod wächst das Gefühl der Bedrohung durch Corona unter Bundespolitikern, Mitarbeitern und Journalisten. Hier ist das politische Berlin nicht anders als ein Dorf, das aufgeschreckt diskutiert, wenn »einer von hier« an etwas gestorben ist, das man bislang nur aus den Medien zu kennen glaubte.

In dieser Stimmungslage dringen Laschets Kritik an Merkel und Söder sowie seine Forderung nach einer offenen Debatte über die richtige Corona-Strategie nicht durch. Nach Lockerungen ist gerade niemandem zumute. Und einen Tag später liefert Laschet seinen Kritikern einen weiteren Beleg dafür, dass er Corona nicht ernst genug nimmt.

Er besucht in seiner Heimatstadt Aachen ein »virtuelles Krankenhaus«: Ärzte der Uniklinik, die Covid-Patienten aus dem Hotspot Heinsberg behandelt haben, werden von anderen Kliniken in NRW per Telemedizin in die Diagnostik eingebunden. Ein gutes Projekt – doch die Medien berichten nur über einen kleinen Fehltritt: Laschet hat seine Maske falsch aufgesetzt, die Nase guckt oben raus. Das wird in den nächsten Monaten noch Millionen Deutschen passieren. Doch dem Ministerpräsidenten und Lockdown-Kritiker verzeiht die Öffentlichkeit diese Schusseligkeit nicht: So sieht einer aus, der die Pandemie nicht ernst nimmt!

Wie man es richtig macht, zeigt kurz darauf Markus Söder. Er hat sich eigens eine Maske in den bayerischen Landesfarben schneidern lassen, mit großen weiß-blauen Rauten darauf. Im Landtag legt er die Maske vor laufenden Kameras an, ganz langsam, betont sorgfältig. Söder weiß, dass die Medien Bilder brauchen, die sie als Kontrast zu Laschets Fauxpas montieren können. Der bayerische Ministerpräsident hat seine Karriere als Fernsehjournalist begonnen.

Die Posse überdeckt indes einen dramatischen Wandel der deutschen Corona-Politik. Anfang April revidiert das Robert Koch-Institut (RKI) seine bisherige Einschätzung, dass das Tragen von Masken nicht sinnvoll sei, still und leise wird der entsprechende Absatz auf der Internetseite des Instituts geändert. Noch vor wenigen Wochen hatte dessen Direktor Lothar Wieler vor der Benutzung von Masken sogar gewarnt. Auch die Kanzlerin riet davon ab. Intern bezeichnete sie Masken als »Virenschleudern«. Die Bundesregierung hatte es versäumt, medizinische Masken in ausreichender Zahl rechtzeitig zu besorgen. So musste die Bevölkerung mit selbst genähten Masken improvisieren. Erst jetzt wird die Benutzung eines der wichtigsten Hilfsmittel im Kampf gegen das Virus empfohlen. Bevor das Maskentragen teilweise sogar im Freien zur Pflicht erklärt wird, vergehen noch ein paar Monate. Als Erstes wird diese strenge Regelung in, na klar, Bayern eingeführt werden.

Später wird sich Gesundheitsminister Jens Spahn für die fatale Maskenpolitik als einen zentralen Fehler der Pandemiebekämpfung entschuldigen. Doch im Moment steht nicht die Bundesregierung am Pranger, sondern Armin Laschet. Der Ministerpräsident glaubt dennoch weiter an seine Strategie. Er hofft sogar immer noch, die Kanzlerin auf seine Seite ziehen zu können. Laschet glaubt, Merkel werde ihren harten Kurs verlassen, wenn die Stimmung in der Bevölkerung kippt.

Genauso hat sie es in ihrer langen Kanzlerschaft immer wieder getan. Merkel hat erst Laufzeiten für Kernkraftwerke verlängert, um dann radikal aus der Atomkraft auszusteigen. Sie hat sich als »eiserne Kanzlerin« feiern lassen, die die südeuropäischen Schulden keinesfalls mit dem Geld deutscher Steuerzahler begleicht – und die Griechen dann doch nicht aus dem Euro geworfen. Jahrelang hat Merkel sich gegen eine Reform der europäischen Asylpolitik gestemmt, damit nicht mehr Flüchtlinge nach Deutschland kommen – und dann 2015 eine Million ins Land gelassen. Es ist Merkels feste Überzeugung: Politiker können sich nicht gegen den Zeitgeist stemmen, sondern ihn nur in halbwegs vernünftige Bahnen lenken.

Armin Laschet hat also allen Grund zu hoffen, dass sie bald auf eine Corona-Politik einschwenken wird, in der die Folgen des Lockdowns stärker abgewogen werden. Doch er täuscht sich. Merkel wird ihre kompromisslose Haltung diesmal nicht ändern.

So zündet Laschet die nächste Stufe: Er stellt einen sogenannten Expertenrat vor. Dieser Rat soll »transparente Kriterien und Strategien für die Rückkehr ins soziale und öffentliche Leben« entwickeln. Also genau für das, worüber die Kanzlerin nicht reden will. Das Gremium ist hochkarätig besetzt, ein eindrucksvoller Kreis von Wissenschaftlern und Praktikern mit leicht konservativer Schlagseite, darunter der Psychologe Stephan Grünewald, die Chefin des Meinungsforschungsinstituts Allensbach Renate Köcher, der Philosoph Otfried Höffe, der Soziologe Armin Nassehi und die Ethikerin Christiane Woopen. Auch die Bundeskanzlerin hätte ihn kaum prominenter zusammenstellen können. Mit Hendrik Streeck ist auch ein Virologe dabei. Das ist die eigentliche Botschaft: nur ein Virologe.

Ein Wink mit dem Zaunpfahl, dass Merkel sich zu einseitig beraten lässt. Als die Ministerpräsidentenkonferenz – noch als Präsenzveranstaltung – ungeplant in Schulschließungen taumelte, hatte die Kanzlerin drei Experten zu den Beratungen hinzugebeten: den mittlerweile berühmten Virologen Christian Drosten, Lothar Wieler vom RKI und Heyo K. Kroemer, Vorstandsvorsitzender der Berliner Charité. Drei Mediziner. Keine Wissenschaftler aus anderen Fachbereichen. Laschet hingegen signalisiert: Ich will genau erfahren, was die Pandemie mit der Bildung macht, mit der Wirtschaft, mit den Familien. Sein Ansatz ist ganzheitlich, Merkels und Söders einseitig. So jedenfalls will es Laschet verstanden wissen.

Der NRW-Ministerpräsident geht noch einen Schritt weiter: Er versucht, Merkels Lockdown mit wissenschaftlichen Argumenten auszuhebeln. Es ist Gründonnerstag, Laschet möchte unbedingt noch vor Ostern eine dringende Botschaft loswerden. Am Morgen lädt er zur Pressekonferenz in seine Staatskanzlei. Dort lässt er Hendrik Streeck eine Studie vorstellen, sie ist in Heinsberg, dem ersten deutschen Corona-Hotspot, durchgeführt worden.

Der Virologe Hendrik Streeck hat im Herbst 2019 Christian Drostens Professur an der Universität Bonn übernommen. Die Männer kennen sich, sind per Du. Die Corona-Krise bewerten sie indes sehr unterschiedlich. Streeck kritisierte noch Ende Januar, dass die Weltgesundheitsorganisation die Pandemie überhaupt als »Gesundheitsnotstand von internationaler Bedeutung« einstufte: »Nach den bisherigen Daten ist die Influenza dieses Jahr eine größere Gefahr als das neue Corona-Virus. Die meisten Menschen scheinen nur milde Symptome zu haben.« Als das Virus Anfang März in Deutschland angekommen war, beruhigte er: »Es sollte Mut machen, dass wir, trotz der bisher fast einhundert Infektionen, nur selten schwere Verläufe sehen und keine Todesfälle zu beklagen haben.« Den Grippevergleich wird er später wieder fallen lassen, er bleibt jedoch lange bei seiner Grundthese: Corona ist nicht so schlimm, wie behauptet wird.

Doch erst Laschet macht Streeck und dessen Thesen populär. Mit der Einladung in die Düsseldorfer Staatskanzlei erhebt er ihn quasi zum Gegenpapst – der von einer breiten Öffentlichkeit anerkannte Corona-Papst ist Christian Drosten, alle Welt sieht ihn als die wissenschaftliche Autorität hinter dem Kurs der Kanzlerin. Streeck wird bei seinem Auftritt von zwei weiteren Bonner Universitätsprofessoren begleitet, sie wirken aber nur wie Sekundanten.

Worum es hier und heute geht, macht Laschet selbst klar, als er Streecks Forschungsprojekt »COVID-19 Case-Cluster-Study« vorstellt: »Die Erkenntnisse sollen unsere politischen Entscheidungen in der nächsten Woche, wenn die Ministerpräsidenten mit der Bundeskanzlerin zusammenkommen, unterstützen.«

Laschet hat das erste Duell mit Markus Söder in der Ministerpräsidentenkonferenz verloren, als es um die Schließung der Schulen ging. Für das Rückspiel hat sich Laschet nun selbst wissenschaftliche Munition besorgt.

Mit seiner Studie in Heinsberg hat Streeck ermittelt, wie viele Menschen dort bereits mit Corona infiziert waren oder sind. Er will mehr erfahren über die Dunkelziffer, die Sterblichkeitsrate und die Verbreitungswege des Virus. Und er hat es eilig. Streeck will nicht warten, bis seine Studie, wie es üblich ist, von einem wissenschaftlichen Fachmagazin überprüft wurde. Ja, er geht bereits in die Öffentlichkeit, nachdem sein Team gerade einmal die Hälfte der Proben analysiert hat. Laschet soll seine »wissenschaftlichen« Argumente noch vor dem nächsten entscheidenden Treffen mit Merkel und Söder bekommen. Streecks »Zwischenergebnisse« füllen nicht einmal zwei DIN-A4-Seiten.

Sie haben es trotzdem in sich. 15 Prozent der Bevölkerung in der Gemeinde Gangelt haben der Studie zufolge schon eine Immunität ausgebildet. Damit sei »der Prozess bis zum Erreichen einer Herdenimmunität bereits eingeleitet«. Die Letalität, also der Anteil der Infizierten, die an der Krankheit sterben, betrage »ca. 0,37 Prozent«. Ein spektakulärer Wert. Im Kanzleramt geht man von 1,98 Prozent aus – diesen Wert hat die anerkannte amerikanische Johns-Hopkins-Universität für Deutschland errechnet. Die Todesgefahr wäre demnach fünfmal niedriger als bisher angenommen.

Das sind die Zahlen, die Laschet braucht. Und Streeck geht noch einen Schritt weiter. Es sei aus seiner Sicht »jetzt möglich«, den

Lockdown wieder aufzuheben, insofern sich die Bevölkerung an die Hygienevorschriften gewöhnt habe. Laschet kann zufrieden sein.

Aber die Freude hält nicht lange. Bereits eine Stunde nach der Pressekonferenz weckt Christian Drosten in einer Schaltkonferenz mit Wissenschaftsjournalisten grundsätzliche Zweifel. Ein einziger Satz reicht: »Da wird einfach so wenig erklärt, dass man nicht alles versteht.« Dies löst eine Lawine von Kritik an Streeck aus. *Zeit*, *Süddeutsche Zeitung* und andere Leitmedien bezweifeln den Wert der Studie: Die verwendeten Tests seien zweifelhaft, die Untersuchten würden falsch gezählt, die Schlüsse seien voreilig.

Und auch Merkel selbst geht an diesem Tag an die Öffentlichkeit. Sie erwähnt die von Laschet vorgestellte Studie mit keinem einzigen Wort. Nur indirekt kritisiert sie die partielle Entwarnung, die Streeck ausgegeben hat: »Der Chef des Robert Koch-Instituts hat gerade wieder gesagt, es gibt keinen Grund für Entspannung. Wir können uns sehr, sehr schnell das zerstören, was wir jetzt erreicht haben.«

Dabei scheint der Alarmton nicht mehr zu den Zahlen zu passen. Zu Ostern hatte sich das Land auf einen neuen Höchstwert der Infektionen vorbereitet, die Kliniken haben Notfallpläne erarbeitet, jede Krankenschwester im Lande ist zum Dienst eingeteilt. Doch die Betten bleiben leer, in den Stationen ist sogar weniger los als sonst, denn viele Operationen sind ja eigens verschoben worden, um Kapazitäten für Covid-Patienten frei zu halten. Die kommen aber nicht, jedenfalls nicht annähernd in der befürchteten Größenordnung. Und auch die Infektionen gehen jetzt schon deutlich zurück.

Haben Streeck und Laschet vielleicht doch recht, dass die Deutschen schon gelernt haben, mit dem Virus zu leben? Waren Drosten, Merkel und Söder zu alarmistisch?

In der Politik sind Fakten nur Munition in der Schlacht darum, welche Erzählung – welches »Narrativ« – den Sinn stiftet, der sich durchsetzt. Man kann ein Narrativ mit Fakten infrage stellen. Oder man erschüttert die Glaubwürdigkeit des Erzählers.

Laschets Autorität wird am nächsten Tag jedenfalls massiv angegriffen: Hat er seine »Heinsberg-Studie« aus unlauteren Motiven erstellen lassen? Ist sie gar von der Industrie bezahlt? Der Vorwurf trifft Laschet völlig unvorbereitet, denn Streeck hat seine Forschung aus eigenen Mitteln und mit Unterstützung des Landes NRW in Höhe von 65 000 Euro finanziert. Daran gibt es nichts auszusetzen.

Aber Streeck hat einen Fehler begangen. Er hat seine Arbeit von einer PR-Agentur begleiten lassen: Storymachine heißt die junge Firma, zu deren Gründern unter anderem der ehemalige *Bild*-Chefredakteur Kai Diekmann gehört. Die Boulevardzeitung ist seit Generationen ein liebevoll gepflegtes Feindbild linksliberaler Journalisten: *Bild* trauen sie aus Prinzip jede Schandtat zu.

Storymachine verdient mit dem »Heinsberg-Protokoll« kein Geld, im Gegenteil, für die Agentur ist das Ganze eher eine Investition: Die junge Agentur übernimmt Aufträge im politischen Raum, wo vergleichsweise wenig finanzielle Ressourcen vorhanden sind, um bekannt zu werden bei großen Unternehmen, die ganz andere Honorare zahlen können.

So hielt der Storymachine-Mitbegründer Philipp Jessen im Juni 2019 auf einer Klausur des CDU-Vorstandes in Anwesenheit von Kanzlerin Merkel einen Vortrag, wie moderne Kommunikation im Netz funktioniert. Auch Ursula von der Leyen ließ sich im Dezember 2019 bei ihrer Wahl zur EU-Kommissionspräsidentin bei einer europaweiten Social-Media-Kampagne von Storymachine helfen.

Deshalb denkt sich Laschet nichts dabei, als er in der Karwoche am Rande erfährt, dass Storymachine auch für die Heinsberg-Studie aktiv wird. Was er nicht weiß: Um auf den Kosten nicht allein sitzen zu bleiben, hat Storymachine bei Unternehmen um finanzielle Unterstützung für die mediale Begleitung des Heinsberg-Projekts geworben. Gezahlt haben zwar nur zwei Mittelständler, aber als die Zeitschrift *Capital* darüber berichtet, entsteht der Eindruck, wirtschaftliche Interessen stünden hinter Laschets Forderung, Wege aus dem Lockdown zu suchen.

Der Verdacht steht im Raum, Streeck sei käuflich. Und Laschet damit auch.

Der fühlt sich verleumdet und schwingt sich jetzt erst recht zum Antipoden von Merkels Corona-Politik auf. Er lässt ein Corona-

Dashboard für Nordrhein-Westfalen einrichten und ins Internet stellen, eindeutig das Gegenprojekt zum »Covid-19-Dashboard« des Robert Koch-Instituts, in dem jeden Tag die neuen Infektionszahlen der Gesundheitsämter veröffentlicht werden. Das RKI liefert damit die Informationen, auf die sich alle Wissenschaftler, Politiker und die Öffentlichkeit stützen: Das RKI-Dashboard zeigt neben den Infektionszahlen die 7-Tages-Inzidenz, die Todesfälle und eine Karte, auf der die Landkreise je nach Infektionsgeschehen farbig dargestellt werden.

Laschets NRW-Dashboard ist fast identisch aufgebaut, enthält aber einen entscheidenden Unterschied: Neben Zahlen, Statistiken und einer Karte für »Epidemiologische & Medizinische Aspekte« gibt es das Gleiche auch für »Ökonomische Aspekte« und »Soziale Aspekte«. So wird etwa die »Gesamtarbeitslosenquote auf Kreisebene« gezeigt, der Ifo-Geschäftsklimaindex, die »Entwicklung der Kurzarbeit«, »Genehmigte Soforthilfeanträge je PLZ-Gebiet«, der »Anteil der Schüler/-innen im Präsenzunterricht je Schulform in NRW« sowie die »Anzahl an Frauenhäusern mit freien Akutschutzplätzen«.

Die Botschaft ist klar: Das RKI informiert einseitig. Der Lockdown schadet – das zeigt Laschets Dashboard jetzt täglich neu. Aus Düsseldorf wird der Ruf nach Lockerungen immer lauter, er wird nun täglich angestimmt. Laschets FDP-Vizeministerpräsident Joachim Stamp warnt: »Politische Entscheidungsträger dürfen sich nicht allein den Empfehlungen einzelner Wissenschaftler unterwerfen.«

Dass Merkel und Drosten gemeint sind, muss er nicht eigens erwähnen. Die FDP-Schulministerin kündigt bereits einen Tag vor dem Treffen der Kanzlerin mit den Ministerpräsidenten an, nach den Osterferien schrittweise wieder unterrichten zu lassen. Erneut eine Provokation, denn die Runde bei Merkel hatte sich in die Hand versprochen, nur gemeinsam und gleichzeitig aus dem Lockdown zu kommen.

Söder reicht es jetzt. Er lässt sich am Abend in den *Tagesthemen* interviewen und greift Laschets Landesregierung frontal an: »Wir sollten nicht zu ungeduldig sein. Wir sollten keine hektischen und überstürzten Risiken eingehen.« Etliche Ministerpräsidenten hätten ihn angerufen, sie seien »etwas skeptisch« gegenüber »dem Weg, den Nordrhein-Westfalen geht«. Es dürfe keinen »Überbietungswettbewerb« geben, warnt Söder. »Wir wollen ja auch nicht, dass sich das Virus innerhalb Deutschlands verlagert, in die Gebiete, die jetzt schneller lockern.« Das ist eine echte Drohung: Laschet bringt euch Corona!

Söder gegen Laschet auf offener Bühne.

Auf wessen Seite die Kanzlerin steht, erfahren die anderen Ministerpräsidenten am nächsten Tag, noch bevor ein einziges Wort gesprochen ist – auf der ersten Ministerpräsidentenkonferenz, die per Video ausgerichtet wird.

Hier ist die Schlachtordnung erkennbar, in der nicht nur um die Corona-Politik der nächsten Monate gerungen wird, sondern auch um die Macht der nächsten Jahre: Wer prägt die letzte, die entscheidende Phase der Ära Merkel? Und wer wird ihr Nachfolger als Bundeskanzler?

Die Regierungschefs sitzen in ihren Staatskanzleien vor einem übergroßen Monitor, der entweder in ihrem Büro oder in einem Extraraum aufgestellt ist. Als das Bild sich aufbaut, erblicken sie fast in Lebensgröße: Merkel und Söder, einträchtig nebeneinander im Kanzleramt in Berlin, an einem kleinen Tisch, auf dem Papier, Stifte und geöffnete Unterlagen liegen. Hier wurde schon gearbeitet – und das soll auch jeder sehen.

Die beiden haben die Konferenz gemeinsam vorbereitet, schon das ist ein Politikum. Eigentlich hätte der Bayer als turnusmäßiger Vorsitzender des Gremiums mit den anderen Ministerpräsidenten eine Position abstimmen und die dann der Kanzlerin übermitteln müssen. Söders Beamte hätten nach Rücksprache mit den anderen Bundesländern eine Beschlussvorlage erarbeiten müssen. Doch die kommt stattdessen von Kanzleramtschef Helge Braun. Allen ist klar: Söder sucht nicht den Konsens mit seinen Kollegen, sondern die Nähe der Bundeskanzlerin.

Diese Nähe gewährt Merkel nicht jedem. Peter Tschentscher, Erster Bürgermeister der Freien und Hansestadt Hamburg, ist als stellvertretender Vorsitzender der Ministerpräsidentenkonferenz ebenfalls nach Berlin gefahren. Aber auf dem großen Bildschirm ist der SPD-Politiker nicht neben der Kanzlerin zu sehen. Tschentscher durfte zwar ins Kanzleramt, Merkels Leute haben ihn aber vor einen Computer in einem Nebenraum platziert.

Nach und nach ploppen unten auf den Bildschirmen kleine Vierecke auf, die einen Ministerpräsidenten nach dem anderen zeigen. Als NRW dran ist, sehen alle nur einen leeren Stuhl. Ganz unten am Bildrand plötzlich ein paar Haare. Es ist Laschet, er fummelt an seinem Computer herum.

»Armin, was machst du da?«, fragt die Kanzlerin.

»Ich suche den Ton zum Lauterstellen«, antwortet Laschet genervt.

Söder ist im Kanzleramt angekommen. Laschet ringt noch mit der Technik.

Nicht alle Teilnehmer der Videokonferenz wissen, dass Laschet vor Beginn massiven Einspruch gegen die Beschlussvorlage des Kanzleramtes angemeldet hat. Für seinen Vorstoß hat er Unterstützer gesammelt, innerhalb und außerhalb der Ministerpräsidentenkonferenz. Hier zeigt sich die neue, völlig veränderte politische Landschaft der Corona-Republik Deutschland: Merkel und Söder regieren über ein Gremium, das im Grundgesetz nirgendwo festgeschrieben ist. Und Laschet, der aus der gleichen politischen Familie kommt, schwingt sich zum Oppositionsführer auf.

Aber Merkel und Söder sind vorbereitet: Öffnungen von Schulen und Unis soll es nicht geben. Restaurants, Sportanlagen und die meisten anderen Freizeiteinrichtungen sollen ebenfalls geschlossen bleiben. Den Angriff wagt Laschet bei den Geschäften, hierfür hat er Verbündete unter den anderen Regierungschefs gesammelt. Fast alle von ihnen fürchten, dass nach einem Ladensterben die Innenstädte für lange Zeit leer und trist bleiben werden.

Merkel will bei kleinen Läden nachgeben, aber große Läden unbedingt geschlossen halten. Wer mehr als 800 Quadratmeter Verkaufsfläche habe, solle geschlossen bleiben, steht in ihrem Papier. »Warum?«, fragt Laschet. Das sei doch willkürlich. »Nein«, entgegnet Merkel. Und dann zeigt sie, dass sie sogar Details der Baunutzungsverordnung draufhat. Diese regele nämlich präzise, dass ab 800 Quadratmeter Verkaufsfläche der Einzelhandel als »großflächig« einzuordnen sei. Laschet will das nicht einsehen. Die Baunutzungsverordnung stamme aus den Sechzigerjahren. Seitdem sei der Handel enorm gewachsen. Und gerade große Kaufhäuser könnten doch mit Hygienekonzepten arbeiten.

Die Kanzlerin zielt mit ihrem Hinweis allerdings auf etwas anderes. Die Baunutzungsverordnung von 1962 findet nämlich seit 2005, nach einem Gerichtsurteil, auch für »faktische Einkaufszentren« Anwendung, wenn diese sich unter einem Dach befinden.

Auf diesem Umweg kann Merkel weiter kleine Läden geschlossen halten, nämlich dann, wenn sie sich in einer Shoppingmall befinden. Dazu haben ihr die Virologen dringend geraten, weil viele Jugendliche, die schulfrei haben, nicht zu Hause bleiben, sondern sich in den Malls treffen.

Als Wirtschaftsminister Peter Altmaier die Kanzlerin unterstützt und sogar vorschlägt, die Öffnung aller Geschäfte zu vertagen, ist Laschet fassungslos: »Warum sagt ausgerechnet der Wirtschaftsminister das?«, fragt er. Altmaier entgegnet kleinlaut, wenn kleine Läden nur noch wenige Kunden einließen, so wie es die Hygienevorschriften vorschreiben, würden sich doch vor den Geschäften lange Warteschlangen bilden. Gerade dort sei die Ansteckungsgefahr aber besonders groß. »Peter, bei aller Liebe«, ruft Laschet entrüstet. »Vielleicht gibt es solche Geschäfte dann bald überhaupt nicht mehr!« Merkel antwortet spitz: »Armin, alle können sehen, wie du dich aufregst!«

Die Mehrheit der Ministerpräsidenten plädiert für eine Öffnung aller Läden. Doch Merkel interveniert schroff: »Dann ist das nicht mehr mein Papier!« Den offenen Bruch mit der Kanzlerin wagen die Länderchefs nicht. Alle Läden über 800 Quadratmeter bleiben zu. Noch hat Merkel die Kontrolle über die Ministerpräsidenten nicht verloren.

Doch auch für Laschet ist die Ministerpräsidentenkonferenz nicht schlecht gelaufen. Er hat den Einstieg in die Lockerungen durchgesetzt. Der Rheinländer, der Merkel in ihrem Kampf gegen die Konservativen in der Partei jahrelang unterstützt hat, besonders in der Flüchtlingskrise, hat sich damit zum ersten Mal gegen die Kanzlerin gestellt. Was das für ihn und seinen Traum von der Kanzlerschaft bedeutet, wird er bald schmerzhaft lernen müssen.

Kurz darauf ist er zum Live-Interview mit dem Deutschlandfunk verabredet. Der gastgebende Journalist Stephan Detjen interviewt Laschet nicht – er verhört ihn. Immer wieder wirft er dem Ministerpräsidenten vor, hinter dessen Politik der Lockerungen stünden »wirtschaftliche Interessen«. Laschet ist sauer. »Aber das ist doch albern, Herr Detjen, das ist doch wirklich albern«, sagt er. Dann reagiert er unwirsch: »Mit Verlaub, mir sagen nicht Virologen, was ich zu entscheiden habe!«

Das Zitat wirkt auf den ersten Blick so, als habe Laschet erklärt, er stehe über der Wissenschaft. Unter dem Hashtag #laschetfordert wird er im Netz zur Witzfigur gemacht: »#laschetfordert ein IKEA-Regal mit dem Namen LASCHØT. Es soll ohne Plan und ohne die notwendigen Schrauben zu einem ungünstigen Zeitpunkt zugestellt werden«, witzelt einer auf Twitter. Ein anderer schreibt: »#laschetfordert alle Ampeln auf Dauergrün zu schalten, damit alle Bürger freie Fahrt haben.« Kein Gag ist zu flach, um den NRW-Ministerpräsidenten als verantwortungslosen Trottel darzustellen. Die *heute show* des ZDF dichtet sogar ein kleines Spottlied: »Sie müssen durch die Krise mit dem #Laschet ziehen/ Dann wird die Kurve wieder ganz nach oben gehen/ Das wär nicht wirklich geil/ Und es gehen viele drauf/ Doch dann sind Kitas wieder auf.«

Merkel trägt auch ihren Teil dazu bei, Laschets Position als unverantwortlich dastehen zu lassen. In einer Telefonkonferenz des CDU-Präsidiums einen Tag nach Laschets Interview warnt sie vor »Öffnungsdiskussionsorgien«. Eigentlich tagt die Runde vertraulich, aber sie ist noch nicht mal zu Ende, da melden alle Nachrichtenseiten bereits, Merkel habe Laschet gemaßregelt.

Als nach einem Koalitionsausschuss im Kanzleramt am späten Dienstagabend die versammelte Runde zum Ausklang noch einen Schluck Wein trinkt, liest Unionsfraktionschef Ralph Brinkhaus die besten Witze vor, die auf Twitter unter dem Hashtag #laschetfordert gemacht worden sind. Der verspottete Ministerpräsident ist nicht anwesend. Die Runde beömmelt sich minutenlang, auch Merkel muss lachen. Erst, als Brinkhaus überhaupt kein Ende findet und einen Gag nach dem anderen auf Kosten von Laschet vorträgt, sagt sie schmunzelnd: »Leute, das steht doch morgen alles wieder in der Zeitung.«

In den folgenden Wochen regnet es kritische Porträts in allen großen Zeitungen. Aus dem liberalen Christdemokraten und langjährigen Merkel-Unterstützer ist plötzlich »Laschet, der Lockerer« *(Bild)* geworden, der »Exit-Eiferer« *(SZ)*. In denselben Artikeln wird Markus Söder als »Muster der Zurückhaltung« beschrieben, als »fürsorglicher Schutzherr« *(SZ)*.

Bei der nächsten Konferenz der Kanzlerin mit den Ministerpräsidenten wagt Laschet keinen Widerstand mehr. Aber es hilft ihm nicht. Er wird weiter verspottet. Wer in den Ferien trotz Corona unbedingt in den Süden reisen wolle, müsse nicht nach Österreich fahren, man könne auch in Bayern Urlaub machen, sagt Söder auf der anschließenden Pressekonferenz.

Angela Merkel, die ihren Wahlkreis in Mecklenburg-Vorpommern hat, nimmt den Ball auf. Auch im Norden könne man viel Spaß haben. Söder vollendet die Pointe. »Dann ist ja geklärt, wo man hinfährt. Norden oder Süden«, sagt er und fügt spitz hinzu: »Der Westen ist da nicht dabei.«

3
Vati an Muttis Seite

Am 3. September 2019 droht den 46 Bundestagsabgeordneten der CSU die härteste Sitzung des Jahres. Sie sind gestandene Bayern, direkt gewählte Parlamentarier, zu Hause in so friedvollen Orten wie Altötting, Schwandorf oder Miesbach. Dort erzählen sie in jedem Bierzelt und auf jedem Pfarrfest, wie froh sie sind, wieder daheim zu sein im schönen Bayern, nach einer Sitzungswoche im grauslichen Berlin.

Doch an diesem Septembertag bekommen sie eine geballte Ladung des Arm-aber-sexy-Berlin verabreicht. Sie verlassen den Reichstag und fahren mit dem Bus durch Straßen, in denen es mehr Graffiti gibt als Bäume. Denn heute tagt die CSU-Landesgruppe im Spreespeicher, einer ehemaligen Industriehalle in Friedrichshain-Kreuzberg, dem hippen, völlig unchristlichen Alternativbezirk. Hier stellen die Grünen nicht nur eine lesbische Bürgermeisterin, sondern auch eine türkischstämmige, direkt gewählte Bundestagsabgeordnete. Als die Abgeordneten aus dem Fenster gucken, sehen sie auf der anderen Seite der Spree den Watergate Club, gegründet von einem Ex-Hausbesetzer, der einst mit Vorschlaghämmern auf Bankfilialen eindrosch. Heute ist der Club eine Attraktion für die internationale Partyszene. Weiter weg von Bayern geht nicht.

Aber man kann nicht lange rausgucken. Denn Alexander Dobrindt lässt jetzt die Vorhänge vor die Fenster ziehen. Der CSU-Landesgruppenchef hat seine bayerischen Abgeordneten hierher verfrachtet, weil er sie aufrütteln will. Er schickt alle Mitarbeiter aus dem Raum, nur die Abgeordneten dürfen bleiben. Dobrindt bittet sie, von dem, was er jetzt vorführt, keine Fotos mit ihren Handys zu machen.

Das erste Bild, das von seinem Laptop an die Wand projiziert wird, zeigt eine lächelnde junge Frau in der Natur, eine Imkerin.

Darunter steht: »*Wir retten die Bienen!*, sagen die Grünen.« Das nächste Bild zeigt einen Mann mit einem Gewehr und einem toten Tier: »Und die CSU antwortet: *Wir schießen die Wölfe!*« So geht es weiter. Dobrindt demonstriert seinen Leuten, welche schönen Bilder die politische Konkurrenz produziert. Und welche hässlichen Nachrichten die CSU fürs Wahlvolk bereithält: »*Wir kastrieren die Schweine!*« und »*Wir vergiften mit Glyphosat!*«

Die Botschaft, die Dobrindt seinen Leuten einhämmert, ist klar und unmissverständlich: Mehr Gefühl wagen! Wir als CSU argumentieren nicht emotional genug, verkündet er. Wir müssen weicher werden, in unseren Themen und in unserer Ansprache an die Wähler. Das politische Ziel formuliert Dobrindt so: Wir müssen vor allem die Wählerinnen von den Grünen zurückholen!

Das ist ganz im Sinne von Markus Söder. Dobrindt ist zwar kein Freund von Söder. Im Gegenteil, er hat jahrelang im Auftrag von Horst Seehofer und aus eigenem Antrieb alles getan, um Söders Aufstieg zum CSU-Chef und Ministerpräsidenten zu verhindern. Am Ende vergeblich. Doch Dobrindt gilt als gewiefter Stratege, er ist nicht leicht zu ersetzen. Söder braucht ihn, aber nicht in München – der CSU-Vorsitzende ist froh, wenn Dobrindt möglichst weit weg ist. Dobrindt ist sein Statthalter in Berlin, im Bundestag.

Söders Ansage an alle CSU-Funktionäre ist seit Monaten nicht zu überhören: Holt mir die Frauen zurück! Denn sie haben ihn und die CSU verlassen. Bei der bayerischen Landtagswahl 2018 hat die CSU vor allem Wählerinnen verloren. Zwar haben damals mit 37 Prozent genauso viele Frauen wie Männer ihr Kreuz bei der CSU gemacht. Das klingt ausgewogen, ist aber ein Riesenproblem für Söder: Bei allen Bundes- und Landtagswahlen in der Geschichte des Freistaats zuvor wählten immer deutlich mehr Frauen als Männer die CSU. Sie war, so gesehen, immer eine Frauenpartei. Zwar war sie als Machopartei verschrien, bediente sich immer einer krachledernen Sprache, ihr Frauenanteil in Führungspositionen ist bis heute gering – aber das störte Feministinnen, Soziologieprofessorinnen und Hauptstadtjournalistinnen offenbar mehr als die Wählerinnen im Freistaat.

Bis jetzt. Eine ganze Generation von Frauen droht nun an die politische Konkurrenz verloren zu gehen. Immerhin 20 Prozent der bayerischen Wählerinnen haben 2018 für die Grünen gestimmt, signifikant mehr als Männer (16 Prozent). In einer Umfrage sechs Wochen vor der Landtagswahl lag der Frauenwert für die Grünen sogar noch höher. Bis zur Wahl konnte Söder jedoch noch Boden gutmachen. Er hatte im Schlussspurt auf weichere Botschaften gesetzt, außerdem kam ihm ein Passus in der Landesverfassung entgegen: In Bayern kann man erst mit 40 Jahren zum Ministerpräsidenten gewählt werden. Deshalb schickten die Grünen nicht ihre strahlende 33-jährige Spitzenkandidatin Katharina Schulze ins Fernsehduell gegen Söder, sondern ihren drögen männlichen Mitvorsitzenden. So spielten die Grünen ihren Frauenvorteil in der entscheidenden Phase des Wahlkampfs gar nicht voll aus.

Söder hat seine Lektion trotzdem gelernt. Die neue CSU-Parole lautet seitdem: Weiblicher werden! Söder versuchte in seiner Partei, die jahrzehntelang gegen »Quotenfrauen« polemisiert hatte, eine Frauenquote auf Kreisebene durchzusetzen – scheiterte damit aber auf einem Parteitag im Oktober 2019 krachend an der eigenen uneinsichtigen Basis. Auch er selbst möchte neuerdings weicher rüberkommen. Unter der Überschrift »Wir alle müssen wegkommen vom Ego first« gab er der *FAZ* ein Interview, das im Stil eher an den philosophierenden, gefühligen Grünen-Chef Robert Habeck erinnerte als an den knallharten Machtmenschen Markus Söder, den man bisher kannte.

Auch die Fotos auf seinem Instagram-Account zeigten plötzlich einen nachdenklichen Mann mit verstrubbelter Frisur, der sich gerne in freier Natur bewegt und dazu Sinnsprüche postet. Beim politischen Aschermittwoch überraschte Söder seine Anhänger mit einem Dreitagebart. Für ein Fotoshooting der *Bunten* posierte er gemeinsam mit Dorothee Bär, einer der wenigen hochrangigen CSU-Politikerinnen, in einer Kakteenlandschaft. Das sah so abgekupfert vom grünen Spitzenduo aus, dass der Chefreporter der *taz*, Peter Unfried, spottete: »Jetzt übertreiben Annalena Baerbock und Robert Habeck aber wirklich!« Der linke *Freitag* beobachtete amüsiert:

»Die Gleichschaltung der Schwarzen und Grünen mit den Mitteln der Bildsprache.«

Doch gegen das grüne Original kam Söder zunächst nicht an. Zu offensichtlich wanzte er sich an die jungen, urbanen Wählerinnen heran. Söders persönliche Beliebtheitswerte stagnierten auf mäßigem Niveau. Die Umfragen für die CSU auch.

Bis zur Corona-Krise. Die verändert alles dramatisch, auch die politische Stimmung. Das »Angstempfinden der Bevölkerung« ist gewachsen. Alle haben Angst, Männer wie Frauen, aber nicht alle haben gleich viel Angst. Die »Mannheimer Corona-Studie« konstatiert schon im April 2020 einen entscheidenden Befund für die veränderte politische Stimmung und die Verschiebungen der Parteienpräferenz in den kommenden Monaten: »Frauen berichten über deutlich stärkere Angst als Männer.«

Söder erkennt dies früher als andere und stellt sich sofort konsequent darauf ein. Jetzt ist seiner Meinung nach nicht nur ein anderer Politikertypus gefragt, sondern auch ein anderer Männertyp – gerade bei Frauen. Nun inszeniert Söder sich ruhiger, ernsthafter, gesetzter. Er glaubt, dass gerade Wählerinnen sich Sorgen machen und in der Krise andere Erwartungen in das politische Führungspersonal setzen. Nicht mehr der jungenhafte, politisch korrekte Traummann sei gefragt, mit dem man gleichberechtigt Kinder und Karriere managt und abends gemeinsam um die Häuser zieht, sondern ein viel älterer Archetypus: ein Mann, der nicht Gleichberechtigung und Selbstverwirklichung verspricht, sondern Sicherheit. Gefragt sei der Beschützer, der Versorger – der Vater.

So passt Söder sein öffentliches Auftreten entsprechend an. Sein Kalkül offenbart er Ende März in einem Interview: »Das Vertrauen in den Staat darf jetzt nicht enttäuscht werden. Das ist wie in der Familie. Normalerweise heißt es von den Kindern: *Ach, komm nicht ständig mit den Daddysprüchen*. Aber in der Krise wird oft nach dem Vater gefragt.«

Es ist eine sehr männliche Rolle. Aber sie ist weit entfernt von dem präpotenten Auftreten konservativer Jungpolitiker, für das auch und gerade Söder in jüngeren Jahren stand. Hier drängt sich kein Macho nach vorne, der einer erfolgreichen Frau das Rampenlicht neidet. Im Gegenteil: Diese Männlichkeit ist absolut kompatibel mit erfolgreichen Frauen an der Spitze. Mit der Kanzlerin zum Beispiel.

Söders neuer Stil wird durch die gemeinsamen Auftritte mit Angela Merkel nach den Treffen der Kanzlerin mit den Ministerpräsidenten sogar noch hervorgehoben. Ihre in langer Amtszeit erworbene Autorität lässt auch ihn seriöser wirken. Er formuliert zwar klarer und entschiedener als sie, gerät aber dadurch nicht in Konkurrenz zu ihr. Im Gegenteil, die beiden ergänzen sich. In der CSU war zwei Jahrzehnte zuvor in böser Absicht der Spitzname »Mutti« für Angela Merkel kreiert worden. Heute, in der Corona-Krise, gibt CSU-Chef Markus Söder erfolgreich den Vati an Muttis Seite.

Er nimmt diese neue Rolle mit ganzem Herzen und vollem Einsatz an. »Der Ministerpräsident legt deutlich zu – und damit ist nicht nur sein politisches Gewicht gemeint«, witzeln langjährige Beobachter in München. Tatsächlich nähert sich Söder, der mal ein guter Tennisspieler war und noch im Wahlkampf sehr genau auf seine Figur geachtet hatte, auch optisch der Figur des klassischen Familienvaters an.

Söder erkennt zudem den Wert seiner Pressekonferenzen mit der Kanzlerin nach der Ministerpräsidentenkonferenz, die er ja nur dem Zufall verdankt, dass Bayern ausgerechnet im Corona-Krisenjahr 2020 den turnusmäßigen Vorsitz innehat. Millionen Deutsche sehen Ausschnitte davon in den Nachrichten. Söder kann nicht nur sein altes Image als rücksichts- und skrupelloser Machtpolitiker überschreiben. Der überwiegende Teil der Bundesbürger, die sich nicht für bayerische Landespolitik interessieren, lernt Söder überhaupt erst mal richtig kennen – und gleich als den Mann neben der Kanzlerin. Diesen Platz an der Sonne gibt er nicht mehr her.

Als die Runde der Kanzlerin mit den Ministerpräsidenten im Frühjahr 2020 aus Gründen des Infektionsschutzes nur noch als Videokonferenz stattfand, hatte Söder keine rechte Lust, sich vor den großen Flachbildschirm in seinem Amtszimmer in der bayerischen Staatskanzlei zu setzen. Er wollte die Ministerpräsidentenkonferenz nicht von München aus verfolgen. Er wollte nach Berlin, ins Kanzleramt. An Merkels Seite.

Er rief sie an und fragte: »Ist es okay, wenn ich komme?« Die Kanzlerin klang nicht gerade begeistert, gab aber schließlich nach. »Dann aber auch der Tschentscher«, fügte sie hinzu. Peter Tschentscher ist als Hamburger Bürgermeister nicht nur stellvertretender Vorsitzender der Ministerpräsidentenkonferenz. Er ist auch Sozialdemokrat. So können die Corona-Entscheidungen parteiübergreifend verkündet werden, dachte sich Merkel. Sie achtet sehr aufs Gleichgewicht. Söder hatte nichts dagegen. Er wusste, dass er neben Merkel sitzen und auf der Pressekonferenz als Erster nach Merkel sprechen würde. Wer nach ihm kommt, ist ihm egal.

Die Partnerschaft in der Corona-Krise bringt Söder auf einen einprägsamen Begriff, den er im kommenden Jahr bei fast jedem gemeinsamen Auftritt mit Merkel wiederholen wird: Sie seien das »Team Vorsicht«. In nur zwei Worten ordnet er damit die politische Welt neu: »Team« meint: »Ich gehöre zu Merkel.« – »Vorsicht« meint: »Wer uns widerspricht, ist leichtsinnig.« In diese Rolle wird sich bald Armin Laschet drängen lassen.

Hatte die Kanzlerin kein Problem damit, dass Markus Söder geradezu aggressiv ihre Nähe suchte – ausgerechnet der Mann, der nur wenige Jahre zuvor, in der Flüchtlingskrise, die CSU fast zum offenen Aufstand gegen sie getrieben hatte? Der seinen Aufstieg dem rücksichtslosen Kampf gegen sie zu verdanken hat? Nein, hatte sie nicht.

Merkels Verhältnis zu anderen Spitzenpolitikern ist generell rein instrumentell. Das gilt ganz besonders, wenn sie der CSU angehören. Nach Söders Wahl zum bayerischen Ministerpräsidenten im März 2018 bot Merkel ihm sogar das Du an. Genauso hatte sie es bei dessen Vorgänger gehalten. Merkel kannte Horst Seehofer zwar schon fast drei Jahrzehnte lang, sie hatte mit ihm unter Helmut Kohl als Ministerin sogar im gleichen Kabinett gearbeitet, doch das Du bot sie ihm erst nach seiner Wahl zum CSU-Chef und bayerischen Ministerpräsidenten im Oktober 2008 an.

Als Söder Annegret Kramp-Karrenbauer von Merkels Vertrauensbeweis erzählte, erklärte sie ihm Merkels Verständnis von Macht: »Wenn du eine Wahl gewinnst, bietet sie dir das Du an. Wenn du eine Wahl verlierst, kann das Du ganz schnell auch wieder weg sein.«

Angela Merkel lässt Söders Avancen zunächst nur über sich ergehen. Nach Ostern jedoch werden sie von ihr erwidert. Das hat einen einfachen Grund: Armin Laschet hat ihre Autorität infrage gestellt. Er hat in aller Öffentlichkeit versucht, eine Alternative zu ihrer Corona-Politik zu entwickeln. Das mag sie gar nicht und lässt es Laschet schnell spüren. Sie stellt sich demonstrativ auf Söders Seite. Der wiederum nutzt dieses neue Bündnis, um sich erst recht als härtester Corona-Bekämpfer im Gegensatz zum vermeintlichen »Lockerer« Laschet zu inszenieren.

Daheim in Bayern darf deshalb niemand mehr auf dumme Gedanken kommen. Der Virologe Hendrik Streeck etwa gibt zu Beginn der Krise seine Lockdown-skeptischen Ansichten in einem Podcast des Bayerischen Rundfunks zum Besten: »The Daily Streeck – Der Virologe der Uniklinik Bonn informiert über die Corona-Krise«. Das Format lehnt sich an den erfolgreichen Podcast des Norddeutschen Rundfunks mit Christian Drosten (»Das Coronavirus-Update«) an. Anders als Drosten ist Streeck aber oft nicht auf der Linie von Merkel und Söder, sondern philosophiert im Radio darüber, dass das Ziel, die Infektionszahlen zu reduzieren, nicht dauerhaft erreichbar sei, dass es keine wissenschaftliche Grundlage für einen Lockdown gebe. Ende März wird Streecks Podcast plötzlich eingestellt.

Söder kann fuchtig werden, wenn jemand seine Corona-Strategie infrage stellt. Das erlebt der brave CSU-Landrat Franz Meyer aus Passau, der im CSU-Präsidium als Schriftführer fungiert. In einer Schaltkonferenz sagt er, mehrere Einzelhändler aus seiner Heimatstadt hätten ihn gebeten, dem Ministerpräsidenten ein großes Problem vorzutragen. Es sei schön und gut, dass ihre Umsatzrückgänge während des Lockdowns vom Staat aufgefangen werden, ihre Stammkunden aber würden sich jetzt daran gewöhnen, im Internet zu bestellen, sie kehrten vielleicht nie mehr als Kunden zurück. Ob der Herr Ministerpräsident Söder sich nicht dafür einsetzen könne, fairerweise auch den Internethandel zu verbieten, insbesondere den Onlineriesen Amazon? Einige Präsidiumsmitglieder schmunzeln. Söder jedoch faltet den armen Landrat zusammen. Der entgegnet daraufhin kleinlaut: »Gut, dann sag ich das denen so.«

Hin und wieder fällt Söder aus seiner neuen Rolle des vernünftigen Familienvaters zurück in die des Machos. Im April debattieren die Ministerpräsidenten darüber, welche Berufsgruppen als Erste öffnen dürfen. Söder und Merkel bremsen wieder einmal. Einige Ministerpräsidenten widersprechen, sie wollen »körpernahe Dienstleistungen« wieder möglich machen, also etwa Krankengymnastik, Fußpflege, medizinische Massagen. Söder witzelt in der Schaltkonferenz: »Auf der Reeperbahn könnte das auch anders verstanden werden!«

Aber das bleiben Ausrutscher. Meist übt Söder seine neue Rolle gewissenhaft ein, bereitet sich akribisch vor, wie ein Schauspieler auf seinen Text. Bei Pressekonferenzen liest er, wie andere, nicht einfach seinen Sprechzettel vor, den ihm die Beamten aufgeschrieben haben. Er redet auch nie einfach so los. Besonders sein Eingangsstatement plant er präzise. Schon bevor die Ministerpräsidentenkonferenz beginnt, weiß Söder in groben Zügen, was er anschließend berichten will. Das überarbeitet er dann, während die Diskussion läuft.

Jedes seiner Worte soll die Ernsthaftigkeit der Lage unterstreichen, aber wenn es angebracht ist, auch Optimismus verbreiten. So spricht Söder etwa nie von »Lockerungen« wie andere Ministerpräsidenten, er benutzt stets das Wort »Erleichterungen«. Wenn Gefahr droht und schnell gehandelt werden muss, benutzt Söder einen vertrauten Begriff aus der Alltagssprache: »Notbremse«. Oder er lässt ganz gezielt Bilder in den Köpfen seiner Zuschauer entstehen: »Wir sind näher an Bergamo, als viele denken.«

Wenn die Kanzlerin über eine drohende Gefahr spricht, sagt sie höchstens: »Es droht eine Überlastung der Intensivmedizin.« Söders Sprache ist anders als ihre, auch seine Artikulation, auch seine Körpersprache. Während Merkel auf ihren Corona-Pressekonferenzen im Stil eines Vortrags auf einer Virologen-Fachtagung referiert, vermittelt Söder mit seinen leicht verständlichen Sätzen Dringlichkeit und Besorgtheit, manchmal auch Enttäuschung über die zu zögerlichen Beschlüsse. Jeder soll merken, wie ernst ihm das alles ist.

Eine jüngere Politikerin würde möglicherweise fürchten, Söder stehle ihr die Show. Merkel hat diese Befürchtung nicht. Sie ist nicht nur die Bundeskanzlerin, sondern auch die erfahrene Weltpolitikerin. Sie spricht stets als Erste, sie bleibt in jedem Moment die Hauptperson. Söder stört das nicht, er akzeptiert es sogar. Angela Merkel kennen die Deutschen seit drei Jahrzehnten, sie ist seit sechzehn Jahren Kanzlerin. Ihn sollen die Deutschen in dieser Krise ja erst richtig kennenlernen. Er sieht das so: Je mehr sie glänzt, desto mehr von ihrem Glanz strahlt auf ihn ab.

Söders Vorgänger als CSU-Chef, Horst Seehofer, hatte bei gemeinsamen Auftritten mit der Kanzlerin stets versucht, die Unterschiede in Rang und Ansehen zu verwischen. Er sprach sie demonstrativ mit »liebe Angela« an und betonte, was sie gemeinsam schon erreicht hätten. »Der Horst Seehofer und die Angela Merkel haben noch immer für alles eine Lösung gefunden«, war seine Schlusspointe, als er die Kanzlerin 2017 auf dem CSU-Parteitag für ihre Flüchtlingspolitik abkanzelte wie ein Oberlehrer seine bockige Schülerin. Ein Jahr später, als die Große Koalition um ein Haar an der Flüchtlingsfrage zerbrochen wäre, sagte er wütend: »Ich lasse mich nicht von einer Kanzlerin entlassen, die nur wegen mir Kanzlerin ist!« Seehofer versuchte stets, Merkel auf seine Ebene herunterzuziehen. Als CSU-Vorsitzender glaubte er, seiner Partei diese Augenhöhe mit der CDU-Vorsitzenden schuldig zu sein. Als Mensch, vielleicht auch als Mann, fiel es ihm schwer, in Merkel die historische Figur zu erkennen, die sie mittlerweile war – und nicht mehr die junge Kabinettskollegin, die einst eine aus dem Osten in die Politik hineingeschneite Anfängerin war.

Söder geht es genau umgekehrt an. Er bemüht sich gar nicht erst um Augenhöhe. Er betont stets die Hierarchie, indem er über Merkel auch in ihrer Anwesenheit in der dritten Person und mit ihrem Titel spricht: »Wie die Frau Bundeskanzlerin schon gesagt hat…« Bei jeder Gelegenheit erinnert Söder an Merkels einzigartige politische Erfahrung und ihr außergewöhnliches Ansehen in der Welt. Wo Seehofer sich schwertat, Merkels herausgehobene Position anzuerkennen, da zelebriert Söder sie geradezu.

Das schmeichelt der Kanzlerin natürlich. Und ihr gefällt, wie akribisch Söder sich auf ihre gemeinsamen Auftritte vorbereitet, wie professionell er dabei redet. »Ich werde immer erst gut auf Nachfragen«, erzählt sie von ihren Erfahrungen mit Pressekonferenzen. Merkel verbirgt hinter ihrer Geschäftsmäßigkeit einen gewissen Mutterwitz, sogar Schlagfertigkeit. Die Öffentlichkeit erlebt diese Seite an ihr allerdings nur selten. Sie zeigt sie nur hin und wieder im Wechselspiel mit Journalisten. Die wenigen Sätze, die von ihr in Erinnerung bleiben werden – wie auch ihr berühmtester »Wir schaffen das« –, entstehen deshalb oft erst im späteren Teil der Pressekonferenzen. Bei Söder ist es andersherum: Sein vorbereitetes Eingangsstatement sitzt fast immer, aber auf Nachfragen variiert er meist nur die erste Botschaft.

Markus Söder genießt jede Minute mit Angela Merkel. Nach Ostern kommt er zu jeder Ministerpräsidentenkonferenz eine Stunde zu früh ins Kanzleramt, um gemeinsam mit der Chefin noch einmal durch den Stoff gehen zu können. Als junger CSU-Generalsekretär hat er sich viel von ihrem alten Rivalen Edmund Stoiber abgeguckt. Jetzt beobachtet er Merkel genau, er studiert sie geradezu.

Wie macht sie das? Wie geht Kanzlerin? Seine Begeisterung verbirgt er dabei nicht. Und Merkel fühlt sich geehrt. Obwohl die Pandemiebekämpfung alle Konzentration erfordert, lässt sie sich auf die Rolle der Lehrmeisterin ein. Sie erteilt ihm früh in der Krise einen Ratschlag: »Ein Motto, das dir noch fremd ist, das du aber lernen musst: In der Ruhe liegt die Kraft.«

Als Merkels Lehrling ist Söder spektakulär erfolgreich – gerade bei Frauen. Hier erkennt ein Mann endlich einmal an, wer die Chefin ist! Dass eine Frau ihm überlegen und deshalb zu Recht die Meisterin ist. Das Vertrauen und die Attraktivität, die von dem Duo Merkel/Söder an der Spitze eines starken und schützenden Staates gerade für Wählerinnen ausgehen, schlägt sich in den Meinungsumfragen nieder.

Das Meinungsforschungsinstitut INSA hat für dieses Buch die berühmte Sonntagsfrage (»Wen würden Sie wählen, wenn an diesem Sonntag Bundestagswahl wäre?«) ausnahmsweise getrennt nach Geschlechtern ausgewertet, was in Deutschland im Regelfall nicht getan wird – und zwar zurück bis zur Anfangszeit der Corona-Krise. Der Befund ist eindeutig. So gaben am 2. März 2020 – als die Seuche noch fern und nur ein Thema unter vielen war – nur 25 Prozent der befragten Frauen an, sie würden CDU/CSU wählen. Dieser Wert steigt in den Folgewochen deutlich an, mit Beginn des Lockdowns geht er sogar steil nach oben: 42,2 Prozent der Frauen bekennen sich am 6. April gegenüber den Demoskopen von INSA dazu, für die Union stimmen zu wollen.

Die Steigerung um 17,2 Prozentpunkte in nur einem Monat ist eine historische Anomalie. Selbst frühere außergewöhnliche Ausschläge in der politischen Stimmung, etwa der kurze Hype um den SPD-Kanzlerkandidaten Martin Schulz im Frühjahr 2017, erreichten nicht annähernd diese Dimension. Bei den männlichen Wählern ist der Stimmungsumschwung zugunsten von CDU/CSU auch zu sehen: 27,5 Prozent wollen am 2. März Union wählen, 34,5 Prozent am 6. April. Mit einem Plus von 7,7 Prozentpunkten ist er aber längst nicht so massiv wie bei den Frauen.

Frauen sind in der Krise offenbar noch besorgter als Männer. Sie suchen nach Politikern, die ihnen Schutz und Fürsorge versprechen. Ob diese Politiker selbst Frauen oder Männer sind, ist zweitrangig.

Aber nicht nur die Erwartungen der Frauen an Politiker haben sich in der Krise verändert. Viele Wähler sehnen sich jetzt nicht mehr so sehr nach Frische und Originalität, sondern nach Erfahrung und Entschlossenheit. Die CSU profitiert davon im Frühjahr 2020 massiv. Am 15. Januar, im letzten vor der Corona-Krise gemessenen »Bayerntrend«, geben 36 Prozent der Befragten an, CSU wählen zu wollen. Bei der ersten Befragung in der Krise, am 8. April, sind es schon 49 Prozent. Wem die Partei das verdankt, ist eindeutig: Söders Beliebtheitswerte steigen in der Zeit um spektakuläre 27 Prozentpunkte. Im April 2020, also mitten im ersten Lockdown, finden 94 Prozent der Bayern, dass ihr Ministerpräsident seine Aufgabe gut erledigt. Ein besserer Wert ist für keinen Politiker im Freistaat jemals gemessen worden. Und auch der Rest der Republik lernt Söder lieben. Im »Deutschlandtrend« verbessert er sich bei der ersten Befragung in der Corona-Zeit um 16 Prozentpunkte. Er steht damit auf Platz vier der Liste der beliebtesten Politiker. Vorher hatte er es nicht einmal unter die Top Ten geschafft.

Markus Söder ist zufrieden. Und Alexander Dobrindt auch. Seine Schocktherapie für die bayerischen Bundestagsabgeordneten hat gewirkt. Genau ein Jahr später hat er seine Leute erneut im Spreespeicher in Berlin versammelt. Er lässt wieder die Vorhänge zuziehen, schickt die Mitarbeiter wieder vor die Tür und verbietet seinen Abgeordneten erneut, Fotos mit dem Handy zu machen. Es folgt eine Präsentation mit dem Laptop, wie im Herbst 2019. Das erste Bild zeigt eine glückliche Singlefrau mit Kind. »CSU: Wir entlasten Alleinerziehende!«, steht darunter. Auf dem nächsten Bild sind Soldatinnen und Soldaten zu sehen. Dazu der Slogan: »CSU: Wir sorgen für kostenloses Bahnfahren!« So geht es weiter, Bild für Bild.

Dann, als Höhepunkt zum Abschluss, zwei große Fotos ihres Ministerpräsidenten: Söder mit weiß-blauer Corona-Maske auf dem einen Bild – und Söder mit einem Reagenzglas mit Impfstoff auf dem anderen Bild. Die Botschaft ist jedem im Raum klar: Markus Söder und die CSU haben mit ihrer weichen Strategie die Frauen zurückerobert, erst recht und vor allem in der Corona-Krise.

Dobrindt wirft ganz am Ende noch zwei Grafiken an die Wand. Sie zeigen die aktuellen Werte für die Union und die Grünen an, ihren größten Konkurrenten, aufgeschlüsselt nach Geschlechtern. Die Grünen stehen im Bund bei den Männern bei 17,6 Prozent – bei den Frauen nur bei 16,5 Prozent. Bei CDU/CSU ist es umgekehrt. Männer: 30,7 Prozent – Frauen: 41 Prozent.

Den Frauenwert hat Dobrindt in zehnfach vergrößerter Schrift markiert, damit er sofort ins Auge fällt. Noch krasser sind die Werte für Bayern: 20,3 Prozent der Männer wollen im Freistaat die Grünen wählen – aber nur 15,3 Prozent der Frauen. Von den Männern geben 44,5 Prozent an, CSU wählen zu wollen – und der Wert, auf den es Dobrindt vor allem ankommt, prangt handtellergroß und fett an der Wand: Frauen 49,8 Prozent! Fast die absolute Mehrheit für die CSU.

Mission erfüllt.

4
Söders Nahtoderfahrung

Lächelt Angela Merkel etwa, als sie am 14. Juli 2020 um Punkt 11 Uhr am Hafen von Prien am Chiemsee aus ihrer Limousine steigt? Der wolkenlose Himmel leuchtet blau wie auf Postkarten. Ein Mädchen im Dirndl und ein Junge in Lederhose und Filzhut mit Gamsbart stehen ehrfürchtig zur Begrüßung bereit. Das schaulustige Volk wird von der Polizei auf Abstand gehalten. Im Hintergrund ein historischer Raddampfer, auf dessen Oberdeck die Kanzlerin vor dem spektakulären Panorama des Alpenvorlands zur Herreninsel gefahren werden soll. Dort wird sie umsteigen in eine offene Pferdekutsche, die sie zum Schloss Herrenchiemsee chauffieren soll. Das Schloss hat einst der »Märchenkönig« Ludwig II. errichten lassen. Im prunkvollen Spiegelsaal des Schlosses wartet bereits das gesamte Kabinett der bayerischen Staatsregierung auf sie. Zum ersten Mal in der 1500 Jahre langen Geschichte Bayerns soll es dort gemeinsam mit einer Regierungschefin tagen.

Ein Empfang fast wie für eine Königin.

Angela Merkel hasst eigentlich Inszenierungen, sowohl die von Macht als auch die von Volkstümlichkeit. Selbst die protokollarischen Empfänge bei Staatsbesuchen lässt sie in ihren letzten Regierungsjahren nur noch widerwillig über sich ergehen. Das dabei obligatorische Abschreiten der Ehrenformationen und das Abspielen der Nationalhymnen hält sie für ein überflüssiges Relikt. Zudem hat sie in diesem Sommer alle Reisen abgesagt, um in der Pandemie ein Vorbild abzugeben, aber auch, weil sie Angst vor einer Infektion hat. Sie gehört zur Corona-Risikogruppe der über 60-Jährigen. Sogar die Teilnahme am G-7-Gipfel, den Donald Trump im Juni 2020 in Camp David abhalten wollte, hat sie verweigert. Warum bloß ist sie dann an den Chiemsee gekommen, zum bayerischen Hoftheater vor Schlosskulisse? Und trägt dabei sogar noch ein Lächeln auf ihren Lippen?

Alles dreht sich heute hier um die Kanzlerin. Sie ist der Stargast. Aber der Hauptdarsteller ist ein anderer: Markus Söder. Er wartet brav mit einem Blumenstrauß in der Hand zwischen den Trachtenkindern. Es ist seine Inszenierung. Indem Merkel dabei mitspielt, adelt sie den bayerischen Ministerpräsidenten, ja, mehr noch: Sie krönt ihn. Damit das jeder merkt, stehen zwischen den Zuschauern am Hafen zwei Männer mit einem großen Transparent. »Markus Söder Kanzlerkandidat? Ja«, steht darauf. Söder geht auf die beiden zu, lässt sich einen Stift geben, kokettiert einen Moment, unterschreibt dann aber doch nicht. Den gleichen Trick hat er zweieinhalb Jahre zuvor im Machtkampf mit Horst Seehofer angewandt. Damals ging es um den Posten des Ministerpräsidenten. Er ließ sich ganz zufällig im Beisein von Fotografen von Mitgliedern der Jungen Union überraschen, die Schilder mitgebracht hatten, auf denen stand: »MP Söder, Erneuerung jetzt!«

Ministerpräsident ist Söder wenig später tatsächlich geworden. Jetzt will er den nächsten Schritt machen. Nach diesem Tag auf Herrenchiemsee soll die ganze Republik wissen, dass die Kanzlerin in ihm einen potenziellen Nachfolger sieht. Oder sogar den Nachfolger? Ob sich Merkel bei der geplanten Pressekonferenz eine Andeutung entlocken lässt, ist der einzige Teil der Choreografie, den Söder nicht unter Kontrolle hat.

Dass Merkel überhaupt zugesagt hat, überraschte ihn. Er hat sie wenige Wochen zuvor persönlich eingeladen, per SMS. Er schrieb nur von einer gemeinsamen Kabinettssitzung, nichts von Kutsche, Schloss und Spiegelsaal. Davon erfuhr Merkel erst, als die bayerische Staatskanzlei später ihre Planungen ans Kanzleramt übermittelte. Als keine Einwände zurückkamen, hat Söder innerlich gejubelt.

Was er nicht wusste: Merkel hat sofort, nachdem sie Söder zugesagt hatte, eine SMS an Armin Laschet geschrieben. Ob sie nicht auch das nordrhein-westfälische Kabinett besuchen solle? Merkel hatte nämlich nicht vor, den Kampf um ihre Nachfolge schon jetzt zu entscheiden. Der Tanz, den die Bewerber veranstalteten, um ihre Gunst zu erwerben, sollte ruhig noch ein Weilchen dauern. Laschet sagte auf der Stelle zu. Aber patzte dann erneut: Er versäumte es, den gemeinsamen Termin mit Merkel sofort öffentlich zu machen. So würde ihre Reise in den Westen Wochen nach ihrem Besuch in Bayern nur wie eine Pflichtveranstaltung wirken. Selbst schuld, dachte Merkel. Laschet hatte in ihren Augen wieder einmal zu zögerlich reagiert.

Der Rheinländer hatte schon die Terminierung des Merkel-Söder-Festakts als Provokation empfunden. Der 14. Juli ist der französische Nationalfeiertag, er wird in Paris alljährlich mit großem Pomp gefeiert. Laschet hat diesen Termin als wichtige Etappe im Rennen um die Kanzlerschaft geplant: er neben Emmanuel Macron auf der Ehrentribüne am Place de la Concorde. Laschet ist an diesem Tag gemeinsam mit Jens Spahn, der ihn im Rennen um den CDU-Vorsitz als »Teamkamerad« unterstützt, an die Seine gereist, um an den Feierlichkeiten teilzunehmen. Vor Jahren schon hat er das Amt eines »deutsch-französischen Kulturbeauftragten« übernommen, um sich an Macron ranwerfen zu können. Mit Erfolg. Als Lohn bekommt er vor der großen Militärparade Gesprächstermine mit Finanzminister Bruno Le Maire und Bildungsminister Jean-Michel Blanquer, beide gelten als enge Vertraute Macrons. Diese Botschaft hätte Laschet am heutigen Tag gern nach Deutschland gesendet: Das befreundete Frankreich wünscht sich den nordrhein-westfälischen Ministerpräsidenten als Bundeskanzler.

Doch in Deutschland interessiert das niemanden. Die Bilder des Tages gehören Merkel und Söder auf Herrenchiemsee. Nur Politprofis wissen, dass dieser Besuch, der den Steuerzahler 120 000 Euro kostet, offiziell der Abstimmung der am 1. Juli beginnenden deutschen EU-Ratspräsidentschaft dient. Merkel trägt entsprechend schon eine Maske mit deren Logo samt schwarz-rot-golden angehauchter Schlaufe. Dass diese ein Möbiusband darstellen soll, also eine seltene einseitige Fläche, erkennen nur Mathematiker.

Söders Maske mit den überdimensionierten bayerischen Rauten verstehen alle. Mehrere Fernsehsender übertragen Merkels Ankunft am See und später am Schloss live. Am nächsten Tag gibt es große

Fotos in allen Boulevardzeitungen und lange Reportagen in den seriösen Blättern.

Die Entwicklung des Raufbolds Markus Söder zum führenden Merkelianer ist eine Verwandlung, wie es sie in der deutschen Politik noch nicht gegeben hat.

Niemand hatte die CDU-Kanzlerin zuvor härter bekämpft als er. Söder hatte seinen Vorgänger und Rivalen Horst Seehofer seit 2015 in eine immer schärfere Konfrontation gegen Merkels Politik der offenen Grenzen geführt. Die gesamte CSU rebellierte damals gegen die Flüchtlingspolitik der Kanzlerin, aber niemand ging so weit wie Söder. Er forderte die Abschaffung des Artikels 16 im Grundgesetz, der politisch Verfolgten Asyl garantiert. Er schlug vor, um Bayern einen Zaun zu bauen – so wie Viktor Orbán einen um Ungarn bauen wollte. Sogar die verheerenden Anschläge islamistischer Terroristen am 13. November 2015 in Paris, bei denen 130 Menschen starben, nutzte er für eine Attacke auf Merkel: »Paris ändert alles. Wir dürfen keine illegale und unkontrollierte Zuwanderung zulassen.«

Doch Söder bekam Merkel nicht klein – wohl aber Seehofer. Der bayerische Ministerpräsident wurde zerrieben zwischen der Kanzlerin, die stur an offenen Grenzen festhielt, und seinem jungen Herausforderer, der ihn zu immer neuen Attacken auf Merkel trieb. Seehofer hatte sich geschworen, Söder wegen angeblicher charakterlicher Defizite als seinen Nachfolger zu verhindern – und es auch jedem in München und Berlin erzählt, der es hören wollte. Am Ende war er damit gescheitert. Söder verdrängte ihn im März 2018 aus dem Amt des bayerischen Ministerpräsidenten. Im Januar 2019 nahm er ihm auch noch den CSU-Vorsitz ab.

Söder war am Ziel. Vorerst. Er schürte jedoch weiter das Feuer. Er brauchte Hitze für die bayerische Landtagswahl, die erste, die er als Regierungschef zu bestehen hatte. Alexander Dobrindt, der CSU-Statthalter im Bundestag, rief eine »konservative Revolution« aus. Die Partei verkündete, der Islam gehöre nicht zu Deutschland und Migrantenkinder bräuchten einen speziellen Werteunterricht in der Schule. Armenspeisungen, die bei Überfüllung Ausländer abwiesen, wurden gelobt. Eine eigene bayerische Grenzpolizei wurde gegründet. Alle Behörden im Land wurden per Erlass verpflichtet, in jeder Amtsstube ein Kreuz aufzuhängen. Söder machte aus dem Wahlkampf einen Kulturkampf.

Er wollte um jeden Preis die Wähler der neuen Konkurrenz am rechten Rand zurückgewinnen. Die AfD sollte auf keinen Fall in den bayerischen Landtag einziehen. Aber dafür musste die CSU nicht nur Sprüche klopfen, sondern eine andere Flüchtlingspolitik durchsetzen. Den dafür zuständigen Innenminister stellte die CSU: Horst Seehofer. Nur noch die Kanzlerin stand im Weg.

Söder hetzte also Seehofer wieder auf Merkel. Der Innenminister präsentierte einen »Masterplan«, der vorsah, Migranten an der deutschen Grenze abzuweisen, falls sie zuvor in einem anderen Land schon Asyl beantragt hatten. Eine solche Regelung hatte Merkel aber schon 2015 um keinen Preis akzeptieren wollen. Am 13. Juni 2018 kam es im Kanzleramt zum Showdown. Söder und Seehofer stritten mit Merkel einen ganzen Abend lang. Die Kanzlerin hatte als Verstärkung den hessischen CDU-Ministerpräsidenten Volker Bouffier dazu gebeten. Merkel versuchte, wie es ihrer politischen Erfolgsmethode entspricht, den eigentlich unüberbrückbaren Gegensatz mit vielen Detailvorschlägen zu vernebeln, um daraus dann in einer langen, zähen Sitzung einen Formelkompromiss zu schmieden. Seehofer schien sich wieder einmal darauf einlassen zu wollen. Aber Söder wollte keine faulen Kompromisse mehr, er wollte die knallharte Konfrontation. Er stand plötzlich auf, sagte: »Das bringt nichts«, und verließ das Kanzleramt. Er stellte die Machtfrage.

Am nächsten Morgen tagten CDU und CSU nicht mehr gemeinsam wie sonst – die Fraktionsgemeinschaft war de facto zerbrochen. Der Bruch der Koalition und der Regierung standen im Raum, in der SPD-Parteizentrale rief Generalsekretär Lars Klingbeil schon ein Team zusammen, um einen Ad-hoc-Wahlkampf zu planen. In letzter Sekunde zog Merkel aber ihren Kopf aus der Schlinge. Sie versprach, innerhalb von vierzehn Tagen eine europäische Lösung für das Problem zu finden. Einer wollte das verhindern: Jens Spahn, der Gesundheitsminister. Er stellte den Antrag, die CDU-Sitzung sofort zu beenden und mit der CSU wieder gemeinsam zu tagen. Er wusste, dann würde in der Sache abgestimmt, und die Mehrheit der Fraktion würde für Zurückweisungen von Asylbewerbern an der Grenze votieren. Merkels Kanzlerschaft wäre im selben Moment vorbei. Doch Wolfgang Schäuble, der CDU-Altmeister, rettete sie. Vierzehn Tage könne man einer Kanzlerin nicht verweigern, argumentierte Schäuble. Spahns Antrag wurde abgelehnt.

Auf den Fluren des Reichstages begegneten sich Abgeordnete von CDU und CSU mit offener Feindschaft. »Ihr spinnt doch«, pflaumte Georg Nüßlein, stellvertretender Fraktionsvorsitzender von der CSU, seinen CDU-Kollegen Gunther Krichbaum an: »Der Merkel ist das deutsche Volk egal. Der Merkel sind die Abgeordneten egal. Und ihr lasst euch erzählen, sie sei die letzte Super-Europäerin.« (Nüßlein wird in der Corona-Krise als »Masken-Raffke« bekannt werden, er soll 660 000 Euro Provision für eine Vermittlung kassiert haben. Söder wird ihn daraufhin aus der Partei und der Fraktion drängen.)

Söder verschärfte ein weiteres Mal den Ton. Der »Asyltourismus« müsse endlich aufhören, forderte er am gleichen Abend im Interview mit dem *heute journal*. Es brauche jetzt eine »Asylwende«. Eine Woche zuvor hatte er angekündigt, dass Flüchtlinge in Bayern künftig kein Geld mehr, sondern nur noch Lebensmittel und Kleidung erhalten. Das »Asylgehalt« würde nur immer mehr Flüchtlinge anlocken. So hatte seit Franz Josef Strauß kein demokratischer Politiker mehr gesprochen – sondern nur die AfD.

Um die Union von CDU und CSU zu retten, rief Merkel also nicht weniger als 27 Staats- und Regierungschefs aus ganz Europa in Brüssel zusammen. Doch was die Kanzlerin auf dem Sondergipfel mit ihnen vereinbarte, reichte Söder nicht. Er wollte unbedingt den Bruch, scheiterte aber kurz vor dem Ziel – an den eigenen Leuten. In einer nächtlichen Sitzung der CSU-Führung gewannen die moderaten Christsozialen überraschend die Oberhand über die Hardliner. Seehofer verlor daraufhin die Nerven, kündigte sogar seinen Rücktritt an und wenig später den Rücktritt vom Rücktritt. Keiner hatte die Machtprobe zwischen der CSU und Merkel gewonnen.

Die Große Koalition schleppte sich schließlich in die Sommerpause, mehr tot als lebendig.

Und Söder hatte immer noch nicht genug. »Die Zeit des geordneten Multilateralismus« werde in Europa und der Welt »etwas abgelöst von Einzelländern, die auch Entscheidungen treffen«, dozierte er. Das richtete sich gegen Merkels Credo, immer nur international abgestimmt zu handeln – bisher Richtlinie der deutschen Außenpolitik. Damit komme man nicht mehr weiter, so Söder. »Der Respekt vor Deutschland ergibt sich auch daraus, dass wir auch in der Lage sind, unsere Interessen wahrzunehmen.« Ein kaum verhohlenes: Deutschland first!

Merkel wollte er in Bayern nicht mehr sehen, schon gar nicht im Wahlkampf. »Zu meiner Abschlusskundgebung kommt keine Bundeskanzlerin, sondern ein Bundeskanzler«, kündigte Söder vor Getreuen an und sorgte dafür, dass der Satz publik wurde. Gemeint war Sebastian Kurz, der österreichische Kanzler, der in der Flüchtlingskrise einer der europäischen Gegenspieler Merkels war und in Wien mittlerweile gemeinsam mit der rechtspopulistischen FPÖ regierte.

Wohlgemerkt: In der Corona-Krise wird Söder gar nicht genug von Merkel kriegen. Noch zwei Jahre zuvor mied er sie, als habe sie eine ansteckende Krankheit. So wenig Treffen mit Merkel wie möglich, gab er gleich nach seinem Amtsantritt als Ministerpräsident als Devise aus. Und: Auf keinen Fall Fotos mit Merkel! Seinen Antrittsbesuch im Kanzleramt absolvierte er ohne Fotografen. Als er später zum Krisentreffen mit Merkel und Seehofer ins Kanzleramt fuhr, schlich er sich ins Gebäude, damit bloß keine Fotos gemacht werden konnten. Einen Tag darauf, als er die Kanzlerin auf einer Ministerpräsidentenkonferenz treffen sollte, schwänzte er einfach die wichtige Sitzung. Seine politische Lageanalyse war übersichtlich: Merkels offene Grenzen haben die AfD erst groß gemacht, und jetzt verhindert sie, dass die CSU die AfD wieder kleinkriegt – also muss Merkel weg.

Söders Verwandlung vom brutalen Merkel-Gegner zum überzeugten Merkel-Fan schreiben politische Beobachter einer katastrophalen Meinungsumfrage zu, die Söder Anfang September 2018, sechs Wochen vor der bayerischen Landtagswahl, zu Gesicht bekam. Die CSU stand dieser Umfrage zufolge am Rande einer historischen Niederlage: Die stolze Dauerregierungspartei drohte abgewählt zu werden. Diese Gefahr soll ihn zur Kurskorrektur um 180 Grad veranlasst haben. Er selbst schildert seine damalige Bekehrung heute jedoch als persönliche Grenzerfahrung, als echtes Damaskus-Erlebnis. Söder spricht pathetisch von einer politischen »Nahtoderfahrung«.

Vertrauten berichtete er, diese »Nahtoderfahrung« habe ihn bei der Münchener #ausgehetzt-Demonstration im Juli 2018 ereilt. Damals demonstrierten in der Münchener Innenstadt bei strömendem Regen über 25 000 Menschen gegen eine »Politik der Angst«. Die Redner prangerten die Verrohung der öffentlichen Debatte an. Begriffe wie »Asyltourismus« oder »Anti-Abschiebe-Industrie« würden das gesellschaftliche Klima vergiften. Demonstriert wurde jedoch nicht gegen die AfD – sondern gegen die CSU. Vor allem Söder, Seehofer und Dobrindt wurden dafür verantwortlich gemacht.

Er sei nicht so sehr von der Zahl der Teilnehmer beeindruckt gewesen, erzählte Söder später, sondern von der erkennbar bürgerlichen Herkunft vieler Demonstranten. Sie beklagten fehlenden Anstand und warfen der CSU vor, unchristlich zu handeln. Als er in der zweiten Reihe des Demonstrationszuges Nonnen aus dem Kloster der Ursulinen in Straubing im Habit gesehen habe, so Söder, da habe er urplötzlich verstanden, dass die CSU im Begriff sei, den konservativen Teil der gesellschaftlichen Mitte zu verlieren.

Markus Söder hat diese Erzählung von seiner politischen »Nahtoderfahrung« später mehrfach variiert. Einmal sei es ein Redaktionsbesuch bei *Focus Online* in München gewesen, der ihn zum Umdenken bewegt habe. Demnach habe ihm ein junger Redakteur erzählt, dass er sich vor seinen Eltern, die in Norddeutschland lebten, schäme. Ein anderes Mal habe ihn eine Demonstration der AfD zur Umkehr bewogen: Die Rechtspartei war nach dem Tod eines Deutschen bei Ausschreitungen mit Asylbewerbern in Chemnitz im August 2018 in einem Trauermarsch durch die Stadt gezogen. Deren

Spitzenleute, unter ihnen Björn Höcke, Anführer des völkischen Flügels der AfD, hatten sich dabei demonstrativ weiße Rosen ans Revers gesteckt und in den Händen gehalten – das Symbol des Widerstands der Geschwister Hans und Sophie Scholl, Mitglieder der »Weißen Rose«, gegen die Naziherrschaft. Söder habe diese Provokation der Rechten maßlos empört.

Welche Erzählung auch immer die richtige ist, Söder versichert, seine Nahtoderfahrung habe ihn nicht nur zu politischen Einsichten geführt, sondern aus ihm auch einen besseren Menschen gemacht. »Es war, als würden wir auf die dunkle Seite der Macht kippen«, berichtet er in der Sprache der Esoterik aus *Star Wars*. Er habe jedoch auf die »helle Seite« zurückgefunden. »Jetzt fühlt sich alles wieder besser an.« Selbst Medien, die früher ausnehmend kritisch über Söder berichtet haben, nehmen ihm diese Erzählung von der plötzlichen Bekehrung zum Licht erstaunlicherweise ab. »Ein Mann wird gut«, schrieb die *Zeit* in einem Porträt wohlwollend. Söder sei »ein Geläuterter«.

Nimmt Angela Merkel ihm diese Läuterung ab? Die Kanzlerin hat *Star Wars* nie gesehen, und sie ist zu lange Machtpolitikerin, um an einfache Bekehrungen zum Licht zu glauben. Sie geht, wie so oft, auch an diese Sache nüchtern heran. Sie nimmt Söder wieder in ihre politische Familie auf, lässt sich ihre Vergebung allerdings gut bezahlen. Eine CSU, für die die Nähe zur Kanzlerin plötzlich die wichtigste politische Währung geworden ist, ist ihr sehr nützlich.

Denn Söders 180-Grad-Wende beendet die Debatte in der CSU über die Flüchtlingspolitik und die AfD. Wenn der frühere Hauptkritiker heute feststellt, er habe nicht nur falschgelegen, sondern sei sogar böse gewesen (»dunkle Seite«), steht das eben noch hoch umstrittene Offenhalten der Grenzen nicht nur als richtige, sondern auch als moralisch alternativlose politische Tat dar.

Auch der Vorwurf, Merkel sei für den Aufstieg der AfD verantwortlich, ist damit vom Tisch. Bislang hatte ihr die CSU, nicht zu Unrecht, vorgeworfen, das alte Diktum von Franz Josef Strauß aufgegeben zu haben, dass es rechts von CDU/CSU keine demokratisch legitimierte Partei geben dürfe. Nun bezichtigt sich die CSU im Gegenteil selbst, für den Aufstieg der Rechtspopulisten verantwortlich zu sein, weil sie deren Sprache übernommen habe.

Die geläuterte Söder-CSU leistet auch keinen Widerstand mehr gegen eine neue europäische Finanzpolitik. Das kommt der Kanzlerin ebenfalls gelegen. Die Ausbootung des CSU-Politikers Manfred Weber bei der Entscheidung zum neuen Präsidenten der EU-Kommission – der Posten ging stattdessen an Merkels Vertraute Ursula von der Leyen – hatte der bayerische Ministerpräsident schon klaglos hingenommen. Er stand der Kanzlerin und der EU-Kommissionspräsidentin nicht mal mehr im Weg, als die beiden im Mai 2020 sogenannte Corona »Recovery Funds« vorstellten: ein EU-Aufbauprogramm für die Erholung Europas nach der Corona-Krise in Höhe von 750 Milliarden Euro. Dabei soll Brüssel erstmals selbst Geld leihen und direkt als Zuschüsse an südeuropäische Länder geben dürfen. Jahrelang hatte die CSU gemeinsam mit den Fiskalkonservativen in der CDU darauf bestanden, dass solche Zuschüsse nicht gewährt werden, sondern lediglich rückzahlbare Kredite. Sie kritisierten diese Pläne stets als Umwandlung der europäischen Staatengemeinschaft in eine »Schulden- und Transferunion«. Jetzt plötzlich nickte Söder alles ab, selbst dann noch, als SPD-Finanzminister Olaf Scholz von einem Schritt hin zu den »Vereinigten Staaten von Europa« sprach und Angela Merkel hervorhob: »Der Nationalstaat allein hat keine Zukunft.«

Bei seinem Treffen mit Merkel auf Herrenchiemsee ist Söder ein Herz und eine Seele mit der Kanzlerin: »Wir unterstützen den Weg«, sagt er zum EU-Corona-Aufbauprogramm. »Es ist wichtig in dieser neuen Zeit, wo neue Herausforderungen sind, mit neuen Konzepten heranzugehen und nicht mit einer alten Philosophie zu antworten.« Alle müssten jetzt »über den Schatten springen«. Der Schatten – das ist die deutsche Euro-Rettungspolitik, die von internationalen Kritikern als bornierte »Austerität« kritisiert und für schwere soziale Verwerfungen in Südeuropa verantwortlich gemacht wurde. Mit den »Recovery Funds« kann Merkel ihren Eintrag ins europäische Geschichtsbuch quasi in letzter Minute umschreiben.

Und Söder bekommt dafür auf Herrenchiemsee die Aufmerksamkeit, die er sich gewünscht hat.

Auf der anschließenden Pressekonferenz wird Angela Merkel nach den Ambitionen ihres Gastgebers gefragt: »Hätte der Markus Söder das Zeug zum Bundeskanzler?« – »Ja, ähem«, antwortet Merkel. Sie sucht nach den richtigen Worten. Söder, breit grinsend, wedelt mit den Armen hin und her, als wolle er einen Schlussstrich unter die Antwort ziehen: Sie hat doch schon »Ja« gesagt!

Aber Merkel hat das Manöver aus den Augenwinkeln verfolgt und sagt schnell: »Ich beantworte Frage eins«, das war eine zur Digitalisierung. Danach fügt sie hinzu: »Zu der Frage, wer wird mein Nachfolger, lege ich mir eine besondere Zurückhaltung auf. Deshalb werde ich dazu in keiner Weise und in keinem Umfeld etwas kommentieren.«

Doch davon lässt sich der Franke an diesem Tag nicht bremsen. Als ein Reporter von der Kanzlerin wissen will, ob sie auch eine Schiffsfahrt mit Norbert Röttgen plane und eine Kutschfahrt mit Friedrich Merz, fällt ihr, bevor sie überhaupt antworten kann, Söder ins Wort. »Sie haben jemanden vergessen«, sagt er süffisant. Nämlich Armin Laschet. Söder weiß genau, wie man Konkurrenten kleinmacht.

Als Laschet später diese Bilder sieht, wird er wütend. Er findet, Söder profiliere sich auf seine Kosten. Der Aufstieg des bayerischen Ministerpräsidenten zum härtesten Corona-Hund im Land und besten Mitarbeiter der Kanzlerin war nur möglich, weil er Laschet gleichzeitig zum konfusen, verantwortungslosen Lockdown-Gegner stempelte. In einem Interview mit dem *Tagesspiegel* eine Woche vor Herrenchiemsee hatte Söder auf eine Frage nach dem nächsten Kanzler geantwortet: »Nur wer Krisen meistert, wer die Pflicht kann, der kann auch bei der Kür glänzen.« Ein deutlicher Hinweis auf Laschets vermeintlich schlechtes Krisenmanagement. Die Umfragewerte Söders klettern in Rekordhöhe, während die Werte des Rheinländers ins Bodenlose sinken. In der Woche zuvor gaben 64 Prozent der Befragten an, sie hielten Söder für kanzlerfähig. Laschet trauten das nur noch 19 Prozent zu.

Der sammelt seine Getreuen um sich, man will sich diese Spitzen aus Bayern nicht länger gefallen lassen. »Unerklärlich« sei es ihm, wie jemand auf die Idee kommen könne, Söder wäre ein guter Kanzlerkandidat, sagt NRW-Innenminister Herbert Reul öffentlich. »Um Gottes willen!« Söder habe schon mit dem Versuch, »die AfD rechts zu überholen, der Union schweren Schaden« zugefügt. Die »durchschaubare barocke Inszenierung« auf Herrenchiemsee beeindrucke ihn überhaupt nicht. Reul ist in der Union ein populärer Mann. Das gilt genauso für Karl-Josef Laumann, den kernigen CDU-Arbeiterführer und Gesundheitsminister in NRW. Söders Corona-Politik sei »Populismus«, sagt er. »Ich habe noch nie erlebt, dass ein Bayer Bundeskanzler geworden wäre.«

Merkel mag mitspielen im Söder-Zirkus, aber die Laschet-Fans in der CDU sind nicht mehr bereit, ihren Favoriten fürs Kanzleramt am Nasenring durch die Manege ziehen zu lassen.

Indes zeigen der Lockdown im Frühjahr und zunehmend mildere Temperaturen Wirkung. Es gibt immer weniger Corona-Infektionen in Deutschland, Söders harte Botschaften verlieren an Plausibilität. Laschet gewinnt mit seinem Plädoyer für vorsichtige Öffnungen neue Anhänger. Weder Merkel noch Söder wagen es, den Deutschen Reisen im Sommerurlaub zu verbieten. Stattdessen kommt der Bayer auf eine neue Idee: »Testen, testen, testen!« Jedem Rückkehrer aus dem Urlaub müsse ein Corona-Test angeboten werden. Gesundheitsminister Spahn bremst derweil, seine Experten hätten ihn vor einer Überlastung der Labore gewarnt. Doch Söder scheint am Ende mit seinem Instinkt wieder einmal recht zu behalten: Mit den Deutschen, die aus ihren Sommerurlauben zurückkehren, steigt auch die Zahl der Infektionen wieder an.

Söder will jetzt nicht nur an Flughäfen testen, sondern auch auf Autobahnen, binnen einer Woche soll das Rote Kreuz dort Teststationen errichten, heißt es. Aber Söder dauert auch das zu lange: Die Infrastruktur müsse in 24 Stunden stehen. Bayern tue damit ganz Deutschland einen Gefallen, brüstet er sich, über die süddeutschen Autobahnen würden schließlich auch Westfalen, Niedersachsen und Hamburger nach Hause fahren.

Doch dieses Mal hat der Krisenmanager zu sehr aufs Tempo gedrückt. Weil über Nacht keine Software bereitgestellt werden kann, werden die Daten der Urlauber per Hand auf Fragebögen eingetragen. Die meisten dieser Daten sind für die Scanner jedoch unlesbar, die Freiwilligen an den Teststationen kommen mit dem Übertragen per Hand nicht hinterher. Das führt zu einer mittleren Katastrophe: Von 85 000 getesteten Personen müssen 44 000 auf ihr Ergebnis warten. Sie sind in dieser Zeit jedoch nicht in Quarantäne, sie wiegen sich wegen des Tests in falscher Sicherheit. Am Ende stellt sich heraus, dass 900 Infizierte unter ihnen waren. Sie haben das Virus überall im Land weiterverbreitet.

So steigt Söder voll auf die Bremse. Er sagt eine Reise zum Wattenmeer ab, dort wollte er mit Schleswig-Holsteins Ministerpräsident Daniel Günther – den junge Christdemokraten in Anlehnung an die Serie *Game of Thrones* den »König im Norden« nennen – den nächsten PR-Termin in Sachen Kanzlerkandidatur absolvieren. Stattdessen muss er sich wegen seiner Teststrategie entschuldigen. Als die nächsten Umfragen kommen und ihn im Popularitätsranking immer noch weit oben sehen, erklärt Söder seinen Vertrauten, sein neues Image habe sich den Bürgern schon so sehr eingeprägt, dass es auch durch schlechte Nachrichten nicht zu erschüttern sei. Er sieht darin eine Voraussetzung für langfristigen Erfolg.

Und Armin Laschet? Er hat sich in den Sommerferien besonnen, er hat verstanden, dass er nicht an der Spitze der Öffnungsbewegung stehen kann, schon gar nicht im Vergleich zu Söder, wenn der von Merkel unterstützt wird. So äußert er sich jetzt abwägender. »Wenn Infektionszahlen sinken, müssen Grundrechtseingriffe zurückgenommen werden«, sagt er, »wenn Infektionszahlen wieder steigen, wie in diesen Tagen, müssen Schutzvorkehrungen verstärkt werden.« Die Maßnahmen in NRW mit Maskenpflicht im Schulunterricht und Geldstrafen für Maskenverweigerer in Bus und Bahn sind mittlerweile sogar härter als anderswo.

Als die Kanzlerin im August endlich auch Laschets Kabinett besucht, führt er sie zur Zeche Zollverein in Essen. Das soll nach harter, ehrlicher Arbeit aussehen anstatt einer Kutschfahrt zum Märchenschloss. Merkel kommt dem Rheinländer in der Kanzlerkandidatenfrage sogar ein Stück entgegen. Sie hat kein Interesse, das Rennen zu früh zu entscheiden. »Wenn Sie das größte Bundesland der Bundesrepublik Deutschland regieren, in einer Koalition CDU-FDP, die effizient arbeitet«, sagt sie, »dann ist das zumindest ein Rüstzeug, das durchaus Gewicht hat.« Ein typischer Merkel-Satz. Er hält Laschet im Wettbewerb.

Söder registriert das. Er verkneift sich jetzt alle Spitzen gegen den Konkurrenten, es geschieht aber nicht aus Nettigkeit, Söder geht strategisch vor. Mittlerweile liegt Armin Laschet im Rennen um die Merkel-Nachfolge nicht nur weit hinter Söder, sondern auch deutlich hinter Friedrich Merz. Sogar der Außenseiter Norbert Röttgen holt auf.

Zu tief darf Laschet aber nicht sinken. Eine Niederlage des NRW-Ministerpräsidenten im Kampf um den CDU-Vorsitz ist nicht in Söders Interesse. Im Gegenteil: Wenn Merz den Parteivorsitz gewinnen sollte, würde er todsicher auch nach der Kanzlerkandidatur greifen. Davon ist Söder überzeugt. Bei einem Sieg Laschets sähe es anders aus. Nur ein deutliches Votum für ihn auf dem Parteitag würde Laschet auch die Kanzlerkandidatur sichern. Söders Interesse besteht also darin, dass Laschet mit knappem Vorsprung neuer Parteivorsitzender wird. Nur einem schwachen, in den eigenen Reihen umstrittenen CDU-Chef könnte er, der Mann der CSU, die Kanzlerkandidatur entwinden.

Als Anfang Oktober eine Armin-Laschet-Biografie erscheint, stellt ausgerechnet Markus Söder das Buch in Berlin vor. Er habe Laschet nie unterschätzt, säuselt er. Laschet habe im bevölkerungsreichsten Bundesland immerhin eine Wahl gewonnen. Subtext: anders als Merz und Röttgen. Bei der Corona-Bekämpfung, behauptet Söder, ziehe er mit dem NRW-Ministerpräsidenten an einem Strang. Laschet habe ihm in der Frage der Schulschließungen recht gegeben, er wiederum habe Laschets Idee von der Maskenpflicht für Schüler in Bayern übernommen.

Am besten, erzählt Söder, habe ihm im Buch aber jene Anekdote gefallen, wie Laschet einmal in einen Swimmingpool gefallen sei. In der einen Hand habe er ein Zigarillo gehalten, in der anderen sein Handy. Laschet habe das Zigarillo gerettet. »Das wäre bei mir andersrum gewesen.«

HETZJAGD

5
»Ich kann. Ich will. Ich werde.«

Noch nie hat ein Bundeskanzler aus freier Entscheidung das Amt an einen Nachfolger aus der eigenen Partei übergeben. Konrad Adenauer musste zum Rücktritt gezwungen werden, um das Feld zu räumen für Ludwig Erhard – er verachtete diesen. Willy Brandt wich nach einem Skandal und einer Intrige in der SPD-Fraktion für Helmut Schmidt. Helmut Kohl verhinderte die Kandidatur Wolfgang Schäubles und riss ihn in einer Spendenaffäre mit sich.

Angela Merkel kennt all diese warnenden Beispiele und will es ganz anders machen. Nach ihrer Wiederwahl 2017 ist sie entschlossen, ihr politisches Erbe rechtzeitig zu ordnen. Sie will, dass ihr ein Christdemokrat nachfolgt. Genauer: eine Christdemokratin. Die Geschichtsbücher sollen später nicht nur davon berichten, dass sie die erste Frau im mächtigsten Amt der Republik war, sondern auch, dass sie einer anderen Frau den Weg zur Macht geebnet hat. Ihre Favoritin war Ursula von der Leyen. Die Verteidigungsministerin ist hochintelligent, bienenfleißig und manisch ehrgeizig. Aber nicht beliebt genug, vor allem nicht bei den eigenen Leuten. Das Parteivolk, zu 80 Prozent männlich und im Durchschnitt 61 Jahre alt, fremdelt mit der Powerfrau.

Ganz anders Annegret Kramp-Karrenbauer. In der CDU wird sie von vielen regelrecht geliebt. Im Unterschied zu von der Leyen strahlt sie Wärme aus. Kramp-Karrenbauer – in der Partei von fast allen nur AKK genannt – ist katholisch und hat drei Kinder mit einem ehemaligen Bergbauingenieur, dem man ansieht, dass er nur zu besonderen Anlässen Anzug trägt. Ihre Söhne dienten bei der Bundeswehr und wurden nicht an amerikanischen Eliteuniversitäten ausgebildet, sondern im deutschen öffentlichen Dienst. Mit saarländischem Zungenschlag und Begeisterung für den Karneval vermittelt sie zudem jene Kleinbürgerlichkeit, die das Parteivolk so schätzt. Wirtschaftspolitisch steht sie links von Merkel, in gesellschaftspolitischer Hinsicht eher rechts, so tickt die Basis auch. Als Merkel nach der Wiederwahl beschließt, nicht auf von der Leyen zu setzen, geschieht dies aus der Einsicht, dass der CDU nach der Ära Merkel nicht noch mehr von oben verordnete Erneuerung zuzumuten ist.

Deshalb baut sie auf Kramp-Karrenbauer als Nachfolgerin. Festlegen wird sie sich allerdings nie – weder öffentlich noch intern. In den Gesprächen der beiden Frauen spricht Merkel kein einziges Mal aus, dass sie in der Saarländerin die nächste Regierungschefin sieht. Das Kanzleramt ist kein Erbhof, so sieht es Merkel jedenfalls, sie will Kramp-Karrenbauer nicht zur Kanzlerin machen, sie will ihr nur den Weg hinein ebnen. Ihn gehen muss sie schon selbst. Allerdings haben beide Frauen unterschiedliche Vorstellungen, wie genau der ideale Weg verläuft. Und Kramp-Karrenbauer wird bald erfahren, dass Merkel ihren Weg sogar blockiert.

Kramp-Karrenbauer will Merkels letzte Amtszeit zunächst aus der sicheren Entfernung beobachten – und Ministerpräsidentin im Saarland bleiben. Erst zur Mitte der Legislaturperiode, also im Sommer oder Herbst 2019, will sie ins Bundeskabinett wechseln. Und zwar als Innenministerin. Dieses Ressort hatte sie bereits auf Landesebene als erste Frau überhaupt bekleidet und war damit sehr erfolgreich gewesen. Law and Order mit weiblichem Antlitz: Das könnte sowohl die Kritiker der Politik der offenen Grenzen von 2015 zurückgewinnen als auch Merkel-Fans bei der Stange halten. Aus dieser Position heraus will Kramp-Karrenbauer dann 2020 zugleich nach Parteivorsitz und Kanzlerkandidatur greifen – und 2021 nach dem Kanzleramt. So weit der Plan.

Der Plan ist gut, dies scheint auch Merkel so zu sehen. Sie fragt ihren bisherigen Innenminister Thomas de Maizière nach der Bundestagswahl 2017, ob er im Amt bleiben wolle, »jedenfalls noch ein wenig«. Er soll der Platzhalter für Kramp-Karrenbauer in einer Jamaika-Koalition sein.

Doch es kommt anders: In der Nacht zum 19. November 2017

beendet Liberalen-Chef Christian Lindner völlig überraschend die Sondierungsgespräche über eine Regierung von CDU, CSU, Grünen und FDP mit den markigen Worten: »Besser nicht regieren als schlecht regieren.« Jamaika ist geplatzt.

Die neue Große Koalition, die an seine Stelle rückt, ist eine Notgeburt. Erst auf Druck von Bundespräsident Frank-Walter Steinmeier ringt sich die durch das Wahldebakel gedemütigte SPD dazu durch, noch einmal Merkel zur Kanzlerin zu wählen. Nach einer quälenden Mitgliederbefragung folgt der Rücktritt des Parteivorsitzenden Martin Schulz. Diese Regierung startet also unter einem schlechten Stern.

Umso mehr ist die Kanzlerin entschlossen, ihre letzte Legislaturperiode in Würde zu Ende zu bringen. Es bedeutet für sie auch, als Regierungschefin bis zum letzten Tag an Bord zu bleiben. Doch Kramp-Karrenbauer glaubt nicht mehr, dass es Merkel gelingen wird. Unter dem Eindruck der auch von der Kanzlerin chaotisch geführten Jamaika-Sondierungen und des erbärmlichen Zustands der SPD steht für sie fest: Diese große Koalition hält nicht mehr volle vier Jahre durch. Und damit auch nicht Merkel als Kanzlerin. Ausgeschlossen, dass Kramp-Karrenbauer aus dem gemütlichen Saarland dabei zuschaut, wie in Berlin das Fell des Bären neu verteilt wird. Also muss sie jetzt doch schon in die Hauptstadt.

Ordentlich vorbereiten konnte sie den verfrühten Wechsel nicht, dazu hätte sie sich um ein Bundestagsmandat bewerben müssen. So muss sie ohne Stimme in der Fraktion auskommen – und ohne die Diäten, die materielle Basis jeder Karriere in der Hauptstadt. Noch ist nicht klar, wovon sie in den nächsten Jahren leben soll.

Immerhin hat sie schon frühzeitig einen Vertrauten entsandt, der das Berliner Terrain für sie erkunden soll: Nico Lange. Er stammt aus Ostdeutschland, war Leiter des Washingtoner Büros der CDU-nahen Konrad-Adenauer-Stiftung. Kramp-Karrenbauer interessiert sich weniger für seine US-Expertise als für seine Kenntnisse des deutschen Hauptstadtbetriebs. Lange hatte zuvor für die Stiftung als »Teamleiter Innenpolitik« in der Hauptstadt gearbeitet: auf der intellektuellen Schnittstelle zwischen Stiftung und Partei. Bald wird der hochbegabte Politologe eine Schlüsselrolle bei Kramp-Karrenbauers Aufstieg zur Parteivorsitzenden spielen; aber auch bei ihrem Scheitern in diesem Amt.

Kramp-Karrenbauer muss improvisieren. Im Januar 2018, als die Sondierungsverhandlungen mit der SPD abgeschlossen sind, die Koalitionsverhandlungen aber noch nicht begonnen haben, bietet Merkel ihr an, ins Kabinett zu rücken, drei Posten stehen zur Auswahl: Innenministerin, Verteidigungsministerin oder Ministerin für Wissenschaft und Forschung.

Aber Kramp-Karrenbauer lehnt ab und verblüfft die Kanzlerin mit einem Gegenvorschlag: Sie will Generalsekretärin der CDU werden. Dies widerspricht der üblichen Logik des Berliner Politikbetriebs. Die besagt: Staatsamt sticht Parteiamt. Denn im Staatsdienst verdient man nicht nur deutlich mehr als im Dienst der Partei, man erwirbt auch großzügige Pensionsansprüche.

Vor allem ist die politische Macht – heute gern »Gestaltungsmöglichkeiten« genannt – viel größer. Eine Ministerin regiert, ein Parteivorsitzender oder gar Generalsekretär kann nur Vorschläge machen: also Pressemitteilungen verschicken, die kaum jemand druckt, und Positionspapiere schreiben, die bald in der Schublade verschwinden. Profilieren kann sich ein Nur-Parteipolitiker noch am ehesten durch scharfe Kritik. Aber die ist kaum möglich, wenn die eigene Partei die Regierung stellt.

Generalsekretärin? Kein Vergleich zur Regierungschefin eines Bundeslandes, die nicht nur zu Hause die größte Macht besitzt, sondern über den Bundesrat auch die Politik in ganz Deutschland mitprägen kann. Aus Merkels Sicht gleicht eine Ministerpräsidentin, die Generalsekretärin wird, einem Profifußballer, der einen Erstligaklub verlässt, um mit einem Kreisklasseteam über die Ascheplätze der Dörfer zu tingeln.

Die Dörfer freilich wären begeistert. Genau darauf setzt Kramp-Karrenbauer. Sie will die Herzen der CDU-Basis gewinnen, sie hat erkannt, dass die Partei, die seit über zehn Jahren aus dem Kanzleramt nach tagespolitischen Notwendigkeiten gelenkt wird, nicht nur chronisch unterfordert, sondern auch emotional ausgebrannt ist.

Alle wesentlichen Entscheidungen Merkels – von den offenen Grenzen für Flüchtlinge, der Rettung Griechenlands in der Eurokrise, dem Ausstieg aus der Kernenergie und dem Aussetzen der Wehrpflicht – sind gegen das christdemokratische Bauchgefühl getroffen worden und widersprechen dazu noch dem Parteiprogramm.

Merkel hatte die CDU nach der Wende eher zufällig entdeckt – als Chance auf eine Karriere in der westdeutschen Politik. Als Kanzlerin brauchte sie die Partei für ihre Wahlkämpfe, überließ sie aber sonst weitgehend sich selbst. Politisch waren die Mitglieder kaltgestellt, ihre Versammlungen nur noch Kaffeekränzchen oder ein Ort für das Knüpfen von Geschäftsbeziehungen. Hauptsache, sie störten nicht beim Regieren!

Kramp-Karrenbauer hingegen will die Christdemokraten wieder für Politik interessieren – und eigene Antworten auf die Fragen der Zeit entwickeln lassen. Ihrem Vorbild Heiner Geißler gelang schon einmal, in den Siebzigerjahren, die Verwandlung einer reinen Honoratiorenpartei in eine streitende, lebendige politische Kraft. Damals fand Kramp-Karrenbauer als junge Frau zur CDU. Diese Energie will sie jetzt wieder wecken. Und sich dann von ihr ins Kanzleramt tragen lassen.

Merkel hält dies für naiv. Sie sieht es wie Heiner Geißlers Widersacher Helmut Kohl: Die CDU ist eine Maschine, die am besten lautlos läuft. Für schöne innerparteiliche Debatten ist noch niemand ins Kanzleramt gewählt worden. Im Gegenteil: Nur ein Regierungsamt, das ist Merkels Überzeugung, verleiht die Aura der Macht, die in den Augen der Bürger für die höchsten Posten qualifiziert.

Doch Kramp-Karrenbauer wird im neuen Job schnell glücklich. Auf dem Parteitag wird ihr Verzicht auf das schöne Staatsamt – um sich »ganz in den Dienst der Partei zu stellen« – von den Delegierten gefeiert. Die CDU zahlt ihr ein Gehalt weit über dem Salär ehemaliger Generalsekretäre, es orientiert sich an ihren Bezügen als Ministerpräsidentin: 13 500 Euro im Monat. Ihr Mann bleibt derweil zu Hause in Püttlingen, auch sie will die Wochenenden dort verbringen.

Sie freut sich auf die Restaurants und die Theaterszene der

Hauptstadt. Anfangs besucht sie sogar Berliner Kirchengemeinden und stellt erstaunt fest, dass die Heilige Messe in der preußischen Diaspora oft mit traditionellerer Liturgie gefeiert wird als im katholischen Saarland.

Zuerst aber geht es zurück in die Provinz. Kramp-Karrenbauer startet eine ausgedehnte Tournee durch Hunderte CDU-Ortsverbände. »Zuhörtour« nennt sie das. Offiziell sollen Ideen für ein neues Grundsatzprogramm gesammelt werden. Aber Kramp-Karrenbauer führt eigentlich einen Wahlkampf in eigener Sache. Sie rechnet damit, dass die Große Koalition bald scheitern wird und Merkel die Kanzlerschaft abgeben muss. Und die CDU vielleicht schon in wenigen Monaten über einen neuen Vorsitzenden und Kanzlerkandidaten entscheidet.

Fast erleichtert gibt Merkel, die nominell ja weiter Vorsitzende ist, die Partei in die Hände der Generalsekretärin. Die Sitzungen des Parteipräsidiums beginnen jetzt mit deren Bericht – erst anschließend spricht Merkel. Und sie lässt sich auch als Kanzlerin in die Karten schauen. Kramp-Karrenbauers Arbeitstage starten im Kanzleramt: Sie darf um 8.30 Uhr an der »Morgenlage« teilnehmen, in der sich Merkel mit ihren engsten Mitarbeitern bespricht. Ein großes Privileg, denn nur bei diesem Treffen sagt Merkel offen, was sie denkt. Es ist das letzte echte Arkanum der Exekutive. Während über Sitzungen der Parteiführungen im Stil von Wortprotokollen in der Presse berichtet wird und die Abgeordneten aus Fraktionssitzungen sogar twittern, dringt aus der Morgenlage tatsächlich nie etwas nach draußen.

Im siebten Stock des Kanzleramtes, im Raum LE.7.101 – LE steht für Leitungsebene –, beraten Menschen, die in der Öffentlichkeit keiner kennt, die aber größeren Einfluss auf die Politik haben als die meisten Minister. Merkels Büroleiterin Beate Baumann zählt dazu, außerdem Eva Christiansen, die als Leiterin der Referate »Medienberatung« und »politische Planung« gleich zwei zentrale Aufgaben erfüllt. Kanzleramtsminister Helge Braun nimmt teil und Babette Kibele, die Leiterin der »Zentralabteilung: Innen- und Rechtspolitik«. Zunächst trägt Regierungssprecher Steffen Seibert die Presseschau vor: Ein Dutzend Schlagzeilen und besondere politische Berichte präsentiert er. Auch harte Kritik an Merkel. Anschließend wird in der Runde offene Meinungsbildung betrieben: Was ist zu tun? Muss im »Wording« nachjustiert werden? Braucht es gar einen zusätzlichen Auftritt Merkels?

Die Einladung Kramp-Karrenbauers versteht Merkel als Auszeichnung und Ausbildung: Wie geht Kanzlerin? Das darf Kramp-Karrenbauer nun ganz aus der Nähe beobachten. Ihr Praktikum im Kanzleramt ist rechtlich nicht unproblematisch, Staatsgeschäfte und Parteiangelegenheiten müssen schließlich streng getrennt bleiben. Als sich das Verhältnis der beiden Frauen später abkühlt, wird Kramp-Karrenbauer nicht mehr eingeladen.

Aber noch überwiegt das gemeinsame Interesse. Kramp-Karrenbauer fährt nach den Morgensitzungen im Kanzleramt oft direkt zu CDU-Ortsverbänden überall im Land und hört sich die Sorgen der Parteibasis an, für die Merkel seit Jahren keine Zeit und zuletzt auch keine Geduld mehr hatte. Wenn es in Berlin brennt, steht Kramp-Karrenbauer der Kanzlerin auch dort bei. Im Sommer 2018 etwa zerstreiten sich Merkel und Seehofer so heftig, dass ein Bruch der Fraktionsgemeinschaft von CDU und CSU droht. Ein Versöhnungstreffen scheitert dramatisch, die Kontrahenten sitzen tief in der Nacht in unterschiedlichen Räumen des Konrad-Adenauer-Hauses und warten, dass der jeweils andere nachgibt.

Wie eine Pendeldiplomatin wandert Kramp-Karrenbauer hin und her und ringt ihnen wenigstens einen Formelkompromiss ab, den Nico Lange in seinen Laptop tippt. Den Bruch der Großen Koalition und Neuwahlen hätte Kramp-Karrenbauer in Kauf genommen, aber eine Spaltung von CDU und CSU hätte ihren Traum von der Kanzlerschaft aussichtslos gemacht.

Anders als Merkel, die sich im Kanzleramt abschottet, bekommt Kramp-Karrenbauer den Unmut der Parteibasis mehrmals wöchentlich ungefiltert zu spüren. Ihre »Zuhörtour« läuft ja noch. Sie ist jetzt stundenlang im Dienstwagen unterwegs, um sich auch noch vom letzten CDU-Ortsverband im äußersten Winkel der Republik sagen zu lassen, dass es so in Berlin nicht weitergehe.

Bald erbebt sogar das Zentrum der Macht. Ende September 2018 fällt Merkels langjähriger Fraktionschef Volker Kauder bei seiner turnusmäßigen Wiederwahl durch. Obwohl sich Merkel für ihren wichtigsten parlamentarischen Mitarbeiter starkmachte, gewinnt sein Gegenkandidat Ralph Brinkhaus – eine offene Rebellion der Abgeordneten gegen die eigene Regierungschefin. Kaum jemand in der Partei wettet jetzt noch darauf, dass Merkel bis zum Ende der Legislaturperiode im Kanzleramt durchhält. Die Große Koalition gleicht einem taumelnden Boxer, der immer neue Wirkungstreffer einstecken muss. Im Oktober verliert die CSU dann die absolute Mehrheit in Bayern, die CDU steht in bundesweiten Umfragen nur noch bei 22 Prozent. Und in zwei Wochen steht die Landtagswahl in Hessen an.

Merkel scheint am Ende. Ihr Plan, geordnet bis zum Schluss zu regieren und dann selbstbestimmt zu gehen und die Macht an Kramp-Karrenbauer zu übergeben, droht zu scheitern. Ihre Entscheidung, überhaupt noch einmal anzutreten, um den Westen vor Trump zu retten – ein historischer Irrtum?

Jetzt schlägt die Stunde von Friedrich Merz. Er galt vor zwei Jahrzehnten als der intellektuell versierteste und rhetorisch schärfste Christdemokrat seiner Generation. Doch Merkel hat ihn durch einen Hinterzimmerdeal als Fraktionsvorsitzenden abgelöst und aus der Politik gedrängt. Merz hat ihr das nie vergeben, und jetzt endlich scheint sie geschwächt genug, damit er zurückschlagen kann. Ein paar Wochen zuvor, bei einer launigen Weinrunde im exklusiven China Club hinter dem Adlon am Brandenburger Tor, hat Merz vor Freunden aus der Wirtschaft geprahlt: »Wenn Hessen schiefgeht, mach ich es!«

Am 28. Oktober 2018, dem Tag der Hessenwahl, treffen am Nachmittag die Resultate der »Exit Polls« in Kanzleramt und Konrad-Adenauer-Haus ein. Die Umfrageinstitute passen die Wähler direkt nach ihrer Stimmabgabe ab und kennen auf diese Weise schon Stunden vor der Schließung der Wahllokale ziemlich genau das Ergebnis. Veröffentlicht werden diese Daten nie, die Institute stellen sie den Spitzenpolitikern aber diskret zur Verfügung. Die wiederum reichen sie gerne an Journalisten weiter, um sie gewogen zu stimmen. Schließlich hilft es, sich vorbereiten zu können und seine Analysen nicht spontan verfassen zu müssen – die Spannung, mit der um 18 Uhr die erste Prognose der Wahlergebnisse im Fernsehen präsentiert wird, ist in den Studios immer nur gespielt.

Während die letzten Wähler noch abstimmen, beraten die Spitzenpolitiker also schon, wie sie mit dem Ergebnis umgehen sollen. So ist es auch diesmal. Die CDU hat nur 27 Prozent geholt; ihr schlechtestes Resultat in Hessen seit 1966. Kramp-Karrenbauer fragt am Nachmittag im Kanzleramt nach, ob Merkel vielleicht doch persönliche Konsequenzen aus dem schlechten Ergebnis ziehen wolle. Die Generalsekretärin muss wissen, was ihre Kanzlerin denkt, denn sie wird am Abend live im Fernsehen bei *Anne Will* dazu gefragt werden.

Merkel erklärt ihr am Telefon, sie könne gern wiederholen, was sie als Kanzlerin kürzlich in einem Zeitungsinterview geäußert hatte. Auf eine erneute Kandidatur beim CDU-Parteitag angesprochen, hatte Merkel geantwortet: »Ich habe meine Meinung, dass Parteivorsitz und Kanzlerschaft zusammengehören, nicht geändert.« Kramp-Karrenbauer versteht: Merkel will Parteivorsitzende bleiben. So spricht es die Generalsekretärin dann auch vor einem Millionenpublikum aus.

Am folgenden Morgen erhält sie einen Anruf von Merkel: »Können wir uns vor der Präsidiumssitzung in deinem Büro treffen?« Dort platzt die Bombe. Nur fünf Minuten vor Beginn der Sitzung erklärt Merkel der verdutzten Generalsekretärin, dass sie als Parteivorsitzende nicht noch einmal antreten werde.

Kramp-Karrenbauer hat kaum Zeit, ihre Gedanken zu sortieren. Merkel liest im Präsidium ihr präzise vorbereitetes Statement ab, warum sie den Schritt, den sie stets kategorisch ausgeschlossen hat, jetzt doch vollzieht. Ein geschliffener Vortrag von knapp neun Minuten Länge. Merkel wird ihn im anschließend tagenden Parteivorstand wiederholen und dann wortgleich auf der folgenden Pressekonferenz. Sie nimmt die Kritik in voller Härte an: »Inakzeptabel« sei der Zustand ihrer Bundesregierung, da könne man nicht zur

Tagesordnung übergehen. Kanzlerin wolle sie allerdings bleiben, nur für den Parteivorsitz kandidiere sie nicht mehr. Damit wolle sie ihrer CDU »Spielräume« eröffnen.

Der Spielraum ihrer Generalsekretärin ist jetzt allerdings mehr als klein. Sie hat nur wenige Minuten zum Überlegen: Soll sie jetzt als Nachfolgerin antreten oder nicht? Kramp-Karrenbauer wird Merkel nie verzeihen, dass sie ihr keine Vorwarnung gab, damit sie sich eine Strategie zurechtlegen konnte. Später wird Merkel sogar erklären, sie habe die Entscheidung zum Rückzug für sich schon vor dem Sommer getroffen.

So zögert Kramp-Karrenbauer und meldet sich in der Präsidiumssitzung zunächst nicht zu Wort. Ein anderer, der gar nicht im Raum ist, weil er dem Gremium nicht angehört, erhält dafür alle Aufmerksamkeit. Auf den Handys der Sitzungsteilnehmer erscheint die Eilmeldung: Friedrich Merz tritt als neuer Parteivorsitzender an.

Alle Augen richten sich auf Kramp-Karrenbauer. Doch als sie spricht, liefert sie eine derart ausführliche Lageanalyse, dass mancher schon glaubt, Kramp-Karrenbauer traue sich einfach nicht. Parteivorsitzende will sie zwar werden, aber nicht jetzt schon. Nicht solange Merkel im Kanzleramt sitzt, schließlich hat die selbst immer wieder gesagt: »Kanzlerschaft und Parteivorsitz gehören in eine Hand.«

Aber das gilt ja jetzt nicht mehr. Merkel hat mit ihrem überraschenden Rückzug den Kampf um die Nachfolge eröffnet. Und Merz hat ihn angenommen. Wenn Kramp-Karrenbauer jetzt nicht nach der Parteiführung greift, wird es ein anderer tun. Jens Spahn hat schon mit einer Handbewegung angezeigt, dass er in der Sitzung auch noch sprechen will. Und dann ist da ja noch einer im Raum, der erkennbar mit sich ringt: Armin Laschet.

Es ist Kramp-Karrenbauers letzte Chance, den beiden zuvorzukommen. Am Ende ihres Redebeitrages erklärt sie endlich doch noch ihre Kandidatur. Der Applaus ist groß, die Parteiführung will sie. Als Spahn nur Minuten später nachzieht, rührt sich keine Hand. Und Laschet? Der grummelt nur, es sei »verwunderlich«, dass es nach so wichtigen Nachrichten sofort »Spontankandidaturen« gebe.

Laschet hat das Momentum verpasst. Er hadert mit sich selbst und mit Kramp-Karrenbauer, die mutiger war als er.

So heißt das Duell: Kramp-Karrenbauer gegen Friedrich Merz. Spahn hat keine Chance auf den Vorsitz. Acht Mal treffen die drei Bewerber in Regionalkonferenzen aufeinander, 14 000 CDU-Mitglieder sind dabei, 200 000 Menschen schauen im Netz zu. Den meisten Beifall erhält stets Merz. Er liegt auch im ersten Wahlgang auf dem Parteitag am 7. Dezember 2018 in Hamburg vorn.

Doch Kramp-Karrenbauer hat einen Plan, um Merz wenigstens einen Teil seiner konservativen Unterstützer abspenstig zu machen. Den von Merkels Flüchtlingspolitik frustrierten Innenpolitikern hat sie eine Aufarbeitung der Entscheidungen des Jahres 2015 versprochen, ein »Werkstattgespräch«. Und der Parteijugend, die eigentlich zwischen dem jungen Spahn und Merz schwankt, unterbreitet sie ein kluges Angebot: Sie macht den Vorsitzenden der Jungen Union, Paul Ziemiak, zu ihrem Generalsekretär.

Und sie hält eine Bewerbungsrede, die ihr niemand zugetraut hatte. Am Abend zuvor, in ihrem Hotelzimmer im Hotel Atlantic, wo sich die CDU-Führung neben dem Dauermieter Udo Lindenberg einquartiert hat, hat sie ihr Skript noch einmal umgeschrieben. Als Inspiration diente ihr dabei eine DVD, die ihr Vertrauter Nico Lange aus den USA mitgebracht hatte: eine vierzehn Jahre alte Rede eines damals noch unbekannten amerikanischen Politikers namens Barack Obama, gehalten auf dem Nominierungsparteitag des Präsidentschaftsbewerbers John Kerry. Kramp-Karrenbauer war beeindruckt. Obama begann mit der Einwanderung seines Vaters in die USA und erzählte die Geschichte des eigenen Aufstiegs als Teil der Geschichte des ganzen Landes. Genauso macht es die Saarländerin jetzt auf dem Parteitag. Sie erzählt von ihrem Eintritt in die CDU im Jahre 1980 und ihrem persönlichen Weg als Mutter von drei Kindern bis zur Ministerpräsidentin als Teil der Geschichte der CDU.

Wie ein Prediger oder ein Bluessänger variierte Obama immer wieder dieselbe Formel. Kramp-Karrenbauer tut es ihm gleich: »Weil die CDU damals die Partei war, die nicht den Schwarzmalern hinterhergelaufen ist! Weil die CDU damals nicht ängstlich geschaut hat, was die Mitbewerber für Themen setzen! Weil die CDU damals die Partei war, die Kurs gehalten hat auch in schwierigen Zeiten: zuerst beim NATO-Doppelbeschluss und später bei der deutschen Einheit. Weil die CDU damals die Partei war, die mit Mut und Optimismus und mit Lust auf Zukunft, mit eigenen Ideen eine Strahlkraft hatte, die Menschen aus allen politischen Lagern wieder in die Mitte gezogen hat! Das war meine Partei, und deswegen bin ich damals in die CDU eingetreten!«

Passagenweise kopiert Kramp-Karrenbauer Obamas Rede bis ins Detail. Dieser hatte seine Parteifreunde vor Kommentatoren gewarnt, die das Land spalten wollten: »Ich sage heute Nacht zu Ihnen: Es gibt kein liberales Amerika. Es gibt kein konservatives Amerika. Es gibt nur die Vereinigten Staaten von Amerika. Es gibt kein schwarzes Amerika, kein weißes Amerika und kein Latino-Amerika oder asiatisches Amerika. Es gibt die Vereinigten Staaten von Amerika.« Kramp-Karrenbauer warnt vor »Kommentatoren«, die der CDU eine Richtungsentscheidung einreden wollten: »Ich habe gelesen, dass es jetzt die konservative Union gibt. Und die liberale. Und die, die wirtschaftsfreundlich ist. Und die, die arbeitnehmerfreundlich ist. Und die Union, die im Osten ist. Und die, die im Westen ist. Liebe Freundinnen und Freunde, für mich gibt es keine konservative und liberale Union. Keine, die wirtschaftsfreundlich oder arbeitnehmerfreundlich ist. Keine im Osten und keine im Westen. Für mich gibt es nur die eine Union. Die CDU!«

Allein der Versuch, Barack Obama zu kopieren, erscheint verwegen. Vielleicht auch deshalb merkt keiner der 1001 Delegierten und über 1000 anwesenden Journalisten, von wem sie abgeschrieben hat. Kramp-Karrenbauer selbst und Nico Lange schweigen tunlichst – und genießen am nächsten Morgen still jene Leitartikel, die hervorheben, hier hätte endlich eine Politikerin authentisch aus ihrem Herzen gesprochen.

Kramp-Karrenbauer gewinnt die Wahl im zweiten Durchgang mit 35 Stimmen Mehrheit. Ihr Triumph ist offensichtlich auch der von Angela Merkel. Sie hat ihre Wunschnachfolgerin durchgesetzt.

Ihr Erbe scheint gesichert. Jetzt kann sie in Ruhe zu Ende regieren und dann ihren Traum verwirklichen, selbstbestimmt aus dem Amt zu scheiden.

Denkt sie.

Aber da ist immer noch Friedrich Merz. Der gibt sich trotz seiner Niederlage nicht geschlagen und sucht sich eine überraschende Verbündete: die Frau, die ihn gerade besiegt hat.

Im Januar 2019 sprechen die beiden, die gerade noch Rivalen waren, zum ersten Mal unter vier Augen, nur wenige Wochen nach dem Parteitag. Es ist das Treffen einer Siegerin und eines Besiegten. Und der Besiegte erklärt der Siegerin, was jetzt nötig sei: nämlich Merkel zu stürzen.

Nachdem sie die Kanzlerin als Parteivorsitzende abgelöst habe, müsse sie, so rät ihr Merz dringend, jetzt das Kanzleramt ins Visier nehmen. Und zwar sofort. Sie habe genügend Rückenwind, der Parteitag habe sie gleichsam dazu ermächtigt. Zwar sei ihre Mehrheit mit 517 zu 482 Stimmen denkbar knapp gewesen, aber um den unterlegenen Teil der Christdemokratie müsse sie sich keine Sorgen machen. Er sei bereit, seine Truppen für Kramp-Karrenbauer in die Schlacht ums Kanzleramt zu führen. Und, übrigens, er würde gern Minister in ihrer Bundesregierung werden.

Kramp-Karrenbauer ist baff. Merz ist aber noch nicht fertig. Merkel zu stürzen, sei ihre einzige Chance, sagt er. Wenn Kanzlerschaft und Parteivorsitz nicht in einer Person vereint seien, gerieten die beiden Spitzenfrauen automatisch in Konflikt miteinander.

Kramp-Karrenbauer lehnt ab. Aber sie gerät ins Grübeln.

Merz setzt nach. Wenn sie es nicht wage, nach der Kanzlerschaft zu greifen, werde ihre Position als Parteichefin schon bald geschwächt sein. Und dann droht er ihr: In diesem Fall werde er eine zweite Chance suchen und noch einmal nach dem Parteivorsitz greifen.

Was für eine Dreistigkeit! Andere Frauen hätten seinen Vortrag wohl als männliche Belehrung und Erpressung empört zurückgewiesen. Nicht so Kramp-Karrenbauer. Sie dankt Merz für seine offenen Worte.

Die beiden vereinbaren, im Gespräch zu bleiben. Bald werden daraus regelmäßige Treffen. In gewisser Weise mögen sich diese so unterschiedlichen Charaktere sogar – obwohl Merz seine Drohung wahr machen wird und seine Truppen um sich schart, um sie auf dem nächsten Parteitag in Bedrängnis zu bringen. Sie ist davon genervt, aber sie nimmt Merz die Attacke persönlich nicht übel.

Er habe sie zwar bekämpft, wird Kramp-Karrenbauer später sagen, aber er habe das als Einziger mit offenem Visier getan. Von anderen innerparteilichen Rivalen, die ihr politisch viel näherstehen, könne sie das nicht sagen. Klar, wer hier gemeint ist: Armin Laschet.

Dem Kanzleramt, das überall in Berlin Beobachter und Zuträger hat, bleibt die überraschende Annäherung von Kramp-Karrenbauer und Merz zu Beginn des Jahres 2019 nicht lange verborgen. Argwöhnisch beobachtet das Umfeld der Kanzlerin, was die Frau, die doch Merkels Erbe gegen Merz verteidigen soll, da plötzlich treibt.

Und was sie da sehen, freut sie gar nicht.

6
Cocktails unter Freundinnen

Als die Kanzlerin erfährt, dass die Frau, die sie beerben möchte, die Machtfrage stellt, gibt sie eine überraschende Antwort: Angela Merkel bestellt einen Aperol Spritz.

Es ist der 10. Februar 2019, ein früher Sonntagabend, kein ungewöhnlicher Zeitpunkt für einen Drink, wenn es nicht Merkel wäre, die so viel Wert legt auf ihr protestantisches Arbeitsethos. Auch der Ort ist ungewöhnlich: Die Kanzlerin trinkt in einer Hotelbar. Das Sheraton Berlin Grand Hotel Esplanade liegt mitten in der Hauptstadt, am Lützowufer, mit Blick auf den Landwehrkanal. Ein Piano gibt es hier für live gespielte Hintergrundmusik, hohe lederbezogene Barhocker und eine Karte, die »fast 100 Drinks« führt, darunter »genauso Klassiker wie Swimmingpool und Caipirinha wie die modernen Liquid-Kitchen-Cocktails, deren Ingredienzen wie rosa Pfeffer, Paprika oder Rosmarin üblicherweise in der Küche zu finden sind«.

Merkel genießt die Atmosphäre mit zwei Freundinnen. Die eine ist Monika Grütters. Als »Staatsministerin für Kultur und Medien« liegt ihr Büro schräg über dem der Kanzlerin – mit Zugang zur Dachterrasse des Kanzleramts, auf der Grütters gerne die Krähen füttert. Sie bespielt für die CDU die Kulturszene mit Fördergeldern in Millionenhöhe. Die zweite Freundin ist Annette Schavan, Merkels Bildungs- und Forschungsministerin, bis 2014 herauskam, dass ihre Dissertation ein Plagiat war und sie selbst um ihre Entlassung bitten musste. Schavan ist gerade aus Rom zurückgekehrt, Merkel hatte ihr den schmählichen Abgang mit der Ernennung zur deutschen Botschafterin beim Heiligen Stuhl versüßt.

Für einen Drink mit Freundinnen gäbe es für eine Kanzlerin diskretere Orte als eine Hotelbar am Rand des Regierungsviertels. Die

Gläser sind gerade erst geleert, da meldet schon die *Bild*-Zeitung das Stelldichein. Es ist nicht so, dass ein Reporter des Boulevardblatts zufällig vorbeigekommen wäre – dann hätte er gewiss auch ein Foto gemacht. Die Redaktion hat wohl einen Tipp bekommen. Alle sollen wissen: Heute ist die Kanzlerin besonders entspannt. Du kannst mir gar nichts, lautet die Botschaft.

Sie gilt der Frau, die gerade kaum 300 Meter entfernt von der Hotelbar im Konrad-Adenauer-Haus, dem Hauptquartier der CDU, weniger entspannt ist. Annegret Kramp-Karrenbauer ist seit vier Wochen Parteivorsitzende – und will an diesem Tag damit beginnen, die CDU von Angela Merkel zu emanzipieren.

Deshalb hat sie die Parteiführung, Fachpolitiker und Experten zu einem zweitägigen »Werkstattgespräch Migration, Sicherheit und Integration« eingeladen. Weder der sperrige Titel noch die vorherige Beteuerung, man wolle nicht zurückblicken, verbirgt den eigentlichen Zweck der Veranstaltung: Kramp-Karrenbauer möchte, dass die CDU endlich ins Reine kommt mit Merkels Flüchtlingspolitik. Nachdem die Kanzlerin am 4. September 2015 mitten in der Nacht entschied, syrische Flüchtlinge einreisen zu lassen, die in Ungarn über die Autobahn marschiert waren, sind Hunderttausende nach Deutschland gekommen. Die Medien und der politische Gegner haben die Politik der offenen Grenzen gefeiert.

Aber ein großer Teil der CDU hat die Kanzlerin nicht mehr wiedererkannt. Die Beziehung der Basis zur eigenen Führung ist gestört, auch das Verhältnis zur Schwesterpartei CSU. Beides muss Kramp-Karrenbauer heilen, will sie bald einen Wahlkampf ums Kanzleramt gewinnen. Deswegen das Werkstattgespräch.

Kramp-Karrenbauer weiß, dass sie ohne die Konservativen in der CDU nicht Kanzlerin werden kann. Ohne sie wäre sie nicht einmal Parteivorsitzende geworden. Kramp-Karrenbauer hatte die Stimmen der Merkelianer, der Frauen und des Sozialflügels sicher. Aber dies allein reichte nicht gegen Friedrich Merz, den Favoriten der Merkel-Kritiker und des Wirtschaftsflügels. Um zu siegen, musste Kramp-Karrenbauer eine weitere Gruppe überzeugen, hatte ihr Chefstratege Nico Lange analysiert: die Konservativen, die Kritiker von Merkels Flüchtlingspolitik, ausgerechnet. Um sie bei der Stange zu halten, hat sich Lange das Werkstattgespräch ausgedacht, das Kramp-Karrenbauer im innerparteilichen Wahlkampf versprach.

Ohne die Anhänger von Law and Order wäre Kramp-Karrenbauer also gar nicht ins Amt gekommen. Und sie ist entschlossen, die Kritiker der offenen Grenzen von 2015 zurück in die Mitte der Partei zu holen. Ob Merkel will oder nicht. Für die Kanzlerin wiederum ist das Werkstattgespräch eine Kriegserklärung. »Verplemperte Zeit« nennt sie die parteiinterne Vergangenheitsbewältigung sofort. Doch Kramp-Karrenbauer bleibt dabei. »Die Parteiführung obliegt mir«, stellt sie vor Vertrauten fest. Nicht Merkel, nicht mehr.

Aber die Kanzlerin denkt nicht daran, sich einzureihen. Sie boykottiert die Werkstatt einfach. Sogar der Bundesgeschäftsführer der CDU, Klaus Schüler, fehlt demonstrativ, als Kramp-Karrenbauer das Treffen am 10. Februar eröffnet – ein Affront des obersten Angestellten der CDU. Jeder Funktionär weiß jetzt: Ich muss mich zwischen der alten und der neuen Chefin entscheiden.

Kramp-Karrenbauer hat diese Frontstellung nicht gewollt. Für sie ist klar, dass es keine Wiederannäherung an die CSU geben kann, wenn die Ursache des unheilvollen Streits der Schwesterparteien nicht aufgearbeitet wird. Dafür will sie den Kritikern der Grenzöffnung das Gefühl geben, wieder zur Familie zu gehören.

Und die Rehabilitierung der Skeptiker der Flüchtlingspolitik gelingt fast zu gut. Das als Versöhnungstreffen geplante Werkstattgespräch droht zur Jahreshauptversammlung der Merkel-Kritiker zu werden. Zur Eröffnung am Sonntagabend lässt Kramp-Karrenbauer deshalb vorsichtshalber keine Journalisten zu, am Montag weigert sich die Pressestelle sogar, eine Liste der Teilnehmer herauszugeben, die in mehreren Arbeitsgruppen beraten. Die Vorsitzende selbst ist so nervös, dass ihr bei der Begrüßung am Sonntagabend ein peinlicher Fauxpas unterläuft. Eine Situation wie 2015 dürfe es nie wieder geben, darüber müsse offen diskutiert werden: »Und ich freue mich insbesondere, dass wir das nicht nur als Sozialdemokratinnen und Sozialdemokraten hier unter uns tun.« Alle lachen. Schnell schiebt sie nach, sie habe selbstverständlich Christdemokraten gemeint und sich nur versprochen, weil die Sozialdemokraten ihrerseits gerade damit beschäftigt seien, ihr Trauma aufzuarbeiten: Hartz IV.

Merkels Flüchtlingspolitik ein Trauma? Aus dem Versprecher ist ein echter Freud'scher geworden, der offenbart, was Kramp-Karrenbauer wirklich denkt.

Die Nachricht vom nur 300 Meter entfernt genossenen Aperol Spritz unter Freundinnen, die in die Runde platzt, macht auch dem Letzten klar, was Merkel von dem ersten großen Projekt der neuen Parteivorsitzenden hält: gar nichts.

Deshalb entscheidet sich Kramp-Karrenbauer, am nächsten Tag zurückzuschlagen. Die Teilnehmer des Werkstattgesprächs beraten hinter verschlossenen Türen in vier Arbeitsgruppen. In der entscheidenden AG »Ordnung und Steuerung der Migration in und nach Deutschland« führt der Chef der Bundespolizei, Dieter Romann, das Wort. Ausgerechnet Romann. Seine Truppe hatte im Herbst 2015 schon alles vorbereitet, um die Grenze zu schließen und Flüchtlinge zurückzuweisen – und durfte es dann doch nicht. Jetzt schreibt er mit auf, wie sich die CDU künftig ihre Migrationspolitik vorstellt. Anders als Merkel, ganz anders. Zurückweisungen von Flüchtlingen an der Grenze sollen künftig möglich sein.

Merkels Flüchtlingspolitik wäre damit offiziell als Fehler eingestanden.

In den *Tagesthemen*, die Kramp-Karrenbauer am Abend live interviewen, sorgt Moderator Ingo Zamperoni durch geschicktes Fragen dafür, dass alle Zuschauer mitbekommen, welche Revolution in der CDU-Zentrale tatsächlich beschlossen wurde: »Heißt das, Sie wollen die deutsche Grenze dichtmachen?«, fragt er Kramp-Karrenbauer. Die antwortet stoisch: »Wir haben gesagt, als Ultima Ratio wäre das durchaus denkbar.«

Es ist das glatte Gegenteil von Merkels Diktum, es sei faktisch unmöglich, die Grenze zu schließen. Eine Absage an die bedingungslose Willkommenskultur. Die Revision der Politik der offenen Grenze, für die Markus Söder und Horst Seehofer monatelang vergeblich gekämpft hatten. Und ganz offensichtlich auch ein Bruch mit Merkel.

Noch ist Angela Merkel die Flüchtlingskanzlerin – und Corona weit entfernt. Die Frau, die sie beerben will, hat ihr in der entscheidenden Frage widersprochen. Aber nicht nur dort. Als Vorsitzende hatte Merkel der Partei zuletzt verboten, Forderungen aufzustellen, die man in der Großen Koalition nicht umsetzen könne. Sie will als Kanzlerin mit der ganzen Regierung identifiziert werden und hat viel Erfahrung darin, sozialdemokratische Erfolge für sich selbst zu nutzen: ob Mindestlohn, Rentengeschenke, neue Sozialleistungen oder sogar die »Ehe für alle«. Was die SPD durchsetzt, macht im Zweifel Merkel populär.

Der Nachteil der Merkel-Methode ist offenkundig: Anliegen der CDU fallen regelmäßig unter den Tisch. Als die CDU 2016 auf ihrem Parteitag gegen den Willen Merkels beschließt, den »Doppelpass« für Kinder ausländischer Eltern wieder abzuschaffen, erklärt die Kanzlerin noch auf dem Parteitagsgelände knapp, sie werde gar nicht erst versuchen, dies beim Koalitionspartner SPD durchzusetzen.

Kramp-Karrenbauer bricht mit dieser Methode. Sie fordert, den Solidaritätszuschlag noch in der aktuellen Legislaturperiode abzuschaffen – und zwar komplett. Das stand zwar so auch im CDU-Wahlprogramm, aber nicht im Koalitionsvertrag. Dort hat die SPD durchgesetzt, dass die einst zur Finanzierung der deutschen Einheit eingeführte Sondersteuer nur für kleine und mittlere Einkommen gestrichen wird. Die Vorsitzende will deutlich machen, dass die CDU gerne mehr gewollt hätte. Merkel hält dies für grundfalsch: Besser das Erreichte als eigenen Erfolg verkaufen.

Was das Kanzleramt bei Kramp-Karrenbauers »CDU pur«-Kurs am meisten irritiert: Sie meint tatsächlich die gesamte Partei. Obwohl ihr Sieg allgemein als Votum für die Fortsetzung des Merkel-Kurses interpretiert wurde, kümmert sich die Siegerin vor allem um die Christdemokraten, die mit dem abgeschliffenen Parteiprofil hadern, das sie Merkel anlasten.

So intensiv streichelt Kramp-Karrenbauer die konservativen und wirtschaftsliberalen Merkel-Kritiker, dass es der Kanzlerin bald verdächtig wird. »Du überdrehst!«, warnt Merkel in einem kritischen Gespräch unter vier Augen. Aber Kramp-Karrenbauer bleibt bei ihrer Linie: Als Parteivorsitzende, die nur mit 52 Prozent gewählt worden ist, müsse sie den anderen 48 Prozent besonders beweisen, dass sie für alle da sei, nicht nur für ihre früheren Unterstützer.

Auch in der Parteispitze schafft sich die Vorsitzende gezielt neue Freunde. Jahrelang hatte die Gremienarbeit vor allem darin bestanden, am Montagmorgen sehr früh nach Berlin zu fahren, um sich im Präsidium anzuhören, wie die Kanzlerin die aktuelle Lage einschätzt. Kritik war nicht erwünscht. Wer sie doch äußerte, galt wie Jens Spahn bald als Querulant. Kramp-Karrenbauer versucht hingegen, die Spitzengremien vom Selbstverständnis als nachgeordnete Behörden des Kanzleramts zu befreien. Sie führt sogar ein neues informelles Gremium ein: Regelmäßig trifft sie sich mit ihren Stellvertretern und ihrem Generalsekretär – ohne Merkel.

Auf einer Führungsklausur im Januar 2019 wird die Vorsitzende regelrecht gefeiert. Denn für sie sprechen die Umfragen, die wichtigste Währung, mit der in der Politik zwischen Wahlen gehandelt wird. Als Merkel vier Monate zuvor angekündigt hatte, den Vorsitz abzugeben, stand die CDU bei den großen Instituten zwischen 24 und 27 Prozent, mit sinkender Tendenz. Der innerparteiliche Wahlkampf um die Nachfolge und der Sieg Kramp-Karrenbauers haben die Partei auf 32 Prozent gehoben. Immerhin ein Aufwärtstrend.

Partei versöhnt bis begeistert, gute Umfragen, sehr wohlwollende Presselage: Annegret Kramp-Karrenbauer segelt als neue Vorsitzende mit so viel Wasser unter dem Kiel, dass sich mancher fragt, warum sie das Schiff jetzt nicht gleich Richtung Kanzleramt steuert. Friedrich Merz hatte ihr ja genau das geraten. Andere auch.

Zwölf Tage später kommt es zu einem Krisengespräch zwischen Merkel und Kramp-Karrenbauer. Die Kanzlerin hat ihre Parteifreundin ins Restaurant Jolly gebeten. Das elegant eingerichtete Lokal, das gegenüber der Berliner Museumsinsel mit Blick auf Pergamon- und Bode-Museum liegt, serviert moderne asiatische Küche aus frischen Zutaten, als besondere Spezialitäten gelten ein vegetarischer Tontopf und ein Avocado-Papaya-Salat, auch die Pekingente ist vorzüglich. Die Kanzlerin schätzt das Jolly jedoch aus einem anderen Grund: Sie wohnt zwei Häuser weiter.

Das minimiert nicht nur den Aufwand für Merkels Personenschützer, sondern sendet schon mit der Einladung ein Signal: Ich rufe. Und du kommst zu mir.

Auch der Zeitpunkt der Einladung ist bemerkenswert. Denn Kramp-Karrenbauer hat unmittelbar vor dem Treffen mit Merkel wieder eine Begegnung mit Friedrich Merz, im China Club am Pariser Platz. Von dort fährt sie direkt ins Jolly, es dauert keine 15 Minuten. Ob Merkel weiß, dass Kramp-Karrenbauer gerade den Mann getroffen hat, der noch immer ihren Sturz plant?

Die Parteivorsitzende glaubt jedenfalls, klärende Worte sprechen zu müssen. Niemals, versichert sie Merkel an diesem Abend, habe sie vorgehabt, sie vorzeitig aus dem Amt zu drängen. Auch in Zukunft werde sie dies nicht tun: »Das ist nicht meine Art, Politik zu machen.«

Doch Merkel bleibt misstrauisch. Weder beim Abendessen im Jolly noch in den folgenden Monaten wird die Kanzlerin ihren Argwohn verlieren. Sie hält es schlicht für undenkbar, dass eine Spitzenpolitikerin, die so weit gekommen ist, die Gelegenheit, Kanzlerin zu werden, vorbeiziehen lässt.

Zu Beginn des Jahres 2019 sieht es so aus: Annegret Kramp-Karrenbauer ist nicht nur die Frontfrau der Liberalen in der CDU, sie hat auch die Konservativen wieder mit der Partei versöhnt. In den Politikerrankings steht sie gleichauf mit Merkel an der Spitze. Sie ist auf dem Höhepunkt ihrer Popularität.

Ab jetzt geht es bergab.

7
»Du willst mich stürzen?«

Annegret Kramp-Karrenbauers Abstieg beginnt zehn Tage nach dem Gespräch mit Angela Merkel im Jolly – ausgerechnet auf einer Bühne, die sie so sicher beherrscht wie kaum eine andere: im Karneval. Während sich Merkel kaum zu einem Lächeln durchringen kann, wenn sie einmal im Jahr, Ende Januar, Prinzenpaare, Dreigestirne und Funkenmariechen aus Tradition im Kanzleramt empfangen muss, liebt Kramp-Karrenbauer das volkstümliche Brauchtum. Und sie nutzt es schon lange für ihre politischen Zwecke.

Als saarländische Innenministerin – und erste Frau in Deutschland in einem solchen Amt überhaupt – nahm sie die sehr männlich geprägten Sicherheits- und Beamtenapparate für sich ein, indem sie gemeinsam mit ihrer Staatssekretärin auf der internen Karnevalsfeier als Putzfrauenduo auftrat. Die Botschaft: Vor mir muss kein Mann Angst haben, mit mir kann man sogar lachen und trinken.

Es wird zur populären Masche. Als Ministerpräsidentin gibt sie im Saarland alljährlich die »Putzfrau Gretel«. Live übertragen vom saarländischen Rundfunk, reißt sie in breitem Dialekt Witze über Regierung, Opposition, Journalisten – und sich selbst. Ihre derben Sprüche versöhnen Traditionalisten mit der neuen Realität einer Frau als Regierungschefin. »Das Annegret«, wie sie im saarländischen Dialekt genannt wird, ist eine von ihnen.

In dieser Gewissheit absolviert Kramp-Karrenbauer ihren ersten Karnevalsauftritt als CDU-Vorsitzende und Kanzlerin in spe. Sie ist vor das »Stockacher Narrengericht« geladen, ein Höhepunkt der schwäbisch-alemannischen Fastnacht und eine der zahllosen Karnevalssendungen in den öffentlich-rechtlichen Regionalprogrammen, in denen Politiker menscheln dürfen. Dort »verteidigt« sie sich gegen Vorwürfe der »gewaltsamen Kastration der CDU« und des

»Thronraubs durch Verführung eines Minderjährigen« – gemeint ist ihr Generalsekretär Paul Ziemiak. Auf diesem Niveau gibt Putzfrau Gretel eine Dreiviertelstunde lang Saures: »An Paul Ziemiak ist nichts minder und nichts jährig. Er sieht zwar so aus, aber er ist es nicht.« Johlen! Tusch! Tädää!

Der Saal ist begeistert. Kaum einer kriegt mit, dass Kramp-Karrenbauer auch einen Witz über das »dritte Geschlecht« zum Besten gibt: »Wer war denn von euch vor Kurzem mal in Berlin? Da seht ihr doch die Latte-macchiato-Fraktion, die die Toiletten für das dritte Geschlecht einführen. Das ist für die Männer, die noch nicht wissen, ob sie noch stehen dürfen beim Pinkeln oder schon sitzen müssen. Dafür, dazwischen, ist diese Toilette.« Johlen! Tusch! Tädää!

Keiner der 1500 Narren im Saal nimmt Anstoß an dem schlechten Kalauer, auch nicht grüne Landespolitikerinnen, die sich danach mit dem CDU-Spaßvogel fotografieren lassen. Auch die ARD-Moderatoren der Livesendung sind begeistert. Als Kramp-Karrenbauer sich anschließend nach Hause ins Saarland fahren lässt, denkt sie: Wieder mal ein Heimspiel souverän gewonnen.

Zwei Tage später bricht die Hölle los. Denn aus der 45-minütigen Büttenrede hat ein Satiremagazin einen 43-sekündigen Clip mit dem Toilettenwitz produziert und über die sozialen Netzwerke verbreitet. Den sieht der Autor des »Nollendorfblogs«, ein leidenschaftlicher Kämpfer für die Rechte von Homosexuellen. In einem Kommentar schreibt er, Kramp-Karrenbauer habe es nur »wegen ihrer Homophobie« zur CDU-Vorsitzenden gebracht, und schließt mit einem absurden Vergleich: »Hat es das nach 1945 schon einmal gegeben, dass ein aussichtsreicher Bewerber, eine aussichtsreiche Bewerberin um das Kanzleramt so hemmungslos diese niederen Instinkte bediente?«

Der Autor ist zornig auf Kramp-Karrenbauer, weil sie – wie die Mehrheit der CDU – vor wenigen Jahren dagegen war, dass auch Homosexuelle heiraten dürfen. Für ihn ist das »der völkische Wahn der Annegret Kramp-Karrenbauer«.

Die Empörung des Aktivisten entfacht einen Shitstorm auf Twitter. Das geschieht dort häufig und wäre am nächsten Tag vergessen.

Dann aber steigen einzelne Hinterbänkler von SPD und Grünen auf die Entrüstung ein – und schließlich die gesamte Hauptstadtpresse. Die gleichen Medien, die wohlwollend über den Karnevalsauftritt geschrieben haben, spielen ihn nun zum Skandal hoch. Für die Berichterstattung werden kritische Stimmen von wichtigen Politikern eingeholt, die eine Entschuldigung oder gar den Rücktritt der CDU-Vorsitzenden fordern. Das wiederum facht den Shitstorm an. Der dumme Scherz wird als »#akkgate« zur Staatsaffäre.

Im Konrad-Adenauer-Haus wird eine Krisensitzung einberufen. Denn die Vorsitzende, die nicht weiß, wie ihr geschieht, hat einen weiteren Karnevalsauftritt geplant, am politischen Aschermittwoch in Demmin, einer kleinen Stadt in Mecklenburg-Vorpommern. Diesen Termin hat sie von Angela Merkel geerbt.

Die Kanzlerin hasst das Ritual des politischen Aschermittwochs, das dem Ziel dient, unter Gejohle von Frühalkoholisierten möglichst plump auf den politischen Gegner einzudreschen. Es passt überhaupt nicht zu ihrem sachlichen Stil. Sie will auch die Kanzlerin der Liberalen und Linken sein – und nicht die Einpeitscherin der Konservativen. Während die CSU den politischen Aschermittwoch als Hochamt des Holzschnitts in riesigen Bierzelten feiert, hat Merkel fast zwanzig Jahre lang in Demmin, in ihrem Wahlkreis, in einer zugigen Tennishalle langweilige Standardreden gehalten. Von denen ist nichts in Erinnerung geblieben, außer dass ein unglücklicher Kellner einst versehentlich ein halbes Bier über ihren Blazer geschüttet hat.

Für Kramp-Karrenbauer wird die Tennishalle jetzt zum Krisengebiet. Die Wut im Netz will nicht nachlassen, auch die Kommentatoren sind sich nahezu einig, der politische Gegner hat ohnehin Blut geleckt: Sie soll sich für ihren Toilettenwitz entschuldigen! Natürlich wissen zumindest die professionellen Beobachter unter den Kritikern, dass Kramp-Karrenbauer alles andere als homophob ist. Als saarländische CDU-Chefin hatte sie schon vor Jahren Kontakt mit der LSU, dem Club der Homosexuellen in der CDU. Als Bundesvorsitzende wird sie später deren Anerkennung als offizielle CDU-Vereinigung vorantreiben. Aber jetzt geht es um etwas anderes: Der

Gesslerhut der politischen Korrektheit ist auf der Stange. Kramp-Karrenbauer soll ihn gefälligst grüßen!

Eine echte Falle, analysieren ihre Berater. Einige von ihnen sind überzeugt, sie käme um die geforderte Entschuldigung nicht herum. Ja, sie müsse sich möglichst glaubhaft in den Staub werfen. Nur dann würde die Meute von ihr ablassen. Die anderen warnen: Das wäre nicht nur das Eingeständnis eines Fehlers, sondern von Schwäche. Und das in Demmin versammelte christdemokratische Parteivolk wäre gewiss enttäuscht. Es allen recht machen kann sie jedenfalls nicht.

Kramp-Karrenbauer entscheidet aus dem Bauch heraus. Sie fühlt sich ungerecht behandelt, sie ist wütend und will nicht einknicken. Im Gegenteil: Ihre von mehreren Fernsehsendern live übertragene Rede am Aschermittwoch gerät zum Angriff auf die politische Korrektheit als solche. »Wenn wir das so weitermachen, dann laufen wir Gefahr, etwas ganz Wunderbares in unserem Land kaputt zu machen!«, sagt sie zornig. »Heute habe ich das Gefühl, wir sind das verkrampfteste Volk, das überhaupt auf der Welt herumläuft. Das kann doch nicht so weitergehen!« Man müsse an Silvester böllern dürfen, ohne dass Feinstaubalarm ausgelöst werde. Wer nicht Veganer werde, sondern weiter Fleisch esse, sei kein Verbrecher. Man müsse seine Kinder am Karneval weiter als Indianer verkleiden dürfen. »Das ist doch alles ein Wahnsinn, was wir hier erleben!«

So heftig hat in Deutschland noch kein Politiker der Mitte den identitätspolitischen Furor im Internet und in den Medien kritisiert. Kramp-Karrenbauer klingt jetzt nicht wie die Vertretung der Kanzlerin, in deren Wahlkreis sie spricht, sondern wie einst Franz Josef Strauß im bayerischen Bierzelt. Die CDU-Ultras im Saal sind begeistert. In den blutleeren Merkel-Jahren haben sich viele nach solcher Leidenschaft gesehnt.

Ständig wird ihre Rede von Applaus unterbrochen, und die am Anfang noch nervöse Rednerin gefällt sich jetzt in der Pose der leidenschaftlichen Demagogin, die über den politischen Gegner herfällt. Die Grünen? »Wenn ich über Diesel rede, dann habe ich 6000 Leute bei Bosch vor Augen und deren Familien. Und für die geht es darum, ob sie morgen noch einen Arbeitsplatz haben!« Die SPD? »Versucht die halbe Republik zu Bedürftigen zu machen! Diejenigen, die jeden Morgen aufstehen, die malochen, die wählen schon lange keine SPD mehr!« Beim emotionalen Schlussappell steht der ganze Saal und feiert die Rednerin: »Darum geht es, das sind die wichtigen Dinge. Nicht über die Nebensächlichkeiten streiten, sondern über die Dinge, um die es wirklich geht. Um unser Vaterland, um Europa, um unsere Partei!«

So viel Pathos wie an diesem Abend hat Merkel ihrer Partei in zwei Jahrzehnten als Vorsitzende nicht gegönnt. Hatte Kramp-Karrenbauer die Parteikonservativen vorher schon mit der CDU versöhnt, so sind sie jetzt ihre Fans.

Doch Kramp-Karrenbauer hat sich zugleich neue Feinde eingehandelt. Die Wächter der politischen Korrektheit nehmen die CDU-Vorsitzende jetzt erst recht aufs Korn. In den Medien entsteht innerhalb weniger Wochen ein völlig neues Bild von ihr. Gerade noch als erfolgreiche Frau porträtiert, die das liberale Erbe Merkels mit Courage gegen böse, alte Männer verteidigt, wird aus ihr jetzt eine gestrige Katholikin, die mit modernen Lebensformen fremdelt und das gesellschaftliche Rollback vorbereitet.

Ihre jahrelange Erfahrung in der Landespolitik wird ihr nun als Provinzialität ausgelegt. Ihr Fall erinnert an den von Kurt Beck, einst erfolgreicher Ministerpräsident in Rheinland-Pfalz, der als SPD-Vorsitzender in Berlin quasi zum Dorftrottel der Hauptstadt erklärt wurde, dem einfach nichts mehr gelang.

Auch bei Kramp-Karrenbauer gilt nun jede politische Aktion, jede kontroverse Meinungsäußerung als Tollpatschigkeit. Als sie in einem Meinungsbeitrag zu den europapolitischen Vorschlägen des französischen Präsidenten Emmanuel Macron betont, dass Deutschland seine Militärausgaben erhöhen solle, um einen Beitrag zur europäischen Sicherheit zu leisten, bleibt davon der Kabarettwitz: Sie will einen Flugzeugträger bauen!

Kramp-Karrenbauer, die bislang eine zahme landespolitische Presse gewohnt war, staunt über die plötzliche Häme. Irritiert ist sie, dass aus dem Umfeld der Kanzlerin kräftig Vorschub geleistet wird. Im Kanzleramt wird vor allem ihr Chefstratege Nico Lange als Feind ausgemacht.

Das Merkel-Team weiß, Lange ist der Architekt des innerparteilichen Wahlsiegs gegen Merz – aber auch der Erfinder des Werkstattgesprächs zur Migrationspolitik, das den Mythos der heroischen Kanzlerin in Zweifel zog. Kramp-Karrenbauer hat ihn als stellvertretenden Bundesgeschäftsführer der CDU eingesetzt. Es ist klar, dass Lange bald Klaus Schüler beerben soll, der jahrelang die Wahlkämpfe und Parteitage von Merkel organisiert hat.

Schüler hat seinen Wechsel in die Wirtschaft längst vorbereitet. Über die neue Linie der CDU ist er nicht glücklich. Das gilt auch für Eva Christiansen. Die Leiterin der Abteilung »Politische Planung, Innovation und Digitalpolitik« im Kanzleramt ist seit Jahrzehnten neben Büroleiterin Beate Baumann die engste Vertraute Merkels. Und die Ansprechpartnerin für Journalisten: Während man beim offiziellen Regierungssprecher Steffen Seibert erfährt, was die Kanzlerin sagt, kann man bei Christiansen erfahren, welchen Reim man sich darauf machen soll. Lange will Vorbehalte ausräumen und bittet um einen Termin bei Christiansen im Kanzleramt. Er wird viele Wochen darauf warten müssen, vorgelassen zu werden.

Um Ostern herum sind die Beziehungen zwischen Parteizentrale und Kanzleramt, aber auch die zwischen Kramp-Karrenbauer und Merkel auf dem Tiefpunkt. Die Verstimmung wird sogar öffentlich sichtbar: Merkel weigert sich, für die CDU im Europa-Wahlkampf aufzutreten.

Es ist die erste Kampagne, die Kramp-Karrenbauer als Parteivorsitzende verantwortet, da soll die populäre Kanzlerin doch wenigstens beim Wahlkampfauftakt dabei sein. Sie hat ihn eigens nach Münster verlegt. Die betuliche Universitätsstadt ist weit weg von den Fußgängerzonen Ostdeutschlands, in denen Merkel im letzten Bundestagswahlkampf von Kritikern ihrer Flüchtlingspolitik niedergeschrien wurde. Nie wieder wolle sie so was erleben, hat Merkel klargemacht. In Münster besteht keine Gefahr. In keiner anderen deutschen Großstadt haben die Rechtspopulisten schlechter abgeschnitten. Zur Sicherheit verlegt die Vorsitzende den Wahlkampfauftakt sogar in eine Halle mit Einlasskontrollen.

Aber Merkel gibt ihr einen Korb. Sie fehlt beim Wahlkampfauftakt und nimmt auch sonst an keiner CDU-Veranstaltung teil. Gleichwohl folgt sie der Einladung von Markus Söder zum Wahlkampfabschluss nach München. Merkels offizielle Begründung: Dort werben mehrere Regierungschefs der Europäischen Volkspartei für den gemeinsamen Kandidaten Manfred Weber.

Die Öffentlichkeit muss den Eindruck haben: Zur CSU geht Merkel, zur CDU nicht mehr. Der Wahlkampfauftakt misslingt, und eine ernsthaft verstimmte Vorsitzende hält Merkel die schlechte Presse vor. Das sei ihre Schuld, so Kramp-Karrenbauer.

Der nächste Streit geht noch tiefer. Die Union wird kalt erwischt von den Fridays-for-Future-Demonstrationen. Kramp-Karrenbauer richtet den für mehr Klimaschutz streitenden Bürgerkindern per Interview aus: »Es bleibt die Tatsache, dass sie dafür die Schule schwänzen.« Sie selbst hätte ihren Kindern für die Demos keine Entschuldigung geschrieben. Ihr Generalsekretär Ziemiak greift die Ikone der Bewegung sogar frontal an: »Greta Thunberg findet den deutschen Kohlekompromiss ›absurd‹ – Oh, Mann … kein Wort von Arbeitsplätzen, Versorgungssicherheit, Bezahlbarkeit. Nur pure Ideologie«, schreibt er auf Twitter und stellt einen Affen daneben, der sich die Augen zuhält: »Arme Greta!«

Der Tweet ist ein Lehrstück politischer Kommunikation im Zeitalter sozialer Medien. Eine flapsige, mit Emoji versehene Bemerkung wird direkt veröffentlicht und entfacht eine größere Wirkung als jede Rede oder jedes Parteiprogramm. Der Generalsekretär schreibt den Tweet morgens um 5.30 Uhr, als er nach einem Wahlkampfauftritt und einer kurzen Nacht im Hotel zum Stuttgarter Flughafen gefahren wird. Als Ziemiak nach der Landung in Berlin sein Handy wieder anschaltet, stellt er fest, dass er einen Shitstorm ausgelöst hat. Und den Ärger der Kanzlerin. Merkel ruft Ziemiak an und wäscht ihm den Kopf.

Die Kanzlerin hat nämlich entschieden, auch diese Protestbewegung zu umarmen. Im August 2019 wird sie sich Greta Thunberg sogar für ein gemeinsames Foto aufdrängen – am Rande der UN-Vollversammlung in New York, wo die junge Aktivistin den versammelten Staats- und Regierungschefs gerade ein freches »How dare you?!« (»Wie könnt ihr es wagen?!«) entgegengeschleudert hat. Später trifft sich Merkel mehrmals mit Thunberg, ihrem deutschen Pendant Luisa Neubauer und der EU-Kommissionspräsidentin Ursula von der Leyen zum Gedankenaustausch. Thunberg rechnet den mächtigen Frauen vor, dass ihre Maßnahmen völlig unzureichend seien, um den Klimawandel zu stoppen. Sie macht ihnen regelrecht Vorwürfe. Merkels Einwand, Politik sei nun einmal die Kunst des Möglichen, wischt Thunberg einfach beiseite. Und doch erklärt die Kanzlerin nach den Treffen, Greta helfe der Politik enorm.

Das ist die hohe Schule Merkel'scher Machtpolitik: sich einer Kraft, die etwas bewegen will, nicht in den Weg stellen, sondern deren Energie für die eigenen Zwecke nutzen. Ob die SPD einen Mindestlohn fordert, die Grünen die Ehe für alle oder Klimademonstranten die Abschaltung von Kohlekraftwerken – wer dabei mitmacht, kann sich am Ende mit ein bisschen Geschick für die Erfolge feiern lassen.

Kramp-Karrenbauer reagiert weniger geschmeidig. Sie sagt: Wenn ihr unseren Kohleausstieg zu langsam findet, dann erklären wir euch noch einmal, warum wir ihn so beschlossen haben. Und Arbeitsplätze sind übrigens auch erwägenswert! Sie bezieht die Position, die ihre Partei vertritt. Nicht die, die im Zeitgeist segelt.

Als die Kanzlerin im Gespräch mit Kramp-Karrenbauer sich anmerken lässt, dass sie deren Konfrontation mit der Klimabewegung unklug findet, reagiert AKK gereizt: Ist es etwa ihre Schuld, dass die CDU ohne klimapolitisches Programm dasteht? Wer war denn die letzten zwanzig Jahre als Parteivorsitzende dafür verantwortlich?!

Das Verhältnis der beiden Frauen wird von Woche zu Woche schlechter. Merkel und Kramp-Karrenbauer sind tief voneinander enttäuscht. Bei der Kanzlerin ist es eine professionelle Enttäuschung. Merkel verliert angesichts der Fehler der Parteivorsitzenden den Glauben daran, dass AKK als Kanzlerin geeignet ist. Zu nervenschwach. Nicht gut beraten. Nicht gerissen genug. Kein Killerinstinkt!

Bei der Vorsitzenden ist die Enttäuschung persönlicher Natur. Sie versteht nicht, warum Merkel ihr nicht hilft. Ihr Politikverständnis ist von Loyalität geprägt. Sie unternimmt nichts, um Merkel vorzeitig als Kanzlerin abzulösen – im Gegenzug erwartet sie, dass Merkel ihr den Weg als Nachfolgerin ebnet. Merkel hält das für blauäugig. So könne man vielleicht ein Familienunternehmen führen, aber doch keine Partei. In ihrem Verständnis werden Ämter weder vererbt noch durch Loyalität verdient, sie müssen erkämpft werden. Wer sich als Parteivorsitzende nicht durchbeißt, das ist Merkels Überzeugung, kann als Kanzlerin erst recht nicht bestehen.

Merkel, die bei ihrem Aufstieg zwei Jahrzehnte zuvor Friedrich Merz als Fraktionsvorsitzenden kalt abserviert und Wolfgang Schäuble als Parteichef skrupellos entmachtet hat, versteht einfach nicht, warum Kramp-Karrenbauer sie nicht auf die eine oder andere Weise loszuwerden versucht.

Oder kommt es doch noch dazu? Die Vorsitzende kündigt Ende April kurzfristig einen neuen Termin für eine zweitägige Klausurtagung der CDU-Führung an – eine Woche nach der Europawahl. Ein ungewöhnlicher Schritt. Die Kalender der Spitzenpolitiker sind längst gefüllt. Zudem findet am gleichen Wochenende eine Konferenz aller CDU-Fraktionsvorsitzenden aus Bund und Ländern in Weimar statt, an der mehrere Vorstandsmitglieder teilnehmen. Die kurzfristige Einberufung ist alles andere als Routine. Will Kramp-Karrenbauer Merkel unter Druck setzen?

Ganz ähnlich ist es vor einem halben Jahr gelaufen. Damals lud Kramp-Karrenbauer den Parteivorstand zur außerplanmäßigen Klausur, genau eine Woche nach den Landtagswahlen in Bayern und Hessen. Es hätte eine Abrechnung mit Merkel werden können. Doch die Kanzlerin kündigte wenige Tage zuvor ihren Rückzug vom Parteivorsitz an.

Und jetzt der gleiche Trick, um Merkel auch die Kanzlerschaft zu entwinden? Genau so versteht es Merkel. Doch diesmal hält sie dagegen. Zuerst wird ein großes Täuschungsmanöver inszeniert. Merkel und Kramp-Karrenbauer besuchen demonstrativ gemeinsam die »Nacht der Süddeutschen Zeitung«, ein Fest für die Hauptstadtprominenz, das im Schloss Charlottenburg stattfindet. Zwölfhundert Gäste aus Politik, Wirtschaft und Kultur haben sich in der alten Residenz der Hohenzollern versammelt.

Sie bekommen ein Schauspiel geboten. Die beiden Frauen nehmen im Blitzlichtgewitter von Fotografen nebeneinander Platz, tuscheln miteinander, zeigen sich als Vertraute, ja Freundinnen. »Schönes Bild«, diktiert die Kulturstaatsministerin Monika Grütters den anwesenden Reportern in den Block. Der Bluff funktioniert. Am nächsten Tag schreibt die *Süddeutsche*: »Zwischen die Kanzlerin und die CDU-Chefin passt kein Blatt, Blazer an Blazer sitzen sie auf weißen Sesseln zusammen, genauso verlassen sie das Fest.«

Aber wo die beiden hingehen, das bekommt keiner mit. Vom Schloss aus wandern Merkel und Kramp-Karrenbauer in ein nahe gelegenes Restaurant, wo das Kanzleramt einen Tisch in einer Ecke reserviert hat, die nicht einsehbar ist. Dort reden sie Klartext. Merkel konfrontiert Kramp-Karrenbauer mit Gerüchten, die Parteivorsitzende wolle sie stürzen. Und macht ihr klar: Sie wird nicht weichen, sie ist zum Machtkampf bereit.

Monate später macht der Journalist Hans-Ulrich Jörges die Begegnung, von der ihm aus dem Umfeld der Kanzlerin berichtet worden ist, im *Stern* öffentlich. »Ich höre, du willst mich stürzen. Du kannst es ja mal versuchen«, so fasst er das Gespräch zusammen. Offiziell wird das dementiert, aber Jörges lag richtig. Merkel hat Kramp-Karrenbauer an jenem Abend klargemacht, dass sie jeden Putsch niederschlagen werde. Kramp-Karrenbauer, die fürchtet, den Kampf zu verlieren, streckt die Waffen.

Am Tag nach der Aussprache im Restaurant versammelt sie ihre engsten Mitarbeiter zur Morgenlage an Stehtischen im zweiten Stock der Parteizentrale. Dabei ist auch Christiane Schwarte, die Sprecherin der CDU. Kramp-Karrenbauer bittet sie, den Autor dieses Buches anzurufen. Denn am Folgetag ist schon länger ein Interview für die *Welt am Sonntag* verabredet. Dabei soll es um Klimapolitik und die Europawahl gehen. Schwarte schlägt nun vor, auch das Verhältnis zur Kanzlerin zu thematisieren. So passiert es im Interview dann auch. Frage: »Sind Sie und die Bundeskanzlerin

Freundinnen?« Kramp-Karrenbauer antwortet: »Freundin ist für mich ein ganz privater Begriff. Freundin ist jemand, mit dem ich im Sandkasten gespielt habe oder zur Schule oder Uni gegangen bin. Aber wir sind so etwas wie Weggefährtinnen geworden. Unser Verhältnis ist sehr gut – nach wie vor.« Nachfrage: »Betrachten Sie Frau Merkel als Ihre Förderin?« Antwort AKK: »Auch mit diesem Begriff tue ich mich schwer. Aber sie ist jemand, von dem man viel lernen kann.« Die entscheidenden Sätze fügt Kramp-Karrenbauer erst später hinzu. Wortlautinterviews werden in Deutschland nach ihrer Abschrift den Politikern beziehungsweise ihren Sprechern zur Autorisierung zugesandt. Kramp-Karrenbauers Sprecherin nimmt nur kleine stilistische Änderungen vor und leitet den Text dann an ihre Chefin weiter. Diese selbst macht eine wichtige Ergänzung: »Die Kanzlerin und die Regierung sind für die ganze Legislaturperiode gewählt, und die Bürger erwarten zu Recht, dass sie die Verpflichtung, die mit dieser Wahl einhergeht, ernst nehmen. Ich als Vorsitzende der Regierungspartei tue das jedenfalls. Ich kann also für mich ausschließen, dass ich auf einen früheren Wechsel hinarbeite.«

Eine Geste der Unterwerfung, die in der CDU sofort verstanden wird. Die Parteivorsitzende wird Merkels Kanzlerschaft nicht vorzeitig beenden. Die Revolte ist abgesagt, noch bevor sie überhaupt begonnen hat.

Friedrich Merz liest in der *Welt am Sonntag*, dass Kramp-Karrenbauer seinen Rat, Merkel zu stürzen, endgültig verworfen hat. Jetzt beginnt er, erneut seine Truppen zu sammeln. Er will noch einmal angreifen. Auch Armin Laschet weiß seit diesem Sonntag, dass die Parteivorsitzende zu schwach ist, um nach der Kanzlerschaft zu greifen. Er bereitet sich auf Großes vor.

8
Blut im Wasser

26. Mai 2019, 18 Uhr, die Hochrechnung für die Europawahl: CDU/CSU unter 30 Prozent. Ein Debakel! Am Ende des Abends stehen sie bei 28,9 Prozent. Als Schuldige gilt jedoch nicht die Kanzlerin, sondern die Parteivorsitzende. Ein junger Mann mit blau gefärbter Tolle, den vorher weder Merkel noch Kramp-Karrenbauer kannten, hat entscheidend dazu beigetragen. »Die Zerstörung der CDU« heißt das 55-minütige Video des Youtubers Rezo, das er eine Woche vor der Wahl ins Netz gestellt hat. Mithilfe eines plakativen Zusammenschnitts bekannter Fakten kommt er zu dem Schluss, dass wegen ihrer Klimapolitik außer den Grünen und der Linken keine andere Partei wählbar sei. Sein Alarmruf trifft einen Nerv: Zweieinhalb Millionen Menschen sehen das Video in den ersten Tagen im Netz. Doch erst, als Medien darüber berichten, wird es zum Massenphänomen: 18 Millionen Mal wird das Video bis Ende des Jahres aufgerufen. Die Reaktion der CDU darauf macht es zu einem Desaster für die Parteichefin.

Philipp Müller, 33-jähriger Landesgeschäftsführer der CDU in Baden-Württemberg, hat die Idee, Rezo mit seinen eigenen Waffen zu schlagen. Die Partei solle mit einem ebenso frechen Video kontern. Gute Idee, findet Kramp-Karrenbauers engster Mitarbeiter Nico Lange. Diese Einschätzung wird ihn den nächsten Karriereschritt kosten. Und seine Chefin am Ende sogar die Kanzlerschaft.

Gegen den 26-jährigen Rezo soll ein Gleichaltriger antreten: Philipp Amthor, der jüngste Bundestagsabgeordnete der CDU. Während Rezo Jugendslang spricht und so zappelig auftritt, als wäre er zehn Jahre jünger, wirkt Amthor, der gern dunkle Anzüge trägt und Juristendeutsch spricht, mindestens dreißig Jahre älter. So konservativ und skurril tritt der junge Vorpommer im Bundestag und in Talkshows auf, dass er fast schon wieder Kult ist.

Kultig soll auch der Auftritt werden, der mit ihm im Adenauer-Haus geplant ist. Das »Amthor-Video« wirkt am Ende jedoch wie eine Parodie der *Feuerzangenbowle* mit Heinz Rühmann von 1944. Bis heute hält die CDU das Video unter Verschluss.

Im improvisierten YouTube-Studio der Parteizentrale wird Amthor in einer Art Klassenzimmer vor eine Kreidetafel gesetzt, auf der mathematische Gleichungen und chemische Formeln zu sehen sind. Er trägt ein weißes Hemd und ein dunkles Jackett, im Knopfloch steckt ein kleines Deutschlandfähnchen. »Rezo, alter Zerstörer!«, beginnt Amthor augenzwinkernd.

Der Original-Youtuber hatte in seinem Video ständig Quellen eingeblendet, um seine Meinungen zum Klimawandel als wissenschaftliche Wahrheit auszugeben. Die Hobby-Youtuber der CDU tun es ihm gleich. Aber die erste Quelle, die hinter Amthor eingeblendet wird, ist ein Eintrag im Duden: »Pro-pa-gan-da«. Amthor zieht altväterlich-schmunzelnd über das »politische Soufflé, das in sich zusammenfällt«, her. »Ich habe da ganz andere Zahlen.« Mit vielen Einblendungen versucht er zu belegen, wie sich in Merkels Amtszeit praktisch alles – von den CO_2-Emissionen bis zur Jugendarbeitslosigkeit – positiv entwickelt habe. Das Publikum soll wohl verstehen: Wir von der CDU nehmen uns selbst nicht ganz so ernst.

Die Jungregisseure in der Parteizentrale sind so begeistert von ihrem Werk, dass sie der *Bild*-Zeitung stecken, bald gehe ein bockstarkes »Die Zerstörung von Rezo«-Video online. Dabei haben sie etwas Wichtiges vergessen: das Einverständnis der Parteichefin.

Kramp-Karrenbauer ist auf dem Handy gerade nicht zu erreichen, sie nimmt an einer Trauerfeier für einen Bremer Parteifreund teil. Auf der Rückfahrt im Dienstwagen erhält sie mehrere Anrufe von Netzpolitikern der CDU, die von der Existenz des Amthor-Videos gelesen haben und ihr dringend von der Veröffentlichung abraten. Genervt beschließt Kramp-Karrenbauer, sich damit nicht weiter zu beschäftigen. Sie nutzt die Autofahrt, um eine CDU-Antwort auf das neue SPD-Rentenkonzept zu entwickeln.

Ohne weder das Rezo-Video noch die Amthor-Antwort gesehen zu haben, entscheidet AKK, die Operation abzubrechen. Doch Twitter kennt seit Stunden kaum ein anderes Thema. Das kriegt die Parteichefin jedoch nicht mit. Die CDU beschließt, mit einem elfseitigen PDF-Dokument voller dröger Fakten auf das Video zu antworten. Als das Papier online geht, kennt der Spott keine Grenzen.

90 Youtuber veröffentlichen daraufhin kurz vor der Wahl ein weiteres Video, in dem sie davon abraten, der CDU, CSU oder SPD die Stimme zu geben. Plötzlich scheint es, als habe die CDU-Vorsitzende eine ganze Generation gegen die Große Koalition aufgebracht. Die Jungaktivisten treten als Klimakämpfer auf, sind aber zugleich empört, weil das Europaparlament unlängst das Urheberrecht zulasten jener amerikanischen Internetkonzerne verändert hat, von denen ihr Geschäftsmodell abhängt. Doch dieser Zusammenhang geht im Mediengetöse unter. Rezo, der CDU-»Zerstörer«, schafft es nun einen Tag vor der Europawahl auf den Titel des *Spiegel* und in jede Zeitung der Republik. Die dramatischen Verluste der Union bei der Europawahl im Segment der Jungwähler werden dem »Rezo-Effekt« zugeschrieben.

Aus der Debatte um die programmatische Leerstelle der CDU in der Klimapolitik ist eine Debatte über eine trottelige Parteiführung geworden. Kramp-Karrenbauer facht sie noch zusätzlich an, indem sie am Tag nach der Wahl auf einer Pressekonferenz darüber philosophiert, man müsse künftig Debatten im Internet »regulieren« – was den nächsten Shitstorm auslöst, der bis in die etablierten Medien schwappt. Bei Menschen unter dreißig gilt sie nun auch noch als Möchtegernzensorin.

Aber nicht nur die Chefin zielt daneben, auch ihre Leute patzen. Chefstratege Nico Lange verfasst noch in der Wahlnacht eine Fehleranalyse. Der dramatische Einbruch bei den Jungwählern sei auf »Unentschlossenheit im Umgang mit Phänomenen wie ›Fridays for Future‹ und plötzlich politisch aktivierte Youtuber« zurückzuführen, heißt es darin, aber auch auf einen »vermeintlichen ›Rechtsruck‹ bei der JU sowie die medial sehr präsente sogenannte Werte-Union«.

Das Papier, das nur für die engste Parteiführung bestimmt war, wird durchgestochen und von der *Welt* veröffentlicht. Kramp-Karrenbauer macht die Parteijugend und die Konservativen für ihre Schlappe verantwortlich? Die sind empört und schießen sofort zurück. Nun hat die Vorsitzende alle brüskiert: die Kanzlerin, die misstrauisch ist; die Liberalen in der Partei, die die Nähe der Parteichefin zu den Konservativen argwöhnisch beobachten; und die Konservativen, die sich zu Unrecht an den Pranger gestellt sehen.

Die Indiskretion hat ein Ziel: Die Vorsitzende soll den neu zu besetzenden Posten des Bundesgeschäftsführers, also des wichtigsten Angestellten der CDU, nicht mit ihrem Vertrauten Nico Lange besetzen. Die gekränkte Junge Union startet eine Kampagne gegen Lange – das Kanzleramt sieht ihn ohnehin kritisch. Parteifreunde erinnern sie an das mahnende Beispiel von Franz Müntefering: Der trat einst als SPD-Vorsitzender zurück, weil sein Kandidat für den Posten des Generalsekretärs im Vorstand keine Mehrheit fand. Kramp-Karrenbauer weicht der Machtprobe aus. Sie zieht Lange zurück. Jeder sieht: Die Frau, der man gerade noch zutraute, die Kanzlerin zu stürzen, kann nicht einmal ihre eigene Parteizentrale regieren.

Jetzt ist Blut im Wasser und lockt Haie an. Markus Söder ist schon am Wahlabend nach Berlin gekommen, um im Konrad-Adenauer-Haus gemeinsam mit der CDU-Vorsitzenden das neue Bild der Harmonie zwischen den jüngst noch verfeindeten Unionsparteien zu verbreiten. Doch ihre Schwäche bietet eine neue Chance: »Liebe Annegret«, hebt Söder leutselig an. »Als CSU-Vorsitzender sage ich, dass die CSU geliefert hat.« Fast 40 Prozent habe er in Bayern geholt, und damit auch der Letzte den Unterschied sieht, fügt er an: »Über 10 Prozent über dem Bundesdurchschnitt.« Jeder soll es hören: Er kann Wahlen gewinnen. Sie nicht.

Und noch einer traut sich jetzt aus der Deckung. Armin Laschet befeuert die gerade abflauende Debatte über die vermeintliche Internetzensorin. »Jeder hat das Recht, seine Meinung zu äußern. Dafür gibt es keine Grenzen«, sagt er auf einer Festveranstaltung der

Deutschen Welle: »Da kann man schlauer werden, als wir das in den vergangenen Tagen waren.« Er meint selbstverständlich: als Kramp-Karrenbauer es war. Als er von empörten Parteifreunden darauf angesprochen wird, redet er sich heraus, er sei halt gefragt worden. Aber damit auch wirklich alle erfahren, dass er auf der Seite der Kritiker steht, twittert er noch: »70 Jahre alt und doch wie für YouTube formuliert. Das Grundgesetz schützt unsere Meinungsfreiheit – in allen Medien.«

So entsteht ein Muster, das den kommenden Kampf um die Parteiführung prägen wird. Wann immer Kramp-Karrenbauer in Schwierigkeiten gerät, macht es ihr Laschet noch ein bisschen schwerer. Als die Parteivorsitzende eine Steuer auf CO_2 zum »Instrument für Denkfaule« erklärt, meldet sich Laschet, es sei »falsch, einfach Nein zu sagen«.

Die Vorsitzende fordert die Errichtung einer »Schutzzone« in Nordsyrien für die dort vom Assad-Regime und einem Vormarsch der türkischen Armee gleichermaßen bedrohten Kurden – und schließt auch die Beteiligung der Bundeswehr daran nicht aus. Sie möchte für die CDU, die auch zur Außenpolitik seit Jahren keine programmatischen Ideen entwickelt hat, ein werteorientiertes Profil aufbauen: Deutschland müsse mehr Verantwortung in der Welt übernehmen. Der Koalitionspartner schreit auf, die mittlerweile auf Kramp-Karrenbauer eingeschossenen Medien nennen sie eine »Kriegstreiberin«. Und wieder streut Laschet Salz in die Wunden: »Was meint sie? Meint sie eine UN-Blauhelmmission? Meint sie einen Kampfeinsatz? Da sind viele Fragen offen.«

Im Sommer 2019 reist sie nach Paris, um sich als CDU-Vorsitzende und wahrscheinliche nächste Kanzlerkandidatin vorzustellen. Im Gepäck hat sie eine Antwort auf die europapolitischen Thesen von Emmanuel Macron. Laschet reist ihr nach – nur eine Woche später hat er sich ebenfalls einen Termin beim französischen Präsidenten geben lassen. Alle sollen wissen: Mit wem die europäischen Verbündeten nach Merkel rechnen müssen, ist noch völlig offen.

In immer neuen Andeutungen untergräbt Laschet die Autorität der Parteivorsitzenden. Auf die Frage, ob das Experiment der

Trennung von Kanzlerschaft und Parteivorsitz nicht gescheitert sei, antwortet er: »Es kann erfolgreich sein.« Heißt: Es ist momentan nicht erfolgreich. Laschet kokettiert nun immer offener mit seiner eigenen Kanzlerkandidatur. In einem Doppelinterview mit Gerhard Schröder empfängt er vom ehemaligen SPD-Bundeskanzler höchste Weihen: »Ich würde ein gutes Abendessen in diesem schönen Restaurant darauf verwetten, dass die CDU am Ende auf ihn zukommen wird.« Denn Kramp-Karrenbauer, so Schröder, könne es leider nicht. »Es gibt in der CDU eine Debatte, ob die Vorsitzende geeignet ist. Das will ich nicht beurteilen.« Laschets einziger Kommentar: Es sei eine »Binsenweisheit«, dass die Frage der Kanzlerkandidatur noch offen ist.

Als Parteifreunde hinter verschlossenen Türen seine Querschüsse kritisieren, gibt er sich wieder einmal leutselig. Als Ministerpräsident von Nordrhein-Westfalen müsse er so antworten, seine Landeskinder erwarteten es schlicht von ihm. Und überhaupt: Als seine Vorgängerin, die SPD-Ministerpräsidentin Hannelore Kraft, ausgeschlossen habe, für eine Kanzlerkandidatur zur Verfügung zu stehen, habe ihr Niedergang in Düsseldorf begonnen.

Immer wieder richtet Laschet jetzt einen Scheinwerfer auf die vermeintlichen Schwächen der Parteivorsitzenden. Weil viele liberale Christdemokraten von der Annäherung Kramp-Karrenbauers an den konservativen Parteiflügel irritiert sind, stellt sich Laschet bewusst in die Tradition Merkels, deren Erfolgsrezept gewesen sei, »über die CDU-Stammwähler hinaus viele Bürger anzusprechen. Daran sollten wir festhalten«.

Er weiß, dass es der Vorsitzenden schwerfällt, auf seine Attacken zu reagieren. Denn auch von anderer Seite wird sie angegriffen. Friedrich Merz zieht seit dem Sommer wieder durch die CDU-Ortsverbände und wirbt für ein klareres CDU-Profil sowie einen schnellen Abschied von Merkel. Merz kritisiert offen von rechts, Laschet aus der Deckung von links. Gemeinsam haben sie Kramp-Karrenbauer in der Zange.

Und ein dritter Mann nutzt die Schwäche der CDU-Vorsitzenden. Bisher hat Markus Söder die Wiederannäherung von CDU und CSU als Gemeinschaftserfolg vermarktet. Gemeinsam wollen die beiden Parteivorsitzenden auch die programmatische Neuaufstellung der Union in der Klimapolitik erarbeiten. Damit haben sie zwei Bundestagsabgeordnete beauftragt: Andreas Jung (CDU) und Georg Nüßlein (CSU) sollen über den Sommer ein Konzept erarbeiten, wie die Reduktion des CO2-Ausstoßes mit marktwirtschaftlichen Instrumenten organisiert werden kann. Doch die Arbeit kommt nur schleppend voran, weil Nüßlein viele Vorschläge von Jung als zu radikal verwirft. Intern bremst die CSU also, aber öffentlich prescht Söder im Sommer ständig mit neuen Klimaschutzvorschlägen vor. Er hindert Kramp-Karrenbauer also an der klimapolitischen Profilbildung und stellt sie gleichzeitig als klimapolitisch profillos dar.

Während sich die Vorsitzende in Parteischarmützeln aufreibt, profiliert sich ein weiterer Gegenspieler: Jens Spahn ist als Gesundheitsminister das bisher erfolgreichste Kabinettsmitglied – und für noch größere Aufgaben vorgesehen. Als im Juli Ursula von der Leyen überraschend EU-Kommissionspräsidentin werden soll, wird ein Nachfolger für das Amt des Verteidigungsministers gesucht. Die Kanzlerin berät diese Personalie nicht etwa mit der Parteivorsitzenden, die eigentlich über die CDU-Kabinettsposten entscheidet, sondern mit Armin Laschet.

Die Kanzlerin und der Ministerpräsident treffen sich eine Woche vor der Entscheidung in einem Restaurant in Berlin. Merkel hat eine Shortlist im Kopf, ganz oben steht Jens Spahn. Laschet ist einverstanden. Am 16. Juli soll die Personalie verkündet werden – erst am Abend, denn zuvor muss von der Leyen in Brüssel noch vom Europaparlament gewählt werden. Doch die Nachricht sickert langsam durch. CDU-Spitzenpolitiker haben schon am Morgen über die Beförderung Spahns zustimmend verhandelt. Die Spitzen der Koalitionspartner CSU und SPD werden diskret informiert.

Am frühen Nachmittag spricht auch die Staatssekretärsrunde, in der sich die führenden politischen Beamten der Regierung treffen, über den Fall. Schließlich berichtet ein Reporter, der bereits eine Biografie des Ministers verfasst hat und als sein Vertrauter gilt, von der Entscheidung. Alle glauben, Spahn selbst habe seine Beförderung bekannt machen wollen. Doch der Reporter hält sich an diesem Tag gar nicht in Berlin auf, sondern in Aachen, auf dem CHIO, einem wichtigen Reitturnier. Laschet ist auch dort.

Mit der Beförderung Spahns zum Verteidigungsminister wäre das Rennen um die Kanzlerkandidatur wieder offen. Wem nach kurzer, erfolgreicher Arbeit als Gesundheitsminister das wohl schwierigste Ressort überhaupt anvertraut wird, der ist offenbar für höchste Aufgaben geeignet. Im neuen Amt dürfte Spahn noch populärer werden: Die Truppe ist in jedem Fall froh, die Vorgängerin los zu sein. Von der Leyen hatte den Soldaten zuletzt pauschal ein »Haltungsproblem« unterstellt. Und die linksliberalen Medien könnten mit einem schwulen Oberkommandierenden eine schöne Geschichte vom erfolgreichen Kulturwandel erzählen.

Auch Spahn selbst ist überzeugt, dass es so kommt. Doch je länger der Tag dauert, desto mehr wächst seine Ungeduld: Wann endlich ruft Merkel an, um ihn zu fragen?

Der Anruf wird nie kommen.

Denn Kramp-Karrenbauer beschließt, selbst Verteidigungsministerin zu werden. Nun will sie doch ins Kabinett wechseln. Hatte sie nicht bei ihrer Wahl zur Parteivorsitzenden das Gegenteil versprochen? »Man darf um nichts in der Welt den Eindruck erwecken, man nütze ein solches Amt nur, weil man den nächsten Sprung ins Staatsamt machen will. Das wäre absolut fatal!«, hatte sie knapp ein Jahr zuvor erklärt.

Und nicht einmal zwei Wochen zuvor bekräftigte sie bei einem Besuch in Israel ihre Entscheidung, nicht ins Kabinett zu wechseln, noch einmal als »bewusste Entscheidung«: »Es gibt in der CDU viel zu tun.« Noch Anfang der Woche ließ Kramp-Karrenbauer ihren Büroleiter in den Urlaub gehen, ihre Sprecherin weiß bis zuletzt nichts von der Entscheidung ihrer Chefin.

Bei einer Schaltkonferenz des CDU-Präsidiums gratuliert Kramp-Karrenbauer von der Leyen zur Wahl und übt Kritik an der SPD, die in einer allgemeinen Diskussion über den schwierigen Zustand der Großen Koalition mündet. Dann erwähnt sie wie beiläufig, dass sie die Leitung des Verteidigungsministeriums übrigens selbst übernehmen wolle.

Spahn schluckt. Und ausgerechnet die Kanzlerin lobt ihn, er mache doch als Gesundheitsminister einen »Bombenjob« – nicht nur im Hinblick auf das knapp entgangene Verteidigungsministerium eine bemerkenswerte Formulierung.

Auch die restliche CDU-Führung ist verwirrt. Gegen die Idee, dass die Parteivorsitzende ins Kabinett einzieht, spricht prinzipiell nichts. Aber Kramp-Karrenbauer hatte ihre Kandidatur ja gerade mit dem Verzicht darauf begründet und dem Argument, die kriselnde CDU brauche ihre ganze Aufmerksamkeit. Eine Begründung für ihren Sinneswandel liefert sie nicht.

Es gibt auch keine. Kramp-Karrenbauer hat sich nicht nach reiflicher Überlegung anders entschieden, sondern in Panik. Sie spürte, dass Spahn im Rennen um die Kanzlerkandidatur an ihr vorbeiziehen könnte.

In den nächsten Wochen werden die engsten Mitarbeiter Kramp-Karrenbauers, die erst wenige Monate zuvor Büros im Konrad-Adenauer-Haus bezogen hatten, weiterziehen in den Bendlerblock. Chefstratege Lange, den sie als Bundesgeschäftsführer nicht durchsetzen konnte, wird nun »Leiter des Leitungsstabs« im Verteidigungsministerium.

Auch die Ministerin muss sich neu erfinden. Den Sommer über hat Kramp-Karrenbauer sich noch in Klimapolitik eingearbeitet, die Feinheiten des Handels mit Emissionsrechten studiert und Studien zur CO_2-Bepreisung gebüffelt. All das fliegt jetzt vom Schreibtisch. Denn nun muss sie sich in die mittelfristige Finanzplanung des Verteidigungshaushaltes einlesen, in die komplizierte Rüstungsbeschaffung und die Analysen der Nachrichtendienste zu Gefahren für die Truppe in Auslandseinsätzen.

Ein Neustart – auch auf dem Weg zur Kanzlerschaft? Im Frühjahr noch hatte Angela Merkel damit rechnen müssen, dass die neue Parteivorsitzende sie als Kanzlerin stürzen würde. Jetzt glaubt sie nicht mal mehr, dass Kramp-Karrenbauer überhaupt das Zeug zur Kanzlerin hat.

Den Konkurrenten Spahn lobt Merkel plötzlich auch öffentlich. »Der schafft ganz schön was weg«, sagt die Kanzlerin in ihrer Sommerpressekonferenz über den Gesundheitsminister. Das kommt einem Ritterschlag gleich. Denn für Merkel ist Politik in erster Linie nicht ein Kampf von Ideologien oder auch nur ein Ringen um bessere Lösungen, sondern ein Handwerk. Jeder Tag bringt neue Probleme auf den Schreibtisch, die man wegarbeiten muss.

Kramp-Karrenbauer hingegen schafft nichts weg – jedenfalls in den Augen der Kanzlerin. Am 19. September verhandelt die Große Koalition über ihr Klimapaket. Zum ersten Mal soll ein Preis für den CO_2-Ausstoß festgesetzt werden. Es ist Merkels Antwort auf Greta und die Fridays-for-Future-Demonstrationen. Aber Olaf Scholz wie auch Markus Söder wollen mit Rücksicht auf Autofahrer und Autoindustrie den Preis so niedrig ansetzen, dass er keine echte Wirkung entfaltet.

Schon in der Vorbesprechung der Unionsparteien kommt es zum Knall. Für den Preis müsse es eine Obergrenze geben, fordert Söder. »Und er steigt schon gar nicht in meinem Wahljahr!« Daraufhin wird der CDU-Fraktionsvorsitzende Brinkhaus laut: Ob Söder nicht wenigstens ein einziges Mal an das große Ganze denken könne? Worauf dieser ihn abtropfen lässt: »Wissen Sie, ohne mich kriegen Sie hier gar nichts!«

Die CDU-Vorsitzende sitzt zu Merkels Ärger nur schweigend dabei. Und greift auch später, bei den Verhandlungen mit der SPD, nicht ein. Am Ende einigt sich die Große Koalition auf einen Einstiegspreis von 10 Euro für eine Tonne CO_2. Und muss sich von Fridays for Future vorrechnen lassen, notwendig seien eigentlich 150 Euro.

Kramp-Karrenbauer ist als Merkel-Nachfolgerin nicht mehr gesetzt. Vor aller Augen wird dies jetzt offenbar. Während die Kanzlerin zur UN-Vollversammlung nach New York fliegt, reist die Verteidigungsministerin am gleichen Tag nach Washington, um sich bei ihrem amerikanischen Amtskollegen Mark Esper vorzustellen. Sie möchte den Trip gemeinsam machen. Es soll aussehen, als führe die Kanzlerin ihre Erbin in die internationale Politik ein. So bittet das Verteidigungsministerium, mit einer kleinen Delegation dabei sein zu dürfen, auch das Protokoll plant entsprechend. Doch als Kramp-Karrenbauer wenige Tage vor dem Abflug am Rande der Kabinettssitzung sie darauf anspricht, reagiert die Kanzlerin kühl: Davon wisse sie nichts.

Anschließend wird Kramp-Karrenbauer regelrecht ausgebootet. Statt der Verteidigungsministerin nimmt die Kanzlerin Entwicklungshilfeminister Gerd Müller mit an Bord. Überstürzt muss ein Truppentransporter herangeschafft werden, um die kleine Delegation aus dem Verteidigungsministerium nach Washington zu fliegen. Kostenpunkt für den Steuerzahler: knapp 400 000 Euro. Die schon gebuchten Rückflugtickets per Linie verfallen.

Die Blamage ist groß. Zwei Tage zuvor hat die Große Koalition mit großem Auftritt im »Futurium« – einem spektakulären Neubau im Regierungsviertel – ihr Klimapaket vorgestellt. Nun fliegen Merkel und Kramp-Karrenbauer in zwei Maschinen gleichzeitig über den Atlantik. Die Posse gipfelt darin, dass Merkels Regierungsflieger in New York nicht parken kann, weil dort die vielen Maschinen der zur UNO reisenden Staats- und Regierungschefs die Flughäfen überfordern. Merkels weißer Airbus mit schwarz-rot-goldener Borte wird leer weitergeleitet nach Washington – und genau neben dem grauen Truppentransporter der Verteidigungsministerin geparkt.

Ein letzter Sieg ist Kramp-Karrenbauer auf dem Parteitag der CDU in Leipzig vergönnt. Vorher hatten die Konservativen mächtig mobil gemacht, aber sie können sich nicht einigen, ob sie auf die Kanzlerin oder die Vorsitzende zielen sollen. Die eigentlich geplante Einführung einer parteiinternen Frauenquote wird vertagt – dafür ist Kramp-Karrenbauer nicht mehr stark genug. Bei ihrer Rede stellt sie die Vertrauensfrage: »Wenn ihr der Meinung seid, dass dieser Weg, den ich gemeinsam mit euch gehen möchte, nicht der Weg ist, den ihr für den richtigen haltet, dann lasst es uns heute auch beenden, hier und jetzt und heute.«

Lasst es uns beenden – schwingt da schon politische Todessehnsucht mit? Der Wunsch, den längst verlorenen Kampf um die Macht aufzugeben? Nicht weiter gehetzt zu werden? Noch ist sie nicht so weit. Kramp-Karrenbauers Gegner bleiben in Deckung, setzen weiter auf Zermürbung und nicht auf den Konflikt mit offenem Visier. So gehört der Tag noch einmal ihr.

Aber nur der eine. Am nächsten Morgen spricht Markus Söder zum Parteitag. Eigentlich hält er nur ein Grußwort, lobt sich aber ausführlich für die Versöhnung von CSU und CDU. Die war auch Kramp-Karrenbauers Werk. Aber gefeiert dafür wird jetzt nur Söder. Mit minutenlangem stehendem Applaus. Wie ein Kanzlerkandidat, schreiben am nächsten Tag die Zeitungen. Ein Triumph. Söder ist der Sieger des Parteitages.

Kramp-Karrenbauer hat ihn gerade so überlebt.

Und Weltpolitik macht immer noch und ausschließlich die Kanzlerin. Die Parteichefin kann ihr nicht das Wasser reichen.

FIASKO

9
Merkels Trip nach Wuhan

Angela Merkel ist weltweit die erste Staats- und Regierungschefin, die sich in gefährliche Nähe des Corona-Virus begibt. Ohne es zu wissen. Zu jenem Zeitpunkt, an dem sie sich womöglich einem erhöhten Infektionsrisiko aussetzt, hat die deutsche Kanzlerin vom Erreger SARS-CoV-2 noch nie gehört. Sie ahnt nicht, dass er eine Pandemie auslösen und Hunderttausende Tote fordern wird. Dass er die Weltwirtschaft einer nie da gewesenen Belastungsprobe aussetzen, die politischen Gewichte zwischen den Großmächten verschieben und das dramatische Finale ihrer Kanzlerschaft prägen wird.

Der Zufall führt Merkel am 7. September 2019 ausgerechnet auf eine Krankenstation der Tongji Medical University in Wuhan. Die Wagenkolonne der Kanzlerin fährt dort um 14.05 Uhr vor. Merkel steigt aus, wird von örtlichen Parteifunktionären begrüßt und schüttelt zwei an der Patientenaufnahme diensthabenden Krankenschwestern die Hände. Sie wundert sich noch über den Geldautomaten, der vor der Rezeption an der Wand montiert ist – ein funktionierendes System der Krankenversicherung gibt es in China nicht –, und zwängt sich dann mit ihrer Delegation in einen Aufzug, der sie in den zehnten Stock fährt. Dort unterhält sie sich 45 Minuten lang mit Ärzten, Pflegern und Medizinstudenten.

Was hat die deutsche Kanzlerin an diesen Ort geführt? Wuhan ist die Hauptstadt der binnenchinesischen Provinz Hubei, weit entfernt von den boomenden Küstenmetropolen wie Shanghai und Hangzhou sowie dem Zentrum der politischen Macht in Peking. Ein durchaus ungewöhnliches Reiseziel für eine europäische Spitzenpolitikerin.

Aber Merkel ist eine China-Begeisterte, es ist ihr dreizehnter Besuch des Landes in ihrer Amtszeit. Sie hat China öfter bereist als die USA oder Russland, vom anderen großen Schwellenland Indien ganz zu schweigen. Um ihr Interesse an der rasanten Entwicklung zur Weltmacht zu dokumentieren, aber auch aus persönlicher Neugier besucht sie jedes Mal nach den obligatorischen Gesprächen mit der Staats- und Parteiführung in Peking noch eine Provinzstadt. Sie war schon im südchinesischen Shenzhen, dem ehemaligen Fischerdorf, heute Standort des Internet- und Hightechkonzerns Tencent. Sie kennt Hefei, den Heimatort des Ministerpräsidenten Li Keqiang im Osten Chinas. Nach Xi'an, im Südwesten, begleitete sie 2010 ihr Ehemann Joachim Sauer, dort feierten sie ihren 56. Geburtstag.

Sogar von den Konzernchefs und Unternehmern mit China-Kontakten, die die Kanzlerin auf ihrer diesjährigen Reise begleiten, hat kaum einer schon so viele Regionen Chinas besucht wie sie. Manche von ihnen meinen, Wuhan sei jetzt einfach an der Reihe gewesen. Das Industriezentrum hat zwar mehr Einwohner als New York City oder London, aber im Gegensatz zu anderen chinesischen Boomtowns kein glamouröses Image – dazu passt die Städtepartnerschaft mit Duisburg.

Immerhin, der Rückflug nach Deutschland fällt auf diese Weise kürzer aus. Wuhan liegt von Peking aus gesehen auf der Route nach Berlin. Als die Kanzlerin im Laufe der Reise von Studenten der Universität Wuhan ungläubig gefragt wird, was sie ausgerechnet in ihre Stadt verschlagen habe, gibt sie eine höfliche Antwort: Sie sei schon zweimal über Wuhan hinweggeflogen und habe aus dem Fenster den großen Jangtse-Fluss bewundert. Daraufhin habe sie beschlossen, die Stadt unbedingt zu besuchen. Von den Reportern, die Merkel bei Reisen außerhalb der EU stets begleiten, schaute manch einer erst im Flugzeug nach, wo genau dieses Wuhan überhaupt liegt.

Einige Wochen später wird es die ganze Welt wissen. Der Name wird zum Synonym für das Corona-Virus. In Wuhan wird der erste Fall gemeldet, Wuhan erlebt als erste Stadt weltweit Massenansteckungen und überfüllte Krankenhäuser – und bald auch den ersten Lockdown. Der amerikanische Präsident Donald Trump wird ab Mitte März 2020 abschätzig vom »China-Virus« sprechen, sein Außenminister Mike Pompeo wird es das »Wuhan-Virus« nennen.

Diese Stadt ist für sich genommen schon ein außergewöhnliches Reiseziel für einen Staats- und Regierungschef. Aber warum besucht die Kanzlerin dort ausgerechnet auch noch ein Krankenhaus? Im Vergleich zu ihren Vorgängern oder auch anderen Regierungschefs sind Merkels Reisen zeitlich immer äußerst knapp bemessen. Selbst für Länder auf der anderen Seite der Erdkugel plant sie selten mehr als anderthalb Tage ein – die Flugzeit mitgerechnet. Für die kurzen öffentlichen Auftritte, die sie neben Pflichtterminen und politischen Gesprächen noch absolviert, sucht ein schon Monate vorher entsandtes Vorauskommando von Beamten des Auswärtigen Amtes, des Kanzleramts und des Bundespresseamtes stets Orte aus, die zu Merkel passen, etwa zu ihrem Hintergrund als ehemalige Wissenschaftlerin. Und in den letzten Jahren ihrer Amtszeit auch zu ihrem globalen Ruf einer fortschrittlichen Politikerin, die sich für sozialen Wandel interessiert. So besucht die Kanzlerin oft Forschungseinrichtungen, in Afrika kann es dann auch schon mal eine Nichtregierungsorganisation sein, die Frauen unterstützt.

Wenn die Kanzlerin mit Menschen vor Ort ins Gespräch kommt, was niemals spontan geschieht, sondern immer präzise geplant wird, dann sollen es junge Leute sein, meist Studenten. So ist es auch auf dieser Reise vorgesehen. Merkel will eine kleine Rede halten an der Huazhong Universität für Wissenschaft und Technik. Die Vorzeigehochschule, mit ihrem Campus inmitten von Grün, wirkt im Meer der Hochhäuser von Wuhan geradezu exotisch.

Die anschließende Visite im nahe gelegenen Krankenhaus hat ihr das Protokoll des Auswärtigen Amtes vorgeschlagen. Die Tongji-Klinik wurde im Jahr 1900 vom deutschen Arzt Erich Paulun gegründet, sie betreibt heute einen Studenten- und Doktorandenaustausch und firmiert seit ein paar Jahren als »erstes deutsch-chinesisches Freundschaftskrankenhaus«. Ein Vorzeigeprojekt der deutschen Diplomatie – was die meisten Bewohner Wuhans freilich gar nicht wissen, für sie ist sie einfach nur die größte Klinik der Millionenstadt.

Offiziell gibt es jenes Virus, das bald als SARS-CoV-2 bekannt wird, zu diesem Zeitpunkt in Wuhan noch nicht. Die chinesischen

Behörden werden erst am 31. Dezember 2019 den ersten Fall melden und danach noch wochenlang leugnen, dass die Übertragung des Virus von Mensch zu Mensch stattfindet. Mehrere Ärzte vor Ort haben schon früher davor gewarnt – sie wurden jedoch bedroht und zum Schweigen gebracht.

Noch heute, anderthalb Jahre später, ist es wegen der repressiven Informationspolitik des kommunistischen Regimes äußerst schwierig, den Ausbruch der Seuche zu rekonstruieren. Dabei ist dies für die Forschung von enormer Bedeutung. Denn die Kenntnis des Ausgangspunkts der Pandemie ist notwendig, um ihren Verlauf zu verstehen. Hat die Ausbreitung des Virus wirklich erst im Dezember 2019 auf einem Wildtiermarkt ihren Ursprung, wie die Behörden behaupten? Oder war die Epidemie schon viel länger im Land unterwegs – und wurde entweder nicht entdeckt oder aus politischen Erwägungen sogar vertuscht?

Unabhängige Wissenschaftler konnten Indizien zusammentragen, die den Schluss zulassen, Corona könnte sich schon vorher in Wuhan verbreitet haben – auch in jenem Krankenhaus, das Merkel auf ihrer Reise im September 2019 besuchte. Dazu legten amerikanische Mediziner vom Boston Children's Hospital um den Epidemiologen John Brownstein im Sommer 2020 eine Studie vor, die die Angaben der chinesischen Behörden in Zweifel zieht.

Um Hinweise auf den tatsächlichen Verlauf der Pandemie zu finden, wendeten die Forscher eine Methode an, die zuerst bei der Analyse ansteckender Krankheiten in Lateinamerika entwickelt worden ist. Dort gibt es Millionenstädte, in denen viele Einwohner bei staatlichen Stellen nicht registriert sind und öffentliche Gesundheitssysteme, die regelmäßig Daten erheben, nicht existieren. Deshalb werten die Epidemiologen Satellitenbilder von Parkplätzen großer Kliniken aus. Dies folgt einer bestimmten Überlegung: Wenn Patienten in außergewöhnlich hoher Zahl gleichzeitig alle großen Krankenhäuser ansteuern, ist dies ein Hinweis auf ein unentdecktes oder verschwiegenes Infektionsgeschehen. Da in China anders als in Deutschland die Institution der Hausärzte nahezu unbekannt und die Anzahl der Kliniken insgesamt geringer ist, die einzelnen Häuser aber umso größer sind, lassen sich auf diese Weise Rückschlüsse ziehen. Sie werden kombiniert mit einer Internetanalyse. Die Forscher aus Boston ermittelten nachträglich, wann in Wuhan von Smartphones und Computern aus besonders häufig nach Stichworten wie »Husten« oder »Durchfall« gesucht worden war, also nach möglichen Symptomen der neuen Corona-Erkrankung.

Die Ergebnisse sind brisant. Es konnte nachgewiesen werden, dass schon ab dem Spätsommer 2019 nicht nur signifikant mehr Suchanfragen nach möglichen Corona-Symptomen registriert worden sind, sondern auch die Parkplätze vor den Kliniken überfüllt waren. Dies ist noch kein Beweis dafür, dass Corona in Wuhan schon früher kursierte, als China dies offiziell bestätigt. Aber doch ein ernst zu nehmender Hinweis darauf.

International wurde über die Studie ausführlich berichtet, auch in allen großen deutschen Zeitungen und auf journalistischen Webseiten. Aber niemand kam auf die Idee, sich die untersuchten Krankenhäuser näher anzuschauen. Denn tatsächlich zählte dazu auch die Tongji-Universitätsklinik – also genau jenes Krankenhaus, das Merkel und ihre Delegation besucht hatte. Hier war der Parkplatz Anfang September immerhin um ein Drittel voller als im Mittelwert eines vergleichbaren Zeitraums. Das gilt auch für den Tag, an dem die deutsche Delegation zu Gast war. Folgt man der Analyse der Epidemiologen, könnte die Klinik also exakt zu jenem Zeitpunkt, als Merkel dort Hände schüttelte und Gespräche in geschlossenen Räumen führte, ein Anlaufpunkt für Corona-Infizierte, ein früher Hotspot also, gewesen sein.

Wenig später wird die Klinik definitiv einer dieser Hotspots sein. »Im Moment behandeln alle Ärzte fast nur Corona-Patienten«, berichtete die *Ärztezeitung*, die Kontakt zu dort arbeitenden Medizinern unterhält, bereits Anfang Februar 2020. In der Klinik, die »für europäische Verhältnisse fast gigantische Ausmaße« habe, gebe es »den normalen Alltag« nicht mehr. »Jeder ist ein potenzieller Notfallpatient«. Obwohl das Tongji-Klinikum mit 6000 Betten doppelt so groß sei wie Deutschlands größtes Universitätskrankenhaus, die Berliner Charité, und im Jahr normalerweise über 6,5 Millionen

Patienten behandele, könnten nicht mehr alle an Corona erkrankten Patienten aufgenommen werden. Die Partei versuche, mit allen Mitteln zu verhindern, dass die Zustände im Tongji-Klinikum bekannt werden. Doch Fotos wurden herausgeschmuggelt, vereinzelte Augenzeugen konnten die Zensur der Behörden umgehen und im Netz darüber berichten.

Die Fotos zeigen Patienten, die in Fluren behandelt werden mussten, und Ärzte, die ohne ausreichende Schutzausrüstung bis zur Erschöpfung um jedes Leben kämpften. Ähnliche Bilder gab es nur wenige Wochen später aus der Klinik Papa Giovanni XXIII in Bergamo – diese schockierten ganz Europa und rüttelten auch die Bundesregierung wach.

Die aus Wuhan geschmuggelten Aufnahmen lösten keine Betroffenheit aus. Zu fern scheint China, sein Gesundheitssystem im Vergleich zu europäischen Standards deutlich unterlegen. Größere Beachtung fanden zwei Notfallkliniken, die das chinesische Militär zur Entlastung des Tongji-Krankenhauses innerhalb von nur einer Woche aus dem Boden stampfte – eine logistische Meisterleistung.

Wenn die Annahme zutrifft, dass Corona bereits zum Zeitpunkt des Merkel-Besuches im Tongji-Krankenhaus wütete, war die Kanzlerin einem hohen Infektionsrisiko ausgesetzt. Sie und ihre Delegation bewegten sich dort ohne Masken und hielten keine Abstände zu ihren chinesischen Gastgebern ein. Es war sich ja niemand der Gefahr bewusst.

Merkel gehört zu dieser Zeit nicht nur wegen ihres Alters und der enormen Arbeitsbelastung zur Risikogruppe. Die Kanzlerin, die gerade ihren 65. Geburtstag gefeiert hat, ist gesundheitlich angeschlagen. In den Monaten zuvor hat sie bei mehreren öffentlichen Auftritten starke Zitteranfälle erlitten. Bei einem Fernsehstatement war sie durch Kurzatmigkeit aufgefallen. Das erste Zittern, beim Besuch des ukrainischen Präsidenten Wolodymyr Selenskyj im Kanzleramt, erklärte sie noch mit Flüssigkeitsmangel an einem sehr heißen Tag. Ein paar Gläser Wasser hätten die Sache erledigt.

Als die Kanzlerin jedoch in den nächsten drei Wochen auch bei milden Temperaturen zitterte, führte sie das auf ihre Psyche zurück.

Die Erinnerung an den ersten Vorfall, hieß es aus ihrem Umfeld, habe zu den neuen Zitteranfällen geführt. Das sei ein »psychologisch verarbeitender Prozess«. Zur Untermauerung dieser Erklärung wurde Reportern erzählt, Merkel habe in ihrem Sommerurlaub das Buch *Die zitternde Frau. Eine Geschichte meiner Nerven* der amerikanischen Bestsellerautorin Siri Hustvedt gelesen. Darin beschreibt sie ihre Zitteranfälle, die sie später mithilfe einer Psychoanalyse überwand. In einem Interview riet Hustvedt der Kanzlerin sogar explizit, Betablocker einzunehmen.

Auf der China-Reise kann man als mitreisender Reporter kein schlüssiges Bild vom Gesundheitszustand der Kanzlerin gewinnen. Ihre Gastgeber haben auf dem Platz des Himmlischen Friedens vor der Großen Halle des Volkes für Merkel einen roten Baldachin und darunter zwei Stühle im Barockstil aufgestellt. So kann die Kanzlerin die Parade von drei Waffengattungen der Volksbefreiungsarmee entspannt im Sitzen abnehmen. Derselben Armee, die dreißig Jahre zuvor mit Panzern auf ebendiesen Platz eingerückt war und die chinesische Demokratiebewegung mit einem Massaker an demonstrierenden Studenten niedergeschlagen hatte.

Die deutsche Nationalhymne, die zuerst gespielt wird, hören Merkel und der chinesische Premierminister Li Keqiang gemeinsam im Sitzen. Bei der anschließenden chinesischen Hymne steht er auf, sie verharrt jedoch auf ihrem Stuhl. In den chinesischen sozialen Medien, die von patriotischem Furor geprägt sind, wird dies mit Erstaunen vermerkt, von den offiziellen Parteimedien jedoch schnell mit dem fragilen Gesundheitszustand der Kanzlerin erklärt.

Von der möglichen Gefahr durch Corona kann während der Reise niemand etwas ahnen. Die Themen an Bord sind andere: Im Regierungsflieger – einem umgebauten Airbus A340 – drängt sich, was in der deutschen Wirtschaft Rang und Namen hat: Oliver Bäte, der Vorstandsvorsitzende der Allianz, Herbert Diess von Volkswagen, Ola Källenius, der CEO von Daimler. Wortführer ist Joe Kaeser, der Vorstandsvorsitzende von Siemens. Er hat Merkel schon so oft auf Auslandsreisen begleitet, dass er von den Bundeswehrsoldaten, die als Flugbegleiter fungieren, wie ein alter Bekannter begrüßt wird.

Die Bosse haben auf die Kanzlerin eingewirkt, die chinesische Regierung nicht mit einer allzu deutlichen öffentlichen Kritik an der Aussetzung des *Basic Law* der ehemaligen britischen Kolonie Hongkong und den Repressionen gegen die dortige Demokratiebewegung zu brüskieren. Und sie möge sich bitte auf keinen Fall in einen Handelskrieg des Westens mit China hineinziehen lassen, den der amerikanische Präsident Donald Trump gerade anzettelt.

Die CEOs und Unternehmer wollen Streit auf jeden Fall vermeiden. Bloß keinen Ärger mit China! Obwohl die Chinesen ihnen immer unverhohlener zeigen, wer die Bedingungen der ungleichen Partnerschaft diktiert. Noch auf dem Hinflug berieten die Manager, ob sie ihrerseits die Chinesen auf die immer engere Überwachung der Internetaktivitäten der chinesischen Belegschaften von Firmen mit deutscher Beteiligung ansprechen sollen – denn die gefährdet nicht nur die letzten Reste von Meinungsfreiheit, sondern auch deutsche Geschäftsgeheimnisse. Per Handzeichen im Kanzlerflugzeug stimmten die CEOs schließlich spontan ab, ob sie ihre Kritik daran hohen KP-Führern vortragen wollen – und entschieden sich dagegen.

Sollte sich der Verdacht bestätigen, dass die chinesische Führung einen Corona-Ausbruch in Wuhan geheim hielt, hätte niemand einen besseren Grund, wütend zu sein, als die Kanzlerin und die deutschen Wirtschaftsführer. Öffentlich hat sich Merkel niemals über die zögerliche chinesische Informationspolitik beklagt, sicher auch, um nicht Donald Trump zusätzliche Munition zu liefern. Der amerikanische Präsident unterstellte Chinas KP ja sogar, die Plage Corona absichtlich über die Welt gebracht zu haben. Unabhängige China-Experten halten es aber auch für möglich, dass lokale Parteikader in Hubei die Pandemie zunächst vertuschten und nicht an die Zentrale in Peking meldeten. In diesem Fall wäre Xi Jinping, als Generalsekretär der Kommunistischen Partei und Staatschef der Volksrepublik der starke Mann Chinas, genauso ahnungslos wie sein Gast gewesen.

Xi gewährte Merkel, die als Kanzlerin protokollarisch darauf kein Anrecht hat, noch ein Vieraugengespräch in Peking und anschließend ein Staatsbankett, bevor sie am nächsten Morgen nach Wuhan weiterflog. Hätte Xi seinen deutschen Gast von dort wissentlich zum Besuch in eine Stadt und sogar in ein Krankenhaus geschickt, in dem bereits das neue Corona-Virus wütete, wäre dies ein schlimmer Vertrauensbruch.

Trotzdem bleibt die Kanzlerin in der Corona-Krise eine treue Verbündete Pekings. Als sich Xi am 20. Januar 2020 nach Wochen – oder vielleicht Monaten? – des Schweigens und Leugnens endlich durchringt, öffentlich über das Virus zu sprechen, ruft ihn Merkel zwei Tage später aus dem Kanzleramt an. Anschließend veröffentlicht Peking eine Pressemitteilung. Darin heißt es, Merkel habe »Chinas Bemühungen« gewürdigt, »die Ausbreitung der ansteckenden Krankheit einzudämmen«, und »Pekings Offenheit und Transparenz bei der internationalen Zusammenarbeit« hervorgehoben.

Auch das Bundespresseamt veröffentlicht fast zeitgleich eine Mitteilung zum Telefonat. Darin taucht Corona allerdings mit keinem Wort auf. Dabei erscheint es wenig plausibel, dass Xi und Merkel nicht über die Krankheit sprachen. Denn einen Tag später verhängt Xi über Hubei den bis dahin härtesten Lockdown der Welt, auch deutsche Staatsbürger und Unternehmen sind davon betroffen. Aus dem Umfeld der Kanzlerin wird später der Eindruck erweckt, es sei wohl doch über Corona gesprochen worden, allerdings habe Merkel dem Chinesen ihr Mitgefühl ausgedrückt und nicht dessen dubiose Informationspolitik gelobt.

In Wahrheit glaubt auch die Bundesregierung den Chinesen kein Wort. Wenig später wird Gesundheitsminister Jens Spahn in einer Sitzung des zuständigen Ausschusses des Bundestages beklagen, die chinesischen Zahlen seien nicht verlässlich, das Land sei bei der Weitergabe wichtiger Erkenntnisse »sehr zurückhaltend«. Spahn kritisiert auch, dass China ein Team von WHO-Experten, die sich eine eigene Meinung bilden wollen, nicht ins Land lasse. Stattdessen werden hochrangige chinafreundliche WHO-Funktionäre eingeflogen, die anschließend nette Worte finden.

Die deutschen Behörden vertrauen der WHO so wenig, dass sie auf ungewöhnlichem Wege nach der Wahrheit fahnden lassen. Bruno Kahl, Chef des Bundesnachrichtendienstes, wird von der

Bundesregierung schon im Januar 2020 gebeten, sich ein eigenes Bild zu verschaffen. Seine Agenten und Informanten in China suchen im Staatsapparat nach Dokumenten und E-Mails, die das wahre Ausmaß der Pandemie offenbaren könnten. Doch Kahl kann nur wenig liefern. Die Staats- und Parteiführung schirmt die sensiblen Informationen erfolgreich ab.

Merkel selbst unterstützt China derweil nicht nur mit Worten, sondern auch mit Taten. Genauer gesagt: mit einer Hilfslieferung. Am 1. Februar evakuiert die Luftwaffe deutsche Staatsbürger aus Wuhan. Doch schon auf dem Hinflug ist die Maschine komplett beladen – mit 5,4 Tonnen medizinischem Verbrauchsmaterial: Schutzanzüge, Gummistiefel, Handschuhe, Masken, Schutzbrillen und OP-Hauben. Also mit allem, was wenig später händeringend von deutschen Kliniken aufgetrieben werden muss. Ein Teil der Lieferung ist eine Spende der Firma Beiersdorf, den Rest stellt die Bundesregierung – sie muss dafür auf den nationalen Vorrat für Notfälle zurückgreifen. Dagegen lassen sowohl Gesundheitsminister Spahn als auch Innenminister Seehofer ihre Staatssekretäre intern protestieren. Doch ihre Einwände werden vom Kanzleramt verworfen. Merkel, so heißt es, habe dies Xi versprochen.

In der Corona-Krise wird Deutschland zu einer wichtigen Stütze Chinas, agiert zeitweise fast wie ein Verbündeter. Diese bemerkenswerte Entwicklung begann jedoch schon lange vor der Pandemie. Merkel selbst spielt dabei eine wichtige Rolle. Ihre innen- und wirtschaftspolitischen Wendungen sind fast legendär. Aber auch außenpolitisch hat die Kanzlerin im Laufe ihrer Amtszeit Positionen dramatisch revidiert.

Sie begann zunächst als Verfechterin einer werteorientierten Außenpolitik, bei der das Bündnis mit den USA im Zentrum stehen sollte. Zur chinesischen Diktatur pflegte sie ein demonstrativ kritisches Verhältnis. Sie überwarf sich dabei sogar mit ihrem damaligen Außenminister Frank-Walter Steinmeier, der Real- statt Symbolpolitik betreiben wollte. Merkel war 2007 nicht davor zurückgeschreckt, den Dalai Lama im Kanzleramt zu empfangen – das geistige Oberhaupt der Tibeter und die Symbolfigur des Widerstands gegen die chinesische Besatzung.

Aber in den dreizehn Jahren danach ist China zum wichtigsten Absatzmarkt der deutschen Industrie geworden. Während Europa sich nach der Finanz- und Eurokrise nur sehr langsam erholte, befeuerte die enorme chinesische Nachfrage nach Maschinen und Autos aus der Bundesrepublik das deutsche Wachstum. Es ermöglichte Merkel zehn goldene Jahre, in denen Steuereinnahmen sprudelten und die Arbeitslosigkeit sank. Die Kanzlerin hat diese Entwicklung politisch flankiert, indem sie Deutschland aus Handelskonflikten anderer westlicher Staaten mit China heraushielt.

Die Kehrseite dieser wirtschaftlichen Erfolgsgeschichte: Die deutsche Exportindustrie ist in Abhängigkeit vom kommunistischen Riesenreich geraten. Während Donald Trump die Verflechtung seiner amerikanischen Wirtschaft mit China zurückschneiden will, strebt Merkel das Gegenteil an: deren Verrechtlichung. Dazu soll ein Investitionsabkommen geschlossen werden, das Rechtssicherheit für die Investments europäischer Firmen in China schafft. Die chinesische Übernahme europäischer Firmen soll ebenfalls geregelt werden. Das würde den alten Kontinent noch enger an die neue Supermacht binden. Im aufziehenden neuen kalten Krieg zwischen den USA und China bliebe Europa neutral.

Diese nicht nur handels-, sondern auch geopolitische Weichenstellung für Jahrzehnte soll nicht nur die deutsche EU-Ratspräsidentschaft, sondern Merkels ganze Kanzlerschaft krönen. Sie plante dazu ein diplomatisches Megaevent. Präsident Xi sollte mit großem Bahnhof in Leipzig empfangen werden, wo sich im Herbst 2020 alle 27 Staats- und Regierungschefs der EU treffen wollten.

Zwar musste Merkels China-Gipfel wegen der angespannten Infektionslage abgesagt werden. Doch unbemerkt von der Öffentlichkeit trieb sie die Verhandlungen über das Abkommen dennoch voran – und überraschte Experten und Öffentlichkeit kurz vor dem Jahreswechsel mit einem Abschluss. Trump war da gerade abgewählt und der neue Präsident Joe Biden noch nicht im Amt. Biden ließ Merkel auf vertraulichen Kanälen bitten, das Abkommen nicht vor seinem

Amtsantritt abzuschließen. Der Präsident möchte nämlich eine gemeinsame Linie aller demokratischen Staaten gegen China aufbauen.

Doch das will Merkel gerade nicht. Die USA sind – trotz Biden – ein allzu unsicherer Partner geworden, findet sie. Lange nicht so stabil wie China. So wischte sie alle Bedenken beiseite und setzte das Abkommen mit Xi durch.

Die Kanzlerin begann als begeisterte Transatlantikerin und schwang sich am Ende ihrer Amtszeit zur globalen Gegenspielerin von Donald Trump auf. Ihr letzter großer außenpolitischer Wurf bedeutete zugleich die erste Brüskierung von Trumps Nachfolger.

Merkel hintertreibt ebenfalls alle Versuche, die dem chinesischen Staat verpflichtete Firma Huawei vom Aufbau der 5-G-Infrastruktur in Deutschland auszuschließen. Zwar sieht auch sie die Gefahr, dass Daten, die durch Huaweis Netze fließen, von chinesischen Geheimdiensten ausgewertet werden. Aber sie ist überzeugt davon, dass amerikanische Geheimdienste in Deutschland genauso spionieren.

In der Corona-Krise enthält sich die Bundesregierung auffällig lange jeder Kritik an China – selbst als immer mehr Regierungen demokratischer Länder die offensichtlich mangelhafte Informationspolitik Pekings und der Weltgesundheitsorganisation beklagen und Australien sogar eine Untersuchung fordert. Erst im April ringt sich Merkel zu einem dürren Statement durch: »Je transparenter China die Entstehungsgeschichte dieses Virus macht, umso besser für uns alle auf der ganzen Welt, um daraus lernen zu können.«

Die deutsche Rücksicht auf China trifft bei den westlichen Partnern jedoch auf wenig Verständnis. Denn dem Reich der Mitte geht es nicht nur um Gesichtswahrung – der kommunistische Staat nutzt Corona zu einer bis dahin beispiellosen Propagandakampagne im Ausland. Die wirren Aussagen Donald Trumps und sein halbherziger Kampf gegen das Virus sind dabei der willkommene Anlass für die chinesische Diktatur mit ihrer gelenkten Öffentlichkeit, sich als vermeintlich überlegenes Gesellschaftssystem zu präsentieren.

Aber auch in Europa stiftet China gezielt Unfrieden – und nutzt geschickt Fehler der Deutschen. Im März 2020 erlässt die Bundesregierung auf Betreiben von Gesundheitsminister Spahn ein Exportverbot für medizinisches Material, was vor allem in Südeuropa Empörung auslöst, denn in Italien stehen zu dieser Zeit so wenig Masken und Schutzkleidung zur Verfügung, dass sogar operierende Ärzte in Einzelfällen ohne sie auskommen müssen. China sendet daraufhin demonstrativ Hilfslieferungen nach Italien – rasch treffen zwei chinesische Ärzteteams in Rom ein und werden von zahlreichen Kamerateams in Empfang genommen. Präsident Xi spricht von der »Seidenstraße der Gesundheit«. Der Begriff ist nicht zufällig gewählt, denn mit dem Verweis auf die alte Handelsroute versucht Peking, die internationalen Handelsbeziehungen nach seinen Bedingungen neu zu gestalten.

Auf dem westlichen Balkan, etwa in Serbien oder Mazedonien, wo populistische Regierungen zwischen der Annäherung an die EU und der Anlehnung an die autoritären Regime von Russland und China schwanken, wird ebenfalls mit Corona Propaganda gemacht. Weil die EU-Kommission in Brüssel zunächst damit beschäftigt ist, Exportverbote innerhalb der Staatengemeinschaft abzuwenden, unterstützt sie die Balkanländer nicht ausreichend. Das ist besonders bitter für Merkel – denn jahrelang hatte sie für einen europäisch integrierten Balkan gekämpft.

Doch der scheint in der Corona-Krise zu zerfallen. Lange Zeit rief der serbische Staatspräsident Aleksandar Vučić bei internationalen Krisen zuerst auf dem Handy von Christoph Heusgen an, Merkels langjährigem außenpolitischen Chefberater. Doch am 16. März sagt Vučić sich in einer live im Fernsehen übertragenen Ansprache von Berlin und Brüssel los: »Die europäische Solidarität existiert nicht. Das war nur ein Märchen auf dem Papier.« Er habe deshalb einen Brief an den chinesischen Präsidenten Xi geschrieben, »nicht nur als guter Freund, sondern als ein Bruder«. Fünf Tage später treffen die ersten Frachtflugzeuge mit medizinischer Ausrüstung und fünf chinesischen Ärzten in Belgrad ein. Vučić eilt persönlich zum Flughafen nach Belgrad, verneigt sich vor einer dort aufgestellten chinesischen Flagge und küsst sie.

Der Auftritt löst in europäischen Hauptstädten Entsetzen aus – entstammt er doch allzu offensichtlich dem Propagandalehrbuch der KP. Niemals zuvor hat China seine aggressive Außenpolitik auch in einem europäischen Einflussgebiet durchsetzen wollen.

Auch deutsche Kommunalpolitiker entdecken in ihrer Verzweiflung einen neuen großen Bruder. So verfasst Stephan Pusch, Landrat im Kreis Heinsberg, im März 2020 einen offenen Brief an den »Sehr geehrten Herrn Staatspräsident Xi Jinping«. Er habe nicht genug Schutzausrüstung, um den Bedarf in den Krankenhäusern zu decken, schreibt der CDU-Kommunalpolitiker aus dem Rheinland dem kommunistischen Diktator. Und der antwortet prompt: mit 15 000 Masken, weiteren Lieferungen und einem Anruf des chinesischen Botschafters beim Landrat.

Peking verbindet Hilfsleistungen stets mit PR: Medizinische Ausrüstung gibt es nur gegen öffentliches Lob. Das geht so weit, dass das Auswärtige Amt im März 2020 andere Ministerien schriftlich davor warnt, sich von chinesischen Offiziellen dazu verleiten zu lassen, Chinas Corona-Politik öffentlich zu preisen.

Die Kanzlerin allerdings tritt den chinesischen Übergriffen nicht entgegen – jedenfalls nicht öffentlich. Und das zahlt sich aus. Als im Frühjahr fast jedes Land der Welt um fast jeden Preis versucht, Masken aufzutreiben (die zu diesem Zeitpunkt fast ausschließlich in China hergestellt werden), nutzt Merkel ihr Vertrauensverhältnis zum chinesischen Präsidenten und ruft ihn am 25. März persönlich an. Mit Erfolg: Anfang April werden Masken und Schutzkleidung aus China herbeigeflogen. In einer intern »Luftbrücke« genannten Aktion fliegen Frachtmaschinen der Lufthansa das begehrte Material nach Deutschland.

Als die staunenden Mitglieder des Gesundheitsausschusses des Bundestages wissen wollen, warum in einer Zeit, in der auf dem Weltmarkt auch für minderwertige Produkte fast jeder Preis gezahlt wird, ausgerechnet die Bundesrepublik mit guter Ware beliefert wird, antwortet das Gesundheitsministerium in einem vertraulichen Schreiben: »Nach einem Gespräch der Bundeskanzlerin mit dem chinesischen Staatspräsidenten Xi (…) konnte Anfang April ein direkter Zugang zu einem staatlichen Produzenten hergestellt werden, der ein höheres Maß an Qualität und Liefersicherheit verspricht.«

Nach dem Aufenthalt in der Tongji-Klinik am 7. September 2019 hat Merkel übrigens noch ein Unternehmen besucht, dessen Name bald – zumindest in Deutschland – mit dem Corona-Virus verbunden werden wird: Webasto. So heißt eine mittelständische Firma aus Bayern, die sich auf die Zulieferung für die Automobilindustrie spezialisiert hat. Vor allem Schiebedächer für Cabrios und Heizungen liefern sie schon seit drei Generationen. Jetzt wollen sie auch Batterien für Elektroautos bauen.

Die sind als klimafreundliche Alternative zum Verbrenner gerade schwer angesagt. Da passt es der Kanzlerin gut ins Programm, dass in Wuhan gerade ein neues Webasto-Werk errichtet worden ist. Um kurz nach 16 Uhr durchschneidet sie ein weißes Band und eröffnet die Fabrik.

Weder im Werk noch in der Klinik hat sich Angela Merkel mit dem Corona-Virus angesteckt. Das kann als sicher gelten, denn ab Februar wird sie mehrfach getestet – auch auf Antikörper. Corona findet im September 2019 noch nicht seinen Weg ins deutsche Kanzleramt.

Glück gehabt.

10

Ein Erfolg, der blind macht

In der Regierungszentrale wird man erst im folgenden Jahr auf Corona aufmerksam – und das auch nur durch einen Zufall. Die Kanzlerin selbst ist da noch im Weihnachtsurlaub.

Üblicherweise absolviert sie zwischen den Jahren keine öffentlichen Termine und führt unaufschiebbare Telefonate von ihrem Häuschen in der Uckermark oder ihrer Berliner Privatwohnung in der Nähe der Museumsinsel aus. Ins Kanzleramt kehrt sie Ende der ersten Januarwoche zurück. Wie in jedem Jahr ist auch 2020 ihr erster Termin der Empfang der Sternsinger am 7. Januar.

Wenn Merkel abwesend ist, fungiert ihr Kanzleramtschef Helge Braun als Stallwache in der Regierungszentrale. Viel ist zwischen den Jahren nicht los, und so findet Braun Zeit, am 3. Januar den wöchentlichen Newsletter der Globalen Initiative für Gesundheitssicherheit (GHSI) zu lesen. Der berichtet von einer »viralen Lungenentzündung unbekannter Ursache in Zentralchina«. In den sozialen Medien gebe es Spekulationen über einen neuen SARS-Ausbruch, heißt es dort: »Es ist jedoch bisher noch keine mikrobiologische Ursache identifiziert.«

Wieso nimmt ein Kanzleramtschef, der die gesamte Politik der Bundesregierung im Blick haben muss, ausgerechnet diesen Hinweis zu einem Spezialgebiet zur Kenntnis? Das ist ungewöhnlich. Eigentlich werden solche Informationen vom Robert Koch-Institut verarbeitet, der Bundesbehörde, die für die Infektionskrankheiten zuständig ist. Selbst im Gesundheitsministerium wird die kleine Nachricht nur auf Referentenebene, also der untersten Stufe des Dienstwegs, bemerkt.

Braun ist kein gewöhnlicher Karrierepolitiker. Der 47-jährige Christdemokrat hat vor seinem Weg in die Partei- und Staatsapparate nicht nur Medizin studiert, sondern zwischenzeitlich auch in der Medizin gearbeitet – zuerst im Rettungswagen, später als Narkosearzt. »Die Kunst des Anästhesisten ist nicht, dass jemand einschläft«, kleidet er seine Erfahrungen gern in einen Witz, »sondern dass alle wieder aufwachen.«

Der Kanzlerin fiel er vor fast zwanzig Jahren auf. Damals wollte die rot-grüne Bundesregierung Tierversuche für die Forschung per Gesetz weitgehend abschaffen. Merkel war Oppositionsführerin und suchte einen Abgeordneten, der dagegen argumentierte – kenntnisreich und unerschrocken. Rasch wurde Braun ihr Mitarbeiter. Seit dieser Zeit duzen sich die beiden. Braun wechselte später ins Kanzleramt, zunächst als Staatsminister, verantwortlich für die Bund-Länder-Beziehungen. Nach vier Jahren zum Kanzleramtschef befördert, baute er die Regierungszentrale um. Da Union und SPD sich in den Koalitionsverhandlungen nicht einigen konnten, wer das Digitalisierungsministerium übernimmt, gibt es keines. Braun nutzt die Chance und betreibt die Digitalisierungspolitik einfach vom Kanzleramt aus.

Vor allem die internationale Gesundheitspolitik ist seit Jahren ein Spezialinteresse des Kanzleramtsministers und seiner Chefin. Braun glaubt, dass Merkel in diesem Feld eine der wichtigsten politischen Leistungen überhaupt erbracht hat, die auf den ersten Blick allerdings nicht in das Aufgabengebiet einer deutschen Kanzlerin fällt.

Fast unbemerkt von der Öffentlichkeit hat Angela Merkel maßgeblich eine internationale Kraftanstrengung vorangetrieben, mit der die Ebola-Pandemie niedergerungen werden konnte, die zwischen 2014 und 2016 in Westafrika grassierte. Da das Ebola-Fieber in Sierra Leone, Guinea und Liberia ausgebrochen war, in Ländern also, die nur über rudimentäre staatliche Strukturen verfügen und praktisch kein funktionierendes öffentliches Gesundheitssystem haben, ist die Pandemiebekämpfung von der Weltgesundheitsorganisation WHO und den großen westlichen Ländern organisiert und finanziert worden.

Vor allem Merkel und der amerikanische Präsident Barack Obama machten Ebola 2015 bei den G-7- und G-20-Gipfeltreffen der wichtigsten Staats- und Regierungschefs zur Chefsache. Daraus ist die Globale Initiative für Gesundheitssicherheit geworden, in der die Regierungen besonders ambitionierter Staaten mit der WHO zusammenarbeiten – und in deren wöchentlichem Newsletter Braun im Januar 2020 den versteckten Hinweis auf die neuartige Infektionskrankheit in China findet.

Merkels und Obamas Engagement war nicht nur der Furcht geschuldet, die Krankheit könnte nach Europa und in die USA eingeschleppt werden. Beide Politiker dachten auch an ihr politisches Erbe. Obama konnte 2017 wegen der Amtszeitbegrenzung amerikanischer Präsidenten nicht erneut kandidieren. Und auch Merkel war damals noch fest entschlossen, nach der Bundestagswahl 2017 aufzuhören. So wollten die Kanzlerin und der Präsident mit der Ebola-Bekämpfung ein Beispiel für ihre Nachfolger geben: eine Vorlage für gutes Regieren im 21. Jahrhundert, durch »multilaterale Zusammenarbeit« reicher und armer Länder unter der Koordination internationaler Organisationen. Im Ansatz das exakte Gegenteil zu Donald Trumps egoistischer »America first!«-Strategie.

Der Kampf gegen Ebola war Merkel so wichtig, dass sie 2015 sogar die Eröffnungsrede der Weltgesundheitsversammlung, einem WHO-Gremium, hielt – obwohl auf dieser Konferenz üblicherweise nur Gesundheitsminister oder deren Staatssekretäre auftreten. Sie lobte die Fortschritte in Afrika und sagte: »Eigentlich gewonnen ist der Kampf jedoch erst, wenn wir für die nächste Krise gerüstet sind.« Dass die nächste globale Gesundheitskrise auch Deutschland erreicht, konnte sich Merkel nicht vorstellen. Und ob die Bundesregierung vorbereitet sein würde, musste sich erst noch zeigen.

Aber die Kanzlerin und Braun lernten damals schon Begriffe, die für andere Deutsche erst mit Corona zum Alltagsvokabular werden sollten: »R-Wert«, »Verdoppelungszeit«, »Infektionsketten«. Und beide wussten bereits, dass eine Pandemie nicht allein durch den Staat, sondern auch durch die Mitwirkung der Bevölkerung besiegt werden kann. Ebola sei erst abgeflaut, erzählte Merkel damals in kleiner Runde, nachdem die Bevölkerung in Westafrika auf ihre traditionellen Beerdigungsriten verzichtete, bei denen sich trauernde

Angehörige an den Leichen der Verstorbenen infiziert hatten. Die Kanzlerin ahnte nicht, dass sie später ihre eigenen Bürger auffordern würde, typisch deutsche Sitten wie das Händeschütteln aufzugeben.

Anfang 2020 ist Corona noch ein Expertenthema. Die Deutsche Presse-Agentur berichtet am 3. Januar: »Mysteriöse Lungenkrankheit in Zentralchina ausgebrochen«, was in den meisten Zeitungen aber nur als Meldung auf der Auslandseite landet. Auch in den regelmäßigen »Drahtberichten« der Botschaften gibt es keine Informationen. Bis zur Rückkehr Merkels aus ihrem Weihnachtsurlaub wird sich Braun deshalb immer wieder höchstpersönlich in die WHO-Dokumente vertiefen.

Denn die Entwicklung beim neuen Virus ist rasant. Am 6. Januar wird von chinesischen Wissenschaftlern schon das Genom von SARS-CoV-2 entschlüsselt. Eine erstaunliche Leistung, findet Braun, als er davon am 11. Januar auf der Webseite virological.org erfährt. Aber noch bestreiten die chinesischen Offiziellen – wahrscheinlich wider besseres Wissen –, dass eine Übertragung des Virus von Mensch zu Mensch möglich ist. Diese Erkenntnis ist jedoch entscheidend: Wenn die Übertragung nur von Tieren ausgehen würde, müsste die Bundesregierung kaum mehr tun, als den Reiseempfehlungen des Auswärtigen Amtes eine Warnung vor dem Besuch chinesischer Wildtiermärkte hinzufügen. Erst die zwischenmenschliche Übertragung macht aus Corona eine globale Gefahr.

Der erste Test für das neue Virus wird in Deutschland entwickelt: vom Virologen Christian Drosten, bereits am 16. Januar. Aber erst am 20. Januar gibt in China Präsident Xi zu, dass man keine Fledermaus roh verzehren müsse, um sich mit dem Virus zu infizieren. Er bekennt jetzt öffentlich, was er laut Sitzungsprotokollen seines Politbüros schon Anfang Januar wusste: Das Corona-Virus wird auch von Menschen übertragen.

Zunächst heißt es, 14 Patienten hätten sich angesteckt. In Wahrheit sind es zu diesem Zeitpunkt schon Hunderte: Ärzte, Krankenschwestern und Pfleger haben sich bei der Arbeit mit Erkrankten selbst infiziert. Die Berichte darüber, die seit Mitte Januar durchsickern, lösen im Kanzleramt erstmals Alarmstimmung aus. Braun wird vor allem durch eine Schlussfolgerung beunruhigt: Aus eigener Erfahrung kennt er die Hygienevorschriften, die in Krankenhäusern herrschen, schließlich hat er als Anästhesist an Hunderten Operationen teilgenommen. Auch in China ist das medizinische Personal geschult. Wenn es sich also trotzdem massenhaft mit SARS-CoV-2 infiziert, dann muss das neue Virus sehr viel ansteckender sein als eine gewöhnliche Grippe.

Noch immer muss Braun selbst recherchieren, um wichtige Informationen zu erhalten, denn auf dem Behördenweg ist noch keine Gefahrenwarnung der höchsten Stufe im Kanzleramt eingetroffen. Doch nun fragt Braun selbst nach: Er bittet Professor Lothar Wieler, den Chef des Robert Koch-Instituts, am Telefon um eine Einschätzung.

Das Robert Koch-Institut, das in einem Backsteingebäude im Berliner Bezirk Wedding untergebracht ist, liegt nicht nur räumlich in der äußersten Peripherie des Regierungsviertels. Es ist eine Bundesoberbehörde, die 1891 als Königlich Preußisches Institut für Infektionskrankheiten gegründet worden ist und seitdem in wechselnden politischen Systemen ihre Aufgaben erfüllt hat. Lange ging es dabei eher beschaulich zu. Als wichtigste Aufgabe des vergangenen Jahrzehnts wurde auf der Webseite lange der Kampf gegen einen Erreger erwähnt, der sich verbreitet, wenn Menschen Gemüse essen, auf das sich eine Kuh erleichtert hat. Die Überschrift der entsprechenden Passage: »EHEC und die Detektive«.

Plötzlich rückt das Robert Koch-Institut in den Mittelpunkt des politischen Geschehens. Nicht nur der Kanzleramtschef ruft bei Wieler an. Am 28. Januar wird der Behördenleiter zum ersten Mal zur Lagebesprechung mit dem Minister ins Gesundheitsministerium gebeten. Schon bald wird er täglich zu einer Telefonkonferenz ins Arbeitszimmer von Jens Spahn durchgeschaltet, trifft die Kanzlerin, nimmt an Kabinettssitzungen sowie Ministerpräsidentenkonferenzen teil und gibt eine tägliche Pressekonferenz, die von mehreren Fernsehsendern live übertragen wird.

Eine vergleichbare Entwicklung hatte es fünf Jahre zuvor in der

Flüchtlingskrise gegeben. Auch damals geriet eine sonst eher randständige Bundesbehörde plötzlich ins Zentrum der Aufmerksamkeit. 2015 war es das Bundesamt für Migration und Flüchtlinge, das bald jeder unter seiner Abkürzung kannte: das BAMF. In der Corona-Krise ist das RKI bald jedem Deutschen ein Begriff.

Und noch eine Parallele: So, wie das BAMF für die Abwicklung der vielen Asylanträge massiv aufgestockt wurde, wächst auch die Gesundheitsbürokratie. Die Gesundheitsämter, die in den Stadtverwaltungen bis dahin eher ein Nischendasein führten, werden nun mit immer mehr Mitarbeitern und Geld ausgestattet. Sie sind schließlich für die »Kontaktnachverfolgung« zuständig, die als entscheidendes Instrument für die »Durchbrechung der Infektionsketten« und damit für den Kampf gegen die Pandemie propagiert wird.

Zwei zentrale Unterschiede gibt es dennoch: In der Flüchtlingskrise arbeitete das Kanzleramt zeitweise gegen das Innenministerium und das ihm unterstellte BAMF – zu verschieden waren die Vorstellungen von Grenzschutz und Integrationsfähigkeit. Als das BAMF mit der Abwicklung der vielen Asylanträge überfordert war, wurde es sogar zum Sündenbock gemacht. Sein Chef wurde in den Ruhestand befördert und die Behörde praktisch von Unternehmensberatern übernommen. Dem RKI ergeht es viel besser: In der Corona-Krise stützen sich Kanzleramt und Gesundheitsministerium fast blind auf ihre Experten. Ihr Rat wird nicht nur als fachlicher Beitrag zur Entscheidungsfindung geschätzt, sondern teilweise als Imperativ für die Politik bewertet. Wieler wird populär, die Nation hängt an seinen Lippen. Die *Süddeutsche Zeitung* sieht in ihm den »Schattenkanzler«.

Anders als das BAMF, das in der Flüchtlingskrise erst spät, dann aber erfolgreich digitalisiert wurde, scheitert die Digitalisierung der Gesundheitsbehörden in der Corona-Krise weitgehend. Die für 67 Millionen Euro entwickelte Corona-Warn-App, von Braun als »beste App der Welt« gepriesen, wird bis Frühjahr 2021 nicht mit den Gesundheitsämtern vor Ort verbunden. Auch die interne Digitalisierung wird verschleppt. Die im Auftrag der Bundesregierung entwickelte Software für die Kontaktnachverfolgung wird von den

Beamten als zu kompliziert empfunden und vor Ort entweder nicht genutzt oder gar nicht erst installiert. Noch im März 2021 werden nach Recherchen des Magazins *Kontraste* von insgesamt 400 deutschen Gesundheitsämtern lediglich 90 die Software verwenden.

Die Bürokratie bekämpft Corona mit Telefonen, Excel-Tabellen und Faxgeräten. An eine digitale Nachverfolgung von Infektionsketten oder gar eine Überwachung der Quarantäne – entscheidende Instrumente in jenen Ländern, die bei der Eindämmung der Pandemie erfolgreich sind – ist in der Bundesrepublik nicht einmal zu denken.

Wieler selbst wiegelt am Anfang der Pandemie lange ab. Er sehe keine große Gefahr für die Bundesbürger, beruhigt er den Kanzleramtschef Mitte Januar am Telefon. Braun scheint nicht völlig überzeugt und lädt Wieler zur »nachrichtendienstlichen Lage« ins Bundeskanzleramt ein. Dort unterrichten die Chefs von BND, Verfassungsschutz und Bundespolizei einmal in der Woche in einem abhörsicheren Raum den Kanzleramtschef über die Sicherheitslage. Normalerweise geht es dabei um Terrorabwehr im In- und Ausland, um Rechtsextremismus und ab 2015 oft auch um Migrationsströme. Nun erstmals um Corona. Die chinesischen Angaben seien fragwürdig, erfährt Wieler. Auch in anderen autoritär geführten Ländern seien die Zustände schlimmer, als die jeweiligen Regime eingestehen. Im Iran etwa würden sogar Massengräber für Corona-Opfer ausgehoben, wie Satellitenbilder beweisen sollen. Vor Ort überprüfbar sei das alles jedoch nicht – und es sei fernab von Europa. Auch die Geheimdienste erkennen also keine besondere Gefahr für Deutschland.

Am 22. Januar beruhigt Wieler die Öffentlichkeit: »Insgesamt gehen wir davon aus, dass sich das Virus nicht sehr stark auf der Welt ausbreitet.«

Wieler vertraut der Weltgesundheitsorganisation WHO, die ihrerseits chinesische Informationen unkritisch übernimmt. Und er vertraut seiner Erfahrung. Er sieht Corona, das offiziell SARS-CoV-2 heißt, tatsächlich als eine Variante des SARS-Virus, das zwei Jahrzehnte zuvor vor allem Asien heimgesucht hat. Es gibt jedoch einen entscheidenden Unterschied: SARS-Patienten wurden erst ansteckend, wenn sie tatsächlich Symptome zeigten. Corona ist viel tückischer: Es wird auch von Menschen verbreitet, die selbst erst Tage später erkranken.

Diese Gefahr wird verkannt. Das hat fatalerweise mit einem frühen Erfolg der deutschen Corona-Politik zu tun – und mit Webasto, dem bayerischen Automobilzulieferer, dessen neues Werk Merkel in Wuhan im September eröffnet hatte. Vier Monate später wird die Zentrale der Firma im oberbayerischen Stockdorf Schauplatz des ersten Corona-Ausbruchs in Deutschland. Acht Mitarbeiter haben sich bei einer chinesischen Kollegin infiziert, die auf der Dienstreise die deutsche Zentrale besucht hat. Die Frau kam nicht aus dem Werk, das Merkel besichtigt hatte, sondern aus Shanghai. Dort hat sie ihre Eltern besucht und sich angesteckt. Die Eltern waren zuvor in Wuhan.

Die chinesische Angestellte der bayerischen Firma wird erst krank, als sie schon wieder zurück in Shanghai ist. Die WHO wird später die Nachricht verbreiten, chinesische Behörden hätten ihre deutschen Counterparts sofort davon in Kenntnis gesetzt. Doch das stimmt nicht. In Wahrheit war es die Patientin selbst, die bei Webasto in Stockdorf anrief, um ihre Kollegen zu warnen. Zu Recht, sie hat bei einem Meeting mit drei Mitarbeitern denjenigen angesteckt, der genau neben ihr saß. Der Mann bekommt Fieber und meldet sich sofort bei seinem Hausarzt, nachdem er von der Erkrankung der Frau in Shanghai erfahren hat. Der Arzt schickt ihn zum Münchner Tropeninstitut, dort wird er getestet und noch am gleichen Abend angerufen: Er ist positiv, der erste dokumentierte deutsche Corona-Fall. Mit dem Auto fährt er sofort in die Klinik München-Schwabing, dort wird er in einem Spezialzimmer isoliert, in dem einige Jahre zuvor Ebola-Verdachtsfälle untergebracht waren.

Auch die Firma handelt sofort. Webasto lässt die gesamte Belegschaft testen. Neun Mitarbeiter sind infiziert, die wiederum haben fünf Angehörige angesteckt. Webasto schließt die Büros in der Firmenzentrale, entwickelt ein Hygienekonzept und Arbeitsabläufe fürs Homeoffice. Die Pläne sind so gut, dass sie vom Verband der deutschen Automobilzulieferer als Broschüre herausgegeben werden und noch heute als Handbuch für Corona-Regeln in der Branche fungieren. Der Staat hingegen wird noch Monate brauchen, bis er die gleichen Maßnahmen anordnet – und sie niemals so konsequent durchsetzen.

Die Politik nimmt sich kein Beispiel daran, weil sie sich in falscher Sicherheit wiegt. Das Virus hat in Deutschland nicht nur eine Vorzeigefirma getroffen, sondern auch einen Vorzeigepatienten. Der erste Fall ist ein kerngesunder, sportlicher Mann Anfang vierzig, der einen präzisen Terminkalender führt, sodass alle Kontakte rasch erreicht werden können. Er hat viele Jahre im Ausland gelebt, verfolgt internationale Nachrichten und war schon vor dem positiven Test vorsichtig, damit er im Fall der Fälle weder seine schwangere Frau noch seine Tochter infiziert. Ähnliches gilt für seine Kollegen.

So gibt es milde Krankheitsverläufe bei hochkooperativen Patienten, einfach nachzuverfolgende Infektionsketten, die rasch unterbrochen werden. Der »Webasto-Cluster« kann isoliert werden. Nachdem alle Patienten vollständig gesunden, gilt Deutschland für ein paar Tage wieder als »coronafrei«.

Die Presseverlautbarungen der Schwabinger Klinik sind fast euphorisch. »Pumperlgesund« seien die ersten deutschen Corona-Patienten bereits wieder, wird da stolz berichtet. »Die haben keine Symptomatik, sind fieberfrei, husten nicht. Denen ist so langweilig, dass sie uns ständig mit der Entlassungsfrage nerven.«

All das wird im politischen Berlin genauestens verfolgt. Gesundheitsminister Spahn fühlt sich in seiner Annahme bestätigt, das deutsche Gesundheitssystem werde mit Corona schon fertig. Auch Kanzleramtsminister Braun, von Berufs wegen eher skeptisch, entspannt sich in diesen Tagen. Die Kanzlerin und Braun erinnert die Situation an ihre Erfahrungen mit Ebola. Als es gelang, Ausbrüche in vorher nicht betroffenen afrikanischen Ländern zu »containen«, also einzudämmen, war die Dynamik der Pandemie gebrochen.

»Webasto ist einfach zu gut gelaufen.« Diesen Satz hört man später in vielen Variationen in Gesprächen mit politisch Verantwortlichen, die auf die Anfänge der Pandemie in Deutschland zurückblicken. Ein früher Erfolg hat für die Gefahren blind gemacht.

Und in der Gesundheitsbürokratie passiert ein entscheidender Fehler, wie die *New York Times* später in einer aufwendigen Recherche rekonstruieren wird. Eine wichtige, frühe Erkenntnis wird verworfen: Auch Patienten ohne Symptome übertragen das Virus.

Das erkennt Camilla Rothe, eine stellvertretende Abteilungsleiterin der Tropenmedizin des Münchner Universitätsklinikums nach der Analyse des ersten Webasto-Patienten. Aber die bayerischen Behörden, das Robert Koch-Institut und die WHO widersprechen dem Befund zunächst.

Mit dramatischen Folgen. Regierungen in der ganzen Welt bauen ihre Maßnahmen gegen Corona auf den Empfehlungen der Weltgesundheitsorganisation auf. Und die lauten: Es reicht, dass Kranke konsequent zu Hause bleiben. Gesunde können weiter am öffentlichen Leben teilnehmen. Auch Masken müssen sie nicht tragen. Gesundheitsbehörden rund um den Globus raten ihren Bürgern sogar explizit davon ab, sich Masken zu besorgen. Diese seien knapp und sollten besser dem medizinischen Personal vorbehalten bleiben. Alten- und Pflegeheime bleiben fast überall auf der Welt für Besucher, die gesund wirken, geöffnet. Erst Wochen später ändert die WHO ihre Empfehlungen.

Die erfolgreiche Eindämmung des Webasto-Clusters und die zu spät gewonnenen Erkenntnisse über die Verbreitung des Virus führen dazu, dass sich die Politik lange in falscher Sicherheit wiegt – und die Gefahr sogar herunterspielt. Der Gesundheitsminister wird noch Ende Januar 2020 die Bundesbürger zur »Gelassenheit« auffordern: »Für übertriebene Sorge gibt es keinen Grund«, erklärt Spahn. »Das Einzige, was mich wirklich beunruhigt, sind Verschwörungstheorien aller Art.«

Auch in der Bundesregierung glauben manche nun, das Virus wäre für Deutschland kein Problem. Im Kabinett kommt es am 29. Januar zu einer Diskussion darüber. Die Bundeswehr plant, 102 Deutsche aus Wuhan auszufliegen und zu einer Kaserne in Germersheim in der Pfalz zu bringen. Dort sollten die Rückkehrer zunächst einige Tage isoliert werden, bis sicher ist, dass sie nicht infiziert sind.

Ist so eine Zwangsmaßnahme wirklich verhältnismäßig? Einige Minister haben daran große Zweifel. Der Konflikt erreicht den Staatssekretärsausschuss. In diesem Gremium muss Konsens über jeden Tagesordnungspunkt der nächsten Kabinettssitzung erzielt werden, denn das Kabinett entscheidet stets einstimmig. Worauf man sich nicht einigen kann, kommt gar nicht erst auf die Tagesordnung – und wird vertagt. Dieses bewährte Verfahren funktioniert in diesem Fall allerdings nicht. Schließlich kann man die Deutschen, die aus Wuhan ausgeflogen werden sollen, nicht eine weitere Woche warten lassen.

Den Staatssekretärsausschuss leitet Kanzleramtschef Braun, der sich vehement für die Isolation der Wuhan-Rückkehrer ausspricht. Doch ausgerechnet Thomas Steffen, Staatssekretär aus dem Gesundheitsministerium, plädiert nach Rücksprache mit seinem Minister dafür, die Rückkehrer nicht in der Kaserne festzuhalten – sie könnten die Quarantäne auch in der eigenen Wohnung oder dem eigenen Haus absolvieren.

Der Konflikt wird bis ins »Schwarze Frühstück« getragen. So wird eine vertrauliche Runde genannt, zu der sich die Minister von CDU und CSU jeden Mittwoch um 8.15 Uhr im Kanzleramt zu Kaffee, Tee und Croissants treffen. Eigentlich geht es in diesem Gremium darum, eine einheitliche Marschordnung für alle Unionsressorts festzulegen, bevor man 9.30 Uhr in der Kabinettssitzung auf die Kollegen von der SPD trifft.

Aber diesmal streiten die Unionspolitiker untereinander um die Wuhan-Rückkehrer. Innenminister Horst Seehofer plädiert dafür, die Leute zwei Wochen »zentral unterzubringen«, also an einem Ort festzuhalten, notfalls mit Zwang. Der Schutz der Allgemeinheit gehe vor. Spahn hingegen vertritt die Meinung, die Menschen könnten ihre Quarantäne unkompliziert bei sich zu Hause absitzen. Ihre Freiheitsrechte seien mit dem Infektionsschutz abzuwägen. Er sieht auch ein praktisches Problem: Sein Gesundheitsministerium ist gar nicht zuständig.

Ein Muster, das sich in den kommenden Monaten noch oft wiederholen wird: Spahn gibt dem staatlichen Handeln ein Gesicht – aber praktisch Hand anlegen müssen oft andere Ministerien oder Einrichtungen. Die föderalistisch organisierte Bundesrepublik ist in einer Krise dieses Ausmaßes ein staatliches Gebilde, in dem die Verantwortung zwischen den vielen großen und kleinen staatlichen Akteuren so lange hin- und hergeschoben wird, bis nicht mehr erkennbar ist, wer sie eigentlich trägt.

Beim Schwarzen Frühstück scheinen die meisten auf Spahns Seite zu stehen. Doch dann entscheidet die Kanzlerin: Eine zentrale Quarantäne für die Wuhan-Rückkehrer sei zumutbar, sie müsse sein. Einige Minister ziehen die Augenbrauen hoch.

Die Gefahr durch Corona ist den Spitzenpolitikern immer noch nicht bewusst. Als viel drängenderes Problem erscheint ihnen die Zukunft der CDU. Es kriselt heftig zwischen Angela Merkel und Annegret Kramp-Karrenbauer. Und zwischen den Männern, die AKK als Parteivorsitzende ablösen und als potenzielle Kanzlerkandidatin verdrängen wollen.

Der Machtkampf geht in die entscheidende Phase – ausgerechnet jetzt.

11

»Ich bringe Leute in Position, laufen müssen sie selber«

Annegret Kramp-Karrenbauers Traum vom Einzug ins Kanzleramt endet vor einer sächsischen Autobahnraststätte. Es ist der 6. Februar 2020, ein Winterabend, an dem es früh dunkel geworden ist in Leipzig-Schkeuditz. Die Parteivorsitzende der CDU blickt vom Rücksitz ihres gepanzerten Dienstwagens in das bläuliche Licht der Aral-Tankstelle. Und steigt aus.

Sie ist aus Berlin Richtung Süden aufgebrochen, um hier an der A 9 einen Mann zu treffen, der ihr auf derselben Straße gen Norden entgegenkommen wird: Mike Mohring, ein 49-jähriger CDU-Landespolitiker, der gerade erst eine schwere Krebserkrankung überstanden hat und bis vor wenigen Tagen davon träumte, Regierungschef von Thüringen zu werden.

Der Traum ist geplatzt. Am Vortag ist der FDP-Politiker Thomas Kemmerich mit knapper Mehrheit völlig überraschend vom Thüringer Landtag zum Ministerpräsidenten gewählt worden. Mit den Stimmen der CDU – und der AfD.

Die Rechtspopulisten im Freistaat, angeführt vom Rechtsradikalen Björn Höcke, haben die CDU ausgetrickst. Sie hatten zwar einen eigenen Kandidaten für das Ministerpräsidentenamt nominiert, im dritten Wahlgang aber geschlossen für Kemmerich gestimmt. Ebenso wie die Christdemokraten, die für den Liberalen votierten, um ein Zeichen zu setzen – für einen bürgerlichen Gegenkandidaten zum linken Ministerpräsidenten Bodo Ramelow. Das ging gründlich daneben, nun sitzt die CDU mit der AfD in einem Boot. Für die Rechten ein Fest.

Der Plan stammte von Höckes Freund Götz Kubitschek, einem Verleger und Vordenker der Neuen Rechten. Nach der Wahl Kemmerichs frohlockte er: »In Thüringen jemanden so auf einen Stuhl setzen, dass es in Berlin einem anderen Stuhl die Beine abschlägt. Das taktische Arsenal der AfD ist um eine feine Variante reicher.« Gemeint war der Stuhl von Annegret Kramp-Karrenbauer.

Sie hat es nicht kommen sehen, über Monate hinweg. Seit Oktober 2019 gibt es im Thüringer Landtag keine rechnerische Mehrheit für die klassische demokratische Mitte. Eine Lage fast wie am Ende der Weimarer Republik, damals paktierten bürgerliche Parteien mit den Nationalsozialisten und ebneten Hitler den Weg an die Macht.

Diesmal hat die CDU auf Betreiben ihrer Vorsitzenden die Tür nach rechts fest verrammelt – mit Unvereinbarkeitsbeschlüssen. Kein Christdemokrat darf mit der AfD zusammenarbeiten oder sich auch nur in einem Amt tolerieren lassen. Nicht wenige ostdeutsche Parteimitglieder, Lokalpolitiker und auch Landtagsabgeordnete halten das allerdings für nicht mehr zeitgemäß.

In Thüringen hat die AfD sogar Direktmandate gewonnen, in Sachsen stellt sie mehrere Bürgermeister. Ohne die Rechtspopulisten wird es schwierig, überhaupt noch Mehrheiten zu bilden. Jedenfalls wenn man nicht mit der Linkspartei paktieren will. Genau diesen Ausweg hat Kramp-Karrenbauer versperrt. Unter ihrer Führung hat die Bundes-CDU im Dezember 2018 beschlossen, dass es keine Zusammenarbeit mit den Nachfolgern der SED geben darf. Dabei ist die Linke in Thüringen stärkste Partei, sie wird seit vier Jahren de facto von Bodo Ramelow geführt, wahrlich kein Kommunist, sondern ein linker, aber pragmatischer Politiker.

Kramp-Karrenbauers Verbot einer Zusammenarbeit der CDU mit Rechten und Linken ist in Thüringen längst unterlaufen worden. Die Vorsitzende lässt geschehen, dass Mike Mohring sondiert und taktiert, um irgendwie doch noch ein Regierungsamt zu ergattern – ob nun unter Ramelow oder einer CDU-Minderheitsregierung, toleriert von der AfD. Als die CDU schließlich gemeinsam mit der AfD für den FDP-Ministerpräsidenten stimmt, weiß Kramp-Karrenbauer nicht mal mehr, ob Mohring sie ausgetrickst hat oder ob er selbst ausgetrickst worden ist.

Eines ist aber sicher: Ihr politisches Schicksal hängt jetzt von ihrem schwierigen Parteifreund Mike Mohring ab. Gemeinsam müssen sie seine Landtagsfraktion davon überzeugen, die Wahl rückgängig zu machen. Kemmerich muss gehen, der Landtag muss neu gewählt werden: Das ist der einzige Ausweg, glaubt Kramp-Karrenbauer. Sie soll die 21 Abgeordneten, die an diesem Abend schon zur Sondersitzung im Erfurter Landtag versammelt sind, rumkriegen. Sie steht an der Autobahnraststätte und zögert. Soll sie wirklich nach Erfurt fahren?

Die Thüringer Abgeordneten gelten nicht nur als notorisch unzuverlässig und untereinander zerstritten, sie sind auch frustriert. Seit der Wahl von Kemmerich ist in der ganzen Republik der Zorn über sie hereingebrochen. Ihnen wird vorgeworfen, sie würden Nazis salonfähig machen. Das Fernsehen berichtet in Sondersendungen, das Presseecho ist vernichtend. Opferverbände und jüdische Gemeinden rund um die Welt äußern ihre Empörung. Doch die Provinzpolitiker sind uneinsichtig. Sie fühlen sich zu Unrecht an den Pranger gestellt.

Nicht alle CDU-Spitzenpolitiker waren über die Wahl Kemmerichs so empört, wie sie hinterher behauptet haben. In einer Telefonkonferenz, die Kramp-Karrenbauer einberufen hatte, fragten mehrere Teilnehmer, was denn so schlimm daran sei, einen Liberalen anstelle eines Postkommunisten zu wählen. Einige schlugen vor, Bodo Ramelow die Schuld dafür zu geben. Schließlich sei es seine Idee gewesen, die Ministerpräsidentenwahl anzusetzen, obwohl er im Parlament keine eigene Mehrheit hatte.

Am Ende setzte sich in der Telefonkonferenz die Ansicht durch, man müsse die Thüringer Wahl als Fehler bewerten und korrigieren. In den Furor der Linken wollte man jedoch nicht einstimmen. Die eigene Landtagsfraktion sollte nicht in die rechte Ecke gedrängt werden. Anschließend trat Kramp-Karrenbauer vor die Presse und erklärte, Neuwahlen seien jetzt »der beste Weg«.

Das war halbherzig – so sah es jedenfalls Angela Merkel. Die scharfe Abgrenzung der CDU nach rechts gehört zu ihrem Erbe, das sie überdauern soll. Ein machtpolitisches Kalkül kam hinzu: Die SPD hatte mit Saskia Esken und Norbert Walter-Borjans gerade zwei neue Parteivorsitzende gewählt, die nur allzu gerne aus der ungeliebten Koalition mit der Union aussteigen würden. Merkel wollte ihnen nicht den geringsten Anlass dafür geben. Ein vermeintlicher Flirt der CDU mit der AfD würde jedoch der SPD den perfekten Vorwand dafür liefern, die Große Koalition platzen zu lassen. Es würde Merkels Kanzlerschaft nicht nur vorzeitig, sondern auch unrühmlich beenden.

Das will Angela Merkel um jeden Preis verhindern.

Da gibt es nur ein Problem: Die Kanzlerin ist nicht in Berlin. Sie besucht gerade Südafrika. Üblicherweise äußern sich Regierungschefs auf Reisen nicht zu innenpolitischen Fragen, das würde den Gastgeber zum Statisten degradieren. Eine ungeschriebene diplomatische Regel, gegen die so gut wie nie verstoßen wird. Doch an diesem Tag bittet Merkel den südafrikanischen Präsidenten Cyril Ramaphosa vor der Pressekonferenz in Pretoria, eine Ausnahme machen zu dürfen. Etwas Unerhörtes sei in Deutschland geschehen, zu dem sie Stellung beziehen müsse. Dann sagt sie ein paar Sätze, die schwerwiegende Folgen haben werden. Die Wahl Kemmerichs habe »mit einer Grundüberzeugung gebrochen für die CDU und auch für mich, nämlich dass keine Mehrheiten mithilfe der AfD gewonnen werden sollen«. Dieser Vorgang sei »unverzeihlich«. Deshalb müsse »das Ergebnis wieder rückgängig gemacht werden«.

Merkel spricht in diesem Moment nicht als Kanzlerin. Sondern wie die Parteivorsitzende, die sie allerdings nicht mehr ist. »Es war ein Tag, der mit den Werten und den Überzeugungen der CDU gebrochen hat.« Merkel sagt das, was Kramp-Karrenbauer hätte sagen müssen.

Später wird die Legende in Umlauf gebracht, Kramp-Karrenbauer habe Merkel um dieses Statement gebeten. Das entspricht nicht der Wahrheit. Die Kanzlerin hatte zwar schon frühmorgens mit der Parteichefin telefoniert, später auch mit dem CSU-Vorsitzenden und den beiden SPD-Chefs sowie mit Vizekanzler Olaf Scholz. Aber in all diesen Gesprächen ging es darum, die Große Koalition zu retten. Die Sozialdemokraten forderten, die Wahl Kemmerichs rückgängig zu machen. Merkel beschloss daraufhin, die Welle der Empörung zu reiten, um nicht von ihrer Wucht hinweggerissen zu werden. Es sollte hinterher jedem klar werden, dass niemand anderes als sie die Revision der Wahl in Erfurt erzwungen hat.

Aber umsetzen soll das Kramp-Karrenbauer. Selbst wenn es sie ihre Chance aufs Kanzleramt kostet.

»Du darfst auf keinen Fall nach Erfurt fahren«, wird Kramp-Karrenbauer von ihren Beratern eindringlich gewarnt. Die Provinzpolitiker hätten doch auch vorher nicht auf sie gehört. Wenn es ihr nicht gelänge, sie umzustimmen, dann sei sie als CDU-Vorsitzende erledigt. »Tu es nicht!«, rät ihr Paul Ziemiak, ihr Generalsekretär. Mohring habe das Desaster angerichtet, er müsse es auch wieder in Ordnung bringen. Sie dürfe ihm keine Gelegenheit geben, seine Verantwortung auf die Bundespartei abzuwälzen.

Kramp-Karrenbauer erkennt die Gefahr. Sie telefoniert noch einmal mit Merkel, die noch immer in Afrika ist. Die Kanzlerin drängt sie, nach Erfurt zu fahren. Die Parteivorsitzende müsse klarstellen, dass die CDU nicht mit der AfD kooperiere.

Kramp-Karrenbauer schwankt hin und her. Soll sie dem Ratschlag der Kanzlerin folgen? Oder auf ihre Berater hören? Auf ihr Bauchgefühl? Sie kommt zu dem Schluss, es sei nur sinnvoll nach Erfurt zu fahren, wenn vorher klar sei, dass ihr die Landtagsfraktion folgen werde. Sie telefoniert mit Mohring. Er erklärt, seine Fraktion habe den Ernst der Lage begriffen. Er habe mit seinen Leuten gesprochen. Wenn die Vorsitzende nach Erfurt komme, werde sich die Vernunft durchsetzen.

Doch kann sie Mohring trauen? Sie will ihm erst in die Augen sehen, bevor sie sich endgültig entscheidet.

So entsteht die Idee, ihn an der Autobahnraststätte zu treffen und dort mit ihm zu reden. Kramp-Karrenbauer bricht von Berlin nach Schkeuditz auf. Mohring kommt aus Thüringen. Beide wissen, heute es geht um ihre politische Existenz.

Die Unterredung an der Raststätte dauert zwei lange Stunden. Mohring, der sich zuvor über Monate hinweg Einmischungen aus

Berlin verbeten hatte, sucht jetzt die Hilfe der Vorsitzenden. Wenn sie mit nach Erfurt komme, stimme seine Fraktion Neuwahlen zu, verspricht er. Sie komme nur, wenn das sicher sei, antwortet sie. Wir kriegen das hin, sagt Mohring.

Von wegen! Als Kramp-Karrenbauer in Erfurt eintrifft, tagt Mohring zunächst allein mit seinen Abgeordneten. Die Parteivorsitzende muss auf dem Flur des Landtages warten. Dort bekommt sie mit, dass Mohring über Neuwahlen noch gar nicht geredet hat. Die Abgeordneten sind so sauer auf ihren Fraktionschef, dass sie damit drohen, ihn abzuwählen. Kramp-Karrenbauer kann nichts tun. Sie geht in Mohrings Büro, allein, wartet weiter, über eine Stunde lang. Die Chefin der CDU – wie hinbestellt und nicht abgeholt. Erst, als Journalisten das mitbekommen, geht sie in die Offensive. Kramp-Karrenbauer verschafft sich Zutritt zum Fraktionssaal. Mohring redet immer noch. Als Kramp-Karrenbauer endlich an der Reihe ist, sagt sie mit Eiseskälte in der Stimme: »Wir brauchen jetzt Neuwahlen.«

Dann geht ein Gewitter über ihr nieder. Die Abgeordneten sind zornig, ja aggressiv. Ihre Wut richtet sich vor allem gegen Angela Merkel. Die Thüringer Christdemokraten haben die Intervention der Kanzlerin aus Südafrika als Übergriff aufgefasst, einige sogar als Kriegserklärung. Wie Merkel es wagen könne, eine demokratische Wahl rückgängig machen zu wollen, brüllt einer. Man sei »nicht mehr in der DDR«. Viele hier fühlen sich von der Kritik Merkels und der überregionalen Medien persönlich verletzt. Was sie allerdings nicht erwähnen: Sie wehren sich auch deswegen so vehement gegen Neuwahlen, weil sie Angst um ihren Arbeitsplatz und ihr Einkommen haben. Laut Thüringer Abgeordnetengesetz beginnt der Pensionsanspruch erst nach fünfeinhalb Jahren im Parlament. Die gerade wiedergewählten Abgeordneten müssten dafür noch ein halbes Jahr durchhalten. Kein einziger Abgeordneter im Raum ist bereit einzugestehen, dass die Wahl Kemmerichs ein Fehler war.

Kramp-Karrenbauer ist völlig verdattert, als sie all das hört. Sie versucht es mit Erpressung: »Ich gehe hier erst raus, wenn ihr mir zusagt, dass ihr keinen Ministerpräsidenten mit der Linkspartei oder der AfD wählt und einer Neuwahl nicht im Wege steht!« Doch die

Abgeordneten bleiben stur. Mohring ist zwischendurch den Tränen nahe. Alle reden durcheinander. Die Sitzung nimmt Züge einer entgleisenden Familientherapie an.

Nach Mitternacht gibt Kramp-Karrenbauer schließlich auf. Frustriert setzt sie sich in ihren Dienstwagen und lässt sich zurück nach Hause fahren. Einem Vertrauten sagt sie am Telefon: »Wenn wir jetzt als CDU nicht zusammenhalten, bricht uns der ganze Osten weg.« Dann ist ihre Kraft erschöpft. Anrufe und SMS-Nachrichten von entsetzten Parteifreunden aus Berlin ignoriert sie einfach. Sie steckt sich Kopfhörer in die Ohren, um Musik zu hören, und schläft sofort ein.

Als sie am nächsten Morgen erwacht, hat das Scherbengericht bereits begonnen. Tilman Kuban, Vorsitzender der Jungen Union, und Carsten Linnemann, Chef der CDU-Mittelstandsvereinigung, haben sich gemeinsam an die Presse gewandt: »Statt die Dinge laufen zu lassen, hätte die Parteispitze gut daran getan, Führung zu zeigen«. Der Ruf nach Neuwahlen sei falsch, er werde die Ränder rechts und links stärken. »Wir können nicht so lange wählen, bis uns das Ergebnis passt.« Die beiden jungen Männer sind Vertraute von Jens Spahn, sie stehen für den konservativen Parteiflügel. Aber auch liberale Christdemokraten rechnen mit der Vorsitzenden ab. »Man muss sich auch fragen, ob wir zu jedem Zeitpunkt die richtigen Ratschläge an die CDU Thüringen gegeben haben«, sagt Schleswig-Holsteins Ministerpräsident Daniel Günther. Da ist sie wieder, die Flügelzange, die die Parteivorsitzende einklemmt. Sie kann es niemandem mehr recht machen.

Kramp-Karrenbauer ist jetzt so schwach, dass sich auch Armin Laschet endgültig aus der Deckung wagt. Für zehn Uhr ist eine Krisensitzung der Parteiführung angekündigt, ihre Stellvertreter, unter ihnen Laschet, will die Vorsitzende schon eine halbe Stunde zuvor treffen. Bevor der Rheinländer zur Parteizentrale aufbricht, tourt er noch durch die Fernsehstudios der Hauptstadt. »Dass man sich auf die Lage anders hätte vorbereiten müssen, das ist nun offenkundig«, erzählt er bei einer Tasse Kaffee im *Frühstart* bei RTL und ntv. Ein »Desaster« sei angerichtet worden. »Dass am Ende alle überrascht sind, das kann ja nicht das Ergebnis von politischer Strategie sein.« Kaum verhohlen die Botschaft: Kramp-Karrenbauer kann es nicht.

Im ARD-*Morgenmagazin* legt Laschet nach: »Die Führung im Adenauer-Haus hätte bedenken müssen, was da am Dienstag geschehen kann.« Die Moderatorin fragt: »Hat Annegret Kramp-Karrenbauer die Kraft zur Führung der gesamten CDU?« Laschet antwortet knapp: »Sie ist die Vorsitzende.« Nun müsse eine Lösung für Thüringen gefunden werden. »Und alles andere steht heute nicht auf der Tagesordnung.«

Heute nicht.

Im Präsidium gerät Kramp-Karrenbauer sofort unter Druck. Jens Spahn fordert, sie müsse die CDU endlich in die Offensive bringen. Sie solle auf der anschließenden Pressekonferenz SPD und Grüne angreifen, beide Parteien hätten die Pflicht, in Thüringen einen Kandidaten aufzustellen, der für die CDU wählbar sei. Die Vorsitzende hält dagegen: Warum sollte ausgerechnet Rot-Grün der CDU helfen? Jetzt steigt Armin Laschet in die Diskussion ein. Spahn habe recht, die CDU müsse SPD und Grüne angreifen. Er meint: Kramp-Karrenbauer müsse angreifen. Während Spahn und Laschet hinter verschlossenen Türen zur Attacke blasen, wird das per SMS an Journalisten durchgestochen, die den Vorgang sofort öffentlich machen. Schon wieder sitzt die Vorsitzende in der Falle. Weigert sie sich, wird es heißen: Sie scheut die Konfrontation mit dem politischen Gegner. Gibt sie nach, wird man ihr vorwerfen: Sie musste zum Jagen getragen werden.

Sie gibt nach. Gegen ihre eigene Überzeugung. Auf der Pressekonferenz greift sie SPD und Grüne an. Beide Parteien sollten einen Gegenkandidaten zu Ramelow aufstellen. Doch der Schuss geht nach hinten los. SPD und Grüne weigern sich strikt. Die Medien bezeichnen die Attacke als durchsichtigen Versuch der CDU-Vorsitzenden, von ihren eigenen Problemen abzulenken.

Kramp-Karrenbauer ist die Verliererin des Tages. Die Herren, die sie eben noch in dieses Himmelfahrtskommando getrieben haben, schweigen plötzlich. Sie lassen ihre Vorsitzende allein im Shitstorm stehen.

In Südafrika hebt am späten Nachmittag derweil die Maschine der Kanzlerin ab. Noch in der Luft beginnt die Operation »Rettung der GroKo«. Die SPD darf keinesfalls die Chance erhalten, wegen Thüringen die Regierung zu verlassen. Merkel telefoniert auf dem Rückflug mit den beiden SPD-Vorsitzenden und signalisiert Entgegenkommen. Sie scheint bereit, jeden Preis für den Erhalt der Großen Koalition zu zahlen.

Die Sozialdemokraten verlangen, umgehend den Koalitionsausschuss einzuberufen. Es müssten Köpfe rollen: Wer auch immer leiseste Sympathie für Kemmerich geäußert hat, solle die Bundesregierung verlassen. Juso-Chef Kevin Kühnert, Meinungsführer der SPD-Linken, hat diese Linie vorgegeben. Der Erste, den es erwischt, ist Christian Hirte, direkt gewählter CDU-Abgeordneter aus Eisenach. Der parlamentarische Staatssekretär im Wirtschaftsministerium und Ost-Beauftragte der Bundesregierung hatte Kemmerich auf Twitter zur Wahl gratuliert und ihn einen »Kandidat der Mitte« genannt. Um kurz nach 6 Uhr am Samstagmorgen landet Merkel in Berlin, um 10.37 Uhr meldet Hirte, die Kanzlerin habe ihn angerufen und »angeregt«, dass er sein Amt niederlege. Die Thüringer Christdemokraten sind darüber so empört, dass sie Hirte wenige Wochen später zu ihrem neuen Landesvorsitzenden wählen werden.

Die SPD-Chefs Esken und Walter-Borjans haben noch ein anderes Regierungsmitglied im Fadenkreuz: Dorothee Bär. Die Staatsministerin im Kanzleramt für Digitales hatte nach der Wahl des FDP-Ministerpräsidenten spontan gratuliert: »Herzlichen Glückwunsch, lieber Thomas Kemmerich!« Doch Bär, die im politischen Berlin für ihr fesches Auftreten bekannt ist und von allen nur »Doro« genannt wird, hat einen mächtigen Beschützer. Als CSU-Politikerin entscheidet nicht Merkel, sondern Markus Söder über ihre Zukunft. Söder ist Bär seit Langem eng verbunden. Sie gehört zur Kerntruppe junger CSUler, die Söder bei dessen Aufstieg unterstützt hat. Bär darf in der Bundesregierung bleiben, sie muss sich allerdings in den Staub werfen. »Ich habe Thomas Kemmerich sofort und spontan gratuliert, weil ich ihn gut aus dem Bundestag kenne«, schreibt sie. »Das war ehrlicherweise ein Fehler.« Die Art und Weise, wie er gewählt wurde, »versuche ich im Bundestag seit Jahren mit allen Mitteln zu bekämpfen«.

Als der Koalitionsausschuss am Mittag im Kanzleramt zusammenkommt, haben Esken und Walter-Borjans eine Liste mit mehreren Christdemokraten im Kopf, die Kemmerich gratuliert haben und deswegen zurücktreten sollen. Der SPD sei nicht zuzumuten, im Bund mit einer Partei zusammenzuarbeiten, die in Thüringen mit »Faschisten« paktiere.

Es ist nicht Merkel, sondern Kramp-Karrenbauer, der es irgendwann reicht. Spitz fragt sie Esken, wann eigentlich die Landesregierung in Rheinland-Pfalz aufgelöst werde. Alle schauen die CDU-Chefin verwundert an. Volker Wissing, antwortet sie, FDP-Wirtschaftsminister der Ampel-Koalition in Mainz, habe Kemmerich schließlich auch gratuliert. Es ist der letzte Stich, den die CDU-Vorsitzende an diesem Tag macht. Dem Vorwurf der SPD, sie habe in Thüringen weder Neuwahlen noch den Rücktritt Kemmerichs durchgesetzt, kann sie nichts entgegensetzen.

Kemmerich ist erst auf Druck von FDP-Chef Christian Lindner zurückgetreten. Die zweite SPD-Forderung ist jedoch immer noch nicht erfüllt: Bodo Ramelow soll zurück ins Amt des Ministerpräsidenten. Die Forderung ist eigentlich ein Unding. Hier berät der Koalitionsausschuss, er kann nicht entscheiden, wer in Thüringen Ministerpräsident wird. Außerdem hat sich die CDU per Parteitagsbeschluss festgelegt: keine Kooperation mit der Linken. Doch die SPD bleibt hart: Ramelow muss gewählt werden, sonst platzt die Große Koalition. Merkel gibt nach.

Na gut, dann rufen wir Ramelow an, sagt sie. Herbeigerufene Beamte im Kanzleramt können allerdings nicht sofort seine Nummer auftreiben. Da fällt Alexander Dobrindt ein, dass er die Nummer von Ramelow in seinem Handy gespeichert hat. Als Dobrindt noch Verkehrsminister war, hat er mal einen spektakulären Deal mit Ramelow ausgehandelt. Ausgerechnet das rot-rot-grün regierte Thüringen verhinderte 2017 im Bundesrat, dass der Vermittlungsausschuss angerufen wurde, um über die »Ausländermaut« zu beraten. Damit wäre das milliardenteure CSU-Prestigeprojekt um einige

Monate verzögert worden. Ramelow half Dobrindt – und zufällig gab es bald darauf aus dem Verkehrsministerium Fördergelder für den Ausbau einer Bahnstrecke in Thüringen. Doch Dobrindt landet nur auf Ramelows Mailbox.

Ramelow ist nach seiner Abwahl als Ministerpräsident abrupt aus Erfurt geflohen – in sein Ferienhaus an der Bleilochtalsperre, dort unternimmt er gerade eine Wanderung mit seinem Sohn und seinem Hund. Er ist in einem Funkloch. Kanzleramtschef Helge Braun hat schon die Thüringer Polizei in Marsch gesetzt, um Ramelow aufzustöbern. Plötzlich ruft er doch noch bei Dobrindt zurück. Der stellt sein Handy laut und reicht es Merkel.

Die Kanzlerin überrascht Ramelow: Man wolle mit ihm beraten, wie es in Thüringen jetzt weitergehen könne. Ramelow sagt: Kemmerich dürfe auf keinen Fall zurücktreten! »Der ist gerade zurückgetreten«, antwortet Merkel. »Scheiße!«, sagt Ramelow. »Warum das denn jetzt?«, fragt Merkel zurück. Freue er sich nicht über den Abgang seines Konkurrenten? »Nur Kemmerich konnte die Vertrauensfrage stellen, damit wir zu Neuwahlen kommen«, klärt Ramelow die Kanzlerin auf. »Aber jetzt kommt doch da Bewegung rein«, argumentiert Merkel. »Nein«, antwortet Ramelow. »Jetzt sind wir endgültig schachmatt!«

Dann erklärt der abgewählte Ministerpräsident, der noch immer mit seinem Hund durch den Wald läuft, der versammelten Runde im Kanzleramt die Verfassungslage. In Thüringen müsse es mindestens eine geschäftsführende Landesregierung geben. Da nach seiner Abwahl jedoch alle Minister zurückgetreten seien, war Kemmerich eine Ein-Mann-Landesregierung. Nur mit ihm liefen die Staatsgeschäfte in Erfurt formell weiter. Nach dessen Rücktritt gebe es keine Landesregierung mehr. Der Bund müsste einen Geschäftsverweser schicken.

Das hatte in Berlin keiner bedacht, wie Ramelow am kollektiven Schweigen im Kanzleramt erkennt. Es gebe nur einen Ausweg »aus dieser Falle«, erklärt er. Eine Neuwahl des Ministerpräsidenten müsse anberaumt werden. Dies ginge aber nur, »wenn wir mit vier Willen gemeinsam handeln«. Die gestelzte Formulierung meint:

Die CDU müsse sich mit Linken, SPD und Grünen darüber einig sein. »Nur unter dieser Bedingung trete ich an«, sagt Ramelow.

Seine Wiederwahl als Ministerpräsident brächte ihn seinem Ziel ein großes Stück näher: Ramelow möchte die Nachfolgepartei der SED zu einer allseits anerkannten politischen Kraft in der Bundesrepublik machen. Er ist kurz davor, die Unterstützung der CDU für einen linken Ministerpräsidenten zu gewinnen.

Der Unvereinbarkeitsbeschluss der CDU wäre damit Makulatur. Das Veto ihrer Vorsitzenden auch. Kramp-Karrenbauer sitzt in der Runde im Kanzleramt, sie hört das Telefonat mit Ramelow. Aber sie schweigt. Sie weiß, dass sie verloren hat. Sie weiß auch, dass sie zurücktreten muss.

Kramp-Karrenbauer wird Merkel nicht in ihren Plan einweihen. Auch niemanden sonst in ihrer Partei. Nur einer kennt ihre Seelenlage: Volker Bouffier, Ministerpräsident von Hessen. Er versucht gar nicht erst, sie umzustimmen, denn aus vielen Gesprächen mit Kramp-Karrenbauer weiß er: Der Parteivorsitzenden ist in den 15 Monaten ihrer Amtszeit klar geworden, dass sie von Merkel keinerlei Unterstützung erwarten kann.

Die Kanzlerin hat ein sozialdarwinistisches Verständnis von Politik. Wer sich im Kampf um höchste Ämter nicht durchbeißen kann, hat sie ihrer Meinung nach auch nicht verdient. »Ich bringe Leute in Position«, hat die Kanzlerin Jens Spahn einmal gesagt. »Laufen müssen sie selber.« Der Satz fiel ausgerechnet in der Zeit, als Kramp-Karrenbauer CDU-Vorsitzende war und Spahn einer ihrer Gegenspieler. Merkel musste den Namen nicht aussprechen, es war klar, wer ihrer Ansicht nach nicht gelaufen ist.

Kramp-Karrenbauer hat sich auch ein Urteil über ihre Konkurrenten gebildet. Bei Friedrich Merz hat sie sich nie Illusionen hingegeben. Sie hält ihm sogar zugute, dass er ihr angekündigt hatte, jede ihrer Schwächen ausnutzen zu wollen, um sich selbst für höchste Ämter ins Spiel zu bringen. Ein Kampf mit offenem Visier. Die Rempeleien von Spahn und Söder verbucht sie als normale Härten unter Spitzenpolitikern. Wirklich enttäuscht ist sie hingegen von

Laschet. Der Rheinländer, der ihr von allen Konkurrenten politisch am nächsten steht, hat immer wieder den Scheinwerfer auf ihre Schwächen gerichtet. Laschet zögerte, auf dem Parteitag gegen Kramp-Karrenbauer anzutreten. Er hat sie lieber aus der Deckung zermürbt. Später hat sie ihm unter vier Augen gesagt, was sie davon hält.

Aber Kramp-Karrenbauer ist auch einiges über sich selbst klar geworden. Sie hat viele Jahrzehnte lang hohe Partei- und Regierungsämter bekleidet. Nun muss sie sich eingestehen, dass das Kanzleramt für sie eine Nummer zu groß ist. Ihr fehle die letzte Härte, glaubt sie. Sie beschließt, niemals so werden zu wollen, wie es offenbar nötig ist, um dieses Amt zu erobern.

Am Morgen des 10. Februar informiert sie Markus Söder, den CSU-Vorsitzenden, dass sie im CDU-Präsidium gleich ankündigen werde, auf die Kanzlerkandidatur zu verzichten. Auch für den Parteivorsitz werde sie nicht mehr kandidieren. Im Kanzleramt ruft sie nicht an. Sie wartet ab, bis Merkel in der Parteizentrale eintrifft. Erst dann, im Sitzungssaal, kurz bevor die anderen auftauchen, informiert Kramp-Karrenbauer auch die Kanzlerin. Eine Retourkutsche: Sie hat nicht vergessen, dass Merkel sie von ihrem Rückzug als Parteivorsitzende auch erst wenige Minuten vor der Verkündung in Kenntnis gesetzt hatte.

Später, auf der Pressekonferenz, wird sie ihre Entscheidung mit den Worten begründen, man habe die »geübte Praxis« aufgegeben, Kanzleramt und Parteivorsitz in einer Hand zu halten. »Es hat sich bis in die jüngsten Tage gezeigt, dass damit eine ungeklärte Führungsfrage einhergeht.«

Annegret Kramp-Karrenbauer ist an sich selbst gescheitert. Und an ihren innerparteilichen Konkurrenten, die ihren Sieg auf dem Parteitag nie akzeptiert haben. Aber auch an Angela Merkel, der Kanzlerin. Am Ende will sie es wenigstens einmal ausgesprochen haben.

12
»Du wirst es schon mal nicht!«

Kaum ist Annegret Kramp-Karrenbauers Traum von der Kanzlerschaft geplatzt, macht sich Jens Spahn auf den Weg. Nach der Vorstandssitzung in der Parteizentrale kehrt er erst gar nicht in sein Gesundheitsministerium zurück, sondern fährt direkt nach Düsseldorf. 600 lange Kilometer liegen zwischen Berlin und der Landeshauptstadt von Nordrhein-Westfalen. Flüge dorthin gibt es an diesem Tag nicht, denn in der Nacht zuvor tobte ein Sturm über dem Westen Deutschlands. Deshalb konnte Armin Laschet nicht in Berlin sein, als die Parteivorsitzende hinschmiss. Also muss Jens Spahn jetzt zu ihm. Sofort. Denn wer künftiger CDU-Vorsitzender und damit mutmaßlicher Kanzlerkandidat werden soll – das kann man nur von Angesicht zu Angesicht klären.

Spahn und Laschet kennen sich seit Jahrzehnten. Gemocht haben sie sich nie.

Kontroversen und Kampfabstimmungen haben den Aufstieg des 1,91 Meter großen Westfalen begleitet. Jens Spahn ist erst 39 Jahre alt und überzeugt, die CDU brauche ein schärferes Profil. 2015 hat er als erster Christdemokrat gewagt, Merkels Politik der offenen Grenzen zu kritisieren. Und er forderte regelmäßig klare Kante gegenüber arabischen Parallelgesellschaften und islamischen Hasspredigern. Mit seinem Mann, einem einflussreichen Lobbyisten des Burda Verlags, gehört er zur Berliner Gesellschaft. Bald werden sich die beiden in der Hauptstadt eine Villa für vier Millionen Euro kaufen. »Jung, schwul, konservativ, Ziel: Kanzleramt«, so hat der *Stern* ihn beschrieben.

Von Armin Laschet hingegen heißt es, sein Aufstieg zum Ministerpräsidenten habe sogar ihn selbst überrascht. Der 1,70 Meter kleine Rheinländer versteckt Ambitionen hinter Jovialität, Streit liegt ihm nicht, weltanschaulicher Zank schon gar nicht. Er ist 59 Jahre alt und hat sich schon demonstrativ gut mit den Grünen verstanden, als dies in der CDU noch verpönt war. Als »Türken-Armin« wurde er belächelt, denn er war nicht nur der erste Integrationsminister der CDU, er hat Migranten – vor allem Migrantinnen – auch sofort mit Posten in der Partei versorgt. Obwohl seine drei Kinder schon erwachsen sind, lebt er noch immer im gleichen Reihenhaus in Aachen-Burtscheid wie früher. Seine Frau hat schon angekündigt, dass sie nicht die geringste Lust verspürt, nach Berlin umzuziehen.

Spahn hält Laschet für ein Weichei. Laschet hält Spahn für einen rücksichtslosen Egomanen. Beide konkurrieren um Nordrhein-Westfalen, den größten Landesverband der CDU, als Machtbasis. Wäre Politik ein Western, hieße dieses Kapitel: Die Stadt ist zu klein für uns beide.

Und in der Tat, vor kaum drei Jahren wollte Spahn Laschet stürzen. Der Rheinländer war damals, im Juni 2017, noch nicht Ministerpräsident, noch steckte er mitten im Wahlkampf gegen seine Vorgängerin Hannelore Kraft. Es lief katastrophal. Wenige Wochen vor der Wahl führte die SPD-Regierungschefin mit 40 Prozent deutlich vor Laschets CDU, die in den Umfragen auf 26 Prozent abgesackt war.

Just in dieser Lage ging Spahn zum Angriff über. Er forderte ein »Islamgesetz«, der Staat solle künftig vorschreiben, dass in Moscheen nur noch in deutscher Sprache gepredigt werde. Imame aus der Türkei und Spenden aus Saudi-Arabien sollten verboten werden. Ein Aufregerthema, perfekt geeignet, aus dem Wahlkampf einen Kulturkampf zu machen. Und damit genau das, was Laschet verhindern wollte. Der Spitzenkandidat hatte sich für seine Kampagne zwei Themen explizit verbeten: Kritik an Merkels Flüchtlingspolitik und Kritik am Islam. Beides stärke nur die AfD, fürchtete er. Spahns Forderung nach einem Islamgesetz war also nichts weniger als eine Attacke auf Laschets Autorität.

Damit waren die Revolver entsichert. Geschossen werden sollte schon am Wahlabend, so hatte es Spahn geplant. Alle rechneten damit, dass Laschet haushoch verlieren würde gegen eine populäre Ministerpräsidentin der SPD, die vom frühen Hype um den Kanzlerkandidaten Martin Schulz profitieren würde. Nach der um 18 Uhr veröffentlichten Hochrechnung sollten junge CDU-Funktionäre zunächst Laschets allzu brave Wahlkampfstrategie für die Niederlage verantwortlich machen und wenig später seinen Rücktritt als Landesvorsitzender fordern, dafür hatte Spahn gesorgt. Unter Druck von den eigenen Leuten, den schlechten Zahlen und den Live-Interviews am Wahlabend würde Laschet kapitulieren. Und Spahn würde noch am selben Abend nach dem Vorsitz des größten CDU-Landesverbands greifen.

Doch Laschet gewann die Wahl! Ganz knapp: Mit einer Stimme Mehrheit konnte er eine Koalition mit der FDP bilden. Wahlsieger stürzt man nicht – so fiel Spahns Putsch aus. Statt sich am Wahlabend als neuer Landesvorsitzender ausrufen zu lassen, schlich er bedröppelt über die Siegesparty im Hauptquartier der NRW-CDU in der Düsseldorfer Wasserstraße, wo der neue Ministerpräsident frenetisch gefeiert wurde.

Im Augenblick des Triumphes tat Laschet etwas, das in der Politik selten, für ihn jedoch typisch ist: Er machte dem Verlierer ein Versöhnungsangebot. Er holte den Spahn-Vertrauten Hendrik Wüst als Verkehrsminister ins Kabinett, auch andere Kritiker band er ein. Während die CDU im Bund seit Jahren eigentlich nur noch aus Merkel bestand, wollte Laschet sie jetzt in Nordrhein-Westfalen breiter aufstellen: mit einem konservativen Innenminister, mit Leuten vom Wirtschaftsflügel, mit christlichen Sozialpolitikern – und ausdrücklich auch mit jungen Leuten vom Spahn-Flügel.

Spahn war beeindruckt. Aber galt das Versöhnungsangebot auch für ihn selbst, der den Rivalen eben noch hatte stürzen wollen? Spahn sondierte vorsichtig beim neuen Chef der NRW-Staatskanzlei, Nathanael Liminski. Der 34-jährige Politikstratege, der sein Handwerk bei den CDU-Altmeistern Roland Koch und Thomas de Maizière gelernt hat, ist Laschets rechte Hand, manche meinen:

auch sein Kopf. Spahn kennt ihn aus gemeinsamen Zeiten in der Jungen Union. Liminski beriet sich mit Laschet und gab Spahn ein Signal: Würde der verlorene Sohn zurückkehren, würde man ihn mit offenen Armen empfangen. Aber dafür musste er zuerst zurückkehren.

Spahn bat daraufhin um ein Versöhnungstreffen mit Laschet. Es fand im Zollpackhof statt, einem Berliner Biergarten an der Spree – mit schönem Blick aufs Kanzleramt, sinnigerweise. Die beiden Männer mochten sich noch immer nicht, aber sie erkannten, dass sie einander noch nützlich sein würden. Es war aber noch ein weiteres Treffen vonnöten, bevor die Verhältnisse geklärt waren. Spahn schwor, Laschets Autorität als Ministerpräsident und CDU-Landesvorsitzender in Nordrhein-Westfalen fortan nicht mehr infrage zu stellen.

Auch jetzt, im Februar 2020, glaubt Spahn, dass es sich für ihn auszahlen werde, sich einzureihen, ja unterzuordnen. Er ist bereit, auf eine Kandidatur für den vakanten CDU-Vorsitz zu verzichten und stattdessen für Laschet zu werben. Er will seiner CDU beweisen, dass er kein Egoist ist, wie alle denken, sondern sich für das Parteiwohl zurücknehmen kann. Auch das könnte sich lohnen – denn würde Laschet tatsächlich Kanzler, könnte sich Spahn einen Posten aussuchen. Er würde nach dem Fraktionsvorsitz der Union greifen, gegen den niemand in einer Regierung irgendetwas durchsetzen kann. Die ideale Qualifikation für die Kanzlernachfolge in ein paar Jahren.

Spahns Kalkül würde sogar bei einer Wahlniederlage im Herbst 2021 aufgehen. Denn dann bliebe Laschet in Nordrhein-Westfalen. Und Spahn würde im Bundestag zum Oppositionsführer gegen Grün-Rot-Rot oder eine Ampel-Regierung aufsteigen. Ein Sprungbrett zur nächsten Kanzlerkandidatur. Spahn ist 21 Jahre jünger als Laschet. Er kann warten.

Laschet wiederum ist zufrieden mit dem Waffenstillstand. Aber noch wichtiger ist ihm, einen weiteren Konkurrenten durch Einbindung aus dem Rennen zu nehmen: Friedrich Merz. Kann der selbstbewusste Sauerländer sich tatsächlich hinter einem Rivalen einordnen? Laschet ist davon überzeugt. Immerhin hat er sich schon lange um Merz bemüht – 2018 ernannte er ihn zum Beauftragten seiner Landesregierung für den Brexit und die transatlantischen Beziehungen, eine Art NRW-Außenminister also. Zudem hatte er ihm schon ein Jahr zuvor einen weiteren Posten zugeschanzt: den Aufsichtsratsvorsitz des Flughafens Köln/Bonn, der sich in staatlichem Besitz befindet.

Doch diesmal zögert Merz. Gegen eine Teamlösung hat er prinzipiell nichts einzuwenden. Aber über die genaue Aufstellung, so signalisiert er, müsse man noch einmal reden. Das geschieht zwei Tage später in besonderem Ambiente: Laschet und Merz sind im Düsseldorfer Industrie-Club verabredet, gleich neben dem mondänen Steigenberger Hotel. Auch im standesbewussten Düsseldorf kann man Geschäfte oder Politik kaum gediegener betreiben als in diesem über hundert Jahre alten Verein. Hier trafen sich einst die großen rheinischen Handelsfamilien mit den Schlotbaronen des Ruhrgebiets, hier warb Adolf Hitler 1932 mit einer programmatischen Rede um die Unterstützung der Schwerindustrie für seine nationalsozialistische Machtergreifung.

Und hier treffen nun die beiden Männer aufeinander, die Angela Merkel beerben wollen. Doch sie werden sich nicht einig. Merz macht Laschet unverhohlen klar, dass er ihn für zu schwach für eine Kanzlerkandidatur hält. Es solle jemand anderes CDU-Vorsitzender werden. Daraufhin verliert der sonst so leutselige Rheinländer die Beherrschung: »Du wirst es schon mal nicht!«, schreit er Merz an.

Über mehrere Tage hinweg versucht Laschet, den Rivalen zur Aufgabe seiner Kandidatur zu bewegen. Am Samstag telefoniert er mit Freunden von Merz und bittet sie, ihn doch noch zur Räson zu bringen.

Der Ministerpräsident ahnt nicht, dass zur gleichen Zeit, nur eine halbe Autostunde von seinem Haus in Aachen entfernt, etwas passiert, das nicht nur das Kandidatenrennen um den CDU-Vorsitz und die Kanzlerkandidatur von Grund auf verändern wird, sondern gleich die ganze Republik: ein Auftritt des Männerballetts vom Karnevalsverein »Langbröker Dicke Flaa«.

Einer der Tänzer ist ein 47-jähriger Immobilienunternehmer – er ist, ohne es zu wissen, mit dem Corona-Virus infiziert. In Gangelt, einem Dörfchen an der niederländischen Grenze, feiert er mit 300 anderen Narren, es wird stundenlang getanzt, geschwitzt, umarmt, gebützt – in einer Mehrzweckhalle mit niedriger Decke und geschlossenen Fenstern. Deutschlands erstes Superspreader-Event. Doch noch ahnt niemand etwas davon.

In den kommenden Tagen wird das Virus im Kreis Heinsberg, zu dem zehn Kleinstädte und etliche Dörfer gehören, sich ungehindert ausbreiten. Niemand dort trägt Mund-Nasen-Schutz, auch von Abstandsregeln hat man noch nichts gehört, die meisten geben sich noch die Hand. Sie wissen ja gar nicht, in welcher Gefahr sie schweben. Auch ihr Ministerpräsident und der Bundesgesundheitsminister sind ahnungslos. Noch immer ringen beide um ihren gemeinsamen Weg an die Spitze der CDU.

Schon Mitte der Woche kursiert auf der Münchner Sicherheitskonferenz, einem Spitzentreffen der internationalen Diplomatie, ein interessantes Gerücht: Norbert Röttgen, der Sprecher des Auswärtigen Ausschusses im Bundestag, so erzählt man sich, wolle sich ebenfalls für den CDU-Vorsitz bewerben, um dann im folgenden Jahr zum Kanzler gewählt zu werden. Als Bojan Pancevski, Korrespondent des *Wall Street Journal*, als Erster darüber berichtet, winken die Berliner Hauptstadtjournalisten ab. Röttgen, so glauben alle, habe sich nur wichtig machen wollen. Einige wundern sich indes, dass der Politiker auf Nachfragen nicht zurückruft und stattdessen hinhaltende SMS schickt. Was führt Röttgen im Schilde?

In der Düsseldorfer Staatskanzlei fallen sie aus allen Wolken, als Röttgen schließlich seine Kandidatur für den CDU-Vorsitz verkündet – mit dem Argument, es könne nicht sein, dass eine so wichtige Frage »im Hinterzimmer« entschieden werde. Ein deutlicher Tritt vor Laschets Schienbein, den dieser dem Parteifreund bis heute übel nimmt. Und dass Röttgen seine Kandidatur ausgerechnet an Laschets Geburtstag bekannt gibt, dem 18. Februar, kann dieser nur als Bosheit werten. Die beiden Christdemokraten kennen sich seit Jahren, haben sich sogar privat mit ihren Familien getroffen, als ihre Kinder noch klein waren. Die rheinische CDU ist eine kleine Welt.

Und eine mit langem Gedächtnis. Über Röttgen kursieren besonders viele Geschichten. Der »George Clooney der CDU«, wie er wegen seines Aussehens genannt wird, gilt bei seinen Parteifreunden als hochbegabt, aber auch notorisch illoyal. Alte Storys werden wieder aufgewärmt: Wie Röttgen einmal aus Eitelkeit seinem Ex-WG-Mitbewohner Andreas Krautscheid einen guten Listenplatz und damit den Einzug in den Bundestag vermasselt habe. Wie Röttgen vor Jahren als parlamentarischer Geschäftsführer seinen Chef, den damaligen Fraktionsvorsitzenden Volker Kauder, habe absägen wollen. Wie Röttgen als Umweltminister die Energiepolitiker der Fraktion als »Dinosaurier« der Lächerlichkeit preisgab. Wie Röttgen angekündigt habe, Hauptgeschäftsführer des Bundesverbandes der Deutschen Industrie zu werden, dann aber nicht bereit gewesen sei, dafür sein Bundestagsmandat aufzugeben.

Über allem jedoch steht die Erinnerung an Röttgens 2012 krachend gescheiterten Versuch, Ministerpräsident von Nordrhein-Westfalen zu werden. Kopien von alten Zeitungsberichten über den »schlechtesten CDU-Wahlkampf aller Zeiten« werden analog und digital herumgereicht.

Damit sich auch wirklich jeder daran erinnert, führt Laschets Gesundheitsminister Karl-Josef Laumann am darauffolgenden Montag in der Präsidiumssitzung der Bundes-CDU eine theaterreife Szene auf. Obwohl Röttgens Kandidatur schon einige Tage bekannt ist, tut Laumann ebenso überrascht wie empört und hebt zu einem Wutmonolog an, der in dem Ausruf gipfelt: »Der hat uns doch schon mal in die Scheiße geritten!« Dann schlägt er mit der Faust auf den Tisch. Alle Anwesenden grinsen. Sie wissen, diese Szene soll und wird in den nächsten Tagen in den Zeitungen nacherzählt werden.

Bei den einfachen Parteimitgliedern ist Röttgen allerdings von jeher beliebter als bei den Funktionären. Einst setzte er sich gegen das damals allmächtige Kartell der NRW-Bezirksvorsitzenden in einer Mitgliederentscheidung als Landesvorsitzender durch – ausgerechnet gegen Laschet.

Doch es sind ja dieses Mal nicht die Mitglieder, die den CDU-Chef wählen dürfen, sondern nur die Parteitagsdelegierten. Deshalb konzentriert sich die gesamte Parteiführung nur darauf, Friedrich Merz doch noch zu einer Einigung mit Laschet zu bewegen. Annegret Kramp-Karrenbauer und Volker Bouffier appellieren an seine Verantwortung für die Partei. Auch enge Vertraute raten ihm dazu. Und Laschet schlägt einen deutlich freundlicheren Ton an als bei seinem Ausraster im Düsseldorfer Industrie-Club.

Und siehe da: Es scheint, als überlege Merz ernsthaft, sich doch noch in ein Team einzureihen. Er hält ein paar Tage still. Doch in Wahrheit wartet er auf einen Anruf. Er macht sich immer noch Hoffnung, dass die Kanzlerin, seine alte Rivalin, sich bei ihm meldet. Ihn aufwertet. Ihn vielleicht sogar in ihr Kabinett holt. Aber Angela Merkel denkt nicht daran. Sie will den renitenten Sauerländer nicht rehabilitieren und in die CDU-Spitze zurückholen. Das ärgert Kramp-Karrenbauer. Sie glaubt, ein offener Konflikt um ihre Nachfolge würde der CDU schaden. Um ihn zu vermeiden, soll Merkel über ihren Schatten springen.

Am 24. Februar ist die Parteivorsitzende so weit, die Parteispitze hinter sich zu versammeln, um Merkel zu zwingen.

13
Merz und die Machtprobe

Annegret Kramp-Karrenbauer wagt die Machtprobe mit Angela Merkel erst, als sie nichts mehr zu verlieren hat. Vor 444 Tagen ist sie zur Parteivorsitzenden gewählt worden. Vor 14 Tagen hat sie zermürbt aufgegeben. Sie hat dem entsetzten CDU-Präsidium erklärt, nicht mehr Kanzlerkandidatin werden und auch den Parteivorsitz so schnell wie möglich abgeben zu wollen. Vorher jedoch möchte sie der Partei noch einen allerletzten Dienst erweisen. Sie muss dafür der Kanzlerin die Pistole auf die Brust setzen: Der Tag der Entscheidung ist gekommen. Es ist der 24. Februar 2020, Rosenmontag, um 8.30 Uhr morgens.

Kramp-Karrenbauer hat fünf Besucher in ihr Büro in der fünften Etage des Konrad-Adenauer-Hauses gebeten. Die Parteizentrale der CDU hat sechs Stockwerke. In allen Gebäuden im machtbewussten politischen Berlin residiert der Chef oder die Chefin üblicherweise ganz oben – Angela Merkel hielt es genauso. Nachdem sie den Parteivorsitz abgegeben hatte, räumte sie auch ihr repräsentatives Zimmer mit Blick über den Landwehrkanal und die City West in der sechsten Etage. Kramp-Karrenbauer jedoch ist dort nie eingezogen. Sie blieb als Parteichefin in dem Büro, das sie schon als Generalsekretärin hatte, ein Stockwerk unter der Chefetage. Das große Chef-Zimmer von Merkel steht bis heute leer. Ein Symbol für die komplizierte Machtkonstruktion der CDU. Ein Sinnbild auch für das Verhältnis der beiden Frauen, die manche fälschlicherweise immer noch für Freundinnen halten.

Kramp-Karrenbauer ist an diesem Morgen im Verteidigungsministerium aufgewacht. Seit einem halben Jahr arbeitet sie nicht nur im Bendlerblock, sie lebt und wohnt dort auch unter der Woche, in einem nur knapp sieben Quadratmeter großen, spartanisch eingerichteten Raum. Bis auf die Sicherheitsleute ist sie spät abends, wenn sie sich schlafen legt, die einzige Person in dem riesigen wilhelminischen Gebäude, in dem einst die Verschwörer um Graf von Stauffenberg vergeblich den Staatsstreich gegen Hitler planten.

Vor fünfzehn Minuten hat Kramp-Karrenbauer sich von dort in die nur wenige Hundert Meter entfernte CDU-Zentrale fahren lassen. Die »IBuK«, wie die »Inhaberin der Befehls- und Kommandogewalt« im Bundeswehrjargon heißt, darf sich aus Sicherheitsgründen nur in einer gepanzerten Limousine bewegen.

Auf ihrem großen Besprechungstisch im Adenauer-Haus steht Kaffee in mattsilbernen Kannen, heißes Wasser, daneben eine Schachtel mit einem sehr überschaubaren Sortiment von Teebeuteln, kleine Croissants, belegte Brötchen. Offiziell hat sie ihre fünf Stellvertreter zum Frühstück eingeladen. In Wahrheit will sie klären, wer mit ihr in den Kampf gegen Merkel zieht.

Armin Laschet tritt als Erster ein. Der Ministerpräsident von Nordrhein-Westfalen hat fast ein Jahr lang alles dafür getan, um die Parteichefin zu zermürben. In ein paar Wochen will er sie ablösen und selbst CDU-Vorsitzender werden, im nächsten Jahr dann Kanzler. Thomas Strobl setzt sich an den Tisch. Ein Laschet-Gegner. Er hat in den vergangenen Tagen pausenlos telefoniert, um dessen Aufstieg zu verhindern. Der Vorsitzende des mächtigen Landesverbandes Baden-Württemberg und Schwiegersohn Wolfgang Schäubles will lieber Friedrich Merz als Kanzler.

Volker Bouffier ist auch eingeladen. Der hessische Ministerpräsident ist schmal geworden, im vergangenen Jahr hatte er eine Krebserkrankung. Bouffier ist der Einzige in der Runde, dem Kramp-Karrenbauer wirklich vertraut. Er ist, im Gegensatz zu allen anderen hier, in ihren Plan eingeweiht. Er wirkt besorgt. Julia Klöckner, die Bundeslandwirtschaftsministerin, findet sich ein, schließlich auch Silvia Breher. Die 46-jährige Breher ist erst vor zwei Jahren in den Bundestag eingezogen und seit einigen Wochen auch stellvertretende Parteivorsitzende. Die dreifache Mutter mit der jugendlichen Undercut-Frisur soll die Familienpolitik der CDU modern wirken lassen. Machtpolitisch hat sie nichts zu melden.

Kramp-Karrenbauer legt los. Die schwierige Lage der Partei muss sie nicht groß erläutern. Die Große Koalition hat ein Jahr mit heftigem Streit hinter sich, alle drei Volksparteien hat er ihre Vorsitzenden gekostet. CSU-Chef Horst Seehofer hat nicht verhindern können, von seinem Erzfeind Markus Söder abgelöst zu werden. SPD-Chefin Andrea Nahles ist von ihrer Partei zermürbt worden, sie trat nicht nur als Vorsitzende zurück, sondern machte gleich vollends Schluss mit der Politik. Zuletzt hat Kramp-Karrenbauer aufgegeben.

Selbst Angela Merkel ist schwer angeschlagen. Der *Stern* hat die ewige Kanzlerin in der Vorwoche aufs Cover gehoben, nur ein Wort als Titelzeile: »Danke.« Darunter stand: »Warum es dem Land hilft, wenn eine große Politikerin jetzt auf ihr Amt verzichtet.« Auch der *Economist*, das Hausblatt der internationalen liberalen Eliten, von denen Merkel als Gegenentwurf zu Donald Trump und Boris Johnson verehrt wird, schreibt in einem Leitartikel: »Angela Merkel sollte bald aufhören.« Unter ihrer Führung sei nicht nur Deutschland gelähmt, sondern ganz Europa. Neue Impulse seien überfällig, die von einer neuen Regierungschefin kommen sollten. »Den größten Gefallen, den Frau Merkel ihrem Land tun kann, ist dies zu beschleunigen, indem sie ihren sofortigen Abgang ankündigt. Deutschland darf so nicht mehr weitermachen.«

Die Frühstücksrunde macht sich große Sorgen um den Zustand ihrer Partei. Am Vorabend hat die CDU in Hamburg das schlechteste Ergebnis eingefahren, das es jemals bei einer Landtagswahl für sie gab: nur noch ganze 11 Prozent. Weit abgeschlagen hinter SPD und Grünen, nur noch knapp vor der Linkspartei. Bundesweit liegt die Union in allen Umfragen unter 30 Prozent, die Grünen sind nur noch 2 bis 3 Prozentpunkte hinter ihr. Rechnet man Bayern aus diesen Umfragen heraus, wo nicht die CDU, sondern die deutlich erfolgreichere CSU antritt, so haben die Christdemokraten ihren Rang als stärkste Partei in Deutschland schon vor Wochen verloren.

Einen Plan, wie die Partei aus der Krise kommt, gibt es nicht. Im Gegenteil, die CDU, lange stolz darauf, dem Land die Richtung vorzugeben, hat ihren Kompass verloren. In Hamburg diente sich die CDU gerade vergeblich als Juniorpartner den Grünen an. In Brandenburg spielte sie neulich mit dem Gedanken, zusammen mit der Linkspartei den braven SPD-Ministerpräsidenten abzulösen. Und in Sachsen-Anhalt träumen führende CDU-Landespolitiker davon, »das Soziale mit dem Nationalen zu versöhnen«, und dafür mit der AfD gemeinsame Sache zu machen. In den Augen der Wähler steht die CDU mittlerweile für alles und nichts.

Was in dieser Situation unbedingt zu vermeiden ist, so Kramp-Karrenbauers Analyse, ist ein neuer Richtungsstreit auf offener Bühne. Dieser drohe nicht nur die CDU zu zerstören, sondern damit auch die letzte Volkspartei, die der Bundesrepublik jahrzehntelang Stabilität beschert hat. Deshalb möchte die Parteichefin eine einvernehmliche Nachfolgeregelung. Kein Kampf der drei Bewerber um den CDU-Vorsitz, sondern eine »Teamlösung«. Im Prinzip halten das fast alle in der Parteiführung für eine gute Idee, auch die Kandidaten selbst. Sobald es allerdings um Details geht, wird es schwierig. Denn jeder der drei im Team möchte selbst der Teamleiter sein. Kanzler kann schließlich auch nur einer werden.

Favorit der Parteiführung für CDU-Vorsitz und Kanzlerkandidatur ist Armin Laschet. Nicht, dass ihn irgendjemand für den geborenen Wahlkämpfer halten würde. Aber ihm trauen die meisten CDU-Funktionäre am ehesten zu, seine Konkurrenten einzubinden: den ehrgeizigen Gesundheitsminister Jens Spahn, vor allem aber Friedrich Merz. Schon 2018 fehlten Merz bei der Wahl zum Parteivorsitzenden nur 18 von 1001 Delegiertenstimmen. Nach dem Scheitern von Kramp-Karrenbauer rechnet sich Merz noch bessere Chancen aus. Nach zwei Jahrzehnten in der Wirtschaft, die ihn reich, aber nicht glücklich gemacht haben, will er unbedingt zurück in die Spitzenpolitik. Seine Ausbootung als Fraktionsvorsitzender 2002 hat er bis heute nicht verwunden. Diese Wunde kann nur die Frau heilen, die sie ihm beigebracht hat: Angela Merkel.

Kramp-Karrenbauer hat also einen Plan entworfen, der Streit vermeiden und alle zufriedenstellen soll. Merz soll Minister unter Merkel werden – und im Gegenzug Laschet Parteivorsitz und Kanzlerkandidatur überlassen. Das Problem ist nur: Die Kanzlerin denkt gar nicht daran, Merz in ihr Kabinett zu holen. Den legendären Rat ihres Vorvorgängers Helmut Schmidt – es gehöre zur Pflicht eines Bundeskanzlers, stets vier bis fünf potenzielle Nachfolger in seinem Kabinett zu haben – hat Merkel bewusst ignoriert. Im Gegenteil: Starke CDU-Minister hat sie in ihren Regierungen noch nie geduldet. Ausnahmen sind Wolfgang Schäuble und Jens Spahn. Der eine so alt, dass er schon lange vor Merkel Minister war. Der andere so jung und aufsässig, dass sie sich seiner Berufung am Ende nicht widersetzen konnte. Friedrich Merz ist der Letzte, den Merkel befördern würde. Sie weiß ja, dass er seit Jahren Pläne zu ihrem Sturz schmiedet. Wäre er im Dezember 2018 zum CDU-Vorsitzenden gewählt worden, hätte er sie zügig aus dem Kanzleramt getrieben.

Merz hat seinen Groll auf die Kanzlerin in all den Jahren mit sich herumgetragen. In den vergangenen Monaten ist dieser sogar noch größer geworden. Seit seinem Comeback 2018 ist er wieder ein Machtfaktor in der CDU, doch Merkel ignoriert ihn konsequent weiter. Nicht mal ein kleines Treffen gönnt sie ihm. Mehrere führende Christdemokraten fürchten, der Streit der alten Rivalen könnte die Chance auf eine Neuaufstellung der Partei zunichtemachen. Sie haben sowohl bei Merkel als auch bei Merz diskret vorgefühlt, ob sich die beiden zum Wohle der Partei nicht doch wieder zusammenraufen könnten. Merkel blieb stur. Und Merz hat einem Vertrauten wutschnaubend geantwortet: »Sie ruft mich ja nicht einmal an!«

Kramp-Karrenbauer ist genervt von so viel Dickköpfigkeit. Sie hat in den vergangenen Tagen geredet und geredet, mit Laschet und Merz, mit Spahn und Röttgen, der sich mit einer medienwirksamen Außenseiterkandidatur für höhere Aufgaben in Erinnerung rufen möchte. Sie hat Bouffier, in allen Lagern angesehener Nestor der Partei, ins Rennen geschickt, um für eine Teamlösung zu werben. Das Ergebnis all dieser Bemühungen ist mickrig. Röttgen will sich nicht einreihen und kandidiert weiter als CDU-Chef. Er sucht den großen Auftritt auf dem Parteitag. Spahn hat als Einziger Kompromissbereitschaft signalisiert, ausgerechnet er. Laschet wartet, bis er bekommt, was er möchte. Merz bleibt bockig. Merkel auch.

Nun präsentiert Kramp-Karrenbauer der Frühstücksrunde ihren bislang geheimen Plan, wie sie die große Teamlösung doch noch durchsetzen will. Wenn die Kanzlerin nicht bereit ist, Merz in ihr Kabinett zu holen, sagt sie, dann müsse man sie eben dazu zwingen. Sie möchte das anschließend tagende CDU-Präsidium beschließen lassen, dass Merz Wirtschaftsminister werden soll. Dafür bittet sie ihre fünf Stellvertreter um Unterstützung.

In der Runde ist es für einen Moment still. Bis auf Bouffier sind alle überrascht. Sie realisieren sofort, was für ein unerhörter Vorgang das wäre. Ein Regelbruch. »Die Bundesminister werden auf Vorschlag des Bundeskanzlers vom Bundespräsidenten ernannt und entlassen«, heißt es im Grundgesetz. Es ist Merkels Kabinett. Niemand kann der Kanzlerin Minister aufzwingen, auch nicht die eigene Partei.

Ausgerechnet jetzt, kurz nachdem sie alle Ambitionen auf die eigene Kanzlerschaft fahren gelassen hat, wagt Annegret Kramp-Karrenbauer etwas, wovor sie zurückgeschreckt war, als sie selbst noch als Merkel-Nachfolgerin im Spiel war: ein Showdown mit der Kanzlerin.

Seit Oskar Lafontaine 1999 im Streit mit Gerhard Schröder entnervt alle Ämter hingeworfen hat, wagte kein Parteivorsitzender mehr, gegen den eigenen Kanzler die Richtlinien der Politik verändern zu wollen. Um nicht weniger geht es hier. Beim Auswechseln eines einzelnen Ministers dürfte es bei der Merz-Nummer kaum bleiben. Die Regierung steht so wackelig da, dass man nicht nur eine Säule entfernen kann, sondern das ganze Haus neu aufbauen müsste.

Kramp-Karrenbauer ist sich bewusst, dass sie eine große Kabinettsreform erzwingen würde. Jens Spahn könnte für seinen Beitrag zum »Team Laschet« mit dem Vorsitz der CDU/CSU-Bundestagsfraktion belohnt werden, auf den er schon länger ein Auge geworfen hat. Fraktionschef Ralph Brinkhaus müsste mit einem Kabinettsposten entschädigt werden. Die überforderte Bildungsministerin Anja Karliczek wäre kaum zu halten. Auch CSU-Vorsitzender Markus Söder, der erst im Januar selbst auf eine Umbildung der Regierung gedrängt hatte, würde die Gelegenheit nutzen, um den bis zum Hals im Maut-Desaster steckenden Verkehrsminister Andreas Scheuer auszuwechseln. Sogar das allgemein als Fehlkonstruktion angesehene Innen-, Bau- und Heimatministerium unter Horst Seehofer könnte neu zugeschnitten werden. Vielleicht könnte sogar die SPD einbezogen werden. Die Große Koalition könnte mit einer runderneuerten Regierung einen Neuanfang versuchen.

Bei der Machtprobe mit der Kanzlerin kann Kramp-Karrenbauer persönlich nichts mehr gewinnen, egal, wie sie ausgeht. Warum greift sie Merkel an, werden die Anhänger der Kanzlerin fragen. Warum greift sie Merkel erst jetzt an, werden ihr die Kritiker der Kanzlerin vorhalten, die der Meinung sind, AKK hätte das schon viel früher tun müssen.

Kramp-Karrenbauer geht das politische Risiko nicht mal für sich selbst ein, sondern für ihre Partei – und für zwei Männer, die ihren eigenen Traum von der Kanzlerschaft zerstört haben. Armin Laschet hat Kramp-Karrenbauers Ruf als CDU-Chefin mit unsolidarischen Nörgeleien willentlich beschädigt. Friedrich Merz macht ihr bis heute das Leben schwer, er hält sich immer noch für den besseren Parteivorsitzenden. Laschet und Merz würden beide davon profitieren, wenn Kramp-Karrenbauer sich gegen Merkel durchsetzte.

Das Opfer der Rochade wäre ausgerechnet ein Mann, der zu Kramp-Karrenbauers wenigen wirklichen Freunden in der CDU gehört: Peter Altmaier, der Wirtschaftsminister, der durch Merz ersetzt werden soll. Altmaier kommt wie sie aus dem Saarland. Er hat sie schon bei ihrem Aufstieg zur Ministerpräsidentin unterstützt und sich später für ihre Wahl zur CDU-Vorsitzenden stark gemacht. Die gescheiterte Parteivorsitzende riskiert viel, um die Einheit der Partei zu erzwingen – eine Einheit, die sie selbst so sehr gebraucht hätte, um erfolgreich sein zu können. Sie riskiert sogar, als Verräterin an Angela Merkel in die Geschichtsbücher einzugehen.

Ihre Stellvertreter in der Frühstücksrunde nicken. Sie sehen die Risiken, aber keinen anderen Weg. Sie stimmen dem Plan zu, wenn auch nicht alle aus dem gleichen Grund. Für Laschet liegt der Nutzen auf der Hand. Er bekäme den Parteivorsitz auf dem Silbertablett überreicht und damit die Chance auf die Kanzlerschaft. Strobl könnte die Beförderung von Merz zum Wirtschaftsminister in seinem von vielen Familienunternehmern geprägten Landesverband gut verkaufen. Klöckner und Breher denken an die Partei. Bouffiers Haltung kennt Kramp-Karrenbauer ohnehin – ihn hatte sie vorher ja eingeweiht.

Die beiden waren es auch, die gemeinsam überlegt hatten, die Machtprobe der Kanzlerin vorher anzukündigen. Ein ungewöhnlicher Schritt. Als Angela Merkel vor über 20 Jahren als CDU-Generalsekretärin einen offenen Brief schrieb und den Bruch der Partei mit ihrem Übervater Helmut Kohl forderte, hatte sie ihren damaligen Parteivorsitzenden Wolfgang Schäuble vorher nicht informiert. Kramp-Karrenbauer und Bouffier wollen ihr gegenüber hart, aber nicht illoyal sein.

Also haben sie die Kanzlerin von ihrem Plan mit Merz in Kenntnis gesetzt. Merkel reagierte ablehnend. Sie hat den beiden klar und deutlich gesagt, dass sie nichts davon hält. Kramp-Karrenbauer ist entschlossen, notfalls auch gegen Merkel einen Beschluss des CDU-Präsidiums zu erwirken. Bouffier glaubt, so weit werde es gar nicht erst kommen. Sollte sich die CDU-Spitze geschlossen hinter AKK stellen, werde Merkel der Konfrontation ausweichen und vorher einlenken.

Nur einer weiß noch nichts von seinem Glück: Friedrich Merz. Kramp-Karrenbauer wollte ihm kein Angebot machen, bevor sie nicht sicher sein konnte, dass ihre Stellvertreter den Plan unterstützen. Die Zusage hat sie eben beim Frühstück bekommen. Sofort ruft sie Merz an.

Die anderen bleiben sitzen. Alle starren auf die Telefonspinne in der Mitte des Frühstückstischs. Merz' Stimme ist deutlich zu hören. Kramp-Karrenbauer erklärt ihm, was sie vorhat. Merz soll Wirtschaftsminister werden. Die Parteispitze will die Kanzlerin dazu zwingen. Alle sind sicher, dass das Gespräch nicht lange dauern und Merz schnell zusagen wird. Strobl, mit Merz seit Jahren so vertraut, dass er ihn »Frieder« nennt, hat durchblicken lassen, sein Freund werde die Chance ergreifen, um zu beweisen, dass er es besser kann.

Das Gespräch dauert tatsächlich nicht lange. Merz lehnt das Angebot ab. Sofort, ohne Bedenkzeit. Es reicht ihm nicht, dass die gesamte CDU-Führung einen Aufstand gegen Merkel wagen will, um ihn zum Minister zu machen. »Nur Merkel selbst kann mir ein solches Angebot machen«, sagt er. Merz will die Kanzlerin auf die Knie zwingen. Sie soll ihm ins Gesicht sagen, dass sie ihn braucht.

Kramp-Karrenbauer und ihre Stellvertreter sitzen konsterniert vor der Telefonspinne. Ihnen wird endgültig klar, dass es Friedrich Merz nicht um die Partei oder die Regierung, vielleicht nicht einmal um die Kanzlerschaft geht. Sondern nur um Friedrich Merz. Um sein verletztes Ego. Um die alte Rechnung mit Merkel, die er endlich beglichen haben will. Nach wenigen Minuten ist das Telefonat zu Ende.

Die Machtprobe ist abgesagt. Annegret Kramp-Karrenbauer ist nach einem glänzenden Start als CDU-Vorsitzende so gut wie alles misslungen. Der letzte Dienst, den sie ihrer Partei erweisen wollte, am Ende auch noch.

Ihre Enttäuschung ist groß. Sie ist ihr in der anschließenden CDU-Präsidiumssitzung an diesem Montagmorgen anzumerken. Es sei trotz zahlreicher Versuche nicht gelungen, sagt sie kühl, die von allen im Raum gewünschte Teamlösung zu bewerkstelligen. Merkel tut plötzlich so, als wäre sie jederzeit für eine Lösung zu haben: »Merz kann mich doch immer anrufen, wenn er will«, sagt sie.

In der CDU ist es nicht anders als in einer zerstrittenen Ehe, die daran scheitert, dass beide Partner auf keinen Fall den ersten Schritt zur Versöhnung gehen wollen – aus Trotz und verletztem Stolz.

14
Männerballett

Jetzt, da Friedrich Merz das Friedensangebot Kramp-Karrenbauers ausgeschlagen hat, wird aus dem Rennen um den CDU-Vorsitz und die Kanzlerkandidatur ein Sprint. Wer seine Kandidatur zuerst verkündet, dem gehören die ersten Schlagzeilen, er kann seinen Spin setzen, also die Ereignisse so drehen und deuten, dass sie für ihn vorteilhaft aussehen. Kramp-Karrenbauer hat die Kandidaten in der Präsidiumssitzung gebeten, sich noch in dieser Woche offiziell zu erklären. Sie rechnet mit Ankündigungen frühestens am Donnerstag oder Freitag, das politische Berlin ruht, es ist noch Karneval.

Merz handelt jedoch sofort. Er lässt noch am Montag bei der Bundespressekonferenz anfragen, ob er für den nächsten Tag den großen Saal mieten könne, um seine Kandidatur für den CDU-Vorsitz bekannt zu geben. Er schlägt 11 Uhr vor, die klassische Zeit für einen Auftritt vor der Hauptstadtpresse. Die Zeitungsreporter haben anschließend noch genug Zeit, um bis zum Redaktionsschluss nicht nur einen langen Text, sondern auch noch einen Kommentar zu schreiben. Kein Problem, der Termin ist noch frei, erhält der Merz-Mitarbeiter als Antwort. Am Montagabend gibt Merz bekannt, dass er morgen Vormittag seinen großen Auftritt hat.

Am nächsten Morgen staunt Merz nicht schlecht. Armin Laschet kündigt ebenfalls einen Auftritt an, auch am Dienstag in der Bundespressekonferenz, aber schon um 9.30 Uhr. Es sieht so aus, als habe sich Laschet vorgedrängelt, um seinem Konkurrenten zuvorzukommen. Merz ist sauer. Er glaubt, dass er reingelegt wurde.

Der Überraschungseffekt ist noch größer, weil Laschet nicht allein, sondern gemeinsam mit Spahn vor die Presse tritt. Die beiden langjährigen Konkurrenten haben sich als Team zusammengetan und präsentieren sich auch als Team, obwohl Spahn offiziell nur der Helfer für den Kandidaten Laschet ist. »Die CDU ist größer als jeder Einzelne von uns«, sagt Spahn auf der Pressekonferenz. Ein erster Seitenhieb gegen Merz. Laschet fügt hinzu: »Ich bedaure, dass nicht alle Kandidaten sich diesem Teamgedanken anschließen konnten.« Eine zweite Spitze.

Merz verfolgt den Auftritt seiner Gegner am Fernsehbildschirm in seinem Büro in Berlin. Röttgen guckt bei sich zu. Beide fühlen sich überrumpelt. Röttgen versucht spontan, Laschet und Spahn den Auftritt zu vermasseln. »Die zweite Person in meinem Team wird eine Frau sein«, twittert er während der Pressekonferenz. Er trifft einen wunden Punkt, weil hier ein rein männliches Duo kandidiert, trotz feministischen Zeitgeists. Aber Röttgens Angriff geht nach hinten los. Er hat aus dem Augenblick heraus getwittert, er hat gar keine Parteifreundin an seiner Seite. Er werde später eine Generalsekretärin ernennen, redet er sich heraus. Laschet geht auf der Pressekonferenz gar nicht erst auf die Attacke ein: »Ich will jetzt nicht über Norbert Röttgen sprechen.« Er zielt auf den Hauptkonkurrenten: »Der Wettbewerb findet in der Mitte statt. Da hat Merz einen anderen Schwerpunkt.«

Friedrich Merz außerhalb der politischen Mitte? Das meint: rechts außen. Merz kommt geladen in die Bundespressekonferenz. Die Rivalen begegnen sich kurz auf der Treppe, ihr Grüßen ist nur ein kurzes Nicken. Im Saal legt Merz sofort los. Eine »Kartellbildung zulasten des Wettbewerbs« sei das Team von Laschet und Spahn. Bislang sei er bereit gewesen, im Falle einer Niederlage auf dem Parteitag als Laschets Stellvertreter zu kandidieren, aber der Posten sei augenscheinlich ja schon jemand anderem versprochen. Deshalb gehe es jetzt nur »um Sieg, nicht um Platz«. Merz ist so wütend, dass die öffentliche Vorstellung seiner Kandidatur zu einer einzigen Abrechnung gerät – allerdings kaum mit seinen Gegenkandidaten, sondern mehr mit Angela Merkel und ihrer Kanzlerschaft. Das Offenhalten der Grenze 2015? Ein »Kontrollverlust«. Der Atomausstieg? Im »Dissens« mit den europäischen Partnern beschlossen. Griechenland? Hätte längst aus dem Euro ausgeschlossen werden müssen.

Der CDU scheint ein heftiger innerparteilicher Wahlkampf bevorzustehen. In acht Wochen, am 25. April, soll die Entscheidung fallen. Der Gesundheitsminister lässt sich von der Bundespressekonferenz direkt zum Flughafen fahren, eine Maschine wartet schon auf ihn, es geht nach Rom. Der italienische Gesundheitsminister Roberto Speranza hat seine Kollegen aus Österreich, der Schweiz, Slowenien und Deutschland eingeladen, um sie über die Corona-Situation in Norditalien zu informieren. Der Vortrag ist drastisch, aber am meisten schockt Jens Spahn der Anblick seines Kollegen. Speranza, Jahrgang 1979 wie Spahn, sieht plötzlich aus wie ein alter Mann. Die großen Sorgen haben ihn gezeichnet. Italien hat die Kontrolle über das Virus verloren. Die Gesundheitsminister kommen trotzdem überein, Grenzschließungen seien nicht angemessen.

Es ist schon dunkel, als Spahn am Abend in seine Berliner Wohnung zurückkehrt. Er liest die Medienberichte über seinen Auftritt in der Bundespressekonferenz am Morgen, kann sich aber schon nicht mehr so richtig auf den Machtkampf in seiner Partei konzentrieren. Da klingelt das Telefon. Karl-Josef Laumann, Gesundheitsminister in Nordrhein-Westfalen, ist am Apparat. Er unterrichtet den Bundesminister: Der Karnevalist vom Männerballett in Gangelt ist aufgrund seines schlechten Zustands ins Krankenhaus eingeliefert und dort positiv auf Corona getestet worden. Das Virus ist in Deutschland angekommen.

Laschet, noch in Berlin, wird an diesem Dienstagabend um 19.20 Uhr live im ZDF interviewt: »Was nun, Herr Laschet?« Es geht um die CDU und nur um die CDU. Bettina Schausten und Peter Frey stellen keine einzige Frage zu Corona. Anschließend fliegt Laschet nach Düsseldorf. Als er nach der Landung sein Mobiltelefon anstellt, liest er eine Mitteilung aus dem Lagezentrum seiner Landesregierung: Patient Eins aus Gangelt. Doch Laschet eilt nicht etwa in die Staatskanzlei, um von dort das Krisenmanagement persönlich zu leiten. Er lässt sich in Richtung holländische Grenze fahren. Dort liegt Heinsberg, der betroffene Landkreis, aber das ist nicht das Ziel des Ministerpräsidenten. Sondern sein Heimatort Aachen.

Laschet ist zu einem weiteren Live-Interview verabredet, mit den ARD-*Tagesthemen*. Der Auftritt ist wichtig. Vor Laschet darf in der Sendung sein Konkurrent Friedrich Merz ran. Als Laschet an der Reihe ist, erklärt er ausführlich seine Kandidatur für den CDU-Vorsitz, über sieben Minuten lang. Erst ganz am Ende eine Frage von Moderator Ingo Zamperoni »zu einem anderen Thema, das nichts mit der CDU zu tun hat«. Es geht um den ersten Corona-Fall in Nordrhein-Westfalen.

Die Seuche ist da, und der Ministerpräsident spricht live vor Millionen Zuschauern. Ein entscheidender Moment für Laschet, als Landesvater, aber auch für die Kanzlerkandidatur, die er anstrebt. Jetzt muss er die richtigen Worte finden. Den Ton für die Krise und deren Management vorgeben. Wie groß ist die Gefahr wirklich? Was tut die Regierung? Was müssen die Bürger tun? Laschet sagt: »Der Gesundheitsminister ist in engem Kontakt zum Landrat.« Als sei Corona nicht Chefsache, als ging das den Regierungschef nichts an. »Was passiert, wird der Gesundheitsminister, wenn alle verfügbaren Informationen ausgewertet sind, sehr zeitnah der Öffentlichkeit vorstellen.«

Während der Ministerpräsident live im Fernsehen die heraufziehende Krise wie eine Nullachtfünfzehn-Sache behandelt, entscheidet der Landkreis, dass am nächsten Morgen seine 140 Schulen geschlossen bleiben. Es ist der erste Lockdown in Deutschland.

Auch am nächsten Morgen ist es noch kein Thema für Laschet. Er könnte nach Heinsberg fahren, das Krisengebiet liegt keine halbe Autostunde von seinem Haus in Aachen entfernt. Stattdessen bricht Laschet ans andere Ende von NRW auf: ins Sauerland, zum politischen Aschermittwoch. Beim St. Hubertus Schützenverein Kirchveischede hält er vor der örtlichen CDU eine 45-minütige Rede. Spricht über die Bombennächte des Zweiten Weltkriegs, darüber, dass auf Schulhöfen heutzutage zu viele Pausenbrote weggeworfen werden und über Grünen-Chef Robert Habeck, den er mit Elmar Gunsch vergleicht, einem Schauspieler, weil der auch so eine angenehme Stimme hatte. Nur ein Thema kommt nicht vor: Corona in Heinsberg.

Nach dem Aschermittwochsauftritt ist er mit zwei Reportern von *Bild* verabredet. Laschet will über den Wettbewerb um den CDU-Vorsitz sprechen. Am Abend soll sich der Landesvorstand der NRW-CDU für ihn als neuen Parteichef aussprechen, obwohl auch die beiden anderen Kandidaten Merz und Röttgen aus NRW stammen. Die beiden *Bild*-Leute interessieren sich allerdings nur für Corona. Sie erwischen Laschet auf dem falschen Fuß.

»Den aktuellen Zustand des Patienten kenne ich jetzt nicht«, antwortet er auf die Frage, wie es dem ersten Corona-Kranken aus NRW gehe. Dabei ringt der Mann um sein Leben, er ist in der Nacht ins Universitätsklinikum Düsseldorf verlegt worden. Auch die nächste Frage passt Laschet nicht. Ob die Lage unter Kontrolle sei, wollen die Journalisten wissen. Der Ministerpräsident weicht aus. Als sie nachhaken, sagt er: »Die Lage ist unter Kontrolle. Aber eine Krankheit ist eine Krankheit. Wir haben die Schweinegrippe gehabt. Wir haben jedes Jahr Grippen.« Laschet wirkt während des Interviews ungehalten. Das Thema behagt ihm überhaupt nicht. Er beharrt darauf, dass Corona nur eine »schwere Grippe« sei. Die Grenzen könnten offen bleiben. Eine Quarantäne an Flughäfen sei selbst für Reisende aus China nicht erforderlich. Die Internationale Tourismus-Börse am Wochenende könne aus seiner Sicht stattfinden. Der Ministerpräsident weiß nicht, wie es seinen kranken Bürgern geht, sorgt sich aber um eine Reisemesse in Berlin?

Schon in diesen frühen Tagen der Krise zeigt sich ein Verhaltensmuster, das Laschet bald zum Verhängnis werden sollte. Er macht Corona nur zögerlich zur Chefsache. Jens Spahn im Bund und Markus Söder in Bayern ergreifen die Chance auf die Rolle des Krisenmanagers mit beiden Händen – Laschet in NRW schlägt sie zunächst aus. Laschet gehört zu der Sorte Politiker, die sich nicht so schnell aus der Ruhe bringen lässt. An Plänen, die er einmal gefasst hat, hält er mit Konsequenz fest. Kritik und schlechte Presse erträgt er dann stoisch – manchmal wochenlang. Die Kehrseite dieser ruhigen, steten Art: Ihm fehlen Tempo und Entschlossenheit. Laschet trabt oft nicht nur hinter den Schlagzeilen her, sondern auch hinter den Ereignissen selbst. In der Sprache des Krisenmanagements ausgedrückt: Laschet tut sich schwer damit, vor die Lage zu kommen.

In der Krise zeigt sich ein weiteres Schlüsselelement seines Politikverständnisses. Er verteilt Verantwortung lieber, als sie an sich zu ziehen. Laschet hat stets kritisiert, dass es in der Ära Merkel neben ihr als Kanzlerin keine starken Minister im Kabinett gab. In NRW will er es bewusst anders machen. Während Markus Söder in Bayern auch die kleinste Pressekonferenz, auf der eine positive Botschaft zu verkünden ist, selbst absolviert und seinen Ministern nur langweilige Termine überlässt, duldet Laschet starke Leute in seiner Regierung und lässt sie im Licht der Öffentlichkeit glänzen. Das entspricht dem Ressortprinzip, das im Grundgesetz angelegt ist. Das mit immer mehr Zuständigkeiten und Planstellen aus allen Nähten platzende Kanzleramt unter Angela Merkel, in dem gleichzeitig Euro-, Finanz-, Migrations- und Energiepolitik gemacht wird, würde ein Bundeskanzler Armin Laschet wohl zugunsten der zuständigen Ministerien zurückbauen. Aber der Laschet-Stil offenbart auch hier einen eklatanten Nachteil: Selbst in großen Krisen zieht Laschet die wichtigen Entscheidungen nur zögerlich an sich, er lässt zunächst andere machen. Um Corona soll sich in vorderster Front jetzt sein Gesundheitsminister Karl-Josef Laumann kümmern.

Zwei Tage später fährt Laschet endlich nach Heinsberg. Er trifft im Landkreis den Krisenstab. Der Besuch wirkt wie eine Pflichtübung. Laschet warnt, allerdings nicht vor Corona, sondern vor »Alarmismus und Panik«. Noch immer weigert er sich, als Ministerpräsident in den Krisenmodus zu schalten. Stattdessen zieht er seine Mission mit dem CDU-Vorsitz und der Kanzlerkandidatur durch. Am Samstag fliegt Laschet mit einer großen Delegation nach Israel. In Tel Aviv soll ein neues NRW-Auslandsbüro eröffnet werden. Ein zweitrangiger Anlass, aber erstklassig sind seine Gesprächspartner. Er trifft unter anderem Israels Präsident Reuven Rivlin. Laschet kann Außenpolitik, das soll die Botschaft der Reise sein. Aber Corona entkommt er mittlerweile nicht mal mehr im Nahen Osten. Er hatte Glück, dass er überhaupt noch ins Land gelassen wurde. Einen Tag später erklärt Israel Deutschland zum Risikogebiet. Wäre Laschet erst am Sonntag eingereist, hätte er in Tel Aviv vierzehn Tage in Quarantäne verbringen müssen.

Auch Friedrich Merz überblickt die Krise zunächst nicht. Furios stürzt er sich in den innerparteilichen Wahlkampf. Nur zwei Tage nach seiner Absage an Kramp-Karrenbauer peitscht er 1500 Zuhörer beim politischen Aschermittwoch in Thüringen auf: »Apolda, das ist Deutschland, meine Damen und Herren. Das ist hier nicht Berlin-Kreuzberg, das ist mitten in Deutschland!« Der Saal »eruptiert förmlich«, heißt es am nächsten Tag in einem Zeitungsbericht. Erst wenige Wochen zuvor hatte die Thüringer CDU gemeinsame Sache mit der AfD gemacht und einen FDP-Ministerpräsidenten ins Amt gehoben. Merkels Ansage, diese Wahl müsse rückgängig gemacht werden, hatte die ostdeutschen Christdemokraten zutiefst empört.

Und Merz findet sein Publikum auch im Westen. 700 Menschen wollen ihn sehen, als er am 12. März den Frühlingsempfang des Ortsverbandes Frankenberg in Hessen besucht. Wegen des enormen Andrangs ist die Veranstaltung extra in die Ederberglandhalle verlegt worden, den größten verfügbaren Veranstaltungsort. Merz wird für seine Rede frenetisch gefeiert, anschließend bekommt er auf der Bühne ein Trikot der Fußballnationalmannschaft mit seinem Namen geschenkt. Parteifreunde umringen ihn, Hände werden geschüttelt, Schultern geklopft. Die Bundesregierung hat schon dazu aufgefordert, Abstand zu halten, aber die neuen Regeln haben sich noch nicht herumgesprochen. Wenige Tage später spürt Merz verdächtige Symptome. Er lässt sich auf Corona testen. Nach 48 Stunden Wartezeit bekommt er das Ergebnis: positiv.

Merz ist der erste bekannte Politiker in Deutschland, der sich mit dem Virus infiziert. Die Nachverfolgung der Infektionskette durch das lokale Gesundheitsamt ergibt den entscheidenden Kontakt: Ein Journalist, der über Merz' Kampagne für Parteivorsitz und Kanzlerkandidatur berichtet, hat ihn angesteckt.

So begibt sich Merz in Quarantäne, gemeinsam mit seiner ebenfalls positiv getesteten Ehefrau und einer seiner erwachsenen Töchter, die längst woanders wohnt, aber zufällig in ihrem Elternhaus in Arnsberg zu Besuch war. Sie wird nicht angesteckt. Das Ehepaar hat

Glück. Sie hat überhaupt keine Symptome, bei ihm ähneln die Beschwerden einer mittleren Grippe. Merz muss nicht einmal im Bett bleiben. Vor allem leidet er darunter, seine betagten Eltern nicht besuchen zu dürfen, die ebenfalls in Arnsberg leben. Nach seiner Genesung nimmt er seine Kampagne vorerst nicht wieder auf. Stattdessen bleibt er weiter zu Hause und schreibt ein Buch.

Hätte Merz das Angebot Kramp-Karrenbauers angenommen und sie sich gegen Merkel durchgesetzt, wäre er stattdessen Anfang März als Minister vereidigt worden. Er hätte keinen innerparteilichen Wahlkampf machen müssen, hätte sich wahrscheinlich nicht mit Corona infiziert, sondern seinen Traum leben können: endlich regieren, und das gleich unter Extrembedingungen. Als Wirtschaftsminister hätte er die größten Rettungspakete für Unternehmen in der Geschichte der Bundesrepublik mit organisiert. Als Macher hätte er seinen Ruf des ewigen Nörglers von der Seitenlinie korrigieren können. Er hätte endlich den Verdacht ausräumen können, er lebe gedanklich noch immer in den neoliberalen Neunzigern.

Die ordnungspolitischen Glaubenssätze, mit denen Merz gerne Mittelständler und Marktwirtschaftler an der CDU-Basis begeistert, hätte er als Mitorganisator von Rettungsschirmen und Staatseingriffen allerdings kaum noch predigen können. Aber die reine Lehre muss er jetzt sowieso aufgeben, auch ohne Ministeramt. Die Corona-Krise verlangt ungewöhnliche Maßnahmen. Merz erkennt dies und vermeidet es in den kommenden Monaten, an der Corona-Politik der Bundesregierung herumzunörgeln. Im Gegenteil, er lobt sie, sogar den Abschied von der schwarzen Null und die kreditfinanzierten EU-Hilfen für die südeuropäischen Länder. Beides eigentlich heilige CDU-Kühe, die jetzt aber unsentimental geschlachtet werden. Auch von Friedrich Merz.

Als Minister unter Angela Merkel hätte er vielen in der CDU die Angst nehmen können, die Errungenschaften ihrer Kanzlerschaft rückabwickeln zu wollen. Gut möglich, dass ihm sogar eine Imagekorrektur gelungen wäre, ähnlich wie zunächst Jens Spahn in der Corona-Krise. Natürlich hätte sich Merz dafür in das Team Laschet ein- und damit unterordnen müssen. Vorerst jedenfalls. Um das Gedankenspiel zu Ende zu führen: Im Sommer und Herbst 2020, als Armin Laschet während der Lockdown-Debatten in eine Gegnerschaft zu Merkel geriet und an seinen Fähigkeiten gezweifelt wurde, hätte sich die Frage, wer die Nummer eins im Team CDU ist, vielleicht noch einmal neu gestellt. Merz hätte bessere Karten denn je gehabt.

Aber wie sagte ein sozialdemokratischer Kanzlerkandidat vor Jahren so schön? Hätte, hätte, Fahrradkette. Zu all dem kommt es nicht. Friedrich Merz hat es anders gewollt. Jetzt muss er da auch durch.

LOCKDOWN

15
»Wir werden uns noch viel verzeihen müssen«

Der erste deutsche Krisenstab zu Corona trifft sich am 22. Januar 2020 in einem Keller hinter einer meterdicken Eisentür. In einem Raum, der einem Safe ähnelt. Hier lagerte einst die Deutsche Reichsbank Gold und Devisen. Später zog das Zentralkomitee der SED in dieses Gebäude am Werderschen Markt. Heute ist es Sitz des Auswärtigen Amtes. Es liegt am östlichen Rand des Berliner Regierungsviertels.

»Raum 0.5.30.« heißt der Panzerkeller, er beherbergt das Krisenreaktionszentrum des Außenministeriums. Die alten Stahlwände hat man dringelassen – sie sind praktischerweise abhörsicher – und jede Menge Flachbildschirme und Telefone hineingestellt. Nicht ganz so spektakulär wie der *Situation Room* im Weißen Haus, in dem Barack Obama die Tötung Osama bin Ladens live mitverfolgte. Aber immerhin das deutsche Pendant. Als Gerhard Schröder am 11. September 2001 im Fernsehen sah, wie islamistische Terroristen zwei Flugzeuge in die Zwillingstürme des World Trade Center steuerten, eilte er persönlich in den Keller hinter die Panzertür, wo die Betreuung und Evakuierung von Deutschen aus Manhattan koordiniert wurde. Angela Merkel war während ihrer langen Kanzlerschaft allerdings noch nie hier.

Im Krisenreaktionszentrum werden Busunglücke in Portugal, Erdrutsche in Nepal und Entführungen in Afrika bearbeitet. Bei größeren Lagen wird automatisch der Krisenstab aktiviert. Dass er jetzt zu Corona tagt, zeigt: Die Bundesregierung hält die Pandemie für ein ernsthaftes Problem – aber eben nur ein Problem des Auslands.

Der Krisenstab arbeitet daran, Bundesbürger aus Corona-Gebieten nach Deutschland zurückzuholen. Auf die Idee, das Virus nicht ins Land zu lassen, kommt in der Bundesregierung zu diesem Zeitpunkt niemand.

Eine Woche später, als der erste Deutsche positiv getestet worden ist, treten Gesundheitsminister Jens Spahn und RKI-Chef Lothar Wieler immerhin vor die Presse. Doch noch immer geht es ihnen nicht darum, die Bundesbürger zu warnen. Im Gegenteil, sie wollen ihnen Ängste nehmen. Die »Gefahr für die Menschen in Deutschland« sei »weiterhin gering«, sagt Spahn. Wieler empfiehlt, sich häufig die Hände zu waschen und in die Armbeuge zu niesen. Sie geben keinerlei Empfehlung, Reisen abzusagen, auf Meetings zu verzichten oder Treffen in der Öffentlichkeit zu vermeiden. Auch von Masken ist noch keine Rede. Als Journalisten fragen, ob da noch mehr komme oder ob das schon alles sei, verweist Spahn auf die Grippe. Die habe auch nicht so viel »mediale Aufmerksamkeit«.

Der Minister stützt sich fachlich ganz auf Behördenleiter Wieler. Er sieht keine große Gefahr durch Corona. Andere Meinungen hält er für Panikmache mit »alternativen Fakten«, die regelmäßig im Internet verbreitet werden. Zeigt der deutsche Staat nicht gerade bei Webasto in Bayern, dass er Corona sehr wohl in den Griff kriegt? Dort haben sich 16 Mitarbeiter und Angehörige mit dem Virus infiziert, werden alle aber schnell wieder gesund und stecken keine weiteren Leute an.

Am 12. Februar wiegelt Spahn im Bundestag in einer geschlossenen Sitzung des Gesundheitsausschusses auch die Bedenken von Parlamentariern ab. Eine Pandemie in Deutschland sei zurzeit eine »irreale Vorstellung«. Die offizielle Gefahrenstufe des RKI bleibt weiter bei »gering«. Erst am 2. März wird sie angehoben – auf »mäßig«.

Spahn möchte auf keinen Fall die Rolle der Kassandra geben oder gar in den Verdacht geraten, vorschnell zu harten Maßnahmen zu greifen. Er beobachtet genau, dass die Kanzlerin sich zwar über das neue Virus unterrichten lässt, bislang aber jede öffentliche Festlegung auf eine Corona-Strategie vermeidet. Als Gesundheitsminister will er nicht in Widerspruch zur Kanzlerin geraten. Er hat schließlich Jahre dafür gebraucht, um in ihre Nähe zu kommen.

Jens Spahn ist zu diesem Zeitpunkt 39 Jahre alt, 18 Jahre davon sitzt er bereits im Bundestag, fast die Hälfte seines Lebens. In der CDU ist er Sprosse um Sprosse auf der Karriereleiter nach oben gestiegen. Angela Merkel hat ihn dabei nicht protegiert. Im Gegenteil, ihr sind solche reinen Politikkarrieren suspekt. Und das lässt sie Spahn auch spüren: Die Kanzlerin staunt jedes Mal aufs Neue, wenn sie Spahn trifft, wie viele Jahre er trotz seines Alters schon dem Parlament angehöre, so als fiele ihr das gerade erst auf. Ein böses Spiel. Spahn weiß genau, wie stolz Merkel darauf ist, erst mit 35 Jahren in die Politik gewechselt zu sein und vorher als Wissenschaftlerin gearbeitet zu haben. Die Kanzlerin hält den jungen Mann auf Distanz.

Seinen politischen Aufstieg musste sich Spahn ganz allein erkämpfen. Er provozierte, trickste, suchte Kampfabstimmungen. Er stieß politisch unkorrekte Debatten an. Er kritisierte islamische Vollverschleierung, arabische »Muskelmachos« und einen ausufernden Sozialstaat. Er verteidigte das Werbeverbot für Abtreibungen und die umstrittenen Hartz-Reformen. Einmal flog er extra zum Opernball nach Wien, um sich im Smoking mit Sebastian Kurz zu zeigen. Der österreichische Bundeskanzler hatte 2016 gegen den erklärten Willen Merkels die Schließung der Balkanroute für Flüchtlinge organisiert. Der 33-jährige »Wunderwuzzi« Kurz, der die lahme schwarze ÖVP – die österreichische Variante der CDU – radikal umgebaut und zur frischen türkisen »Liste Kurz« aufgepeppt hat, ist erkennbar Spahns Vorbild. In Berlin zählte Spahn auch Richard Grenell zu seinem Freundeskreis, Donald Trumps undiplomatischen Botschafter in Deutschland, der im Kanzleramt als Persona non grata galt.

Jens Spahn steht für einen modernen Konservatismus. Für seine CDU ist das gleich doppelt irritierend, denn die Partei war nie modern und will neuerdings nicht mal mehr konservativ sein. Beim politischen Gegner, der gewohnt ist, dass Bürgerliche keine Widerworte geben, sondern brav dem linken Zeitgeist hinterherhecheln, lösen Spahns Auftritte verlässlich Beißreflexe aus. »Lebe so, dass Jens Spahn etwas dagegen hätte«, steht auf T-Shirts und Hoodies, die man im Netz bestellen kann. Spahn segelt seit zwei Jahrzehnten hart am Wind – und ist damit weit gekommen. Bis in die Regierung, an Merkels Seite.

Um 2018 den Posten des Gesundheitsministers zu bekommen, musste er allerdings wieder mit vollem Risiko spielen und tief in die Trickkiste greifen. Fünf Jahre zuvor hatte Merkel ihn noch brutal ausgebootet. In den Koalitionsverhandlungen mit der SPD hatte sie ihm überraschend die Leitung der Verhandlungsgruppe »Gesundheit« übertragen, seit Jahren sein Fachgebiet. Als in den Verhandlungen das Ressort dann an die CDU gegangen war, hatte Spahn sich schon im Kabinett gesehen. Doch Gesundheitsminister wurde nicht er, sondern Hermann Gröhe, nicht vom Fach, aber als ehemaliger Kanzleramtschef ein treuer Merkel-Mann. Gröhe musste mit einem neuen Ministerposten versorgt werden. Damals hatte Spahn geschworen, sich nie wieder so vorführen zu lassen.

Bei der nächsten Gelegenheit wollte er nicht mehr warten, bis Merkel ihn beförderte, sondern selbst für seinen Aufstieg sorgen. Die bot sich ihm 2014. Damals erkämpfte er sich einen Platz im CDU-Präsidium, dem obersten Gremium der Partei – gegen den Willen von Merkel und Laschet –, in einer Kampfkandidatur ausgerechnet gegen Gröhe, den Vertrauten der Kanzlerin. Diese Aufsässigkeit nervte Merkel. Aber sie gefiel einem anderen, der mit Merkel auch nicht immer einer Meinung gewesen war: Wolfgang Schäuble, damals Finanzminister. Er holte Spahn als Staatssekretär ins Finanzministerium, das zu dieser Zeit den Rauswurf Griechenlands aus der Eurozone vorbereitete. Ein finanzpolitisches Manöver, das Merkel 2015 erst in letzter Sekunde stoppen konnte.

Bei der Regierungsbildung 2018 wollte Spahn der Kanzlerin zuvorkommen. Wieder einmal hatte sie einen Koalitionsvertrag ausgehandelt, der sich wie eine Kurzform des SPD-Parteiprogramms las. Außerdem hatte sie in den Verhandlungen der SPD auch noch das Finanzministerium überlassen, Schäubles Trutzburg. Und dann tauchte plötzlich eine Kabinettsliste in den Medien auf. Spahns Name fehlte darauf. Sollte er also erneut ausgebootet werden? Merkels Gegner in der Partei, die sich mehr CDU pur wünschten, waren empört. Eine Revolte lag in der Luft. Sie drohten damit, dem

Koalitionsvertrag ihre Zustimmung zu verweigern, sollte Spahn nicht ins Kabinett befördert werden. Die Kanzlerin verstand. Sie ließ kurz vor dem entscheidenden Parteitag die Nachricht durchsickern, sie werde Spahn zum Minister machen.

Später kam heraus, dass diese Merkel-Kabinettsliste, die Teile der Union so in Aufruhr versetzt hatte, gar nicht von Merkel stammte. Die Kanzlerin ist viel zu misstrauisch, um ein Personaltableau, das nicht endgültig feststeht, schriftlich zu fixieren. »Sie wissen doch, dass ich so nicht arbeite«, beklagte sie sich später in kleiner Runde. Dass man ihr so eine Dummheit überhaupt zutraue! Merkel sagte das allerdings nicht zornig, eher spöttisch. Sie schien das Manöver als cleveren Schachzug anzuerkennen: Wer immer in ihrem Namen ein Kabinett ohne den Namen Jens Spahn entworfen hatte, wollte damit wohl genau die Empörung auslösen, die es ihr am Ende unmöglich gemacht hatte, ihn erneut außen vor zu lassen. Wer das größte Interesse an diesem Manöver hatte, liegt auf der Hand. So gesehen hat Jens Spahn sich selbst zum Gesundheitsminister gemacht.

Doch von da an änderte Spahn seinen Stil. »Bekannt bin ich jetzt, beliebt muss ich noch werden«, sagte er in einem Buch, das damals der Journalist Michael Bröcker über ihn schrieb. So ging er sein Ministeramt dann auch an. Er verzichtete auf Provokationen, ging Kontroversen aus dem Weg. Stattdessen linderte er jetzt Nöte und erfüllte Wünsche. Er legte einen Gesetzesentwurf vor, der Patienten schneller zu einem Arzttermin verhilft. Er ermöglichte Paaren leichteren Zugang zu den umstrittenen Methoden der Reproduktionsmedizin. Er startete eine parlamentarische Initiative für mehr Organspenden. Er reiste auf den Balkan und bis nach Mexiko, um dort persönlich Fachpersonal für die Pflege in Deutschland anzuwerben. Spahns Projekte waren fast ausnahmslos populär. Das gefiel der Kanzlerin.

Und Spahn wiederum vermittelte ihr das Gefühl, dass er von ihr lernen wolle. Er zeigte sich als guter Schüler. Er beobachtete im Kabinett genau, wie sie regiert. Sein Gesellenstück lieferte er mit der Wiedereinführung der »Parität« in der Krankenversicherung ab. Die Krankenkassenbeiträge werden damit wieder zu gleichen Anteilen von Arbeitgebern und Arbeitnehmern bezahlt. Das klingt gerecht und ist populär. Durchgesetzt hat es allerdings die SPD in den Koalitionsverhandlungen. Die Union, auch Spahn persönlich, war dagegen, weil damit die Lohnnebenkosten für die Unternehmen steigen. Als Minister musste er das Gesetz trotzdem durch den Bundestag bringen, so war es in der Großen Koalition vereinbart. Spahn tat es jedoch nicht etwa grummelnd, sondern freudig. Er verschwieg einfach seine Bedenken und lobte sich selbst öffentlich dafür, »mehr Gerechtigkeit« zu schaffen. Spahn hatte sich von der SPD eine Sozialreform abhandeln lassen und diese geschickt als CDU-Erfolg vermarktet – das ist Regieren wie aus dem Merkel-Lehrbuch. Die Kanzlerin war sehr zufrieden.

Und dann stellte sich Spahn auch noch gegen Merkels alten Rivalen Friedrich Merz, als der sein Comeback versuchte. Beide Männer kandidierten 2018 neben Kramp-Karrenbauer für den CDU-Parteivorsitz. Zunächst sah es schlecht aus für Spahn. Als mit Merz die gute alte CDU aus einem langen Exil zurückzukehren schien, wollte von Spahns modernem Konservatismus plötzlich niemand mehr etwas wissen. Selbst Spahns engste Unterstützer liefen zu Merz über. Der Wirtschaftsflügel, den sein Freund Carsten Linnemann führt, unterstützte plötzlich Merz. Die Junge Union ließ vor lauter Merz-Begeisterung ihren Generationsgenossen fallen. Sogar Spahns Förderer Wolfgang Schäuble trommelte für Merz.

Spahn war getroffen, auch persönlich. Er drohte als Außenseiter zwischen Merz und Kramp-Karrenbauer unterzugehen. Bis er eine taktisch kluge Entscheidung traf: Er verzichtete auf den Kampf um die Stimmen der Konservativen, er versuchte gar nicht erst, merziger als Merz zu sein. Stattdessen baute er eine Brücke ins Lager von Kramp-Karrenbauer. Sein Kalkül: Wer die liberale Saarländerin als Merkel-Nachfolgerin will, aber trotzdem ein Zeichen setzen möchte, dass in der CDU nicht alles so bleiben darf, wie es ist, und die Partei wieder konservativer werden muss, der kann doch einfach im ersten Wahlgang Spahn wählen und im zweiten dann Kramp-Karrenbauer. Zwei Fliegen mit einer Klappe schlagen gewissermaßen. Liberal sein und zugleich ein bisschen konservativ.

Der Plan ging auf. Kramp-Karrenbauer entschied die Wahl knapp gegen Merz für sich – und Spahn erzielte mit einem guten Ergebnis im ersten Wahlgang einen Achtungserfolg und empfahl sich für die Zukunft, in beiden Lagern der Partei.

Nach der Entscheidung feierten fast 3000 Parteitagsdelegierte, Gäste und Journalisten in der Hamburger Messe. In der Mitte der riesigen Halle stand ein Tisch, mit Kordeln abgesperrt, von Sicherheitsleuten bewacht. Hier, im Zentrum der Aufmerksamkeit, speiste die Parteiführung.

Zentral am Tisch saß Angela Merkel, direkt neben ihr ihre frisch gewählte Nachfolgerin, Annegret Kramp-Karrenbauer. Genau gegenüber war Jens Spahn platziert worden, gemeinsam mit seinem Ehemann. Die vier plauderten lange und gelöst miteinander. Friedrich Merz saß etwas abseits, am Rand. Die neue Tischordnung der CDU gefiel Jens Spahn.

In den folgenden Monaten ließ die Kanzlerin mehr als einmal durchblicken, wie sehr sie die Arbeit ihres Gesundheitsministers schätzt. Während sich Merkel und Kramp-Karrenbauer immer mehr entfremdeten, kamen sich Merkel und Spahn immer näher. Im Sommer 2019 bot die Kanzlerin ihm sogar das Du an, am Rande eines Staatsempfangs zur Eröffnung der Richard-Wagner-Festspiele im Neuen Schloss in Bayreuth. Jeder weiß, dass Merkel, deren Ehemann Joachim Sauer Wagner-Enthusiast ist, diesen Termin in keinem Jahr versäumt. Spahn erzählte treuherzig, er sei in diesem Jahr nur da, weil ihn sein Ehemann mitgeschleppt habe.

So ist die Lage im Februar 2020: Sein Ziel, ein Politiker mit Herz zu werden, ist erreicht. Die Nähe zu Merkel hat er endlich auch hergestellt. Und er hat sich für noch höhere Aufgaben qualifiziert, weil er seine eigenen Interessen zurückgestellt und beim Kampf um die neue CDU-Führung sich ins Team von Armin Laschet eingereiht hat. Jetzt bloß keinen Fehler machen! Als die Corona-Krise nach Deutschland kommt, agiert Gesundheitsminister Jens Spahn, das jüngste Kabinettsmitglied, auch deswegen zunächst so vorsichtig.

Das älteste Kabinettsmitglied, Innenminister Horst Seehofer, sieht das ganz anders. Ihn ärgert, dass Merkel die deutsche Öffentlichkeit nicht längst vor Corona gewarnt hat. Er denkt, dass die Gesundheitsbehörden die Gefahr dramatisch unterschätzen und der Gesundheitsminister viel zu sehr auf seine abwiegelnden Beamten hört. Seehofer ist zornig, und er hat Angst.

Seehofer hat in anderen Großkrisen einschneidende politische und persönliche Erfahrungen gemacht. Als Landwirtschaftsminister war er mit der Vogelgrippe konfrontiert, dann mit der Schweinegrippe und schließlich mit einem Gammelfleisch-Skandal. In seiner Amtszeit als Gesundheitsminister gerieten Blutkonserven in Umlauf, die mit HIV infiziert waren. Keine dieser Krisen hatte auch nur annähernd die Dimension von Corona, bei allen standen jedoch auch Menschenleben auf dem Spiel – und Seehofers politische Karriere. Er hat in jeder dieser Krisen auf die gleiche Weise reagiert: konsequent, ja rigoros. Nach Seehofers Erfahrung gibt es in einer Pandemie nur noch ein Staatsziel: Ansteckungen zu vermeiden. »Im Zweifel für die Sicherheit«, gibt Seehofer in der Corona-Krise früh als Motto aus. Dem Gesundheitsschutz muss sich alles unterordnen: Wirtschaftswachstum, Arbeitsplätze, gesellschaftliches Leben, individuelle Selbstverwirklichung – und manchmal sogar zeitweise das Grundgesetz.

Um fast jeden Preis müsse der Staat die Gesunden vor der Krankheit schützen – und damit auch vor den Kranken. Seehofer wurde in der CSU von Franz Josef Strauß politisch sozialisiert, der in den Achtzigerjahren AIDS rigoros bekämpfen wollte. Mit Zwangstests für Prostituierte und Drogenabhängige, »Ansteckungsverdächtigte« sollten notfalls von der Polizei dem Gesundheitsamt vorgeführt werden, Infizierte nicht mehr Beamte werden dürfen. Seehofer ist damals als Bundestagsabgeordneter mit der Forderung zitiert worden, Aidskranke »in speziellen Heimen« zu »konzentrieren«.

Seehofer ist jedoch auch von einem einschneidenden persönlichen Erlebnis geprägt. Er hat 2002 eine Viruserkrankung so lange verschleppt, bis daraus eine Herzmuskelentzündung wurde. Er konnte kaum noch atmen und rang wochenlang mit dem Tod. Die Parole der Corona-Verharmloser – »Ist doch nur wie eine Grippe!« –

klingt in Seehofers Ohren noch einmal ganz anders. Altersbedingt gehört der 70-Jährige sowieso zur Corona-Risikogruppe.

Gesundheitsminister Spahn und RKI-Chef Wieler hingegen raten zu einem behutsamen Vorgehen. Jede Maßnahme gegen das Virus solle erst einmal wirken können, bevor man eine nächste, strengere verhänge. Regional könne, ja solle man große Unterschiede machen. Ihre Strategie heißt »Mitigation«. In der Medizin bedeutet dieses Fachwort Milderung. Seehofer hält das für nicht angemessen. Mal ganz abgesehen davon, dass für ihn nicht klar ist, was man »mildern« will: Die Zahl der Infektionen? Oder nur deren Tempo, also die Ansteckungsrate? Die schweren Verläufe? Die Todeszahlen?

Kanzleramtschef Braun verficht ebenfalls die Strategie der »Mitigation«, stellt sich aber die umgekehrte Methode vor: erst einmal viele Maßnahmen ergreifen, um einzelne dann wieder vorsichtig zu lockern, wenn alle zusammen sich als wirksam erwiesen haben. Merkel arbeitet sich immer tiefer ins Thema ein. Aber sie hat ihre Strategie noch nicht fertig. Und bis dahin will sie, wie immer, vor allem Fehler vermeiden.

Der Innenminister ist überzeugt davon, dass das so nicht geht. Der Staat müsse Corona stoppen, egal um welchen Preis. In diesen Tagen nervt er seine Kabinettskollegen damit, dass er ständig den ersten Paragrafen des Infektionsschutzgesetzes zitiert. Er kennt ihn schon auswendig: »Zweck des Gesetzes ist es, übertragbaren Krankheiten bei Menschen vorzubeugen, Infektionen zu erkennen und ihre Weiterverbreitung zu verhindern.« Verhindern, betont Seehofer. Nicht nur mildern. Als Spahn auf seiner Pressekonferenz am 10. Februar noch immer nicht in aller Schärfe warnt, sondern nur »aufmerksame Gelassenheit« empfiehlt, platzt Seehofer der Kragen. Er gibt der Grundsatzabteilung seines Ministeriums den Auftrag, seine harte Haltung mit wissenschaftlichen Argumenten zu unterfüttern. Die Beamten finden eine Studie des King's College in London. Darin wird »Suppression« als Strategie gegen Corona empfohlen. Mit »Hemmung« kann man das übersetzen oder mit »Unterdrückung«. Das klingt in Seehofers Ohren viel angemessener als »Milderung«.

Für seinen Ansatz sucht der Innenminister Verbündete. Er ist bald frustriert, weil alle anderen Spitzenpolitiker immer noch lavieren. Nicht nur Merkel bleibt in Deckung, auch der bayerische Ministerpräsident Markus Söder weiß noch nicht, welche Corona-Politik bei den Leuten populär sein könnte.

Seehofer drängt darauf, dass die Bundesregierung einen Krisenstab einsetzt. Einen echten Krisenstab, nicht nur einen, der Plätze in Flugzeugen bucht, um deutsche Bürger aus dem Ausland nach Hause zu holen.

Tatsächlich wird es bis heute ein Wesensmerkmal der deutschen Corona-Politik bleiben, dass sie nicht zentral gemanagt wird. Es gibt kein Leitungsgremium mit klaren Hierarchien und Verantwortungen. Sondern stattdessen eine »Besprechung« der Bundeskanzlerin mit den sechzehn Ministerpräsidenten, die immer wieder neu um Koordination und Empfehlungen ringen müssen.

Am 26. Februar treffen sich auf Seehofers Initiative führende Beamte aus allen wichtigen Ministerien im Innenministerium. Sie sprechen über Grenzschließungen und Lockdowns in den Nachbarländern. Mittendrin stellt ein Teilnehmer die Frage: Sind wir jetzt eigentlich der Krisenstab der Bundesregierung? Na klar, meinen die Vertreter des Innenministeriums. Nein, sind wir nicht, wiegeln andere ab. Sie wissen nicht, was ihre Minister davon halten. Wir bereiten hier nur einen Krisenstab vor, sagen sie, wenn überhaupt.

Seehofer wird mitten in der Sitzung angerufen, der soll das klären. Seehofer sagt: »Klar. Sie sind ab jetzt der Krisenstab.« Trotzdem ziehen manche Beamte nur widerwillig mit. Die Mentalitäten der Mitarbeiter aus dem Gesundheits- und dem Innenministerium sind zu verschieden. Und die Corona-Strategien ihrer Minister Spahn und Seehofer auch: »Mitigation« oder »Suppression«? Milderung oder Unterdrückung?

Schon bei der ersten gemeinsamen Pressekonferenz droht der Streit öffentlich zu werden. Die Reporter sitzen bereits mit gezückten Notizblöcken in der Bundespressekonferenz. Sie warten darauf, dass Spahn und Seehofer gleich die gemeinsame Corona-Strategie der Regierung vorstellen. Die beiden Minister sind schon im Gebäude. Aber sie streiten immer noch. In einem kurzfristig angemieteten Nebenzimmer der Bundespressekonferenz. Seehofer möchte die ITB, die berühmte Internationale Tourismus-Börse, absagen. Sie soll in einer Woche in Berlin stattfinden, 160 000 Besucher aus 180 Ländern werden erwartet. Aus China käme doch aber kaum einer, wagt ein Abteilungsleiter aus dem Gesundheitsministerium einzuwerfen. Er will die Messe retten. »So können nur Leute reden, die keine politische Verantwortung tragen«, herrscht Seehofer den Beamten an. Doch Spahn gibt nicht nach. Die Messe kann seiner Meinung nach stattfinden.

Die Minister vereinbaren, das Thema auf der Pressekonferenz nicht anzuschneiden. Sie kommen damit durch. Kein Reporter kommt auf die Idee nachzufragen. Als Spahn den Saal nach der Bundespressekonferenz bereits wieder verlassen hat, sammelt Seehofer ein paar der noch anwesenden Journalisten um sich, für ein Gespräch »unter drei«. Das gehört zum Kodex im journalistischen Hauptstadtbetrieb, der noch aus Bonner Zeiten stammt. Ein kleines Regelwerk, das festlegt, wie Journalisten mit Informationen von Politikern umzugehen haben. »Unter eins« meint: Der Politiker darf wörtlich zitiert und als Quelle genannt werden. »Unter zwei« bedeutet: Der Journalist darf das Zitat benutzen, muss aber die Quelle verschleiern. So entstehen Meldungen mit Hinweisen wie »aus Regierungskreisen verlautet« oder »mit der Angelegenheit betraute Personen berichten«.

»Unter drei« ist die strengste Regel: Die Journalisten erfahren, was ein Politiker denkt, dürfen es aber unter keinen Umständen zitieren, nicht mal indirekt. Sie dürfen auch nicht zu erkennen geben, woher sie die Information haben. Sie können sie lediglich als ihr Wissen in eine Analyse einfließen lassen. Seehofer also erklärt »unter drei«, warum er die Absage der ITB aus Infektionsschutzgründen für zwingend notwendig hält und dass er überhaupt nicht verstehe, wieso das Gesundheitsministerium das nicht einsehen wolle. Daraufhin erscheinen in mehreren Zeitungen Artikel über den Streit in der Bundesregierung über die Reisemesse. Seehofer wird in den Texten als entschlossen beschrieben, Spahn hingegen als zögerlich.

Unter diesem öffentlichen Druck gibt der Gesundheitsminister seinen Widerstand auf. Er ist jetzt auch für eine Absage der ITB. Am Ende erhöht das zuständige örtliche Gesundheitsamt die Auflagen für die Messe so sehr, dass der Veranstalter sogar von sich aus absagt.

Seehofer freut sich über seinen Erfolg und erzählt später stolz, wie er ihn zustande gebracht hat. Deshalb darf von diesem hier, trotz der »Unter drei«-Regel, berichtet werden.

Spahn findet seine Rolle in der Pandemie nur langsam. Er erkennt allerdings von Tag zu Tag mehr, dass da eine große Aufgabe vor ihm steht, deren erfolgreiche Bewältigung ihn in den Augen der Bürger für allerhöchste Ämter qualifizieren könnte. Spahn muss dabei aber mit institutionellen Problemen seines Hauses kämpfen. Das Gesundheitsministerium ist zwar für die Bekämpfung einer Pandemie zuständig, sein Einfluss reicht jedoch nicht weit. Das »BMG« ist das, was man in der Sprache des politischen Berlins ein klassisches »Gesetzgebungshaus« nennt. Spahn hat sich das wie kein anderer zunutze gemacht. »Zwanzig Gesetze in zwanzig Monaten«, lobte er sich selbst in einer Zwischenbilanz der Legislaturperiode.

In der Corona-Krise ist die Aufgabe aber eine völlig andere: Da müssen kaum Gesetze geschrieben, sondern da muss entschlossen gehandelt, also einfach regiert werden. Exekutive, nicht legislative Macht ist gefragt. Hier aber sind Spahn die Hände gebunden. Pandemiepläne, Schul- oder Betriebsschließungen, Beschaffung von Masken, Anordnungen zum Tragen von Masken, Anweisung an Krankenhäuser für die Freihaltung von Intensivbetten, Bereitstellung von Corona-Tests – für alle relevanten Maßnahmen zur Bekämpfung der Pandemie liegt die Zuständigkeit entweder bei den Bundesländern oder sogar in den Kommunen, manchmal auch bei Krankenkassen und Ärztevereinigungen. Spahn ist zwar Deutschlands ranghöchster Gesundheitspolitiker, aber er muss in der Krise schmerzhaft feststellen, dass er in Wahrheit nicht viel ausrichten kann.

Der junge Minister muss nun eine Rolle ausfüllen, die im föderal organisierten Deutschland wichtig ist, aber kaum zu seinem Macher-Image passt: die des Koordinators. Spahn versucht, über die Konferenz der Gesundheitsminister zu regieren. Er kann also nicht einfach etwas anordnen, sondern muss einen Konsens unter sechzehn Landespolitikern erreichen. Und hoffen, dass diese das Vereinbarte dann auch wirklich umsetzen. Regieren über Bande also.

Doch das gelingt schlecht. Die sechzehn Bundesländer werden von vierzehn unterschiedlichen Koalitionen regiert, die aus nicht weniger als sieben verschiedenen Parteien in unterschiedlichen Konstellationen gebildet werden. Hinzu kommt: Gesundheitsministerien galten in den vergangenen Jahren nicht als besonders wichtig, sie waren also keine begehrten Beutestücke in Koalitionsverhandlungen und gingen daher oft an die kleinen Koalitionspartner. Paradoxes Ergebnis dieser Deals: In kaum einem Bundesland gehört der Gesundheitsminister der gleichen Partei an wie sein Ministerpräsident. Die Landesgesundheitsminister sind also nicht nur politische Leichtgewichte, sie haben in vielen Fällen auch kein belastbares Vertrauensverhältnis zu ihrem Regierungschef. Spahn merkt rasch, seine Verhandlungspartner in den Ländern haben kaum was zu melden.

Auch im Krisenkabinett der Bundesregierung wächst sein Frust. Das Innenministerium bleibt kein einfacher Partner, vor allem dessen Chef nicht, Horst Seehofer. Der Bayer hat gerade die größten politischen Schlachten seines Lebens verloren: den Kampf gegen Angela Merkels Flüchtlingspolitik sowie den Kampf um seine Nachfolge. Als CSU-Chef und bayerischer Ministerpräsident hat ihn ausgerechnet Markus Söder abgelöst, sein Erzfeind. Den er verdächtigt, seine Affäre mitsamt unehelichem Kind der Presse verraten zu haben. Als Minister ist Seehofer ein trauriger alter König – aber er herrscht immer noch über ein riesiges Reich. Sein Ministerium verantwortet nicht nur die Innenpolitik, sondern auch das Ressort »Bauen« sowie das gefühlige Thema »Heimat«. Mit acht Staatssekretären und 1500 Bediensteten verfügt Seehofer über den größten Apparat im politischen Berlin, hinzu kommen noch 40 000 Bundespolizisten und 20 000 weitere Mitarbeiter überall im Land. Spahns kleines »Gesetzgebungsministerium« hat fast gar keine eigenen Truppen.

Der 71-jährige Seehofer, frustriert, glücklos, aber mächtig, trifft im Spätherbst seiner Karriere auf einen rund dreißig Jahre jüngeren Shootingstar, energiegeladen, machterprobt, der aber im politischen Krisenbetrieb nur wenig bewegen kann. Eine Konstellation, die für die Pandemiebekämpfung nicht gerade förderlich ist. Spahn muss erleben, wie ihm in den Gremien die Kontrolle entrungen wird. Im Krisenstab der Bundesregierung gehört die Initiative meistens Seehofers Beamten. In der Konferenz der Ministerpräsidenten mit der Kanzlerin ist Spahn offiziell nur Gast. In dem von Merkel eingesetzten Corona-Kabinett ist er immerhin einer der fünf dazugehörigen Fachminister. Aber die operative Corona-Politik wandert aus diesem Gremium bald in die ohne öffentliche Beobachtung und deshalb umso effektiver beratende Konferenz der Chefs der Staatskanzleien, koordiniert von Merkels Kanzleramtschef Helge Braun.

Unbestritten erfolgreich ist Spahn nur noch auf einem Gebiet: der Selbstdarstellung. Da Merkel zu Beginn der Krise lange fast unsichtbar bleibt, wird der Gesundheitsminister für ein paar Wochen das Gesicht der deutschen Corona-Politik. Und als Merkel die Pandemie dann endlich zur Chefsache macht, wird Spahn von der Öffentlichkeit immerhin als der wichtigste Mitarbeiter der Kanzlerin wahrgenommen. Eine Rolle, die er hervorragend spielt. Mit der Mahnung, es gelte, »wachsam und aufmerksam« zu sein, »aber nicht in Endzeitstimmung« zu verfallen, formuliert er die Haltung der Bundesregierung und findet damit einen Mittelweg zwischen Panikmache und Verharmlosung, der in der vernünftigen Mitte der Gesellschaft gut ankommt.

Ein kommunikatives Meisterstück gelingt Spahn im April. In einer Regierungsbefragung entschuldigt er sich im Parlament. Gefragt hat ihn eine Abgeordnete der Linken und die Bundesregierung bei der Gelegenheit dafür kritisiert, dass Corona-Beihilfen auch an Unternehmen fließen, die ihren Managern weiterhin Boni und ihren Aktionären Dividenden zahlen. Das Problem fällt gar nicht in die Zuständigkeit des Gesundheitsministers. Doch statt auszuweichen, wird Spahn prinzipiell: »Das will ich auch grundsätzlich zu anderen Debatten, etwa auch gerade zur Maske und anderem sagen: dass wir nämlich miteinander in ein paar Monaten wahrscheinlich viel werden verzeihen müssen.« Noch nie in der Geschichte der Bundesrepublik habe eine Regierung in so kurzer Zeit bei unsicherer Informationslage so tiefgreifende Entscheidungen treffen müssen.

Das Parlament ist sofort wach. Die Journalisten, die wegen der Pandemie nicht auf der Pressetribüne, sondern zu Hause an ihren Bildschirmen sitzen, machen schnell eine Meldung daraus. Eine Bitte um Verzeihung kommt in politischen Debatten äußerst selten vor. Spitzenpolitiker versuchen Schuldeingeständnisse sonst tunlichst zu vermeiden.

Spahn ist der Satz nicht etwa herausgerutscht. Er hatte ihn sich schon Tage zuvor zurechtgelegt. Unter den führenden Mitarbeitern des Gesundheitsministeriums hatte er ihn sogar vorab getestet. Viele rieten ihm ab. Zu defensiv. Zu passiv. Der Satz sei eine Einladung an Opposition und Journalisten, nun erst recht nach Fehlern zu suchen. Doch ein enger Vertrauter von Spahn ermunterte ihn: Hendrik Wüst, Verkehrsminister von NRW, nur ein paar Jahre älter als Spahn. Wüst ist überzeugt davon, dass besondere Zeiten auch besondere Worte erfordern. Spahn selbst sieht das auch so. Sein Plädoyer für Nachsicht in schwierigen Zeiten trifft nicht nur die Stimmung einer verunsicherten Bevölkerung, sondern immunisiert ihn auch gegen spätere Kritik.

Demonstrative Demut wird jetzt zum Grundmuster von Spahns Corona-Kommunikation. Bemerkenswert für einen Politiker, der bis dahin vielen als Ehrgeizling galt. Dem es auf der Karriereleiter nicht schnell genug nach oben gehen konnte und der jeden Erfolg exzessiv vermarktete. Plötzlich tritt Spahn leise und nachdenklich auf, er nimmt sich auffällig zurück, selbst wenn andere ihn loben. Als im Juni die Corona-Warn-App der Bundesregierung vorgestellt wird, feiern die Vorstände der mit der Entwicklung betrauten Firmen SAP und Telekom ihr Produkt als »Rockstar«. Innenminister Seehofer lobt die »erstklassigen Fachleute« der Bundesregierung, die daran mitgearbeitet haben. Kanzleramtschef Braun gibt sich überzeugt, es sei »die beste App« der Welt, mit ihr gelinge »ein großer Schritt für die Pandemie-Bekämpfung«. Nur Spahn, als federführender Minister für die App zuständig, schlägt leisere Töne an. Die App sei »ein weiteres Instrument«, aber sicher »kein Heilmittel«. Wenige Wochen später wird sich die App als teurer Flopp entpuppen. Spahns Zurückhaltung wird sich erneut auszahlen.

Das Understatement hat Methode, aber Spahn wird in der Corona-Krise tatsächlich ruhiger und demütiger. Er erlebt mehr als nur einmal, dass Politiker Entscheidungen treffen müssen, bei denen es mitunter um Leben und Tod geht, sie als Grundlage für diese Entscheidungen aber schlichtweg über zu wenig Informationen verfügen. Spahn reift. Die Leute scheinen das zu spüren. In den Beliebtheitsrankings, die von den Meinungsforschungsinstituten regelmäßig erstellt werden, rangiert er nun hinter Angela Merkel auf dem zweiten Platz. Auch in seiner eigenen Partei, in der er viele Gegner hat, gewinnt er an Statur. So sehr, dass er zum Jahresende 2020 in einer Umfrage zum beliebtesten Politiker Deutschlands aufsteigt – sogar vor Angela Merkel.

Plötzlich gilt er als kanzlertauglich. Die CDU sucht ja noch ihren Vorsitzenden und nächsten Kanzlerkandidaten. Da Spahns demoskopischer Aufstieg zeitlich mit der ersten schweren Popularitätskrise von Armin Laschet zusammenfällt, liegt der Gedanke nahe, dass die beiden, die für den Parteitag als »Team« kandidieren, doch einfach ihre Plätze tauschen könnten. Spahn soll der Frontmann werden – und Laschet ihm den Vortritt lassen. Die Idee wird von vielen Spitzenleuten der CDU für so gut befunden, dass sie den Ältesten von ihnen beauftragen, den Rollentausch anzubahnen. Volker Bouffier, Hessens Ministerpräsident, soll Armin Laschet fragen, ob er zum Wohle der Partei nicht zurückziehen könnte. Ein erstes Gespräch der beiden findet bereits im Sommer 2020 statt: Laschet lehnt rundheraus ab. Auf keinen Fall werde er für Spahn das Feld räumen, seine Umfragewerte würden sich bald erholen.

Als es im Dezember immer noch nicht dazu gekommen ist, Laschet immer noch weit hinter Merz liegt und Spahn auf dem Höhepunkt seiner Popularität angelangt ist, sondiert Bouffier erneut den Rollentausch: ob Laschet nicht doch lieber Spahn den

Vortritt lassen wolle, anstatt gegen Merz zu verlieren? Nein, keine Chance. Laschet zieht seine Kandidatur stur durch und setzt weiter auf Spahn als Nummer zwei in seinem Team. Der ärgert sich, im Februar vorschnell in diese Verbindung eingewilligt zu haben. Sonst wäre die Kanzlerkandidatur für ihn jetzt in Reichweite.

Umso härter wird sein Absturz nur ein paar Wochen später: Als die Bundesregierung daran scheitert, die Bevölkerung schnell zu impfen, und Spahn sein Versprechen, massenweise Tests zu organisieren, nicht einhalten kann, wird er zum Buhmann einer genervten Republik. Plötzlich nimmt man ihm auch den Kauf seiner teuren Berliner Villa mitten in der Krise als Instinktlosigkeit übel. Ein ungeschicktes Spendendinner trotz Kontaktbeschränkungen kommt hinzu – zumal er einen Tag später selbst positiv getestet wurde. Er gilt jetzt als Pannenminister, Skandalpolitiker und Rücktrittskandidat. Die Pandemie hat ihn innerhalb weniger Monate ganz nach oben gespült – und wird ihn dann innerhalb weniger Wochen fast ganz nach unten reißen.

16
Die Kurve auf dem Handy der Kanzlerin

Wer die Bundeskanzlerin Anfang März 2020 nach der deutschen Strategie gegen Corona fragt, dem reicht sie ihr Smartphone. Darauf ist eine animierte Grafik gespeichert. Mehrere Kurven stellen unterschiedliche Infektionsverläufe dar. Eine waagerechte Linie steht für die Belastungsgrenze des deutschen Gesundheitssystems. Die erste Kurve steigt rasch und immer rascher. Sie bedeutet: exponentielles Wachstum. Zu viele schwere Krankheitsverläufe in zu kurzer Zeit. Viele Tote. Die Animation zeigt: Nur eine Streckung auf der Zeitachse drückt die Kurve unter die Gerade. »Flatten the curve!«, der Imperativ, der als Slogan und Hashtag bald um die ganze Welt gehen wird, steht schon auf der Animation in Merkels Handy. Die Kurve abflachen!

Das Ziel von Merkels Corona-Politik ist von Anfang an, die Überlastung der Intensivmedizin zu verhindern. Der Weg dahin führt nur über eine verlangsamte Ausbreitung des Virus in der Bevölkerung. Was rückblickend banal klingen mag, war Ende Februar/Anfang März 2020 noch alles andere als selbstverständlich. In der wissenschaftlichen Debatte gibt es zu diesem Zeitpunkt auch eine Gegenstrategie. Da Corona den meisten jungen und gesunden Menschen angeblich nur wenig anhaben kann, soll man sich auf den Schutz der alten und schwachen Leute konzentrieren und sie isolieren. Damit diese Zeit der Isolation möglichst kurz ausfällt, soll sich der Rest der Bevölkerung möglichst schnell infizieren, um anschließend immun zu sein. »Herdenimmunität« heißt diese Strategie.

Abwegig ist sie nicht. Zum damaligen Zeitpunkt denken in Europa die Regierungen von Schweden, Großbritannien und den Niederlanden in diese Richtung. Als Merkel ganz zu Beginn der

Pandemie bei einem Treffen mit Regierungsmitgliedern prophezeit, das Virus werde »durch ganz Europa durchgehen«, es sei »wie bei der Schweinegrippe«, die sei 2010 auch »erst am Atlantik gestoppt« worden, befürchten einige der Zuhörer, auch Merkel denke ernsthaft über Herdenimmunität als Ausweg nach. RKI-Chef Wieler spricht damals noch von »Durchseuchung«. Gesundheitsminister Spahn benutzt den Fachbegriff intern ebenfalls. Ein Regierungsmitglied erinnert sich, dass Merkel bei dem Treffen auch den Satz gesagt habe: »Wir müssen die Durchseuchung politisch begleiten.« Das klingt danach, als habe die Kanzlerin die Herdenimmunität zumindest erwogen.

Wochen später allerdings wird sie sich aus sehr prinzipiellen Gründen gegen diese Strategie aussprechen. Ältere Menschen monatelang isolieren? »Man könnte auch wegsperren sagen. Das entspräche in keiner Weise unserem Menschenbild!« Und ihr Kanzleramtschef Helge Braun wird vorrechnen: »Um nur die Hälfte der deutschen Bevölkerung in 18 Monaten zu immunisieren, müssten sich jeden Tag 73 000 Menschen mit Corona infizieren. So hohe Zahlen würde unser Gesundheitssystem nicht verkraften.«

Merkel hat Corona früher als andere deutsche Spitzenpolitiker und viele andere Staats- und Regierungschefs als Herausforderung erkannt. Seit Mitte Januar 2020 spricht sie vor allem mit ihrem Kanzleramtschef Braun immer wieder darüber. Sie lässt sich von RKI-Chef Wieler beraten und von Christian Drosten, dem Virologen der Charité. In der Morgenlage, der täglichen Besprechung mit den engsten Mitarbeitern im Kanzleramt, weist sie oft auf Drostens Podcast »Coronavirus-Update« hin, den der NDR seit Ende Februar täglich veröffentlicht. Sie sucht auch den Rat anderer Wissenschaftler, etwa der Virologin Melanie Brinkmann und des Infektionsforschers Michael Meyer-Hermann aus Braunschweig sowie der Medizinethikerin Alena Buyx, die in München lehrt. In den kommenden Monaten wird Merkel diese und andere Forscher auch für einzelne Fachfragen anrufen. Sie werden vorab vom Kanzleramt gebeten, sich zu einem bestimmten Zeitpunkt bereitzuhalten. Auf Merkels Terminplan, einer DIN-A4-Seite, die sie jeden Morgen von ihrem

Büro bekommt, sind für diese Gespräche oft nur 15 Minuten vorgesehen und die Handynummern der Wissenschaftler vermerkt, damit Merkel sie direkt anrufen kann.

Aber all diese Informationen ergeben für sie am Anfang noch kein vollständiges Bild. Manches bleibt widersprüchlich. Der Virologe Christian Drosten hat gemeinsam mit dem Münchner Arzt Clemens Wendtner in der Detailanalyse der Proben der infizierten Webasto-Mitarbeiter Besorgniserregendes gefunden: Das Corona-Virus SARS-CoV-2 ist im Rachenraum mit einer tausendfach höheren Konzentration nachweisbar als das alte SARS-Virus. Das spricht für eine große Gefahr der Ansteckung. Aber die Webasto-Patienten sind längst wieder putzmunter und berichten von keinerlei Nachwirkungen. Ihr Arzt ist nach der Behandlung in den Skiurlaub in die Schweiz abgereist. Er sah keinerlei Gefahr mehr.

Nicht nur die oft unklare Faktenlage motiviert Merkel dazu, öffentlich zu schweigen. Ein wichtiger Teil ihrer Krisenstrategie ist stets das richtige Timing der Kommunikation. Merkel weiß, wenn sie sich an die Bürger wendet, dann merken die: Jetzt wird's ernst! Dann sind die Bürger auch bereit, ihr Verhalten zu ändern. Das Aufrütteln darf in dieser Pandemie aber weder zu früh noch zu spät erfolgen. Das falsche Timing könnte diesmal Menschenleben kosten.

Deshalb überlässt sie die öffentliche Kommunikation zunächst komplett ihrem Gesundheitsminister. Sie selbst schweigt weiter. Ihr persönliches Verhalten passt sie jedoch konsequent der neuen Bedrohungslage an. Sie unternimmt keine Reisen ins Ausland mehr. Ihren ohnehin spärlichen Bürgerkontakt reduziert sie auf null. Als sie Mitte Februar zur Münchner Sicherheitskonferenz fährt, einer Art Jahreshauptversammlung der internationalen Diplomatie, weisen ihre Protokollbeamten alle Regierungschefs und Minister, die Merkel in München treffen werden, vorab darauf hin, dass die Kanzlerin auf einen Handschlag zur Begrüßung verzichten möchte.

Das spricht sich herum. Viele Diplomaten sehen Corona noch nicht als wichtiges, globales Thema. Zwar organisiert Wolfgang Ischinger, der Chef der Sicherheitskonferenz, kurzfristig eine Diskussionsrunde unter dem Titel »Townhall on The Coronavirus Outbreak«, aber sie findet unter den Politikern und Spitzendiplomaten nur spärliches Interesse. Im Zuschauerraum bleiben so viele Plätze frei, dass Ischinger diskret Konferenzmitarbeiter bittet, die Lücken wenigstens teilweise aufzufüllen, um eine Blamage zu vermeiden.

RKI-Chef Wieler trägt am 4. März zum ersten Mal einen Lagebericht im Bundeskabinett vor. In der Bundespressekonferenz erwähnt die stellvertretende Regierungssprecherin den Vortrag des Seuchenexperten nur auf Nachfrage unter ferner liefen.

Immer noch denken viele, so schlimm werde es schon nicht kommen. Mancher macht sogar noch Witze. »Gut, dass Sie das Fest nicht abgesagt haben«, lobt Hubert Aiwanger, stellvertretender bayerischer Ministerpräsident, am 7. März den Veranstalter in einem Bierzelt in Ismaning. Starkbier sei »der natürliche Feind des Corona-Virus«. 400 Leute in dem vollbesetzten Zelt johlen über den Spruch. Wenige Wochen später lacht keiner mehr. Von den zehn am stärksten von Corona betroffenen Landkreisen befinden sich zu diesem Zeitpunkt acht in Bayern. In den vier akutesten Hotspots hat es zuvor ein Starkbierfest gegeben: Wunsiedel, Neustadt, Tirschenreuth, Rosenheim. In Tirschenreuth, direkt an der tschechischen Grenze, haben am 7. März noch rund 1000 Leute fröhlich gezecht.

Zu dieser Zeit gibt es im Freistaat schon 100 Corona-Fälle, vereinzelte Schulschließungen und eine Bestellung von einer Million Schutzmasken durch das Gesundheitsministerium. Aber an die Bierfeste traut sich noch niemand heran. Weil die zuständigen Landräte sich vor der unpopulären Entscheidung so kurz vor der Kommunalwahl am 15. März fürchten? Zum Nockherberg, einem Starkbieranstich mit vielen Promis, der live im bayerischen Fernsehen übertragen wird, wagen sich die Politiker jedoch schon nicht mehr. Er sollte am 8. März stattfinden und wird erst einmal verschoben.

Noch immer ist Corona nicht Chefsache – weder in Bayern noch im Bund. Für die Bundesregierung spricht immer noch Jens Spahn in der Öffentlichkeit. Die Kanzlerin erkundigt sich aber mehrmals täglich bei ihm nach dem Stand der Dinge, meist per SMS. Sie interessiert sich für jedes Detail. Merkel tastet sich immer noch vor, beobachtet, analysiert, sehr gründlich, aber auch sehr lange. Will sie tatsächlich erst alles wissen, bevor sie ihre Entscheidung trifft? Oder wartet sie nur ab, um zu sehen, wie die Würfel fallen, um es anschließend als ihr Ergebnis zu verkaufen?

Es ist ihr typisches Verhalten. Politische Beobachter haben es in den langen Jahren ihrer Kanzlerschaft unzählige Male beschrieben. Der Journalist Nikolaus Blome hat dem ein ganzes Merkel-Buch gewidmet. Der Titel: *Die Zauderkünstlerin.* Der Philosoph Peter Sloterdijk verspottete Merkels Politikstil als »Lethargokratie«.

Am 8. März, einem Sonntag, sterben die ersten beiden Deutschen an Corona, die letzten Bundesligaspiele mit Zuschauern finden statt, und der Gesundheitsminister empfiehlt, alle Veranstaltungen mit mehr als 1000 Teilnehmern abzusagen. Und was macht Merkel? Widmet sich in ihrem wöchentlichen Podcast der Gleichstellung der Geschlechter – weil an diesem Tag der Internationale Frauentag im Kalender steht.

Wie lange kann Merkel ihr Schweigen in der Öffentlichkeit noch durchhalten? Am nächsten Tag brechen die Börsen ein. In den USA fällt der Dow Jones zum Handelsstart um mehr als sieben Prozent, der Handel wird sogar ausgesetzt. In Deutschland sinkt der Dax um acht Prozent. Solche Tagesverluste hat es zuletzt am 11. September 2001 gegeben, nach den Terroranschlägen in New York. Erst unter dem Eindruck des Börsensturzes entscheidet sich Merkel, öffentlich über Corona zu reden. Sie hängt das Thema jedoch bewusst niedrig, behandelt die Pandemie wie ein Politikfeld unter vielen. Auf dem »Deutsch-Griechischen Wirtschaftsforum«, das an diesem Tag in Berlin tagt, spricht sie erst zehn Minuten lang über Flucht und Migration, die Bedeutung Griechenlands für Europa, den bilateralen Handel, den Tourismus, um dann, fast unvermittelt, »ein paar grundsätzliche Bemerkungen« zu Corona anzukündigen.

»Das Virus ist inzwischen auch in unserem Land«, sagt Merkel, »und es wird sich auch hier weiter ausbreiten.« Sie verweist, wie später in fast allen weiteren Wortmeldungen zu Corona, auf »Fachleute und Wissenschaftler«, auf deren Rat sie ihre Strategie gegen die Pandemie gründe. Dann erläutert sie das zentrale Ziel ihrer Corona-

Politik zum ersten Mal öffentlich: »In einer solchen Lage ist das wirksamste Mittel der Faktor Zeit. Gerade auch, um die Überlastung von Ärzten und Krankenhäusern zu vermeiden, die entstehen würde, wenn in kürzester Zeit sehr viele Menschen gleichzeitig wegen Corona zu behandeln wären.«

Damit gibt Merkel endlich vor, wo es langgehen soll. Das Tempo der Ausbreitung des Virus soll verlangsamt werden. Flatten the curve! Gleichzeitig sollen so viele Betten wie möglich in den Intensivstationen freigeräumt und neu aufgestellt werden. Für jeden Corona-Patienten, der ein Beatmungsgerät braucht, soll auch eines zur Verfügung stehen.

Eine umfassende Strategie ist das jedoch noch nicht. Diese Zielbeschreibung der deutschen Corona-Politik durch die Kanzlerin an diesem 9. März 2020 widerlegt aber die auch im politischen Berlin erstaunlich weitverbreitete Legende, erst die schrecklichen Bilder aus dem italienischen Bergamo hätten die Bundesregierung dazu bewegt, in einer Hauruckaktion planlos zu drastischen Maßnahmen zu greifen. Die Fotos von italienischen Militärtransportern, die auf der Via Borgo Palazzo in Bergamo Särge zu einem Krematorium fahren, haben die deutsche Öffentlichkeit erschüttert. Diese Fotos haben allen, auch den Spitzenpolitikern, vor Augen geführt, was es in Deutschland unter allen Umständen zu verhindern gilt. Sie werden jedoch erst in der Nacht des 18. März gemacht, also zehn Tage nach Merkels Sätzen auf dem Wirtschaftsforum. Am 19. März erreichen die Videos der verzweifelten Krankenschwestern, Pfleger und Ärzte aus dem Krankenhaus »Papa Giovanni XXIII« in Bergamo die sozialen Netzwerke.

Die Bundesregierung hat ihrer frühzeitigen Erkenntnis allerdings nicht sofort Taten folgen lassen. In Deutschland existiert zwar schon länger ein Meldeportal für »Extrakorporale Membranoxygenierung«, wie die für die Lebenserhaltung bei schweren Corona-Verläufen entscheidende Beatmung durch Maschinen in der Fachsprache heißt. Dieses Portal ist aber nicht nur unvollständig. Es bildet die Kapazitäten und deren Belegung vor allem nicht in Echtzeit ab. Erst am 17. März beginnt die Datenerhebung für ein »Divi-Intensivregister«. Dies ist das eigentliche Instrument, um Überbelegungen einzelner Kliniken zu verhindern und damit die gefürchtete »Triage«, also die ärztliche Entscheidung, welche Patienten beatmet werden und welchen man diese Hilfe im Notfall verwehren muss. Wenn stets bekannt ist, wo noch Betten und Beatmungsgeräte frei sind, dann können Kranke notfalls dorthin verlegt werden.

Im Rückblick wird Kanzleramtsminister Braun sagen, der Zeitpunkt, als er gesehen habe, dass das Divi-Bettenregister funktioniere, sei der erste Moment seit dem Ausbruch der Corona-Krise gewesen, in dem er sich etwas habe entspannen können. Allerdings ist die Registrierung der Intensivbetten zunächst freiwillig. Sie wird von den Krankenhausverbänden aber mit Nachdruck an ihre Mitglieder herangetragen. Das Bundesgesundheitsministerium finanziert parallel den Umzug auf eine neue Datenbank, die am 6. April in Betrieb geht. Verpflichtend wird die Meldung der Intensivbetten erst am 16. April.

Das Ziel der Corona-Politik der Bundesregierung, eine Überlastung der Intensivmedizin zu verhindern, wird erreicht. Es wird kein deutsches Bergamo geben und kein deutsches New York. Bis zum Frühjahr 2021 werden die deutschen Kliniken nur einmal an ihre Belastungsgrenze geraten – am 24. Dezember 2020. Der Heilige Abend ist der Scheitelpunkt der zweiten Welle, die durch einen erneuten Lockdown gerade noch rechtzeitig gebrochen werden wird.

»Das wirksamste Mittel gegen das Virus ist, seine Ausbreitung zu verlangsamen, sie also über einen längeren Zeitraum zu strecken«, sagt Merkel am 9. März beim deutsch-griechischen Wirtschaftstreffen. »Wir erarbeiten uns also Zeit.« Dennoch unterliegt die Kanzlerin zu diesem Zeitpunkt zwei entscheidenden Fehleinschätzungen. Sie wolle Zeit gewinnen, sagt sie, damit »Staat und Politik dazu beitragen können, den in den nächsten Monaten – vielleicht auch erst im Herbst und nächsten Winter – benötigten zusätzlichen Bedarf an Schutzausrüstung für medizinisches und pflegerisches Personal und für die intensivmedizinische Bettenausstattung in den Krankenhäusern aufzustocken«. Merkel unterschätzt offenkundig die

Schnelligkeit der Ausbreitung des Virus. Sie hat noch nicht verinnerlicht, dass die weiteren Ansteckungen nicht linear verlaufen, sondern exponentiell – obwohl die Animation auf ihrem Handy das schon zeigte. Sie plant noch in Monaten, als sie nur noch Tage Zeit hat, um zu reagieren. Und ein wesentliches Mittel zur Eindämmung des Virus fehlt noch: die Masken. Merkel erwähnt sie gar nicht. Sie hält das Tragen von Masken durch die Bevölkerung noch für sinnlos, ja sogar für kontraproduktiv. Es wird noch dauern, bis sie diese folgenreichen Fehler korrigiert.

In Europa ist die Katastrophe schon da. Am frühen Abend des 9. März wird Merkel zu einer Videokonferenz aller Staats- und Regierungschefs der EU geschaltet – so ein Format hat es noch nie gegeben. Weltpolitik virtuell. Und Merkel sitzt auf der Anklagebank. Die anderen Europäer sind sauer, dass Deutschland ihnen keine Schutzmasken mehr liefern will. Die Bundesregierung hat zuvor ein Exportverbot erlassen. Wirklich geplant war das nicht. Vielmehr eine Überreaktion des Krisenstabes auf einen Tweet von Emmanuel Macron. Der französische Präsident hatte am Nachmittag des 3. März kurzerhand mitgeteilt, dass alle Schutzmasken in Frankreich jetzt »verstaatlicht« seien. Der französische Präsident, der wie ein demokratisch gewählter König in seinem Zentralstaat agiert, kann so eine drastische Maßnahme einfach anordnen. Die Kanzlerin im föderalen Deutschland kann das nicht.

Dabei hatte der Krisenstab laut Protokoll schon am 26. Februar festgestellt: »Vorrat an Masken in DEU wird knapp.« Eine Hauruckaktion wurde gestartet. Ab sofort sollten Schutzmasken aus Deutschland nur noch mit Genehmigung ausgeführt werden. Damit wollten die Beamten vor allem die grenzübergreifende Preistreiberei einschränken. Kein Spekulant sollte in Deutschland Schutzausrüstung aufkaufen können, um diese dann im Ausland für Mondpreise loszuschlagen. Aber die gute Absicht scheiterte gründlich. Die mit heißer Nadel gestrickte Verfügung verhinderte plötzlich Exporte ins Ausland, auch nach Italien, wo Schutzausrüstung nicht nur in Bergamo eine Frage von Leben und Tod war. Solche Lieferungen sollten gar nicht prinzipiell aufgehalten werden, sondern weiterhin erlaubt sein, nur jetzt halt mit Genehmigung. Aber im Wirtschaftsministerium war keine Struktur geschaffen worden, um diese Genehmigungen zu bearbeiten. Die Anfragen dafür trafen mittlerweile im Minutentakt ein. Als Wirtschaftsminister Peter Altmaier das Problem bemerkte, war es schon zu spät.

Die verkorkste Verfügung musste korrigiert werden, das dauerte einige Tage. Bis dahin stapelten sich Masken für Italien in deutschen Häfen und Flughäfen. Durch Südeuropa tobte ein Sturm der Entrüstung. Es erinnerte die Menschen dort an die kühl agierenden Deutschen in der Eurokrise. Die Empörung wurde von Politikern und Medien zusätzlich befeuert. In einigen südeuropäischen Ländern hatten sie in Deutschland einen Sündenbock gefunden, mit dem sie vom eigenen Versagen in der Pandemie ablenken konnten. Obwohl Merkel sofort signalisierte, dass das Exportverbot für Masken nur einer Panne geschuldet sei, zeichneten vor allem italienische Politiker geradezu lustvoll das Bild der hässlichen Deutschen. Sie wollten Druck aufbauen für die bald beginnenden Verhandlungen über die Finanzierung der europäischen Corona-Hilfen.

Das ist ihnen erfolgreich gelungen. Bei der Videokonferenz am 9. März einigen sich die Staats- und Regierungschefs darauf, »Spielräume« beim »Stabilitätspakt« jetzt »voll auszunutzen«. Italien darf vorerst also grenzenlos Schulden machen. Aber das ist nur der Anfang. Den Masken-Fehler wird die Bundesregierung bald mit weiteren Milliardentransfers teuer bezahlen müssen. Merkel muss sich von den anderen Staats- und Regierungschefs bittere Vorwürfe anhören. Sie versucht sich zu verteidigen und verspricht kleinlaut Besserung. Vergebens. Als Charles Michel, der Ratspräsident, in der anschließenden Pressekonferenz erklärt, »ungerechtfertigte Hindernisse« beim Export von Schutzausrüstung müssten vermieden werden, weiß jeder, wer gemeint ist.

Die dramatischste Folge des frühen deutschen Maskenexportverbots tritt erst im Sommer ein: Merkel legt den Ankauf der Impfstoffe in die Hände der EU-Kommission. Bloß kein weiterer deutscher Alleingang! Doch die Brüsseler Behörde vergeigt die Beschaffung der Vakzine. Viel zu spät und viel zu spärlich wird der rettende Stoff in Deutschland eintreffen. Merkel wollte aus einem Fehler lernen – und hat einen noch viel größeren gemacht.

Zwei Tag nach dem EU-Gipfel tritt Angela Merkel in der Bundespressekonferenz auf, gemeinsam mit Jens Spahn und Lothar Wieler. Zwar kommen der Gesundheitsminister und der RKI-Chef ausführlich zu Wort, aber alle Aufmerksamkeit konzentriert sich auf die Kanzlerin. Dieser Auftritt markiert eine Zäsur: Corona ist ab jetzt Sache der Chefin.

Auch der journalistische Hauptstadtbetrieb hat noch nicht realisiert, was auf das Land zukommt. Der große Saal der Bundespressekonferenz platzt aus allen Nähten – aber kein einziger Journalist trägt eine Maske. Schulter an Schulter balgt sich ein Pulk von Fotografen direkt vor Merkel. Der Vorsitzende der Bundespressekonferenz, der langgediente ZDF-Korrespondent Mathis Feldhoff, spricht bei der Begrüßung von Wieler vom »Roland-Koch-Institut«. Der frühere hessische Ministerpräsident ist den meisten hier geläufiger als der Medizin-Nobelpreisträger, dessen Namen die Bundesbehörde trägt.

In all ihren Kanzlerjahren ist Merkel nur einmal pro Jahr in der Bundespressekonferenz erschienen, zu ihrer sommerlichen Jahrespressekonferenz, ein Ritual, das sie von ihren Vorgängern geerbt hat. Weder in der Flüchtlings- noch in der Eurokrise hat sie hier einen Extra-Auftritt hingelegt. Corona zwingt sie zu einer Ausnahme. Aber Merkel, wie es ihre Art ist, möchte nicht den Eindruck erwecken, ihr Auftritt heute signalisiere etwas Außergewöhnliches. Sie sei nur hier, sagt sie geschäftsmäßig, um über die Videokonferenz der europäischen Staats- und Regierungschefs zu informieren. Niemand kauft ihr das ab.

Sie ist da, um ausführlich ihre Corona-Strategie zu erklären. »Die Ausbreitung des Virus zu verlangsamen«, sei das Gebot der Stunde, sagt sie, damit »unser Gesundheitssystem nicht überlastet« werde. Es gehe »um das Gewinnen von Zeit«. 28 000 Intensivbetten gebe es in Deutschland, davon 25 000 mit Beatmungsgeräten. Merkel deutet zum ersten Mal an, dass die »schwarze Null«, also ein Haushalt ohne Neuverschuldung, bislang Kern ihrer Finanzpolitik, in der Krise aufgegeben werden könnte. »Wir werden uns am Ende anschauen, was das bedeutet für unseren Haushalt. Das andere geht jetzt erst mal vor.«

Merkel hat für alle Bürger sichtbar die Führung in der Bekämpfung der Pandemie übernommen. Aber schon am Abend des gleichen Tages muss sie darum kämpfen, dass sie ihr nicht sofort wieder aus der Hand gerissen wird – von ihrem alten Rivalen. Horst Seehofer ist immer noch unzufrieden. Mit dem Krisenstab, in dem ihm die Beamten aus dem Gesundheitsministerium nach wie vor zu zögerlich vorgehen. Und mit der Kanzlerin. Ihre Worte sind ihm nicht drastisch und ihre politischen Maßnahmen nicht radikal genug. Er will jetzt vorangehen, hart und entschlossen. Er setzt auf sein altes Lieblingsthema: Grenzschließungen. Einen Tag zuvor hat US-Präsident Donald Trump einen sofortigen Einreisestopp für alle EU-Bürger angeordnet – sie kommen nicht mal mehr mit einem Visum ins Land. Seehofer möchte Deutschland auch dichtmachen.

Droht hier die nächste Runde des ewigen Streits zwischen Merkel und Seehofer? Schon 2015, als sie die Grenze für Hunderttausende syrische Flüchtlinge und Migranten vom Balkan offen ließ, war er dagegen. Sie hielt an den offenen Grenzen fest, als eine Million Migranten über die Balkanroute nach Deutschland strömten. Seehofer bezeichnete das als »Herrschaft des Unrechts«. Und 2018 zofften sich die beiden tagelang um die Zurückweisung einzelner Migranten an den deutschen Grenzen. Darüber sprengten sie fast das Bündnis der Schwesterparteien CDU und CSU sowie die Große Koalition.

Eine Neuauflage des Grenzstreits mitten in der Pandemie? Das könnte sich zu einer Staatskrise auswachsen. Der Chef der Bundespolizei, Dieter Romann, hat bereits ein Konzept vorbereitet, wie seine Truppe die Grenze schließen könnte. Romann wird vorgeworfen, ähnlich wie Seehofer, sein persönliches Trauma nicht verarbeitet zu haben. Er hatte Merkels Schlüsselsatz von 2015 (»Sie können die Grenze nicht schließen«) als Anschlag auf seine Berufsehre aufgefasst. Wollen Seehofer und Romann der Kanzlerin jetzt das Gegenteil beweisen?

Ist eine Grenzschließung aus virologischer Sicht überhaupt sinnvoll? Zu dieser Frage hat Seehofer an diesem Abend Lothar Wieler und Christian Drosten in sein Ministerium eingeladen. Was als Meinungsaustausch bei einer bayerischen Brotzeit geplant war, wird eine mehr als vierstündige kontroverse Diskussion. Zunächst sieht Seehofer sich bestätigt, denn Wieler rechnet vor, dass sich bis zum Sommer 20 Millionen Deutsche mit Corona infizieren könnten. Jeder Zwanzigste davon müsste ins Krankenhaus, also eine Million. Bei einem Drittel dieser eine Million Deutschen könnte die Krankheit einen so schweren Verlauf nehmen, dass sie auf der Intensivstation behandelt werden müssten. Macht über 300 000 Leute. Selbst wenn es gelänge, die Ansteckungsrate zu verlangsamen und die Infektionen zeitlich zu verteilen, bräuchte Deutschland immer noch mindestens 30 000 Intensivbetten nur für Corona-Patienten, so Wielers Prognose. Zurzeit seien jedoch nur 10 000 Intensivbetten frei.

Doch von Grenzschließungen wollen die beiden Wissenschaftler nichts wissen. »Das Virus ist doch längst hier«, argumentiert der RKI-Chef. Und Drosten, durch seinen Podcast bereits mit Promi-Status, fügt pointiert hinzu: Man solle die Beamten lieber dafür einsetzen, Risikogruppen mit Lebensmitteln zu versorgen, damit diese nicht mehr vor die Tür müssten und zu Hause bleiben könnten. Einkäufe für Rentner zu erledigen, statt die Grenze zu schützen? Das hatten sich der Innenminister und sein Polizeiführer anders vorgestellt.

Seehofer ist nicht überzeugt. Er beschließt, sich unabhängig zu machen von den Virologen, die Merkel und Spahn beraten. Er weist seinen Staatssekretär Markus Kerber an, eigene Expertise aufzubauen: Wie muss ein möglichst harter Lockdown aussehen?

Die Zeit arbeitet diesmal für Horst Seehofer. Merkel, die tatsächlich eine Revanche für 2015 fürchtet, hatte sich bereits Anfang der Woche kategorisch gegen Grenzschließungen ausgesprochen. Doch diese Position wirkt mit jedem Tag unhaltbarer. Ein Nachbarland nach dem anderen macht seine Grenzen dicht. Vor allem im Osten kommt niemand mehr durch. An der deutsch-polnischen Grenze entsteht ein 60 Kilometer langer Stau. Im Westen und Süden hingegen setzt man auf pragmatische Regelungen. Nur noch mit einem »triftigen Grund« darf man die Grenze passieren. Damit sind vor allem Berufspendler und Lkw-Fahrer gemeint. Kontrolliert werden die Grenzen von den Beamten der Nachbarländer.

Die offenen deutschen Außengrenzen werden auch dadurch ad absurdum geführt, dass während des Lockdowns in Deutschland zum ersten Mal seit 1989 wieder Binnengrenzen entstehen. Ab dem 16. März wird auf den Zufahrtsstraßen zu deutschen Nord- und Ostseeinseln jeder Wagen mit fremdem Kennzeichen zurückgewiesen. Sogar die Fahrt aus dem Brandenburger Teil der Uckermark zur Tankstelle im Mecklenburger Teil wird verboten. Aufsehen erregt der Fall der 79-jährigen Schriftstellerin Monika Maron, die von den Behörden aufgefordert wird, ihr Haus im mecklenburgischen Löcknitz-Penkun zu verlassen. Dort schreibt sie seit 40 Jahren ihre Bücher. Ihr Erstwohnsitz sei aber Berlin, erklären ihr die beiden Polizisten, die an ihrer Tür klingeln, um ihr eine »Ausreiseverfügung« zuzustellen.

Merkel sieht ein, dass unter diesen Umständen die Schlacht um offene Grenzen nicht zu gewinnen ist. Sie gestattet Kontrollen an den Außengrenzen. Die Bundespolizei jubelt. Endlich darf ihr Chef Dieter Romann zeigen, was die Beamten können. Bis Ende April werden über 100 000 Menschen an der Einreise nach Deutschland gehindert. Sie können keinen »triftigen Grund« vorweisen. Als Beifang klären die Beamten 1696 Straftaten auf und machen 1423 Personen, die zur Fahndung ausgeschrieben waren, dingfest.

Tief im Westen, zwischen Deutschland und den Niederlanden, bleibt die Grenze auch im Lockdown offen – dort gibt es keine Kontrollen. Dafür sorgt Armin Laschet. Der NRW-Ministerpräsident, der aus der Grenzstadt Aachen stammt, war schon 2015 einer der wenigen CDU-Politiker, die Merkels Politik der offenen Grenzen aus Überzeugung verteidigt hatten. Auch jetzt wieder will Laschet die Grenze unbedingt offen lassen, als ein Zeichen dafür, dass Europa auch in der Pandemie zusammensteht. Nordrhein-Westfalen, argumentiert er, sei mit den Niederlanden und Belgien längst zur Euroregion zusammengewachsen. Stolz verweist er auf deutsche Krankenhäuser, die belgische Patienten behandeln. Grenzkontrollen hält er für aus der Zeit gefallen.

Aber auch Laschet gerät unter Druck. Die Niederländer verfolgen zu diesem Zeitpunkt eine andere Strategie gegen Corona als die Deutschen. Sie setzen auf eine Herdenimmunität. Sie halten Schulen, Kirchen und Restaurants offen. Und die Geschäfte. Das führt dazu, dass sich bald ein Strom von Menschen aus Nordrhein-Westfalen, die zu Hause vor verschlossenen Ladentüren stehen, in niederländische Outlet-Center gleich hinter der Grenze ergießt. Dort gibt es allerdings keine Hygienekonzepte, keine Maskenpflicht, keine Abstandsregeln. Acht Landräte und ein Oberbürgermeister schreiben ihrem Ministerpräsidenten daraufhin einen verzweifelten Brief: Die Bürger ihrer Grenzgemeinden drohten sich in Holland zu infizieren. Laschet solle sofort die Grenze schließen. Er ruft jeden Landrat einzeln an und erklärt ihm sein Dilemma. Selbst dann, wenn er wolle, könne er die Grenze, wenn überhaupt, nur für Ausländer schließen. Deutsche Staatsbürger könne er weder am Verlassen des Landes noch an ihrer Rückkehr hindern.

Gelöst wird das Problem durch die niederländische Regierung. Ministerpräsident Rutte revidiert seine Corona-Strategie. Statt auf schnelle Herdenimmunität setzt er nun ebenfalls auf die Verlangsamung des Virus mithilfe von Lockdown-Maßnahmen.

Seehofer unternimmt noch einen Versuch, die Grenzkontrollen auch im Westen vom Bundeskabinett anordnen zu lassen. Doch hier macht Merkel ihm einen Strich durch die Rechnung. Sie hält an der Regel fest, dass Einreisen nach Deutschland mit »triftigem Grund« möglich sind, dieser Grund aber nicht überall kontrolliert wird. An der deutsch-niederländischen Grenze wird das dann so umgesetzt. Nicht nur in NRW, sondern auch in Niedersachsen. Laschet kostet seinen Sieg demonstrativ aus. Er fährt nach Vaals an die deutsch-niederländische Grenze und nimmt inmitten des regen Grenzverkehrs ein Video auf, das seine Staatskanzlei anschließend über alle Kanäle verbreitet. »Der Kampf hat sich gelohnt. Das Corona-Kabinett hat entschieden: Die Grenze bleibt offen«, jubelt er in die Kamera. »Europa lebt weiter!« Laschet hat mit Merkels Hilfe noch einmal die CSU besiegt. Es soll für lange Zeit sein letzter Triumph bleiben.

17
Södern statt Zögern

»Klopapier-Zoff im NRW-Landtag«, steht in großen Buchstaben über dem Bericht, den Armin Laschet am Morgen des 12. März in der Zeitung liest. »Ich kümmere mich persönlich darum, dass die ihr Papier kriegen, verdammt noch mal!«, hatte der Ministerpräsident wütend gerufen, als der SPD-Oppositionsführer ihm persönlich einen Vorwurf daraus gemacht hatte, dass in einer Kölner Gesamtschule Seife, Desinfektionsspender und Toilettenpapier fehlen. Laschet ärgert sich, dass er sich auf dieses Niveau begeben hat. Kurz darauf ruft ihn Annegret Kramp-Karrenbauer an. Sie werde den Parteitag absagen, auf dem Laschet zum CDU-Vorsitzenden gewählt werden sollte. Klopapier statt Kanzlerkandidatur – Corona nervt!

Die Rolle des Krisenmanagers liegt Laschet nicht. Er entscheidet nicht gern schnell, nicht allein und schon gar nicht autoritär. Nicht Helmut Schmidt, der Krisenkanzler, sondern Johannes Rau, der Versöhner, ist sein heimliches Vorbild. Laschet sucht das Gespräch mit allen Akteuren, um dann einen Interessenausgleich zu finden, mit viel gutem Willen und manchmal auch ein paar Tricks. Typisch Rheinländer. Während sich Union und SPD in der Großen Koalition in Berlin das Leben gegenseitig schwer machen, regiert Laschet in Düsseldorf harmonisch mit der FDP. Er gönnt ihr eigene Erfolge und lässt sie eigene Akzente setzen.

Allen wohl und keinem wehe – so geht Laschet auch die Corona-Krise an. Auf diese Art hat seine Landesregierung vor ein paar Tagen auch die Frage gelöst, ob das »Borussen-Derby« abgesagt werden soll, die Borussia aus Mönchengladbach gegen die aus Dortmund. Das Stadion war schon ausverkauft. Zuständig dafür ist eigentlich das lokale Gesundheitsamt, die Beamten dort warteten aber auf ein politisches Signal ihrer Landesregierung. Das sah dann so aus:

Das Spiel könne stattfinden, aber die Borussia-Fans aus Heinsberg, Deutschlands erstem Corona-Hotspot, sollten bitte schön zu Hause bleiben. Als Entschädigung bekämen sie Karten für ein Champions-League-Spiel geschenkt. Klang nach einem Kompromiss. Es kamen dann 54000 Zuschauer, das Stadion war proppenvoll. Am nächsten Morgen verkündete Gesundheitsminister Spahn nach Rücksprache mit Kanzlerin Merkel, er »ermuntere« dringend dazu, alle Veranstaltungen mit mehr als 1000 Gästen abzusagen.

Laschet ist an diesem Tag in Berlin. Er fährt in die »Vertretung des Freistaats Bayerns beim Bund«. Als die Regierung 1999 von Bonn nach Berlin umzog, haben sich alle Bundesländer Botschaften in der neuen Hauptstadt gebaut oder gekauft – als wären sie echte Staaten. Die von Bayern ist besonders schick. Mitten im Regierungsviertel hat sich die Staatsregierung in das repräsentative Gebäude einer Bank aus dem Anfang des vorigen Jahrhunderts einen überdachten Innenhof einbauen lassen, außerdem einen Bierkeller und eine fränkische Weinstube. Hier trifft sich heute die Ministerpräsidentenkonferenz (MPK). Diese Runde der 16 Länderchefs kommt normalerweise nur viermal im Jahr zusammen und regelt so mäßig wichtige Fragen wie die, wann in welchem Bundesland die Sommerferien anfangen. Zweimal im Jahr ist auch die Kanzlerin dabei.

Diese Runde, die im Grundgesetz gar nicht vorgesehen ist, wird in der Corona-Krise zum wichtigsten politischen Gremium des Landes werden. Laschet weiß das an diesem Vormittag noch nicht. Er ahnt allerdings, dass es dieses Mal anders laufen wird als üblich. Er nimmt die »Grüne Liste« aus den Unterlagen, die seine Beamten für die Sitzung vorbereitet haben. In diesem Dokument, das tatsächlich stets in grüner Schrift ausgedruckt wird, sind alle Punkte aufgeführt, auf die sich die Chefs der Staatskanzleien in ihrer Vorbesprechung bereits geeinigt haben. Ihre Chefs, die Ministerpräsidenten, haken sie in der Sitzung dann nur noch ab. Ein übliches Verfahren. Bei gewöhnlichen Treffen umfasst die »Grüne Liste« rund 50 Punkte, von denen meistens schon 48 oder 49 geklärt sind. Doch an diesem Tag ist die »Grüne Liste«, die Laschet in den Händen hält, völlig leer. Nichts ist geeint, nichts strittig. Die Sitzung ist unvorbereitet.

Das liegt an Markus Söder. Der bayerische Ministerpräsident hat gerade den Vorsitz der Konferenz inne. Ein Zufall, dass er inmitten der Corona-Krise seine Kollegen anführt. Das Amt rotiert alljährlich nach einer ans Alphabet angelehnten Reihenfolge. Als Söder im November Vorsitzender wurde, lud er zur ersten Sitzung alle Länderchefs in die Alpen ein, ins Schloss Elmau, eines der teuersten Hotels Deutschlands. Dort, wo Angela Merkel beim G-7-Gipfel 2015 Barack Obama, Xi Jinping und Wladimir Putin beherbergt hatte, brachte Söder jetzt die Ministerpräsidenten unter. Wie kleine Staats- und Regierungschefs. Der Föderalismus müsse wieder »selbstbewusster« werden, forderte Söder. Von Berlin solle man sich nicht mehr so viel sagen lassen.

Alles vergessen. Denn jetzt gilt das Gegenteil. Söder hat ein großes Problem: Bayern ist das Bundesland, das am stärksten von Corona betroffen ist. Söders Nachbar, der österreichische Bundeskanzler Sebastian Kurz, hat bereits die Schulen geschlossen. Söder weiß, dass er das auch tun muss. Er will diesen Schritt aber nicht allein gehen. Wenn Bayern die Schulen schließen, das übrige Deutschland sie aber offen lassen würde, hieße es: Bayern hat Corona. Oder noch schlimmer: Söder hat Corona nicht im Griff. Keine guten Schlagzeilen.

Söder will deshalb Schulschließungen in ganz Deutschland. Das ist sein Plan. Eine Mehrheit in der Ministerpräsidentenkonferenz gibt es dafür aber nicht. Die anderen Bundesländer haben viel weniger Infektionen, manche sind noch so gut wie coronafrei. Also hat Söder seinen Vorschlag in den vorbereitenden Sitzungen der Staatskanzleichefs gar nicht erst diskutieren lassen. Dort wäre schon offensichtlich geworden, dass Bayern allein dasteht.

Söder wendet einen Trick an. Die Ministerpräsidenten sind für Schulschließungen gar nicht zuständig, sondern die Kultusminister. Die haben ihre eigene Konferenz, die am gleichen Tag ebenfalls in Berlin tagt, in der Taubenstraße, nur einen Steinwurf von der Bayerischen Landesvertretung entfernt. Söder hat am Vorabend mit dem bayerischen Kultusminister Michael Piazolo telefoniert und ihm aufgetragen, diskret Vorbereitungen für Schulschließungen zu treffen. Den Bundesgesundheitsminister hat Söder ebenfalls informiert. Die Kanzlerin hingegen weiß noch nichts von Söders Vorhaben. So eng ist der Draht zwischen den beiden zu diesem Zeitpunkt noch nicht.

In der Bayerischen Landesvertretung tagen die Ministerpräsidenten zunächst getrennt. In einem Raum die sogenannten A-Länder, die von SPD-Ministerpräsidenten regiert werden, im anderen die B-Länder, die von der Union geführt werden. Bodo Ramelow aus Thüringen, der einzige Ministerpräsident der Linken, darf bei der SPD mitberaten. Winfried Kretschmann aus Baden-Württemberg begann als erster grüner Ministerpräsident vor ein paar Jahren auf der A-Seite, merkte aber bald, dass er in den meisten Fragen der Union nähersteht und wechselte auf die B-Seite. In gewöhnlichen Zeiten müsste sich Söder erst eine Mehrheit bei den B-Ländern suchen. Dann würden diese mit den A-Ländern eine gemeinsame Position verhandeln. Aber für Schulschließungen gibt es weder in der A-Vorbesprechung noch bei den B-Ländern eine Mehrheit. Also deutet Söder seine Pläne nur an: »Ich kann mir Schulschließungen vorstellen.« Aber selbst ein bayerischer Sonderweg ist umstritten. Vor allem Malu Dreyer, Ministerpräsidentin von Rheinland-Pfalz und Wortführerin im SPD-Lager, besteht darauf, dass die Länder gemeinsam handeln, um die Bürger nicht zu verwirren. Volker Bouffier, Ministerpräsident von Hessen und Autorität im Unionslager, sieht es genauso.

Söder verrät seinen Kollegen nicht, dass er bereits entschieden hat, die Schulen in Bayern zu schließen. Die Frage für ihn ist nur noch, wie er die anderen dazu kriegt mitzumachen. Während die Ministerpräsidenten bei Nürnberger Rostbratwürsten Mittagspause machen, schickt Söder eine SMS an Gesundheitsminister Spahn: »Überlege dir was, weil ich hier keine Mehrheit kriege!« Spahn schreibt zurück: »Ich bereite einen Beschluss vor.« Spahn kontaktiert Helge Braun, den Chef des Kanzleramtes. Der formuliert den Satz, der später beschlossen werden wird: »In Regionen und Bundesländern mit sich abzeichnendem dynamischen Ausbruchsgeschehen ist die Verschiebung des Semesterbeginns an den Universitäten sowie die vorübergehende Schließung von Kindergärten und Schulen, etwa durch ein verlängerndes Vorziehen der Osterferien, eine weitere Option. Die Entscheidung dazu obliegt jeweils den Ländern.«

Die bürokratische Sprache verschleiert den explosiven Inhalt. Während die Ministerpräsidenten zu Mittag essen, hat Söder sie hinter ihrem Rücken entmachtet. Er hat das Kanzleramt eingeschaltet, das für diese Frage gar nicht zuständig ist, anstatt in der Runde der Ministerpräsidenten eine gemeinsame Entscheidung zu organisieren. In seiner Rolle als MPK-Vorsitzender müsste Söder eigentlich eine Beschlussvorlage vorbereiten, die er dann als gemeinsame Position der Länder dem Kanzleramt übermitteln würde. Der bayerische Ministerpräsident jedoch, der sich sonst so gerne vom politischen Berlin abgrenzt und das Lied des »selbstbewussten Föderalismus« singt, schiebt die Entscheidung zur Schulschließung ins Kanzleramt. Denn nur die Kanzlerin, denkt Söder, hält Corona für genauso gefährlich wie er. Obwohl Schulpolitik Ländersache ist und das im Grundgesetz eindeutig geregelt ist, ergreift das Kanzleramt die von Söder offerierte Gelegenheit sofort.

Nach dem Mittagessen lassen sich die Ministerpräsidenten ins Kanzleramt fahren. Ab jetzt heißt ihr Treffen offiziell »Besprechung der Bundeskanzlerin mit den Regierungschefinnen und Regierungschefs der Länder«. Und die Tagesordnung erstellt das Kanzleramt. Ihr ist zu entnehmen, dass ein paar Überraschungsgäste eingeladen sind. Professor Heyo Kroemer, Chef der Charité, der Universitätsklinik der Hauptstadt, nimmt an der Sitzung ebenso teil wie Lothar Wieler, Präsidenten des Robert Koch-Instituts, sowie der Virologe Christian Drosten. Die meisten Ministerpräsidenten haben freilich gar nicht in ihre Papiere geschaut. Sie sind überrascht, als die Wissenschaftler mit ihren Vorträgen beginnen.

Die Wissenschaftler beschreiben anhand von Modellrechnungen das Horrorszenario einer überforderten Intensivmedizin, die Patienten sterben lassen muss, weil nicht genug Intensivbetten und Beatmungsgeräte vorhanden sind. Der ruhige, abwägende Ton, der gerade noch in der Bayerischen Landesvertretung herrschte, weicht einer von tiefer Besorgnis und Dringlichkeit geprägten Atmosphäre. Statt »Was tun wir in den nächsten Wochen?« wird jetzt gefragt: »Was müssen wir jetzt sofort tun?« Aus routinierter politischer Krisenplanung ist urplötzlich eine Frage von Leben und Tod geworden.

Einige Ministerpräsidenten fühlen sich überfahren. Sie wehren sich. Immerhin liegt die offizielle Gefahreneinstufung des RKI immer noch bei »mäßig«. In vielen Bundesländern gibt es offiziell immer noch keine Corona-Fälle, in Thüringen zum Beispiel. Dessen Ministerpräsident Bodo Ramelow, nach der Affäre um Thomas Kemmerich erst seit fünf Tagen wieder im Amt, weiß gar nicht, wie ihm geschieht. Er rechnet mit dem Kugelschreiber auf seinen Unterlagen aus, was die Vorhersagen der Experten für sein Land bedeuten. Weil er das Ergebnis gar nicht glauben kann, fragt er nach: »Laut Ihrem Rechenmodell werden sich 70 Prozent aller Bürger mit Corona infizieren, von denen wiederum 20 Prozent erkranken werden. Wie viele von denen wiederum einen schweren oder sehr schweren Krankheitsverlauf haben werden, kann ich an Ihrer Kurve ablesen. Demnach bekomme ich in Thüringen 60 000 Schwerstfälle. Ist meine Rechnung richtig?« Die Experten antworten ruhig: »Diese Ableitung teilen wir.« Ramelow ist geschockt. In seinem Bundesland gibt es zu diesem Zeitpunkt kaum 1000 Intensivbetten mit Beatmungsmöglichkeiten.

Unter dem Eindruck dieses Horrorszenarios einigen sich die Ministerpräsidenten im Kanzleramt schnell auf ein Verbot größerer Veranstaltungen, den Ausbau der Intensivmedizin und ein Kurzarbeitergeld, das Arbeitslosigkeit verhindern soll. Aber was ist jetzt mit den Schulen? Die Sitzung findet im »Internationalen Konferenzsaal« des Kanzleramtes statt, dem größten Besprechungsraum des Gebäudes, aber noch ohne die Abstände, die bald wegen Corona Standard werden. Die Ministerpräsidenten von Nordrhein-Westfalen und Bayern sitzen direkt nebeneinander, und bevor Drosten auf die Schulen zu sprechen kommt, beugt sich Laschet zu Söder und sagt: »Du wirst sehen, Drosten ist auch gegen Schulschließungen.«

Der Virologe hat sich erst am Vorabend, bei der Brotzeit im Innenministerium, entschieden dagegen ausgesprochen. Auch zuvor hatte Drosten immer wieder nachdrücklich darauf bestanden, dass die Schulen offen bleiben. Eine Schließung wäre sogar kontraproduktiv. Das medizinische Personal, darunter viele Alleinerziehende, hätte keine Kinderbetreuung mehr und müsste zu Hause bleiben. Drosten, der selbst ein Kind im Kita-Alter hat, führte als Beispiel seine eigene Abteilung in der Charité an, in der ein Großteil des Fachpersonals aus Ärztinnen bestehe, die junge Mütter seien.

Doch jetzt, im Kanzleramt, ist sich Drosten plötzlich nicht mehr so sicher. Es gebe neue Erkenntnisse, sagt er. Man könne die Infektionszahlen mit einer Kombination von Maßnahmen reduzieren, etwa dem Verzicht auf Großveranstaltungen und temporärer Schulschließung. Manchem Zuhörer scheint der Vorschlag nicht ganz durchdacht. Es gebe doch auch zahlreiche andere mögliche Maßnahmen. Theater, Kinos, Restaurants, Bars, Hotels, alles noch offen, auch der Handel laufe noch ganz normal weiter. Der Regierende Bürgermeister von Berlin, Michael Müller, schüttelt den Kopf. Ihm scheine plausibler, was Drosten erst zwei Tage zuvor bei einem Vortrag in seinem Senat erzählt habe. Da war Drosten noch gegen Schulschließungen.

Laschet fragt den Virologen, warum er über Nacht seine Meinung geändert habe. Drosten erzählt von einer Studie, die ihm eine Kollegin aus den USA am Abend zuvor per Mail geschickt habe. Darin gehe es um die Analyse von Lockdown-Maßnahmen, die amerikanische Städte während der Spanischen Grippe 1918/1919 verhängt hätten. Damals seien die Städte, die die Schulen geschlossen hätten, besser durch die Pandemie gekommen als diejenigen Städte, die darauf verzichtet hätten. Dieser Fakt ist einigen der Anwesenden nicht neu. Mehrere Kabinettsmitglieder haben einen Dokumentarfilm über die Spanische Grippe gesehen. Darin wurde der Vergleich lokaler Lockdowns in den USA erwähnt. Auch die Kanzlerin kennt die Doku, sie hat mehrfach darüber gesprochen, auch, weil der Film eine besondere Pointe enthält. Darin wird erzählt, dass Donald Trump sein Vermögen der Pandemie verdankt. Sein Großvater war 1918 an der Spanischen Grippe gestorben. Seine Großmutter investierte die ausgezahlte Lebensversicherung in Grundstücke in Brooklyn – der Grundstock für den enormen Immobilienbesitz der Trump-Familie.

Drostens Vortrag in der Runde im Kanzleramt lässt viele verwirrt zurück. Der Virologe plädiert am Ende nicht etwa für Schulschließungen. Er sagt, ganz im wissenschaftlichen Duktus, er könne einen positiven Effekt von Schulschließungen auf den Verlauf der Pandemie nicht mehr so kategorisch ausschließen wie zuvor. Politiker hingegen lieben und brauchen für ihre Entscheidungen eindeutige Grundlagen. Die liefert Drosten jedoch nicht.

In dieser unterschiedlichen Herangehensweise von Politik und Wissenschaft liegt wohl der Grund dafür, dass später oft zu lesen sein wird, Drosten sei für die Schulschließungen verantwortlich. Seine überraschende Kehrtwende sei die eigentliche Ursache dafür, dass in ganz Deutschland überraschend und völlig unvorbereitet zehntausende Schulen geschlossen worden seien. Der Wissenschaftler nennt diese Darstellung zu Recht »verzerrt«.

Markus Söder erkennt mal wieder am schnellsten die Gelegenheit. Er nutzt Drostens Vortrag als Steilvorlage und kündigt der Runde im Kanzleramt überraschend an, dass er in Bayern auf jeden Fall die Schulen schließen werde. Tobias Hans, CDU-Ministerpräsident im Saarland, springt ihm plötzlich bei. Hans steht unter dem Eindruck der schnell steigenden Infektionszahlen im französischen Nachbargebiet »Grande Est«. In die Sitzung hinein platzen nun immer neue Nachrichten. Die Niederlande verbieten Veranstaltungen mit mehr als 100 Teilnehmern. Die Formel 1 sagt Rennen ab. Die amerikanische Basketball-Liga setzt den Spielbetrieb aus. Der Vatikan kündigt an, päpstliche Segensurkunden nur noch per Post zu verschicken. Eine Eilmeldung nach der anderen trifft ein, immer mehr Länder schließen ihre Schulen: 12.05 Uhr Irland, 14.30 Uhr Litauen, 14.50 Uhr Slowenien, 15.01 Uhr Norwegen. Die Ministerpräsidenten fühlen sich wie Getriebene. Und nicht nur das Ausland handelt. Überall in Deutschland haben Eltern ihre Kinder an diesem Morgen nicht mehr in die Schulen gebracht. Dies erfahren einige Ministerpräsidenten während der Sitzung von ihren Mitarbeitern. Mit Halle an der Saale stellt die erste deutsche Großstadt den Schulbetrieb komplett ein.

Söder verstärkt diese Stimmung gezielt. »Wir überlegen hier«, sagt er, »und die Welt um uns herum entscheidet.« Aber noch immer argumentieren wichtige Ministerpräsidenten gegen Schulschließungen: Laschet, Bouffier, Dreyer. Eine schweigt: Merkel. Laschet unternimmt noch einen Versuch, die drohenden Schulschließungen zu verhindern. Er konfrontiert Drosten mit einem Einwand. Wenn die Politik jetzt schon, zu Beginn der Pandemie, die Schulen schließe, obwohl die Infektionszahlen noch niedrig seien, mit welchem Argument sollten sie dann die Schulen wieder öffnen, wenn die Infektionszahlen später noch höher lägen? Laschet meint: Wie lange sollen die Schulen eigentlich geschlossen bleiben, eine Woche, einen Monat, ein ganzes Schuljahr gar? Drosten weicht aus. Er rate gar nicht zu bestimmten Entscheidungen. Er liefere nur die neuesten wissenschaftlichen Erkenntnisse, damit die Politiker auf qualifizierter Grundlage entscheiden könnten.

Die Waage neigt sich endgültig auf Söders Seite, als die Nachricht eintrifft, dass auch Frankreich seine Schulen schließt. Söder liest sie als Erster auf seinem Handy. Er reicht das Gerät triumphierend an Laschet weiter. Zu diesem Zeitpunkt haben die drei Wissenschaftler das Kanzleramt bereits verlassen. Neue Argumente werden nicht mehr geliefert. Die Ministerpräsidenten springen auf den fahrenden Zug, weil sie Angst haben, ihn sonst zu verpassen.

Eine Schulschließung wird formal nicht beschlossen. Die Ministerpräsidenten nicken lediglich die Vorlage ab, die Spahn nach Söders heimlicher Anregung initiiert und die Kanzleramtsminister Braun ausgearbeitet hat. Schulschließungen als Option also. Noch immer ist die Mehrheit der Ministerpräsidenten nicht davon überzeugt, dass diese sinnvoll sind. Merkel schließt die Besprechung mit den Worten: »Wir müssen davon ausgehen, dass Bayern und das Saarland morgen ihre Schulen schließen werden.« Aber auch die anderen Ministerpräsidenten werden in den nächsten Stunden noch umfallen. Einer nach dem anderen. Wie Dominosteine.

Jeder, der jetzt die Schulen schließt, erhöht den Druck auf die anderen, es auch zu tun, und reißt sie mit. Am Ende traut sich kein Bundesland mehr, die Schulen gegen die öffentliche Meinung offen zu halten.

Es beginnt sogar noch ein Wettrennen: Wer schließt als Erster? Söder steht in der besten Startposition. Als Vorsitzender der Ministerpräsidentenkonferenz darf er nach der Sitzung gemeinsam mit Merkel die Pressekonferenz abhalten. »Wir werden das morgen früh machen«, kündigt er die Schulschließung für Bayern an. Auf Nachfrage fügt er hinzu: »Es gibt ja einige große Bundesländer, die dabei relativ entschlossen sind. Viele andere Bundesländer sehen auch, dass man das vernünftig im Verbund lösen muss. Ob einen Tag hin oder her, ich glaube, am Ende werden die meisten in einer vernünftigen Form folgen.«

Folgen – das ist das entscheidende Wort. Bayern führt, die anderen folgen. Am Morgen hatte Söder noch fürchten müssen, als einziger Ministerpräsident Schulen zu schließen und damit Bayern zum Corona-Krisenland zu machen. Jetzt ist klar, dass die ganze Republik in der Krise ist – und Bayern weist den Weg voran.

Laschet sieht sich die Pressekonferenz nicht an. Er fährt in seinem Dienstwagen aus dem Kanzleramt weg und bespricht mit dem Chef seiner Staatskanzlei die nächsten Schritte: »Lad ein für morgen früh 8 Uhr, Kabinett per Telefonkonferenz. Kommunikation machen wir am Nachmittag in Düsseldorf.« Schneller geht es nicht, denkt Laschet. Bevor er was verkünden kann, muss es sein Kabinett beschließen.

Söder drückt weiter aufs Tempo. Noch in der Nacht kehrt er nach München zurück. Sein Kabinett beruft er nicht ein. Er gibt am nächsten Morgen gleich eine Pressekonferenz. »Wir dürfen nicht nur debattieren«, sagt er. »Wir müssen entscheiden, wir müssen handeln.« Die Pressekonferenz läuft live im Bayerischen Rundfunk und in vielen Nachrichtensendern. Die Quoten sind gigantisch. Söder wird später stolz erzählen, in manchen Schulen des Freistaats sei der Unterricht unterbrochen worden, Lehrer und Schüler hätten auf Handys und Tablets gemeinsam den Auftritt ihres Ministerpräsidenten verfolgt. Ganze Lehrerkollegien hätten in ihrer Pause nachträglich die Pressekonferenz auf YouTube geschaut.

In diesen Tagen findet Söder seine Rolle als entschiedenster und härtester Corona-Krisenmanager, die ihn bald bis an die Spitze der Politikerrankings tragen wird. Er kann sogar sein Kabinett einfach übergehen. Mit den Freien Wählern hat er einen Koalitionspartner, der zum ersten Mal überhaupt in einer Landesregierung sitzt und sich leicht austricksen lässt. Dessen Chef Hubert Aiwanger steckt zudem noch der dumme Spruch in den Knochen, Starkbier sei die beste Medizin gegen Corona. Er traut sich nicht aufzumucken.

Laschet hingegen hat mit seinem stellvertretenden Ministerpräsidenten Joachim Stamp von der FDP einen echten Profi als Koalitionspartner. Seine Schulministerin Yvonne Gebauer kommt ebenfalls von den Liberalen. Ohne die FDP geht also nichts. Stamp und Gebauer stimmen bei der morgendlichen Kabinettssitzung per Telefon umstandslos zu, die Schulen in NRW zu schließen. Für die Entscheidung lässt sich Laschet also nicht mehr Zeit als Söder. Aber er hatte am Vorabend im Dienstwagen angeordnet, sie erst am Nachmittag in Düsseldorf der Presse zu verkünden. Ein Fehler, wie sich herausstellt. Laschet fährt nach der Kabinettssitzung, die er am Telefon in der NRW-Landesvertretung geleitet hat, erst noch in den Bundesrat. Dort hält er eine Rede zum Kohleausstieg. Ein Milliardenprojekt mit riesigen Auswirkungen für NRW – und bis gestern das wichtigste politische Projekt im Land. Nun interessiert es niemanden mehr. Anschließend fliegt Laschet zurück nach Köln, lässt sich von dort nach Düsseldorf fahren, um 14.30 Uhr tritt er dort vor die Presse. Zu spät. Das Rennen mit Söder hat er verloren.

Frühzeitig in dieser Krise entsteht die öffentliche Wahrnehmung, Bayern gehe entschlossener gegen die Pandemie vor als die anderen Bundesländer, vor allem der bayerische Ministerpräsident. Im Netz trendet der Hashtag #södernstattzögern. Söder ist mit der Schulschließung eine PR-Meisterleistung gelungen, von der er in den nächsten Monaten profitieren wird.

Er hat oft die schlechtesten Corona-Zahlen, aber fast immer die beste Presse. Zwei Jahre zuvor hatte Söder seinen abrupten Imagewandel vom rechten Hardliner zum Bienenfreund kurz vor der bayerischen Landtagswahl vollzogen. Auch dieses Mal hängt seine Verwandlung in einen Corona-Sheriff mit einem Urnengang in Bayern zusammen. In ein paar Tagen finden die bayerischen Kommunalwahlen statt. Die CSU wird 34,5 Prozent der Stimmen erringen. Kein Traumergebnis, aber auch keine Katastrophe. Söder wird mit einem blauen Auge noch einmal davonkommen. Es bestärkt ihn in seiner Meinung, er habe in seine neue Rolle nur etwas zu spät hineingefunden.

Für das nächste Treffen der Ministerpräsidenten am 16. März lädt Söder erst gar nicht mehr in die Bayerische Landesvertretung ein, sondern gleich ins Kanzleramt. Warum noch eine Vorbesprechung mit Provinzfürsten, wenn er die nationale Bühne haben kann?

Bereits am Morgen des Treffens in Berlin ruft Söder für Bayern den »Katastrophenfall« aus. Das gibt den Kreisverwaltungsbehörden, Bezirksregierungen und dem Innenministerium mehr Durchgriffsrechte, aber die Presseerklärung der Staatskanzlei ist so formuliert, als wäre der Freistaat nun direkt »unter Führung von Ministerpräsident Dr. Markus Söder«. Und der Ministerpräsident Dr. Markus Söder fällt sofort harte Entscheidungen. Alle Versammlungen werden verboten, überhaupt jede Art von Veranstaltung. Nur noch Lebensmittelläden und Apotheken dürfen öffnen, der übrige Handel wird geschlossen, ebenso Bars und Clubs, Kinos und Schwimmbäder. Bayern macht dicht. Innenminister Joachim Herrmann droht, bei Zuwiderhandlungen setze es »im Extremfall Freiheitsstrafen«. Das ist zwar juristischer Unsinn, klingt aber angemessen scharf.

Und wieder setzt Söder die anderen Landesregierungen unter Druck. Die gleiche Dynamik wie schon bei den Schulen. Obwohl die Infektionszahlen in den meisten Ländern viel niedriger als in Bayern sind, traut sich kein Ministerpräsident bei der Runde im Kanzleramt, hinter Söders Maßnahmen zurückzubleiben. Wer will sich schon nachsagen lassen, nicht alles für die Gesundheit seiner Bürger zu tun? Die Regierungschefs, die vor wenigen Tagen noch um die Schulen rangen, sperren jetzt fast alles zu, von Theatern bis zu Hotels, von Kirchen bis zu Bordellen. Die wenigen Einrichtungen, die geöffnet bleiben dürfen, werden in dem Beschluss extra aufgezählt. Eben noch normal, jetzt die Ausnahme.

Laschet lässt sich von Söder erneut in einen Streit locken, den er nicht gewinnen kann. »Müssen wir wirklich Spielplätze schließen?«, fragt der NRW-Ministerpräsident. Er erinnert daran, dass viele Menschen im Ruhrgebiet in engen Wohnungen leben, meist ohne Garten. Könne man das mit den Spielplätzen den Familien wirklich zumuten? Man kann, findet Söder. Findet auch die Kanzlerin. Finden diesmal sogar die anderen Ministerpräsidenten. Dabei wird die wissenschaftliche Forschung Laschet später recht geben. Das Spielen im Freien ist vergleichsweise unproblematisch, da die Aerosole, die eine Infektion auslösen können, verweht werden. Damals ging man freilich noch von möglichen Schmierinfektion aus und fürchtete, das Virus werde stundenlang an Schaukeln und Wippen haften bleiben.

Und Laschet verkämpft sich noch an einem weiteren Punkt. Der Staat könne keine Gottesdienste verbieten, meint er. Dem stehe die von der Verfassung garantierte Religionsfreiheit entgegen. Die Runde beschließt das Verbot trotzdem, Laschet weigert sich, es in NRW umzusetzen. Zum ersten Mal bei dieser Runde im Kanzleramt passiert das, was später zum Wesensmerkmal der Politik in der Corona-Krise wird: Noch während die Sitzung läuft, gibt es auf Nachrichtenseiten und bei Twitter eine rege Berichterstattung darüber, was hinter den verschlossenen Türen gerade passiert. Einzelne Wortbeiträge der Politiker gelangen unmittelbar nach draußen, sodass der Charakter eines Live-Tickers entsteht. Das ändert die Dynamik in den Sitzungen, wo die Berichterstattung wiederum mitverfolgt wird. Laschet kann an diesem Tag quasi in Echtzeit miterleben, wie er zum Weichei und Zögerer gemacht wird.

Söder nutzt auch diesen Mechanismus geschickt. Er setzt sich heute nicht nur von Laschet ab, sondern auch von Merkel. Die Kanzlerin verfällt auch in Krisensituationen nicht in eine martialische Rhetorik. Während der französische Präsident Macron an diesem Tag vom »Krieg gegen das Virus« spricht, referiert Merkel im Kanzleramt fast bürokratisch die getroffenen Maßnahmen. Ganz anders Söder. Ein »Charaktertest für die Gesellschaft« sei das Virus, verkündet er. In einer Videobotschaft, die er einen Tag später veröffentlicht, schießt er allerdings über das Ziel hinaus. »Es kommen ganz spannende Zeiten auf uns zu«, sagt er, um sich anschließend zu korrigieren: »schwierige Zeiten«. Da gefällt sich einer in der Rolle des Krisenmanagers.

An diesem Dienstag lädt Söder den Bundesgesundheitsminister in sein bayerisches Landeskabinett ein. Spahn lobt anschließend brav die »Klarheit und Korrektheit der Maßnahmen«. Söder hat schon wieder nachgelegt. Nun sind Biergärten und Terrassen zu schließen. »Outdoor« dürfe »nicht nachgeholt werden, was drinnen nicht möglich ist«. Auch das wird neuen virologischen Erkenntnissen nicht lange standhalten. Aber das ist zu diesem Zeitpunkt egal. Deutschland hat seinen Helden gefunden: »Lieber Markus Söder«, schreibt Franz-Josef Wagner, der *Bild*-Kolumnist, »in diesem Krieg gegen das Virus wünsche ich mir Sie als Feldherren. Weil Sie nicht verängstigt sind, weil Sie ein Sieger-Gen haben.« Sogar die *Süddeutsche Zeitung,* die sich jahrelang über den CSU-Hardliner entweder empört oder lustig gemacht hat, schreibt jetzt anerkennend: »Man muss Söder deswegen nicht mögen, aber es ist eine politische Leistung, mit der er aus dem Kreis der deutschen Länderchefs hervorsticht.« Die konservative *FAZ* prophezeit schon den Führungskampf der nächsten Wochen und Monate: »Für Armin Laschet ist Markus Söder zum Maß geworden, an dem sich aber nur Jens Spahn wirklich messen kann. Das wird irgendwann die Frage aufwerfen, ob das Duo, wie es sich vor Wochen präsentierte, noch dem Stand der Dinge entspricht.«

Laschet gerät nun unter enormen Druck. In der Spielplatz-Frage gibt er klein bei. Sie werden auch in NRW geschlossen. Als er diesen Schritt vor der Presse verkündet, wird er gefragt, ob es ihn ärgere, dass Söder ihn so vor sich hertreibe. Laschet wiegelt ab: »Jeder hat seine eigene Art aufzutreten.« Plötzlich verschärft aber auch er den Ton: »Es geht um Leben und Tod, so einfach ist das und auch so schlimm.« Wenig später, als Laschet für einen abwägenden Kurs plädiert und Panikmache ablehnt, wird ihm dieses Zitat immer wieder um die Ohren gehauen.

Söder zieht unbeirrt seine Kreise. Am Donnerstag verhängt er erste Ausgangssperren für zwei besonders betroffene Gemeinden. Bei der Begründung stichelt er schon wieder gegen Laschet. Es gehe darum, ein »zweites Heinsberg« zu verhindern, sagt er. Im rheinischen Hotspot Heinsberg hatte Laschet auf solche Radikalmaßnahmen ausdrücklich verzichtet. Im bayerischen Landtag kommt diese Rempelei gut an. Die Abgeordneten aller Fraktionen ermuntern Söder, forsch durchzuregieren. Auch die sonst notorisch auf Krawall gebürstete AfD macht mit. Der Fraktionsvorsitzende Ingo Hahn sagt Söder in einem persönlichen Gespräch auf dem Landtagsflur: »Sie bekommen alles, was Sie brauchen. Auch ein Ermächtigungsgesetz!« Der Ministerpräsident antwortet: »Sie sind wohl im falschen Jahrhundert!« Hahn bestreitet, dass dieser Wortwechsel stattgefunden habe.

Genauso steil wie seine Beliebtheitswerte steigen allerdings auch die Corona-Infektionen in Bayern an. Söder wird nicht nur von seinem medialen Erfolg angetrieben, sondern auch von seiner Sorge, die Kontrolle über das Infektionsgeschehen zu verlieren. Er glaubt wirklich, Merkel und die anderen Ministerpräsidenten handelten zu langsam. Erst am kommenden Wochenende wollen sie sich alle wieder treffen und Beschlüsse fassen – wegen der Infektionsgefahr nicht mehr im Kanzleramt, sondern nur per Telefonkonferenz. Merkel hat mittlerweile eine Fernsehansprache gehalten. Die fand Söder beeindruckend. Aber noch mehr wühlen ihn die Bilder von der überforderten Intensivstation in Bergamo auf, die um die Welt gehen. In vielen anderen europäischen Ländern haben die Regierungen mittlerweile Ausgangssperren verhängt. Niemand darf mehr auf die Straße. Das wird auch in Deutschland unausweichlich sein, glaubt Söder. Er will sich wieder an der Spitze der Bewegung setzen. Deswegen gerät er zum ersten Mal in Konflikt mit der Kanzlerin.

Merkel mahnt in einer Telefonkonferenz zur Vorbereitung der Wochenendrunde die Ministerpräsidenten zur Geduld. Man müsse jetzt zehn bis zwölf Tage abwarten, um zu sehen, wie die gerade beschlossenen Maßnahmen wirkten. Wegen der langen Inkubationszeit lasse sich das Infektionsgeschehen immer erst nachträglich feststellen. Söder widerspricht. Man müsse jetzt handeln, wie die anderen Europäer auch. Doch diesmal kann er sich nicht durchsetzen. Die anderen Ministerpräsidenten pflichten Merkel bei. Einige sind prinzipiell gegen Ausgangssperren. »Wir können die Leute nicht wegsperren«, sagen sie.

Einige Länderchefs sind mittlerweile genervt davon, dass sich der bayerische Ministerpräsident auf ihre Kosten profiliert. Nur einer steht fest an Söders Seite: Winfried Kretschmann, der grüne Ministerpräsident von Baden-Württemberg. Er telefoniert in dieser Zeit jeden Tag ein- oder zweimal mit seinem bayerischen Kollegen. Als großes Land mit einer langen Außengrenze fürchtet er, die Infektionslage in Bayern könne bald auf den Südwesten übergreifen. Der 71-jährige Kretschmann tendiert zur Vorsicht. Er hat sich selbst schon einmal freiwillig in Quarantäne begeben. In den kommenden Wochen und Monaten wird er Söder immer wieder unterstützen. Im Gegenzug sucht Söder Kretschmanns Rat, bevor er sich öffentlich positioniert. Der Ex-Maoist Kretschmann und der ehemalige Franz-Josef-Strauß-Fan Söder bilden in der Corona-Krise eine stabile grün-weiß-blaue Koalition, an der sich SPD- und CDU-Ministerpräsidenten immer wieder die Zähne ausbeißen. Auch diesmal versucht Kretschmann, Söder aus der Isolation zu helfen. Er schlägt in der Telefonkonferenz mit Merkel vor, sich am nächsten Tag noch einmal zusammenzuschalten. Doch Merkel will erst am Wochenende reden.

Söder wird später Vertrauten erzählen, er habe in der darauffolgenden Nacht nicht schlafen können. Er sei nicht in Nürnberg bei seiner Familie gewesen, sondern allein in München. Er habe die seelische Belastung der Corona-Krise in dieser Nacht am stärksten gespürt. Jeder Arbeitstag beginne mit einer »morgendlichen Meldelage«: neue Infektionszahlen, neue Todesfälle. Und jeder Arbeitstag ende mit einer »abendlichen Meldelage«: Wo überall fehlt es an welchem Material? Alle Zahlen würden von Tag zu Tag besorgniserregender. Er habe sich in dieser Nacht gefühlt, als befände er sich in einem Krieg. Einem Krieg, den er zu verlieren drohe. Um 4 Uhr morgens habe er ein letztes Mal das Für und Wider einer Ausgangssperre abgewogen. Er sei zu dem Schluss gekommen, handeln zu müssen, notfalls allein, notfalls ohne Merkel und die anderen Ministerpräsidenten. Alles andere wäre »schuldhaftes Versagen«, hat er am nächsten Morgen einem Mitarbeiter anvertraut. Er entschließt sich, den martialischen Begriff »Ausgangssperre« fallen zu lassen. Er spricht jetzt von »Ausgangsbeschränkungen«.

An diesem Morgen ruft Söder als Erstes die Kanzlerin an, um sie zu informieren: »Ich werde Ausgangsbeschränkungen erlassen.« Merkel fragt zurück: »Muss das sein?« Ihre Corona-Politik folgt der Überzeugung, dass überall in Deutschland im Großen und Ganzen die gleichen Regeln gelten müssen, damit die Bürger sie ernst nehmen und befolgen. Bayerns Vorpreschen stört diesen Gleichschritt. Söder antwortet, er müsse jetzt handeln, denn mit jedem Tag werde die Lage schlimmer.

Er ruft sein Kabinett zusammen, um die drastische Maßnahme zu beschließen. Parallel dazu läuft eine Telefonkonferenz aller Chefs der Staatskanzleien, um die Runde mit Merkel am Wochenende vorzubereiten. Bayerns Staatskanzleichefin Karolina Gernbauer ist überraschend nicht in der Leitung. Der Beamte, der sie vertritt, ist entweder nicht auskunftsfähig oder nicht auskunftswillig. Bei Nachfragen, was der Freistaat denn jetzt plane, wiegelt er ab. Die Kabinettssitzung laufe noch. Wenige Minuten später melden die Nachrichtenagenturen: Bayern verhängt Ausgangsbeschränkungen. »Wir haben uns alle verarscht gefühlt«, erinnert sich einer der Teilnehmer.

Kurz darauf erklärt Söder seiner Bevölkerung die Maßnahmen. Ab Mitternacht sei das Verlassen der eigenen Wohnung nur noch bei Vorliegen »triftiger Gründe« erlaubt, etwa ein Einkauf oder Arztbesuch. Sport und Bewegung an der frischen Luft seien nur noch allein erlaubt oder mit den Personen, mit denen man zusammenlebe. Die Ausgangsbeschränkungen müssten sein. Draußen seien immer noch zu viele Menschen in Gruppen unterwegs. Dies sei inakzeptabel. Söder schlägt einen neuen Ton an. Weil sich zu wenige an die Regeln gehalten hätten, müssten diese jetzt verschärft und kontrolliert werden. Er spricht von einem »Regelwerk für Unvernünftige«.

Auch das Kanzleramt reagiert jetzt strenger, ungeduldiger. Kanzleramtsminister Helge Braun droht den Bürgern unverhohlen. Bisher habe der Staat auf Freiwilligkeit gesetzt, sagt er in einem *Spiegel*-Interview, aber man könne auch anders. »Wir werden uns das Verhalten der Bevölkerung genau anschauen«, warnt er. »Der Samstag ist ein entscheidender Tag, den haben wir besonders im Blick.« An diesem Tag würden sich die Leute treffen, weil sie frei hätten. »Das muss jetzt eingestellt werden. Geschieht das nicht, kann es passieren, dass auch in den Bundesländern weitergehende Maßnahmen beschlossen werden, obwohl wir das eigentlich vermeiden wollen.«

Die Ansage von Merkels engstem Mitarbeiter ist klar und deutlich: Wenn ihr am Samstag nicht freiwillig zu Hause bleibt, dann verhängen wir am Sonntag eine Ausgangssperre übers ganze Land. Für diesen Tag ist ohnehin die nächste Telefonkonferenz von Merkel und den Ministerpräsidenten geplant. Werden sie der Bevölkerung tatsächlich verbieten, auf die Straße zu gehen? In diesem Fall hätte Söder mit seinen bayerischen Ausgangsbeschränkungen erneut die Marschrichtung vorgegeben, der wenig später alle folgen.

Doch jetzt reicht es Laschet. Er will die Initiative zurückgewinnen – und nutzt dazu den Unmut der Kollegen über Söder. Der Bayer ist ja immer noch Vorsitzender der Ministerpräsidentenkonferenz und müsste in dieser Funktion die Meinungsbildung der Länder koordinieren, eine gemeinsame Beschlussvorlage erarbeiten, mit der die Ministerpräsidenten dann zur Kanzlerin gehen. Doch dieser Aufgabe verweigert sich Söder erneut. Er sieht in Merkel und ihrem Kanzleramtschef ja die besten Verbündeten für seinen Kurs. Warum sollte er da eine einheitliche Position der Länder gegenüber dem Bund aufbauen?

Diese Aufgabe reißt Laschet nun an sich. Sein Staatskanzleichef Nathanael Liminski nimmt diskret Verhandlungen mit allen Bundesländern auf, wie man die von Söder verfochtenen und von Merkel erwogenen Ausgangsbeschränkungen doch noch abwenden könnte. Laschet schlägt stattdessen »Kontaktverbote« vor. Die Bürger sollten weiter den öffentlichen Raum benutzen dürfen, aber auf ausreichend Abstand zu ihren Mitbürgern achten. Den anderen Ländern leuchtet das ein. Laschet gewinnt Malu Dreyer als Komplizin. Die Ministerpräsidentin von Rheinland-Pfalz ist ebenfalls genervt von Söders Attacken. Die Sozialdemokratin überzeugt die anderen SPD-Regierungschefs, sich hinter das »Kontaktverbot«-Papier zu stellen. Am Ende kann Laschet 11 von 16 Ministerpräsidenten als Unterstützer gewinnen. Drei zögern noch. Söder wird nicht gefragt. Das ist ein Affront. Außerdem eine Verletzung der Geschäftsordnung, da Bayern den MPK-Vorsitz innehat.

Aber fast alle anderen machen mit – und halten dicht. Bei der Schulschließung hatte Söder sie überrumpelt, diesmal soll er überrumpelt werden. Selbst die CDU-Ministerpräsidenten warnen ihn nicht. Doch einem ist nicht wohl bei der Sache: Winfried Kretschmann, dem Grünen. Ein paar Stunden vor der Sitzung petzt er Söder, was Laschet vorhat.

Der bayerische Ministerpräsident ist außer sich vor Wut. Erst zehn Minuten vor Beginn der Videokonferenz trudelt das mit zwölf Ländern abgestimmte Laschet-Papier bei ihm als Sitzungsleiter ein, als Beschlussvorlage. Es ist jedoch nicht der einzige Entwurf, der zur Entscheidung vorliegt. Auch Kanzleramtschef Braun hat ein Papier erarbeitet.

Die Kanzlerin spricht das Problem zu Beginn der Sitzung direkt an. »Es gibt zwei Papiere. Wie gehen wir damit um?« Söder hakt sofort ein: »Das eine Papier ist nicht mit uns abgestimmt. Das zählt nicht für uns.« – »Ihr habt ja schon was beschlossen«, entgegnet Laschet. Er meint die bayerischen Ausgangsbeschränkungen. »Dann können wir ja rausgehen«, keilt Söder zurück. Das ist eine ernste Drohung. Wenn Bayern die Beratungen jetzt tatsächlich verließe, dann wäre die deutsche Einigkeit in der Corona-Bekämpfung offensichtlich gescheitert. Könnten Merkel und die Ministerpräsidenten den Bürgern dann noch glaubhaft große Einschränkungen abverlangen? Söder blufft jedoch nur. Seine Drohung in der Telefonkonferenz zielt gar nicht auf die zugeschalteten Kollegen Ministerpräsidenten, sondern auf die »Live-Berichterstattung« bei *Bild*. Dort wird sie wenige Minuten später als beherzter Beitrag des entschlossenen Corona-Bekämpfers gewürdigt.

Diesmal trägt Laschet einen Sieg davon. Mecklenburg-Vorpommerns Ministerpräsidentin Manuela Schwesig kritisiert Söders Alleingänge als unsolidarisch. Auch Hessens Regierungschef Volker Bouffier hält ihm vor, Absprachen gebrochen zu haben. Die meisten Ministerpräsidenten halten die »Kontaktverbote« für das intelligentere Konzept. Keine »Ausgangsbeschränkungen« also. Auch Merkel und Braun scheinen es so zu sehen. Der Kanzleramtsminister überarbeitet sein Papier. Es klingt anschließend sehr nach Laschets Vorschlag, vermeidet allerdings die Reizworte »Kontaktverbote« und »Ausgangsbeschränkungen«. Diese Vorlage wird einstimmig beschlossen.

Armin Laschet glaubt, er sei endlich aus der Defensive herausgekommen.

18
Merkels Angst

Die Kanzlerin ist sauer – auf sich selbst. Es ist Sonntag, der 22. März 2020. Sie hat zweieinhalb Stunden lang mit Markus Söder, Armin Laschet und den anderen Ministerpräsidenten um die neuen Kontaktbeschränkungen gerungen. Und dann hat sie die neuen Regeln in der Pressekonferenz falsch erklärt. »Der Aufenthalt im öffentlichen Raum ist nur alleine, mit einer weiteren im Haushalt lebenden Person oder im Kreis der Angehörigen des eigenen Hausstands gestattet.« Das ergibt keinen Sinn. Es hätte heißen müssen: Mit einer weiteren *nicht* im Haushalt lebenden Person.

Sie fährt aus dem Erdgeschoss des Kanzleramtes, wo die Pressekonferenz stattfand, in die siebte Etage, die Leitungsebene. Dort ist ihr Büro, aber dahin geht sie nicht, sondern sucht stattdessen ihre Büroleiterin Beate Baumann auf. Die hat Merkels Auftritt wie stets am Fernseher verfolgt, um ihr Feedback zu geben. Sie hat den Fehler auch gehört. Die Frauen, beide Perfektionistinnen, ärgern sich jetzt gemeinsam.

In dieses Gespräch, so wird es später berichtet, platzt der Kanzleramtschef, der sein Büro auf der gleichen Etage hat. Helge Braun, ein großer, dicker Mann, der »Buddha der Bundesregierung« genannt wird, weil ihn nie etwas aus der Ruhe bringt, wirkt nervös, fast ängstlich. Die Kanzlerin werde dringend am Telefon verlangt, sagt er. Sie winkt ab. Sie habe jetzt keine Zeit. Braun insistiert. Ihr Arzt sei am Telefon. Merkel ist zwei Tage zuvor gegen Pneumokokken geimpft worden. Diese Impfung wird in diesen Tagen bei allen älteren Spitzenpolitikern nachgeholt. Sie soll verhindern, dass es im Fall einer Corona-Infektion zusätzlich zu einer bakteriellen Lungenentzündung kommt. Merkels Arzt, so erfährt sie am Telefon, ist positiv auf Covid-19 getestet worden.

Die Kanzlerin lässt sich sofort in ihre Wohnung an der Museumsinsel fahren. Sie wird sie die kommenden zwei Wochen nicht mehr verlassen. Der Arzt, der sie impfte, trug zwar einen Mundschutz und Einweghandschuhe. Merkel hat auch keine Symptome, und sie wird umgehend negativ getestet. Weitere Tests in den kommenden Tagen werden das Ergebnis bestätigen. Trotzdem geht sie nicht das geringste Risiko ein. Sie bleibt zu Hause. Sie ist extrem vorsichtig, auch wenn keine Fernsehkameras dabei sind.

Nachdem sie aus der Quarantäne ins Kanzleramt zurückgekehrt ist, steht gleich wieder eine Regierungserklärung auf dem Programm. Die Corona-Krise macht jetzt sogar den Weg von ihrem Büro im Kanzleramt bis zum Reichstag zu einem Problem. Mit ihrem Dienstwagen fahren? Aber was ist mit der Ansteckungsgefahr? Merkel könnte zu Fuß gehen, an der frischen Luft, in fünf Minuten wäre sie da, nur quer über den Platz der Republik. Aber das geht nicht. Ihre Sicherheitsleute raten davon ab. Kein Spaziergang, zu gefährlich.

Die Kanzlerin hat Sicherheitsstufe 1. Dieser Sicherheitsstufe unterliegen außer ihr nur noch der Bundespräsident und jene Minister, die mit Terrorbekämpfung zu tun haben. Eine höhere Sicherheitsstufe haben nur der US-amerikanische und der israelische Präsident, wenn sie zu Besuch in Berlin sind: 1+. Aber auch Stufe 1 reicht schon, um keinen unbegleiteten und keinen ungeplanten Schritt tun zu können. Da jeder Mensch wissen kann, dass die Regierungserklärung um 9 Uhr am Morgen stattfindet, wird die potenzielle Gefahr für einen Anschlag auf dem Weg dorthin als besonders hoch eingeschätzt. Als zu hoch, um zu Fuß zum Reichstag zu gehen.

Normalerweise nutzt Merkel für den Weg dorthin einen ihrer Dienstwagen. Im Fuhrpark der Bundesregierung gibt es für sie Wagen von BMW, Audi und Mercedes – von jeder großen deutschen Automarke einen, damit keines der Unternehmen beleidigt ist. Das Nummernschild ist immer gleich: »0-2«. »0« ist das Diplomaten vorbehaltene Kennzeichen, das auch die Staatsspitze nutzt. »2« steht für Merkels protokollarischen Rang. »0-1« fährt der Bundespräsident, der als Staatsoberhaupt in der Hierarchie über der

Kanzlerin steht. Die Wagen sind Spezialanfertigungen, vier Tonnen schwer, damit ihre Panzerung nicht nur Schusswaffen, sondern auch einem Angriff mit Sprengstoff widersteht. Aber jetzt droht die Gefahr nicht von außen, sondern sie lauert innen. Ihr eigener Sicherheitsbeamter könnte die Kanzlerin infizieren. Oder ihr Fahrer. Sie würde gerne vermeiden, mit anderen Menschen in einer Fahrgastzelle zu sitzen, auch wenn die in den Staatskarossen sehr geräumig sind.

Merkel ist da sehr penibel. Sie rechnet aus, in welchem Modell sie auf der Rückbank den Mindestabstand von 1,5 Metern einhalten könnte. Aber selbst dieser Mindestabstand reicht ihr nicht. Sie fürchtet die Infektion durch Aerosole, die unsichtbaren, feinen Flüssigkeitspartikel, mit denen das Virus übertragen werden kann. Deshalb recherchiert sie im Internet, wie in den einzelnen Limousinen die Luftströme verlaufen. Was sie findet, beruhigt sie nicht.

Merkel erzählt mehreren Kollegen von ihren Recherchen. Ralph Brinkhaus, Fraktionsvorsitzender der Union, gibt seinem Fahrer daraufhin frei und steuert seinen Dienstaudi selbst durch das Regierungsviertel. Auch Peter Altmaier fährt ab sofort selbst. Als Wirtschaftsminister hat er nur Sicherheitsstufe 2, da ist das möglich. Merkel darf nicht selbst fahren. Schließlich findet sie doch noch eine Lösung. An diesem Aprilmorgen, an dem die Regierungserklärung der Kanzlerin auf der Tagesordnung des Bundestags steht, hält plötzlich ein schwarzer VW Bus vor dem Nordeingang des Reichstags, die Schiebetür geht auf, und die Kanzlerin steigt aus. Nicht statusgemäß, der Transporter, aber praktisch in der Corona-Krise. Er hat drei Sitzreihen, und der Innenraum ist höher. Die Kanzlerin hat dadurch mehr Abstand zum Fahrer, die Luftströmung ist weniger gefährlich. Sie kann gar nicht vorsichtig genug sein.

Als zu Beginn der Pandemie noch Schmierinfektionen im Verdacht standen, Corona-Infektionen auszulösen, hatte Merkel stets Desinfektionsmittel in ihrer Handtasche dabei. Zum Tragen von Masken äußerte sie sich lange skeptisch, aber nicht etwa, weil sie diese Vorsichtsmaßnahme für übertrieben hielt. Im Gegenteil, Merkel fürchtete, Masken würden dazu verführen, den Sicherheitsabstand von anderthalb Metern nicht einzuhalten. Im Übrigen seien sie unhygienisch, fügte sie hinzu, wenn sie mit ihren Ministern darüber sprach. Trage man sie falsch oder zu lange, könnten sie zu »Virenschleudern« werden. Als die Wissenschaftler später dringend einen Mund-Nasen-Schutz empfahlen, riet Merkel auf einer Pressekonferenz hausfraulich: »Regelmäßig waschen, nicht zu lange tragen, heiß bügeln oder in die Mikrowelle stecken.« Masken trägt Merkel jetzt ständig. Sie wechselt sie auch häufig. Dazu hat sie zwei kleine Plastiktüten bei sich: In der einen wird die alte Maske entsorgt, aus der anderen nimmt sie eine sterile neue Maske.

Andere Spitzenpolitiker werden in der Corona-Zeit mit Verstößen gegen die Abstandsregeln erwischt. Gesundheitsminister Jens Spahn und Kanzleramtschef Helge Braun drängen sich beim Besuch des Gießener Uniklinikums in einen vollen Aufzug. Als Verteidigungsministerin Annegret Kramp-Karrenbauer eine ukrainische Antonow mietet, das größte Frachtflugzeug der Welt, um medienwirksam 4500 Kisten mit Masken einzufliegen, vergisst sie beim Fototermin am Flughafen, eine Maske aufzusetzen. Der FDP-Fraktionsvorsitzende Christian Lindner fällt nach einem Umtrunk im Promi-Lokal Borchardt einem weißrussischen Honorarkonsul um den Hals und wird dabei fotografiert.

Nur Merkel passiert so etwas nicht. Sie schimpft schon, wenn Kabinettsmitglieder vor der Sitzung zu eng beisammenstehen. Bei einem Gipfel der europäischen Staats- und Regierungschefs im Juli kommt sie mit FFP2-Maske nach Brüssel. Als der bulgarische Ministerpräsident Bojko Borissow seine Maske unter der Nase trägt, fuchtelt Merkel demonstrativ mit ausgestrecktem Zeigefinger vor seinem Gesicht herum. Das Foto von dieser Szene wird sofort auf zahllosen Nachrichtenseiten auf der ganzen Welt veröffentlicht. Als später auf der Terrasse des EU-Ratsgebäudes in Brüssel Emmanuel Macron mit seinem Chefberater Clément Beaune und dem Abteilungsleiter für Europapolitik aus dem Kanzleramt, Uwe Corsepius, in lockerer Runde und ohne Maske an der frischen Luft ihre Verhandlungsstrategie besprechen, sitzt nur eine demonstrativ entfernt und mit Maske in der Ecke: Angela Merkel.

Sogar in ihren eigenen Arbeitsräumen fühlt sich die Bundeskanzlerin nur bedingt sicher. Die Kabinettssitzung wird in den »Internationalen Konferenzsaal« des Kanzleramtes verlegt, den größten Raum der Behörde, wo die Minister so weit auseinandersitzen, dass sie Mikrofone brauchen. Auch hier informiert sich Merkel persönlich über die Luftströme und berichtet Gästen stolz, sieben Mal in der Stunde werde die komplette Luft ausgetauscht.

Es gibt keinen Spitzenpolitiker, ja kaum einen anderen Menschen, der Abstandsregeln und Hygienevorschriften ernster nimmt als Angela Merkel. Sie ist nicht nur extrem vorsichtig, sie hat auch Angst, sagen mehrere Personen, die sie länger kennen und in der Corona-Zeit aus nächster Nähe erleben. Angst vor einer Infektion.

Ein Kabinettskollege teilt diese Angst: Horst Seehofer. Der Innenminister hat schon am Anfang der Krise auf radikalere Maßnahmen gedrängt. Jetzt findet er Merkels Vorsicht richtig. Aber sie sollte ruhig noch weiter gehen, meint Seehofer. Die Kanzlerin sollte nicht nur Angst haben. Sie sollte auch Angst verbreiten.

Wie er sich das vorstellt, steht in einem 17-seitigen Papier seines Ministeriums. Es trägt den Titel: »Wie wir Covid-19 unter Kontrolle bekommen«. Datum und Absender fehlen, dafür wird auf jeder Seite gewarnt: »VS – nur für den Dienstgebrauch«. Diese Einstufung als »Verschlusssache« bedeutet, dass nur Personen Kenntnis von dem Papier erhalten dürfen, die es für ihre »Aufgabenerfüllung« brauchen. Normale Beamte schon mal nicht. Und die Öffentlichkeit schon gar nicht.

Ein Autor ist auf dem Dokument nicht vermerkt. Der Innenminister hat es in Auftrag gegeben – nach der Brotzeit mit Christian Drosten und Lothar Wieler im Innenministerium in Berlin. Bei diesem Treffen rieten die Experten noch von Grenz- und Schulschließungen ab. Seehofer hatte sie daraufhin im Verdacht, zu lasch zu sein. Mit diesem Rat, so fürchtete er, werde die Kanzlerin den Bürgern den Ernst der Lage nicht klarmachen können. Seehofer wollte es besser machen und beauftragte damit ein Team von Wissenschaftlern um seinen Staatssekretär Markus Kerber.

Das Papier lässt an Ernst und Klarheit nichts zu wünschen übrig.

Darin heißt es: »Der Worst Case ist mit allen Folgen für die Bevölkerung in Deutschland unmissverständlich, entschlossen und transparent zu verdeutlichen.« Es drohten »über eine Million Tote im Jahr 2020, für Deutschland allein«. Die Zahl der Infizierten würde »rasant zunehmen« und »schon relativ bald 70% der Bevölkerung ausmachen«. Es sei mit einer »massiven Überlastung des Gesundheitssystems zu rechnen. Über 80% der intensivpflichtigen Patienten müssten von den Krankenhäusern abgewiesen werden.« Und weiter: Wenn die Bürger ihr Verhalten nicht radikal der Pandemie anpassten, stehe eine »unvorstellbare wirtschaftliche Katastrophe« bevor. »Im Sinne einer ›Kernschmelze‹« könnte »das gesamte System in Frage gestellt werden. Es droht, dass dies die Gemeinschaft in einem völlig anderen Grundzustand bis hin zur Anarchie verändert.«

Als einzige Rettung vor dieser drohenden »Kernschmelze« schlägt das vertrauliche Regierungsdokument eine Kommunikation der Angst vor: »Um die gewünschte Schockwirkung zu erzielen, müssen die konkreten Auswirkungen einer Durchseuchung auf die menschliche Gesellschaft verdeutlicht werden.« Diese benötige man nicht nur, damit die Menschen tatsächlich zu Hause blieben. Sondern auch, um politische Zustimmung zum »Einsatz von Big Data und Location Tracking« zu erreichen. Die Unterbringung von Infizierten in »Quarantäneanlagen« stellt das Papier als Möglichkeit in den Raum.

Die Bundesregierung solle, so die Autoren des Papiers, in ihrer Kommunikation möglichst konkret werden: »Viele Schwerkranke werden von ihren Angehörigen ins Krankenhaus gebracht, aber abgewiesen, und sterben qualvoll um Luft ringend zu Hause. Das Ersticken oder nicht genug Luft kriegen, ist für jeden Menschen eine Urangst.« (Hervorhebung im Original). Die Strategen aus dem Innenministerium empfehlen, der Annahme, dass Kinder kaum unter der Epidemie leiden würden, gezielt zu widersprechen: »Kinder werden sich leicht anstecken, selbst bei Ausgangsbeschränkungen, z. B. bei den Nachbarskindern. Wenn sie dann ihre Eltern anstecken, und einer davon qualvoll zu Hause stirbt und sie das Gefühl haben, schuld daran zu sein, weil sie z. B. vergessen haben, sich nach dem Spielen die Hände zu waschen, ist es das Schrecklichste, was ein Kind je erleben kann.«

Seehofers Experten schlagen hier nichts anderes vor als eine massive Einschüchterung der Bevölkerung. So eine Art staatliche Panikmache. Nicht nur in normalen Zeiten, auch jetzt, in der Pandemie, verbietet sich das. Mit Angst macht man keine Politik. Jedenfalls keine in der demokratischen Mitte. Angst zu schüren, etwa gegen Minderheiten oder einen äußeren Feind, gilt als unanständig, als Methode von Populisten und Radikalen.

In der Flüchtlingskrise hat sich Merkel gegen eine Politik der Angst gestemmt. Der Angst vor Kontrollverlust. Der Angst vor Überfremdung. Der Angst vor dem Islam. Mitunter klang die Kanzlerin in diesen Zeiten so, als verachte sie die Angstmacher und die Ängstlichen. Als sie am 3. September 2015, am Tag vor der Entscheidung, die Grenzen offen zu lassen, eine Ehrendoktorwürde in der Schweiz entgegennahm und eine Zuhörerin in der anschließenden Diskussion bekundete, »Angst vor der Islamisierung« zu haben, wies Merkel sie ungewöhnlich scharf zurück: »Angst war noch nie ein guter Ratgeber. Sie ist es im persönlichen Leben nicht und auch im gesellschaftlichen nicht. Kulturen und Gesellschaften, die von Angst geprägt sind, werden mit Sicherheit die Zukunft nicht meistern.«

Sie hat dieses Thema in den Monaten danach immer wieder aufgegriffen. In ihrer Rede auf der Trauerfeier für die Opfer des islamistischen Terroranschlags auf dem Berliner Breitscheidplatz im Dezember 2016 sagte die Kanzlerin: »Auch wenn es in dieser Stunde schwerfällt. Wir werden die Kraft finden für das Leben, wie wir es in Deutschland leben wollen: frei, miteinander und offen.« Und dann: »Wir wollen nicht damit leben, dass uns die Angst vor dem Bösen lähmt.« Sich nicht von Angst leiten zu lassen, das war auch schon die Botschaft von Merkels wirkungsmächtigster öffentlicher Äußerung, 2008 während der Finanzkrise. »Wir sagen den Sparerinnen und Sparern, dass ihre Einlagen sicher sind«, versprach sie gemeinsam mit ihrem Finanzminister Peer Steinbrück. Damals ging es darum, einen Ansturm auf die Banken zu verhindern. Die Leute sollten nicht vor lauter Angst um ihr Erspartes zu den Geldautomaten laufen und ihr Geld abheben. Aus der internationalen Finanzkrise sollte nicht noch eine deutsche Bankenkrise werden. Das hat damals funktioniert. Die Leute ließen sich von der Bundeskanzlerin Merkel ihre Angst nehmen.

Aber jetzt, in der Corona-Krise, soll sie da etwa das Gegenteil tun? Die Angst schüren, damit auch der Letzte noch den Ernst der Lage versteht? Darf eine Kanzlerin das überhaupt? Muss sie es in dieser Lage vielleicht sogar? Soll sie sich dazu mit einer Rede im Fernsehen direkt an die Bevölkerung wenden? Merkel braucht lange, bis sie sich dazu durchringt. Sehr lange.

Ihr Schweigen ist auffällig. Viele andere Staats- und Regierungschefs haben längst zu ihren Bürgern gesprochen, manche sogar mehr als nur einmal. US-Präsident Trump, der Holländer Rutte, der Österreicher Kurz. Der französische Präsident Emmanuel Macron hat die »schwerste Gesundheitskrise seit einhundert Jahren« ausgerufen und einen »Krieg mit einem unsichtbaren Feind«. Unter Merkels engsten Mitarbeitern hat sich die Meinung durchgesetzt, sie müsse jetzt auch endlich ins Fernsehen. Sogar zwei Politiker, die sich sonst nie in die Kommunikationsstrategie der Kanzlerin einmischen, intervenieren bei ihr: Kanzleramtschef Braun und CDU-Chefin Kramp-Karrenbauer. Braun meint, für die Bekämpfung der Pandemie sei es von entscheidender Bedeutung, dass die Bürger ihr Verhalten veränderten. Dafür müsse Merkel mit einer Fernsehansprache werben. Kramp-Karrenbauer rät der Kanzlerin dringend, sich direkt an die Bevölkerung zu wenden. Dabei zieht sie einen Vergleich, der Merkel gar nicht gefällt. Schon in der Flüchtlingskrise 2015 sei es ein Fehler gewesen, so die Parteivorsitzende, die eigenen Absichten den Leuten nicht von Angesicht zu Angesicht zu erklären. In der Corona-Krise müsse Merkel dies unbedingt tun: »Es reicht nicht, sich wieder bei Anne Will einladen zu lassen.«

Merkel zögert und zögert. Sie hat in sechzehn Jahren Kanzlerschaft noch nie eine Fernsehansprache gehalten. Die traditionelle Neujahrsansprache an Silvester zählt dabei nicht. Das ist wie *Dinner for One,* eine überkommene Folklorenummer aus der alten

Bundesrepublik, die Merkel von Jahr zu Jahr lustloser abspulte. Als die *Zeit* 2019 die Schriftstellerin Mely Kiyak eine Rezension über Merkels Neujahrsansprache schreiben ließ, begann diese mit den Worten: »Entschuldigung, aber man möchte sofort den Namen der Redenschreiber wissen, die diese alles in allem rhetorische, politische, ästhetische und mediale Vollkatastrophe verantworten.«

Wenn es ernst wurde, hat Merkel die Bürger stets gemieden, jedenfalls in ihren Wohnzimmern. Weder in der Finanzkrise noch der Eurokrise oder der Flüchtlingskrise hat die Kanzlerin zu ihrem Volk gesprochen. Das liegt mit Sicherheit an ihren limitierten rhetorischen Fähigkeiten, aber mehr noch an ihrem Verständnis vom Amt einer Kanzlerin. Für Merkel ist Politik ein Funktionssystem der modernen Gesellschaft neben anderen. In diesem Sinne fällt eine Kanzlerin Entscheidungen – so wie eben ein Wissenschaftler forscht, ein Arzt operiert, ein Bankvorstand Kredite vergibt. Als Profi unter Profis versteht sie sich, nicht als Identifikationsfigur einer Gemeinschaft. Merkel will kein Häuptling sein, um den sich bei Gewitter die Sippe am Lagerfeuer scharrt, auch nicht am modernen Lagerfeuer, dem Fernsehen.

Vor allem Brauns Argument, dass die Pandemie nicht ohne die Mitwirkung der Bürger funktioniere, überzeugt sie schließlich doch. Sie willigt ein. Aber sucht noch lange nach dem richtigen Zeitpunkt. Zweimal verwirft sie kurzfristig den Termin, den ihre Berater anvisiert haben. Am 17. März 2020 um 8.30 Uhr ist sie endlich so weit. In der Morgenlage, der täglichen Frühkonferenz, zu der sich ihre engsten Mitarbeiter in ihrem Büro im Kanzleramt versammeln, beauftragt sie Regierungssprecher Steffen Seibert, ARD und ZDF zu informieren: Am nächsten Abend möchte sie vor den Hauptnachrichten auf Sendung.

Aber was will sie jetzt eigentlich noch sagen? In den Lockdown schicken kann sie die Deutschen nicht mehr. Da sind sie längst. Im Homeoffice arbeiten auch schon viele. Die Eltern schicken ihre Kinder schon seit über einer Woche nicht mehr zur Schule. Die Regierung hat bereits die »Beschränkung von sozialen Kontakten« beschlossen, die meisten Bundesländer haben Messen und Gottesdienste verboten. Touristische Reisen sind auch schon nicht mehr erlaubt, Restaurantbesuche nur noch bis 18 Uhr. Immer mehr Flüge werden gestrichen. Wer noch unterwegs ist, sieht sich nicht nur kritischen Blicken seiner Mitbürger ausgesetzt, sondern wird immer öfter auch von staatlichen Autoritäten daran gehindert. An der Nordsee werden Urlauber zur Abreise aufgefordert, die Zufahrtsstraßen zu den Ostseeinseln sind von der Polizei abgesperrt. Später wird das Robert Koch-Institut von einer Tochterfirma der Telekom anonymisierte Mobilfunkdaten zur Verfügung gestellt bekommen und damit errechnen, wie stark die Bewegung der Bevölkerung im März 2020 tatsächlich zurückgegangen ist. Es sind eindrucksvolle 40 Prozent, in Bayern sogar 60 Prozent. In mancher Großstadt und einigen grenznahen Gebieten liegt der Wert noch höher. Die Auswertung der Handydaten würde später bestätigen, was damals zu erleben und zu beobachten war: Das große Zu-Hause-Bleiben begann schon eine Woche vor Merkels Fernsehansprache.

Eine Rede ans Volk also ohne Neuigkeit? Das klingt so ungewöhnlich, dass im politischen Berlin, als die Nachricht von Merkels Ansprache am Morgen durchsickert, für ein paar Stunden spekuliert wird, die Kanzlerin werde am Abend doch noch eine echte Ausgangssperre verkünden. Aber das wird sie nicht tun. Merkel hat zu diesem Zeitpunkt schon mehrere Textfassungen vorliegen. Sie sind nicht von den Beamten erstellt worden, die normalerweise ihre Reden schreiben, sondern von Beate Baumann, ihrer Bürochefin, und Steffen Seibert, ihrem Regierungssprecher, seit Jahren ihre engsten Mitarbeiter. Die Kanzlerin redigiert die Rede selbst. Sie streicht eine Passage, die sich mit den absehbaren wirtschaftlichen Verwerfungen beschäftigt und Hilfen der Regierung für betroffene Unternehmen verspricht.

Merkel will sich auf die Kernbotschaft konzentrieren: Vermeiden Sie Kontakte! Eine Warnung vor Einsamkeit in der Krise bleibt hingegen drin: »Auch darauf wird es ankommen: niemanden allein zu lassen, sich um die zu kümmern, die Zuversicht und Zuspruch brauchen.« Merkel wird dazu ermuntern, ältere Verwandte, die man nicht mehr treffen darf, stattdessen anzurufen, mit ihnen zu skypen,

Briefe zu schreiben oder »einen Podcast aufzunehmen«. Ebenfalls im Redemanuskript bleibt ein Absatz, der die Krise mit Merkels eigener Biografie verknüpft: »Für jemanden wie mich, für die Reise- und Bewegungsfreiheit ein schwer erkämpftes Recht waren, sind solche Einschränkungen nur in der absoluten Notwendigkeit zu rechtfertigen.« Eine solche Passage ist äußerst ungewöhnlich für Merkel. Sie hat ihre ostdeutsche Herkunft in ihrer Karriere so gut wie nie zum Thema gemacht, ähnlich wie ihr Frausein. Überhaupt ist sie kaum jemals persönlich geworden. Jetzt aber, in der Corona-Krise, wird sie es.

Die Aufzeichnung ist schon im ersten Versuch im Kasten, wie der Journalist Nico Fried erfahren hat, der die Genese der Fernsehansprache rekonstruierte. Viele Versuche hätte Merkel auch nicht gehabt. Erst um 16.10 Uhr an diesem Tag ist ihre Rede fertig. Anschließend wird sie von einem ARD-Team aufgenommen und nach den 19-Uhr-*heute*-Nachrichten im ZDF zum ersten Mal gesendet. Dann die Ausstrahlung nach der *Tagesschau* in der ARD sowie bei den privaten Fernsehsendern n-tv und *WELT*. Insgesamt sehen fast 30 Millionen Deutsche ihre Ansprache. Die überwältigende Mehrheit fühlt sich bei der Kanzlerin gut aufgehoben. Die Kernbotschaft dieser 12 Minuten und 47 Sekunden lautet: »Es ist ernst. Nehmen Sie es auch ernst!« Das tun die Deutschen schon. Merkel verleiht einer Stimmung Ausdruck, die bereits herrscht.

Die Bundesregierung lässt die Stimmung in der Corona-Krise regelmäßig erforschen. Das Bundesinstitut für Risikobewertung (BfR), eine Behörde, die dem Ministerium für Ernährung und Verbraucherschutz untersteht, gibt unmittelbar nach Verhängung der Corona-Einschränkungen eine wöchentliche Umfrage in Auftrag, mit der die Zustimmung der Bevölkerung zu einzelnen Maßnahmen gemessen wird. »Corona-Monitor« nennen die Demoskopen diesen Einblick in die Seelenlage des deutschen Volkes während der Pandemie.

Die ersten Ergebnisse gibt es schon in der Woche nach Merkels Ansprache, am 24. März, und sie sind eindeutig: Die »Quarantänemaßnahmen« halten 97 Prozent für richtig. »Kitas/Schulen schließen«, eine Maßnahme, um die wenige Tage zuvor in der Ministerpräsidentenkonferenz noch hart gerungen worden war, unterstützen 94 Prozent. Das »Kontaktverbot« (92 Prozent), Grenzkontrollen (91 Prozent), »Geschäfte schließen« (86 Prozent), die Absage von Veranstaltungen (97 Prozent), die Einschränkung von »Reiseaktivitäten« (97 Prozent) sowie das Schließen von Kultureinrichtungen finden riesige Zustimmungswerte.

Besonders interessant: 74 Prozent der Deutschen befürworten Ende März 2020 sogar eine »Ausgangssperre«. Eine Maßnahme also, die nicht nur wesentlich schärfer wäre als die »Kontaktbeschränkungen«, die von der Bundeskanzlerin und den Ministerpräsidenten erlassen wurden, sondern sogar schärfer noch als die »Ausgangsbeschränkungen«, die in Bayern in Kraft sind. Auch wenn nicht allen Befragten die feinen Unterschiede zwischen den Konzepten bewusst gewesen sein werden, so kann man doch festhalten: Eine überwältigende Mehrheit der Deutschen unterstützt in der Anfangsphase des Lockdowns nicht nur die entschiedenen Maßnahmen der Politik, sie wünscht sich sogar noch ein härteres Vorgehen.

Wie ist diese ungewöhnlich eindeutige Stimmung zu erklären? Hinweise darauf gibt eine andere Studie, die am 20. März, also zwei Tage nach Merkels Fernsehansprache, von der Universität Mannheim gestartet wird. Sie wendet ein bereits existierendes Umfrageinstrument an, das »German Internet Panel« (GIP): eine »Längsschnittbefragung« von fast 5000 Teilnehmern, die bereits seit 2012 alle zwei Monate online durchgeführt wird. Der Vorteil dieser Methode liegt darin, dass langfristige Daten über Einstellungen und Gefühle in der Bevölkerung vorliegen. An ihnen kann man die Veränderungen während der Corona-Krise messen. Ein Gefühl nimmt dabei besonders stark zu: das »Angstempfinden in der Bevölkerung«. Obwohl die von den Forschern abgefragten Sätze »Ich bin besorgt, dass etwas schiefgehen könnte« und »Ich bin nervös« erfordern, dass sich die Teilnehmer ihre eigene Unsicherheit eingestehen, zeigt das Ergebnis, dass die Deutschen ihre Angst in der Corona-Krise unumwunden zugeben. Eine Mehrheit behauptet, »ein wenig ängstlich« zu sein. Immerhin 18 Prozent bekennen, »ziemliche« oder sogar »sehr große Angst« zu haben.

Die Kanzlerin muss Bilder von überfüllten Intensivstationen in den Köpfen der Menschen gar nicht erst entstehen lassen. Sie muss nicht erwähnen, dass mit Corona ein qualvoller Tod durch Ersticken droht. Sie muss keine Angst verbreiten – die Angst ist schon da. Am Abend der Fernsehansprache spüren die Bürger deutlich: Ihre Kanzlerin teilt ihre Angst.

ENDSPIEL

19
Zeit für Blümchenprints!

Im Juni 2020 trifft im Konrad-Adenauer-Haus in Berlin ein ungewöhnlicher Brief ein. Annalena Baerbock und Robert Habeck, die Vorsitzenden der Grünen, gratulieren der CDU zum 75. Geburtstag. Solche Höflichkeitsgesten machen normalerweise keine Schlagzeilen, diese jedoch schon. Denn die Grünen haben der konservativen Partei eine regelrechte Liebeserklärung geschrieben. Noch bevor die CDU-Vorsitzende Annegret Kramp-Karrenbauer, die ihr Amt schon vor Monaten loswerden wollte und nur noch einmal in der Woche in der Parteizentrale vorbeischaut, den Brief gelesen hat, ist er bereits in aller Munde. Baerbock und Habeck haben ihr Glückwunschschreiben selbst öffentlich gemacht: als Gastbeitrag in der *FAZ*.

Die beiden Grünen-Chefs schwärmen darin geradezu. Die CDU sei »die Grundversorgung im Kanzleramt«. Der »Garant für Stabilität und Verlässlichkeit«. Ihr »Pragmatismus ist Legende«. Sie habe in ihrer Geschichte immer »Würde und Freiheit des Menschen in den Mittelpunkt gestellt«. Lange hätten die Grünen die CDU nur »heimlich bewundert«, schreiben Baerbock und Habeck, jetzt aber sei es an der Zeit, offen zu bekennen, dass eigentlich alles, was in Deutschland je gut gelaufen sei, der Partei Konrad Adenauers und Helmut Kohls zu verdanken sei: »Heute wissen wir, dass kein Automatismus der Geschichte die Koordinaten setzte, sondern unter anderem der klare Kompass der CDU.« Das »unter anderem« haben Baerbock und Habeck erst bei einer Überarbeitung eingefügt. Vielleicht, weil der Text sonst die Grenze zur Satire überschritten hätte. Als wohnte der Hegel'sche Weltgeist ausgerechnet im Konrad-Adenauer-Haus, der biederen Hauptverwaltung einer Partei, die sich seit Merkels Abgang als Parteivorsitzende und dem Scheitern ihrer Nachfolgerin in einer tiefen Identitätskrise befindet.

Die grünen Parteivorsitzenden meinen es jedoch wirklich ernst. Sie feiern die CDU als das »Bayern München der Politik«. Als Rekordmeister also, Champions-League-Sieger, das Maß aller Dinge. Nicht nur in der CDU wundert man sich über so viel überschwängliches Lob. »Devot und peinlich«, schimpft Lars Klingbeil, Generalsekretär der SPD, der einstige Verbündete der Grünen, der so einen Liebesbrief nie erhalten hat. Als Morgengabe für ein kommendes schwarz-grünes Bündnis deuten viele Politikjournalisten den Brief. Doch das greift zu kurz. Denn in Wahrheit stehen die Grünen längst an der Seite der CDU. Angela Merkel regiert bereits mit ihnen, seit Jahren schon.

Die Große Koalition aus Union und SPD hat im Bundesrat, wo fast allen wichtigen Gesetzen zugestimmt werden muss, keine eigene Mehrheit. Deswegen ist sie auf die Stimmen der elf Landesregierungen angewiesen, in denen die Grünen im Sommer 2020 mittlerweile mitregieren. Wenn sich die Grünen mit ihren jeweiligen Koalitionspartnern nicht auf eine gemeinsame Position einigen können, dann enthält sich das jeweilige Land im Bundesrat – so ist es in allen Koalitionsverträgen festgehalten. Da Beschlüsse im Bundesrat jedoch nur mit absoluter Mehrheit gefasst werden können, ist ein neutrales Verhalten im Grunde genommen nicht möglich. Stimmenthaltungen wirken sich dort wie ein Nein aus. Die Grünen haben damit de facto eine Vetomacht im Bundesrat. Die Große Koalition braucht die Ökopartei also für fast alle wichtigen Vorhaben. Und die Kanzlerin weiß das geschickt zu nutzen.

Die Entscheidung, was in Deutschland politisch geht und was nicht, fällt im »Grünen Kamin«. So heißt ein Treffen, das jeden Donnerstagabend vor Sitzungen des Bundesrates in der Landesvertretung Baden-Württembergs in Berlin stattfindet. Hier beraten die beiden grünen Parteichefs mit den regierenden grünen Landespolitikern, welche Vorhaben der Großen Koalition durchgewinkt, welche blockiert und welche vertagt werden, um in Nachverhandlungen im Tausch grüne Inhalte durchzusetzen. In diesem Machtspiel haben die Grünen erstaunlich oft gute Karten. Schon die zentralen Projekte der letzten Großen Koalition waren im Kern eher grüne Anliegen als konservative oder sozialdemokratische. Die Flüchtlingspolitik Angela Merkels wäre ohne die Ökopartei nicht möglich gewesen, genauso wie die Suche nach einem Atommüllendlager.

Der Kanzlerin kommt diese Abhängigkeit ihrer Regierung von den Grünen mitunter sehr gelegen. Sie nutzt sie, um sich gegen Bedenkenträger in den eigenen Reihen durchzusetzen. Als der Koalitionsausschuss in der Nacht zum 20. September 2019 in einer zähen Verhandlungsrunde ein »großes Klimapaket« vereinbart, wird eine Abgabe auf jede Tonne CO_2 festgesetzt, um Industrie und Verbraucher zu einer geringeren Verschmutzung der Erdatmosphäre zu ermuntern. Olaf Scholz und Markus Söder wetteifern dabei um die Rolle des Schutzpatrons der Autoindustrie. Sie gestehen Merkel nur einen Einstiegspreis von 10 Euro pro Tonne zu. Das ist jedoch viel zu wenig, um die beabsichtigte Lenkungswirkung zu erzielen. Die Fridays-for-Future-Bewegung, die am nächsten Tag zu einer Großdemonstration in Berlin aufruft, fordert 180 Euro pro Tonne CO_2-Verbrauch.

Merkel kämpft nicht im Koalitionsausschuss, sondern spielt über Bande mit den Grünen. Obwohl der CO_2-Preis im Bundesrat nicht zustimmungspflichtig ist, die Grünen für das Vorhaben also eigentlich gar nicht gebraucht werden, nimmt die Kanzlerin Verhandlungen mit ihnen auf. Sie bedient sich dabei eines Tricks: Sie verknüpft geschickt zwei Projekte miteinander. Im »Klimapaket« der Regierung wird auch eine Reform der Pendlerpauschale beschlossen. Dafür muss ein Steuergesetz geändert werden. Das wiederum geht nicht ohne den Bundesrat – und damit nicht ohne die Grünen. Die Ökopartei droht, die neue Pendlerpauschale zu blockieren, wenn sie beim Co_2-Preis nicht mitreden darf. Merkel lässt sich auf diesen Kuhhandel ein. Das Ergebnis: Der Einstiegspreis für die CO_2-Steuer steigt auf 25 Euro pro ausgestoßener Tonne Kohlendioxid. Das ist wesentlich mehr als die 10 Euro, auf die sich Union und SPD geeinigt hatten – und näher an den 40 Euro, die die Grünen ursprünglich forderten und die Merkels persönlichen Vorstellungen mehr entsprechen.

Die Grünen regieren also mit, ohne Ministerposten zu bekleiden. Geplant war das so eigentlich nicht. Sie gingen nach der Wahl 2017 davon aus, Teil einer Jamaika-Regierung zu werden – und Robert Habeck Minister unter einer Kanzlerin Angela Merkel. Als die FDP die Sondierungsverhandlungen völlig überraschend platzen ließ, musste Habeck seinen Plan ändern. Er griff nach dem grünen Parteivorsitz. Auch Annalena Baerbock wäre nicht Parteichefin geworden, wenn die Grünen in der Regierung gelandet wären.

Doch so lenken Habeck und Baerbock ihren Ehrgeiz und ihren Willen zur Veränderung auf die eigene Partei um. Sie erfinden die Grünen neu. Sie begraben den in der Doppelspitze angelegen Streit zwischen »Realos« und »Fundis«, unter dem die Partei jahrzehntelang gelitten hat. Dafür finden die beiden neuen Parteivorsitzenden ein kleines, aber gerade deshalb in der Öffentlichkeit leicht vermittelbares Symbol: Sie geben die beiden Chefbüros auf, die die Spaltung der Partei in zwei Flügel manifestiert hatten. Sie beziehen stattdessen ein gemeinsames Büro mit nur noch einem gemeinsamen Büroleiter und einer gemeinsamen Sprecherin. Das mag banal klingen, hinterlässt im politischen Berlin aber starken Eindruck. Hier sind Büros normalerweise Machtsymbole und enge Mitarbeiter persönliche Vertraute, die ihre Chefs oft über viele Jahre und verschiedene Ämter hinweg begleiten.

Eine weitere Entscheidung der beiden grünen Vorsitzenden bleibt öffentlich weitgehend unbemerkt, ist aber noch wichtiger. Sie schaffen eine neue Grundsatzabteilung, die ihnen gemeinsam zuarbeitet. Bislang war der grüne Funktionärskörper nach der Flügellogik organisiert. Das anachronistische Realo-Fundi-Prinzip überlebte auch deswegen so lange, weil daran viele Posten hingen. Wer im grünen Apparat ab jetzt Karriere machen will, darf nicht mehr gegeneinander, sondern muss miteinander arbeiten. Ihre jeweils eigenen Seilschaften pflegen die beiden Vorsitzenden aber dennoch. Baerbock stützt sich auf die Arbeitsgemeinschaften der Grünen, in denen die reine Lehre formuliert wird. Habeck arbeitet lieber mit den kompromisserfahrenen Regierungspolitikern zusammen, die er aus dem »Grünen Kamin« vor den Bundesratssitzungen kennt.

Vor allem Habeck zielt mit dem neuen grünen Programm und seinem ungewöhnlichen politischen Stil weniger auf die Partei, sondern vielmehr auf die Gesellschaft. Besonders auf jenen Teil der Gesellschaft, den der Soziologe Andreas Reckwitz als »neue Mittelklasse« ausgemacht hat: Akademiker mit hohen Bildungsabschlüssen und hohem kulturellen Kapital, die nach Individualität und Selbstentfaltung streben. Kein anderer Politiker will diese neue Mitte so entschlossen erobern wie Habeck. Er will, dass sich seine Grünen zu dieser Mitte bekennen, und bringt das auf die bündige Formulierung: »Wenn wir schon die Mitte sind, dann müssen wir auch, Scheiße noch mal, in die Mitte.«

Habeck bricht die Fixierung der Ökopartei auf das traditionelle Alternativmilieu fast mit Gewalt auf. »›Wir Grüne‹ gibt es nicht mehr«, sagt er. »Unser ›Wir‹ ist jetzt die ganze Gesellschaft!« Kein Dokument verlässt mehr die grüne Bundesgeschäftsstelle, ohne dass es gegengelesen wird: von Nicola Kabel, der grünen Parteisprecherin. Habeck kennt sie seit Jahren. Er hat sie aus Kiel, wo er schleswig-holsteinischer Umweltminister und sie seine Sprecherin war, mit nach Berlin gebracht. Kabel geht mit dem Word-Suchlauf über jeden Text. Die Formulierung »Wir Grüne« fliegt regelmäßig raus. Auch Habecks Forderung, die alten Feindbilder abzubauen, setzt sie durch. Wer noch von »schmutziger Industrie« statt wertfrei von »Kohle und Stahl« schreibt, wird ermuntert, sein Anliegen doch positiver auszudrücken. Auch die Große Koalition wird von den Grünen nicht mehr direkt attackiert, ihr wird kein »Versagen« mehr vorgeworfen. Im Habeck-Neusprech heißt das jetzt: »Es besteht Notwendigkeit für Veränderung.«

Habeck scheucht seine Grünen in die Teile der Gesellschaft, die ihnen kulturell bislang fremd waren. Sogar die tief verankerten antideutschen Reflexe in den urgrünen Milieus will er überwinden. Er spricht unverkrampft über »Patriotismus«. Er besucht demonstrativ das Hermannsdenkmal im Teutoburger Wald. Und die Sommerreise der grünen Parteivorsitzenden stellt er unter das pathetische Motto »Des Glückes Unterpfand« – ein Zitat aus der Nationalhymne. Im Europawahlkampf 2019 treibt er der Partei die letzten linken Flausen aus. Statt wie bisher Kritik am »neoliberalen Europa der Konzerne« zu üben, schwenken die Grünen jetzt selig das blaue

Sternenbanner der EU. »So einen Wahlkampf hätte auch die CDU unter Helmut Kohl machen können«, sagt Habeck später stolz zu Vertrauten.

Schon vor seiner Wahl zum Parteichef im Januar 2018 entweihte er den heiligen grünen Grundsatz der Trennung von Amt und Mandat. »Entweder ihr ändert die Satzung, oder ich kandidiere nicht«, mit dieser Ansage hatte er die Partei erpresst. Mit Erfolg. Er durfte für eine Übergangsfrist von acht Monaten sowohl grüner Parteivorsitzender als auch Umweltminister in Schleswig-Holstein sein. Später ärgerte er sich darüber, nicht gleich noch einen Schritt weiter gegangen zu sein und die Trennung von Amt und Mandat ganz abgeschafft zu haben.

Die neuen Grünen sind vor allem Habecks Werk, er hat sie intellektuell entworfen – aber allein repräsentieren kann er sie in der Öffentlichkeit nicht. Sein Erfolg ist nicht denkbar ohne seine Co-Vorsitzende Annalena Baerbock. Sie verkörpert wie er den neuen Pragmatismus der Partei. Habeck war vor der Wahl der neuen Vorsitzenden eigentlich als Realo-Kandidat gesetzt – und hatte mit einer Frau vom linken Flügel als Partnerin gerechnet. Doch Baerbock scherte sich nicht um dieses Kalkül und die alte Lager-Logik.

Annalena Baerbock gehört zur ersten grünen Generation, in der politische Differenzen nicht mehr zu persönlichen Feindschaften werden. Während etwa der Realo Reinhard Bütikofer und der Linke Jürgen Trittin seit Jahrzehnten öffentlich Beleidigungen austauschen, mögen viele in der Partei Annalena Baerbock, egal, welchem Flügel sie angehören. Baerbock hat eine klassische grüne Karriere hingelegt: Mitarbeiterin einer Europaabgeordneten, Referentin in der Bundestagsfraktion, Vorsitzende des kleinen Brandenburger Landesverbandes, Mitglied des Parteirats, Bundestagsabgeordnete. Zwar wird sie von einem in der Partei unentbehrlichen Frauennetzwerk gestützt, aber das ist nicht mehr der alte feministische Stahlhelm-Verband, der an den Ritualen der verlustreichen Geschlechterkriege der westdeutschen Linken festhält. Es sind in erster Linie junge Mütter, die wie sie 2013 in den Bundestag eingezogen sind. Zu ihnen zählen etwa Katharina Dröge, Luise Amtsberg und Irene

Mihalic. Ihre alltägliche Erfahrung, wie mühevoll es ist, Politik und Familie zu vereinen, macht die Gruppe anschlussfähig für Politiker anderer Parteien. Als die CDU-Familienministerin Kristina Schröder 2014 während ihrer Amtszeit eine Tochter bekommt, acht Wochen in den Mutterschutz geht und wenig später als »faulste Abgeordnete des Bundestages« verhöhnt wird, sind die grünen Frauen darüber so empört, dass sie eine fraktionsübergreifende Gruppe gründen: »Mütter im Bundestag«.

Dennoch war Baerbock bis zu ihrer Wahl als Grünen-Chefin außerhalb der Partei fast unbekannt. Auch Habeck hatte sie nicht auf seinem Radar. Am 11. Dezember 2018 wollte er seine Kandidatur zum Parteivorsitz in der *taz*, dem Hausblatt der Grünen, per Interview verkünden. Das Gespräch war bereits geführt und autorisiert, es sollte an diesem Montag erscheinen. Damit Habeck schon am Abend zuvor die Nachrichten bestimmte, sollte das Gespräch am Sonntag an die Agenturen verschickt werden. So sah der Plan aus. Baerbock erfuhr davon – und durchkreuzte ihn eiskalt. Sie wollte nicht als »Frau an Roberts Seite« wahrgenommen werden, wird sie später sagen. Also rief sie Habeck am Samstagnachmittag an, er saß gerade mit seiner Familie beim Adventskaffee. »Ich habe mir überlegt, ich kandidiere auch«, teilte sie ihm mit. »Morgen läuft es bei dpa.« Habeck reagierte genervt. Baerbock hatte ihm die Show gestohlen. Alle redeten plötzlich von ihr, und er, der Shootingstar, musste jetzt überall erklären, was er von ihrer Kandidatur hält. Sein raffinierter Schachzug interessierte in diesem Moment niemanden. Annalena Baerbock hatte ein Zeichen gesetzt – auch in Richtung ihres zukünftigen Co-Vorsitzenden Robert Habeck.

Das erfolgreichste Team der deutschen Politik hat also nicht ganz friedlich zueinandergefunden. Aber sie haben medienwirksam einen Gründungsmythos ihrer Partnerschaft gestrickt. Unmittelbar nach ihrer Wahl zum Parteivorsitz, so erzählen Baerbock und Habeck es später in einem gemeinsamen Interview, hätten sie sich auf der Bühne des Parteitags in einem »Moment vollkommener Stille« ewige Treue geschworen: »Wir haben uns zugeflüstert, dass wir uns durch nichts auseinanderbringen lassen werden.« Auch wenn es so gewesen sein sollte: Da ist der Kitsch, den Journalisten für gefühlige Porträts brauchen.

Was dieses Duo so erfolgreich macht, ist nicht plötzliche Liebe, sondern harte Arbeit. Sie begreifen früh den Vorteil von Teamplay und erarbeiten sich gegenseitiges Vertrauen. Beides erhalten sie sich, das ist die eigentliche Leistung, bis zur Entscheidung der grünen Kanzlerkandidatur. Sie schaffen das, woran die selbst ernannten »Freunde« Sigmar Gabriel und Martin Schulz im Wahlkampf 2017 gescheitert sind. Auch Angela Merkel und Annegret Kramp-Karrenbauer haben das nicht hinbekommen: eine politische Partnerschaft, in der die Schwächen des einen nicht als Chance zur Profilierung des anderen gesehen werden. In der sogar der eine seine Stärken nicht voll ausspielt, damit der andere nicht untergebuttert wird.

Der zu Anfang vor allem medial dominante Habeck versteht – anders als sein Vorgänger Cem Özdemir, der bis dahin begabteste Grünen-Politiker seiner Generation –, dass er seine Kollegin nicht überstrahlen darf. Er nimmt sich zurück, tritt zur Seite, lässt Baerbock glänzen. Anders als ihre oft überforderten Vorgängerinnen kann sie das auch. Baerbock erarbeitet sich mit kleinteiliger Sacharbeit und Selbstbewusstsein zuerst in der Partei und dann in der politischen Öffentlichkeit Respekt. Robert Habeck drückt ihr gemeinsames Verständnis von Zusammenarbeit in einem Interview so aus: »Wir arbeiten in einer Welt voller Eifersucht. Die Wette ist aber, dass Kooperation stärker als Konkurrenz ist.«

Baerbock und Habeck verlangen ihren Grünen sogar anstrengende Modernisierungsleistungen ab. Ein programmatisches Fitnessprogramm, das sich schon bald auszahlt. So überwindet die Ökopartei in schweren Diskussionen ihre alte Aversion gegen die Gentechnik. Als im Herbst 2020 der erste Impfstoff gegen Corona entwickelt wird – er basiert auf der mRNA-Technologie, die genetische Informationen für den Aufbau eines Proteins enthält –, kann die Partei das feiern. Der Teil des Alternativmilieus, der an den alten »Gentechnik, nein danke!«-Slogans festhält, findet sich hingegen auch im »Querdenker«-Milieu wieder.

Der Erfolg des Duos Baerbock/Habeck ist jedoch nicht nur

einem Plan, Fleiß und harter Arbeit geschuldet, sondern auch einer medialen Begleitung, die immer wieder in Begeisterung umschlägt. Exemplarisch dafür stehen mehrere Tweets der Leiterin des ARD-Hauptstadtstudios, Tina Hassel, mit denen sie den grünen Wahlparteitag im Januar 2018 feierte. »Frische grüne Doppelspitze lässt Aufbruchsstimmung nicht nur in Frankreich spüren. Habeck und Baerbock werden wahrgenommen werden! Verantwortung kann auch Spaß machen und nicht nur Bürde sein«, lautet einer der Tweets. Ein anderer: »Baerbock wird mit viel Applaus zur Wahl getragen, beim Rennen um den Parteivorsitz. Erfrischend lebendig, angesichts der lahmen Groko-Protagonisten.« Der FDP-Außenpolitiker Alexander Graf Lambsdorff brachte das auf den Begriff »Groupie-Journalismus«.

Die Grünen dominieren, obwohl sie die kleinste Partei im Bundestag sind, die politischen Talkshows. Baerbock und Habeck gehören zu den am meisten eingeladenen Gästen. Um Robert Habeck entsteht sogar ein regelrechter Hype. »Unser nächster Kanzler?«, titelte der *Stern* im Mai 2019. Das Titelfoto zeigt den Politiker mit Lederjacke, Dreitagebart und sorgsam verwuschelten Haaren, als würde Habeck für ein Dating-Portal werben. »Alle fünf Minuten verliebt sich ein *Stern*-Redakteur in einen Grünen«, witzelte Dagmar Rosenfeld, Chefredakteurin der *Welt*. In manchen Zeitungen und Zeitschriften hält man es offenbar für unausweichlich, dass Habeck bald das Land regiert. »Operation Kanzleramt – wie sich die Grünen auf die Macht vorbereiten«, titelte der *Spiegel* im Juni 2019. Der Wahltermin war da noch über zwei Jahre entfernt.

Im März 2019 war Habeck tatsächlich der beliebteste deutsche Politiker. Er hatte Merkel kurzfristig von Platz eins im *Politbarometer* verdrängt. Längst hatten die Grünen die SPD als zweitstärkste politische Kraft abgelöst. Im Juni 2019 lagen sie erstmalig sogar vor der Union. »Deutsche Journalisten lieben diese Partei einfach«, analysiert Thomas Petersen vom Meinungsforschungsinstitut Allensbach trocken einen Teil des grünen Erfolgsgeheimnisses.

Die Ursache für die grüne Hochkonjunktur liegt jedoch bei der Partei selbst. Wer die Große Koalition leid ist und nicht an den rechten oder linken Rand wechseln will, glaubt, in den Grünen eine Alternative in der Mitte zu finden.

2019 schien zudem ein überheißer Sommer den Klimawandel zur Alltagserfahrung zu machen – auch davon profitierten die Grünen. Sie kümmern sich schließlich seit Jahrzehnten um dieses Thema und haben schon zur Wiedervereinigung plakatiert: »Alle reden über Deutschland. Wir reden über das Wetter.« Die großen Schülerdemonstrationen der Fridays-for-Future-Bewegung vermittelten überdies den Eindruck, den Grünen wachse eine ganze Generation als natürlicher Bündnispartner zu. Habeck warnte intern jedoch davor, die neue Bewegung zu vereinnahmen. Das war klug. So konnten die Grünen vom *radical chic* der Klimakinder profitieren, ohne an deren radikalen Forderungen gemessen zu werden, wie beispielsweise der kompletten Umstellung der Energieversorgung auf erneuerbare Energien bis zum Jahr 2030.

Der Sommer 2019 katapultierte die Grünen von ohnehin schon starken 22 Prozent auf ihren bisherigen Spitzenwert: 28 Prozent. Habeck erkannte das als Chance für seinen Neue-Mitte-Kurs. Er gab intern die Parole aus: Wir können die Union schlagen! Wir spielen auf Sieg! Er klang wie ein ehrgeiziger junger Fußballtrainer, der einen Klub aus dem Tabellenkeller übernommen hat, ihm Mannschaftsgeist sowie modernen Konzeptfußball vermittelt und am Ende einer Traumsaison versucht, das volle Potenzial seiner Truppe zu entfesseln: Jetzt ist sogar die Meisterschaft drin! Jetzt schlagen wir die Bayern!

Doch Corona ändert auch für die Grünen alles. Habeck tourt Mitte März 2020 gerade durch Bayern, er will bei den Kommunalwahlen die CSU in ihren lokalen Hochburgen ärgern und der SPD sogar die Großstadt München abnehmen. Eine riesige Abschlusskundgebung auf dem Marienplatz soll den neuen Anspruch dokumentieren, eine echte Größe in der Mitte der Gesellschaft zu sein – doch dann muss sie, wie alle anderen Veranstaltungen auch, kurzfristig abgesagt werden. Habeck nimmt stattdessen Wahlkampfvideos für YouTube auf und kauft sich am Münchener Hauptbahnhof ein Ticket für den Nachtzug nach Hamburg. Flüge vermeidet er, seit er nach einem Inlandsflug von einem Passagier in Berlin-Tegel fotografiert und anschließend in den sozialen Netzwerken als Klimaheuchler bloßgestellt worden ist. Am Schalter wird Habeck gesagt: »Glück gehabt, das letzte Ticket. Wir sind ausverkauft.« Doch als der Zug wenige Stunden später losrollt, ist er so gut wie leer. Gut, denkt sich Habeck, dann mache ich jetzt eben eine Woche Urlaub.

Die Dramatik der Pandemie wird dem grünen Spitzenduo erst durch die Kanzlerin klar. Angela Merkel informiert gemeinsam mit ihrem Kanzleramtsminister Helge Braun die grüne Parteiführung in mehreren eigens angesetzten Telefonkonferenzen über die Corona-Lage und die Strategie der Bundesregierung. Baerbock und Habeck lernen von der Kanzlerin, wie gefährlich eine exponentielle Verbreitung des Virus ist und was der R-Faktor bedeutet. Nur kurze Zeit später laden sie den zum Hausvirologen der Kanzlerin avancierten Christian Drosten zum Vortrag in die grüne Bundestagsfraktion ein.

Außer zu allem zu nicken, bleibt den Grünen in dieser Lage nicht viel anderes übrig. Die Corona-Krise hat den grünen Erfolgspfad über Nacht in eine Sackgasse verwandelt. Nicht mehr der Klimawandel ist das Megathema, sondern die Pandemie. Merkel regiert in der Krise vor allem auf dem Weg der Verordnung – dafür braucht sie nicht die Zustimmung der Grünen im Bundesrat. Im neuen wichtigen Gremium, der Ministerpräsidentenkonferenz, sitzt nur ein einziger Grüner: Baden-Württembergs Regierungschef Winfried Kretschmann. Er ist von der Schnelligkeit der Entwicklung am Anfang überfordert, findet keine eigene Position und lehnt sich ausgerechnet an den CSU-Mann Markus Söder an.

Einige grüne Führungsleute schlagen vor, als Anwalt der Grundrechte aufzutreten, die im Lockdown ausgesetzt werden. Baerbock, die mit ihren beiden Kindern die Härten geschlossener Kitas und des Homeschooling erlebt, testet in Interviews und Hintergrundgesprächen, ob sie die Grünen als Lobby der gestressten Familien in Stellung bringen kann – auch mit dem dezenten Hinweis, dass die Corona-Politik mit Angela Merkel und Helge Braun federführend von Leuten ohne Kinder gemacht wird.

Doch plötzlich, im Frühjahr 2020, nimmt die Corona-Krise eine interessante Wendung. Während Angestellte um ihre Jobs fürchten, prekär Beschäftigte nicht wissen, woher sie das Geld für ihre nächste Miete nehmen sollen und Selbstständige um ihre Existenz bangen, erlebt ein grünes Milieu, das vor allem im öffentlichen Dienst arbeitet, den Lockdown als anregende Selbsterfahrung. Der *Spiegel* fängt diese Gefühlslage in einer langen Titelgeschichte ein. Im »Corona-Schock«, schreibt das Blatt, liege die »Chance auf eine bessere Welt«. Auf dem Titelbild gebiert ein durch den Weltraum schwebendes Virus nicht weniger als eine neue Erde. »Es wäre richtig, wenn der Einschnitt so tief ausfiele, dass ein ›Weiter so!‹ im Schlechten unmöglich würde«, heißt es. »Dass sich wirklich neue Perspektiven eröffneten. Die Chance auf eine andere Zukunft. Auf ein Nicht-Weiter-So.« Das Virus berge die Chance, endlich Kapitalismus, Umweltverschmutzung, Egoismus und Dekadenz hinter sich zu lassen. »Es wird guttun, die Prä-Corona-Zeit zu überwinden. Es war ein Ende erreicht.« Klingt, als müsste man dem Virus eigentlich dankbar sein.

Nicht wenige Menschen freuen sich, wie viele gute Seiten sie an sich selbst entdecken. Die Autorin Carolin Emcke, Friedenspreisträgerin des Deutschen Buchhandels, scheibt im Netz ein öffentliches »Corona-Tagebuch«, das zwar im grünen Tonfall der Betroffenheit gehalten ist, die Krise jedoch als Chance zur Überwindung der kapitalistischen Moderne feiert. »Vielleicht bietet diese furchtbare Krise eine umgekehrte ›Schock-Therapie‹, indem sie die Privatisierung und Ökonomisierung von allen Lebensbereichen endlich in Frage stellt«, so Emcke. »Vielleicht ist diese Krise wie ein Kontrastmittel, das sichtbar macht, was in unseren Gesellschaften fehlt, was wir fahrlässig geschwächt haben, welche Ungleichheiten toleriert, wem Anerkennung verweigert wurde und wem angemessener Lohn.«

Emcke setzt den Ton für viele weitere Versuche, die im Kern banalen Maßnahmen zur Eindämmung der Pandemie mit den aktuellen Klima- und Identitätsdiskursen zu verschmelzen. Der Soziologe Hartmut Rosa formuliert es in der *Zeit* so: »Das Muster der fossil befeuerten westlichen Gesellschaften, in denen seit drei Jahrhunderten die Energie weißer Männer den Takt angibt, ist zweifellos stark, und Corona stellt uns neu vor die Frage: Wo kommt all diese soziale Energie eigentlich her?«

»Der Lockdown verträgt sich erstaunlich, ja schockierend gut mit linken Positionen«, wundert sich der Feuilletonist Andreas Rosenfelder in der *Welt.* »Alle Räder stehen still, der Kapitalismus macht mal Pause, die Globalisierung ist ersatzlos gestrichen, der Staat zahlt die Ausfälle – und die neue Ethik, von der die akademische Identitätslinke seit Jahren träumt, bekommt endlich verbindlichen Charakter: Abstand halten, unnötige Diskussionen vermeiden, schon durch bloßes Nichtstun moralisch und solidarisch handeln. Die Welt als großer Safe Space.«

Die Corona-Krise verändert die wohl wichtigste politische Debatte der Gegenwart, davon sind die Grünen besonders betroffen: Welcher Weg führt uns heraus aus der Klimakrise? Soll die Kohlendioxidreduktion mithilfe neuer, sparsamer Technologien erreicht werden? Also durch Innovationen, die die Politik nicht herbeiführen, aber durch das Setzen kluger Rahmenbedingungen anreizen kann? Oder soll der Staat klimaschädliches Wirtschaften einfach verbieten? Kann man die CO_2-Emissionen nicht genauso radikal einschränken wie die Zahl der Kontakte im Corona-Lockdown, einfach per Anordnung? Ist der Lockdown so gesehen nicht eine gigantische Klimaschutzmaßnahme? Niemand darf mehr fliegen, niemand muss mit dem Auto zur Arbeit, alles, was nicht lebensnotwendig ist, steht still. »Zum ersten Mal seit der Finanzkrise« könnten »die globalen CO_2-Emissionen wieder fallen«, freut sich Greenpeace. Und die *taz* schreibt: »Corona lehrt uns, dass es politisch möglich ist, die Wirtschaft herunterzufahren.«

Keine Verbotsforderung ist zu alt, um sie jetzt nicht noch einmal mit neuer Begründung zu erheben. »Der Vorwurf, ein Tempolimit sei eine ungebührliche Einschränkung der bürgerlichen Freiheit auf der Autobahn, klingt jetzt irgendwie noch lächerlicher als ohnehin schon – jetzt nach der Schließung von Kirchen, Schulen und so weiter«, meint Robert Habeck. Corona habe die Einstellung der Deutschen zur Geschwindigkeitsbegrenzung verändert. »Das ist wahrscheinlich die erste Maßnahme einer neuen Regierung, wenn die Grünen dabei sind. Es gibt kein Recht auf Rasen in Deutschland.«

Und muss man die staatlichen Eingriffe ins Privatleben wirklich auf die Corona-Abwehr beschränken? Als die Kanzlerin sich mit ihrem konsequenten Kurs im Herbst 2020 nicht gegen die Ministerpräsidenten durchsetzen kann, klagt sie: »Die Ansagen von uns sind nicht hart genug, um das Unheil von uns abzuwenden. Dann sitzen wir in zwei Wochen eben wieder hier. Es reicht einfach nicht, was wir machen.« Luisa Neubauer, das deutsche Gesicht von Fridays for Future kommentiert das so: »Wieso ist es so erwartbar, dass eine solche Aussage nach einer Corona-Konferenz gemacht wird – und so undenkbar, so etwas nach einer Klimakonferenz zu hören?«

Da Ratschläge der Virologen in der Corona-Krise sogar die Einschränkung von Grundrechten begründen, wünschen sich Umweltschützer eine vergleichbare Autorität jetzt auch für Klimaforscher. Zum Vorschein kommt hier die Vorstellung eines wissenschaftlich feststellbaren Imperativs, der außerhalb jeder politischen Abwägung steht. Er wird auf die griffige Parole gebracht: »Mit dem Virus lässt sich nicht verhandeln – mit dem Klima auch nicht.«

Ausgerechnet ein Urgrüner tritt der Verklärung des Lockdowns als ökologische Chance entgegen. Ralf Fücks, ehemaliger Umweltsenator in Bremen und langjähriger Leiter der parteinahen Heinrich-Böll-Stiftung, fürchtet, die Melange von Wachstumsfeindschaft und Staatsverklärung wirke kontraproduktiv. »Besonders gefährlich – und irreführend – ist es, das Corona-Notstandsregime zum Modell für die Klimapolitik zu erheben nach dem Motto: Jetzt seht ihr, was geht, wenn man nur will!«, sagt er. »Unsere wichtigste Ressource ist die Kreativität einer offenen Gesellschaft. Darauf sollten wir bauen, nicht auf den Flirt mit einem ökologischen Autoritarismus.«

Auch andere Intellektuelle sehen eine Gefahr darin, dass ausgerechnet die Grünen den Lockdown nicht nur mittragen, sondern auch noch weltanschaulich überhöhen. Als mit der »Querdenker«-Bewegung im Sommer 2020 eine außerparlamentarische Opposition zur Corona-Politik entsteht, analysiert der Soziologe Heinz Bude eine »Symbiose von Milieus, die sich vor einem Jahr nicht mit dem Arsch angeguckt hätten«. Für »Leistungsindividualisten« und für »Selbstverwirklichungsindividualisten« fielen in der Krise »die politischen Repräsentationen aus: FDP und Grüne«.

In der Tat, mitten in der Corona-Krise geben die Grünen den Anspruch, eine echte Oppositionspartei zu sein, vollends auf. In der Öffentlichkeit und in Parlamentsdebatten agieren sie, als wären sie die größten Fans der Kanzlerin. Sie verteidigen sie emphatisch vor jeder Kritik. Als der Bundestag im November endlich über eine Neufassung des Infektionsschutzgesetzes berät, kritisiert die als Sachverständige von den Grünen geladene Juristin Andrea Kießling sowohl den fehlenden Parlamentsvorbehalt als auch die mangelnde Abwägung von Grundrechten. Bei der Abstimmung schlagen die Grünen die Einwände ihrer Expertin jedoch in den Wind und verabschieden das Gesetz gemeinsam mit den Parteien der Großen Koalition.

Selbst als im Januar 2021 der Impfstart der EU verunglückt und sogar der sozialdemokratische Koalitionspartner Fragen an Merkel, Spahn und von der Leyen hat, halten sich die Grünen mit Kritik an den drei christdemokratischen Politikern zurück. Als Carsten Schneider, der parlamentarische Geschäftsführer der SPD, die Fehler im Parlament offen anspricht, wird er von wütenden Zwischenrufen unterbrochen – sie kommen nicht etwa aus den Reihen von CDU oder CSU, sondern von grünen Abgeordneten. Die beiden Vorsitzenden der Grünen schweigen ebenfalls zu den Fehlern der Großen Koalition. Habeck begründet das mit einem angeblichen Seitenwechsel der Kanzlerin. Merkel habe sich doch längst von der CDU entfremdet, sie vertrete nur noch die Vernunft – ebenso wie seine eigene Partei.

Ihre eigentliche Funktion als Oppositionspartei, die Kontrolle der Regierung, wollen die Grünen gar nicht mehr ausfüllen. Als Merkel Ende Januar wieder einmal die Ministerpräsidenten zur Corona-Beratung ruft, scheitert die Idee der anderen Oppositionsparteien im Bundestag, eine Sondersitzung einzuberufen, an den Grünen: Es reiche, wenn der Gesundheitsausschuss tage.

Sogar den vermasselten Start der Impfkampagne reden die Grünen noch schön. Erst als im Frühjahr 2021 auch die Teststrategie danebengeht, schalten die Grünen auf Attacke um. Dabei konzentrieren sie ihre Angriffe auf Minister wie Jens Spahn und Andreas Scheuer und schonen Merkel, wo immer es geht. Als die Nachtsitzungen der Kanzlerin mit den Ministerpräsidenten immer offensichtlicher dysfunktional geworden sind, fordern – besser spät als nie – auch die Grünen, die Pandemiepolitik ins Parlament zu verlagern.

Habeck und Baerbock wollen Merkel nicht mehr kritisieren, sondern sie bald beerben. Offen war allerdings lange Zeit, wer von den beiden Grünen-Chefs das Erbe antreten soll. Ihren Anspruch, die Gesellschaft nicht mehr nur vom Rand her zu verändern, sondern in ihrer Mitte zu prägen, wollen sie mit einer konsequenten, aber doch ungewöhnlichen Entscheidung unterstreichen: Zum ersten Mal in ihrer über 40-jährigen Parteigeschichte gehen die Grünen mit einem eigenen Kanzlerkandidaten in eine Bundestagswahl. Weder mit Joschka Fischer noch mit Jürgen Trittin hat es das gegeben. Jetzt aber mit Annalena Baerbock oder mit Robert Habeck. Dafür muss sich das Erfolgsduo allerdings trennen. Kanzler kann nur einer werden – Kanzlerkandidat auch.

Ausgerechnet die Partei, die die Doppelspitze einst erfunden hat, muss sie jetzt also wieder abschaffen. Wird die Kanzlerkandidatur zur internen Machtfrage? Die beiden wollen das unter vier Augen ausmachen – und müssen dabei zugleich eine Rangfolge für sich selbst festlegen. Die Entscheidung darüber soll so spät wie möglich getroffen werden. Bis ins Frühjahr 2021 schaffen sie es, weiterhin als Team aufzutreten. Dabei haben sich in der Zwischenzeit die Gewichte verschoben. Auf Habecks Höhenflug folgte ein langsamer, aber nachhaltiger Aufstieg Baerbocks. Sie hat sich mit sympatischen, bodenständigen Auftritten Respekt erarbeitet. Sein Talent, Politik intellektuell zu begründen, wurde erst als erfrischende Andersartigkeit gefeiert – und ihm dann von einer in langen Merkel-Jahren echter Debatten entwöhnten Öffentlichkeit als abgehobenes Philosophieren angekreidet. Den Eindruck, in Detailfragen nicht ganz sattelfest zu sein, hat er allerdings selbst zu verantworten. In einem

Fernsehinterview konnte er die Pendlerpauschale nicht richtig erklären, in einem anderen wusste er nicht, wofür die Bundesanstalt für Finanzdienstleistungsaufsicht zuständig ist.

Auch Baerbock leistete sich immer wieder Fehler. Einmal erklärte sie die Zitteranfälle der Kanzlerin als eine Folge des Klimawandels, wofür sie sich bei Merkel umgehend entschuldigte. Dann fantasierte sie im Deutschlandfunk darüber, auch an »grauen Tagen« komme Strom von erneuerbaren Energien, weil »das Netz als Speicher« fungiere, was jeder Physiklehrer sofort als Unsinn erkannte. Im ZDF-Sommerinterview antwortete sie auf eine Frage zur Ökobilanz der Elektromobilität, es gebe »Batterien, die auf Kobold verzichten können«. Gemeint war Kobalt. Ein Versprecher scheint es nicht gewesen zu sein, ihr unterlief die Panne im gleichen Gespräch noch einmal.

Für Habeck als Kanzlerkandidat spricht seine Regierungserfahrung. Er war sechs Jahre lang »Minister für Energiewende, Landwirtschaft, Umwelt, Natur und Digitalisierung« und stellvertretender Ministerpräsident in Schleswig-Holstein. Baerbock hingegen hat überhaupt keine exekutive Erfahrung, sondern bislang nur in der Partei und in Parlamenten gearbeitet. Für sie wiederum spricht ihr Geschlecht. Als Frau hat sie in einer feministischen Partei stets das Prä. Zwar gilt die Vorschrift der grünen Satzung, wonach Platz eins auf jeder Wahlliste mit einer Frau zu besetzten sei, nicht für die Kanzlerkandidatur. Dennoch hatte Habeck schon im Sommer 2020 nach einer langen Wanderung für sich erkannt: Wenn Annalena Baerbock nach der Kandidatur greift, dann wird er sie ihr als Mann nicht verweigern können.

Beide haben das öffentliche Rätselraten, wer es denn nun werde, tapfer mitgespielt. Sie haben ihre eigenen Ambitionen erkennen lassen, aber dennoch nichts preisgegeben. Das Bild vom erfolgreichen Team sollte nicht durch eine offen ausgetragene Konkurrenz beschädigt werden. Das gelang jedoch nicht immer. Im Oktober 2020 war Baerbock zu einer Veranstaltung des Bundesverbandes der Deutschen Industrie geladen. Hier wurde keiner als Fan der Grünen geboren. Und trotzdem war sie der Stargast. Sie stellte mit einem beherzten Auftritt sogar den aus München zugeschalteten bayerischen Ministerpräsidenten in den Schatten. »Werden Sie Kanzlerkandidatin der Grünen?«, fragte die Moderatorin. »Das werde ich nicht heute hier beim BDI verkünden«, antwortete Baerbock. Nicht heute hier? Alles horchte auf. Markus Söder erkannte schnell die Falle. »Wo verkündet es Frau Baerbock dann?«, rief er in den Saal. Baerbock wich mit einem Scherz aus. Noch wollte sie nicht durch die Tür gehen, sondern sie nur einen Spalt aufmachen.

Habeck reagierte am nächsten Tag. Auch er wollte jetzt seine Ambitionen unterstreichen. Er wählte dazu die Bühne, auf der er seit Jahren brilliert: eine Talkrunde im Fernsehen. Zunächst bot er die übliche Habeck-Show. Flirtete mit Sandra Maischberger, erzählte, dass er sich »extra für Sie« rasiert habe, und hob dann zur großen Welterklärung an: »Breite Bündnisse sind scheinbar Widersprüche, aber in Wahrheit Pole, die sich bedingen.« Dann setzt er seinen Fuß in die Tür: »die Bundeskanzlerfrage«. Es gehe darum, so Habeck, »sich selbst zu prüfen: Hat man das moralische Rüstzeug, die innere Ruhe, einen Plan, was man will? Diesen Plan habe ich, und deshalb ist die Antwort: Ja, diese Prüfung würde ich für mich bestehen.«

Baerbock und Habeck haben der Öffentlichkeit und einander kurz gezeigt, dass beide die Kanzlerkandidatur wollen. Dann setzten sie ihre Teamarbeit fort. Doch vor allem von den Frauen in der grünen Bundestagsfraktion wurde Baerbock weiter gedrängt: Du musst kandidieren! Ihr Argument: Alle anderen Parteien treten mit einem Mann an. Da müssen wir Grüne ein feministisches Zeichen setzen und eine Frau als Kanzlerkandidatin präsentieren.

Habeck und Baerbock war jedoch stets klar, dass grüne Spitzenkandidatinnen zwar innerhalb der Partei und dem eigenen Milieu Begeisterung auslösen und von sympathisierenden Medien gefeiert werden, bei einer breiteren Wählerschaft jedoch Widerstände überwinden und bergan kämpfen müssen. Renate Künast etwa startete 2011 ihre Kampagne für das Amt des Regierenden Bürgermeisters von Berlin mit starkem Rückenwind – und verlor am Ende gegen Klaus Wowereit klar und deutlich. Neun Jahre später ging es Katharina Fegebank in Hamburg ähnlich. Sie wurde vor allem von überregionalen Medien bereits als Erste Bürgermeisterin der Stadt gefeiert – die Hamburger Wähler jedoch zogen ihr mit Peter Tschentscher einen blassen Sozialdemokraten vor. Ende 2020 verliert eine grüne Kandidatin auch bei der Bürgermeisterwahl in Stuttgart gegen einen CDU-Mitbewerber – obwohl die Ökopartei hier zuvor jahrelang das Stadtoberhaupt stellte.

Eine Frau zu sein, das allein reicht nicht, um eine Wahl zu gewinnen. Erst recht nicht, wenn es gegen das Bayern München der deutschen Politik geht. Wer als grüner Kanzlerkandidat gegen die Union gewinnen will, muss weit über das eigene grüne Milieu hinaus strahlen. Habeck hat das verstanden. Baerbock auch? »Das war das erste Gespräch, was Annalena und ich darüber geführt haben«, sagt Habeck im Februar 2021 bei *Maischberger:* »Wenn diese Karte gezogen wird – ich bin nun mal ein Mann –, dann ist das Ding klar.« Aber: »Annalena hat mehrfach und jetzt noch einmal in einem Interview, das morgen erscheint, gesagt: Diese Karte ist nicht die Karte, die sie spielen will.« Am nächsten Tag erscheint der *Stern* mit einem Baerbock-Interview, in dem sie sagt: »Feminismus heißt für uns nicht, Hauptsache, eine Frau, weil die anderen nicht in der Lage dazu sind und es dann auf den Bildern besser aussieht.« Grüner Kanzlerkandidat solle derjenige von ihnen beiden werden, der das mitbringe, »was es für die Gesellschaft, das Amt und unsere Partei in dieser Zeit braucht«.

So gehen Union und Grüne im Frühjahr in einer überraschend ähnlichen Konstellation in die Entscheidung. Markus Söder und Robert Habeck gelten als die stärkeren Kandidaten, können sich aber nicht selbst ausrufen. In der Union müsste die CDU als stärkere der beiden Parteien von sich aus auf die Kanzlerkandidatur verzichten. Bei den Grünen müsste Annalena Baerbock als Frau von sich aus zurückziehen. Söder und Habeck warten, dass ihnen Laschet und Baerbock die Kanzlerkandidatur antragen.

Beides passiert nicht. Während Söder und Laschet ihren Machtkampf unter den Augen der Öffentlichkeit ausfechten, machen Baerbock und Habeck die Sache intern aus – diskret, aber nicht weniger hart. »Ist es am Ende doch bei Ihnen und der CDU ein ähnlicher Prozess gewesen, dass da nämlich zwei Züge aufeinander zugerast sind?«, fragt die *Zeit* Habeck am Tag von Baerbocks Präsentation als Kanzlerkandidatin: »Nur dass es den Grünen gelingt, aus dieser konfrontativen Auseinandersetzung eine gute Show zu machen?« Statt eine Antwort zu geben, schweigt Habeck lange. Erst auf Nachfrage sagt er, dass nach einer schwierigen Entscheidung alles daran hänge »ob derjenige, der es nicht geschafft hat, die Entscheidung mitträgt«.

In der Woche vor Ostern hat Baerbock ihm klargemacht, dass er es nicht wird. Seine Argumente, die größere Regierungserfahrung und Strahlkraft in grünenferne Milieus, hat sie verworfen – oder aus schierem Machtwillen ignoriert. Habeck musste das akzeptieren, obwohl er sich immer noch für den besseren Kandidaten hält. »Der schmerzhafteste Tag in meiner politischen Laufbahn« – so beschreibt Habeck diese Ohnmachtserfahrung. »Nichts wollte ich mehr, als dieser Republik als Kanzler zu dienen.« Dieser Satz klingt, als wäre er von Angela Merkel. Ihr Nachfolger zu werden – dieser Traum von Robert Habeck geht nicht in Erfüllung.

Annalena Baerbock hatte allerdings gute Gründe, sich selbst für die aussichtsreichere Kandidatin zu halten. Ihre Konkurrenten Armin Laschet und Olaf Scholz legen zwar immer öfter ihre Krawatten ab, wirken aber trotzdem noch wie alte Anzugmänner, die Politik so machen, wie sie immer schon gemacht wurde. Baerbock ist da allein optisch schon der Gegenentwurf: Mit Lederjacken, spitzen Stiefeln und Blumenkleidern trägt die 40-Jährige den Stil ihrer Generation in die Politik. Das sind Äußerlichkeiten, sicher. Aber sie senden eine Botschaft, die gerade bei einem großen Teil der weiblichen Wählerschaft gut ankommt.

Angela Merkel glaubte noch, als erste Frau im Kanzleramt ihre Weiblichkeit komplett verbergen zu müssen. Mit flachen Schuhen, Hosen in gedeckten Farben und den immer gleichen Blazern trägt sie bis heute eine Kanzlerin-Uniform. Noch als Ministerin war sie für ihre Frisur verspottet worden, als Kanzlerin ließ sie sich einen Look entwerfen, der den Erwartungen entsprach und eben nicht ihre Persönlichkeit ausdrücken sollte. Merkel fährt morgens ungeschminkt ins Kanzleramt, das Auftragen ihres Make-ups, für das eine eigens angestellte Visagistin zuständig ist, ist quasi eine Amtshandlung.

Merkel hat sich optisch einer immer noch männlich geprägten Öffentlichkeit so weit unterworfen, wie es nur ging. Selbst dafür ist sie von Männern noch verhöhnt worden: »Angela Merkel gibt es jetzt auch als Barbiepuppe. Die kostet 300 Euro. Das heißt, die Puppe kostet nur 20 Euro. Aber richtig teuer werden die 40 Hosenanzüge«, witzelte ihr junger Vizekanzler Philipp Rösler im Jahr 2010. Merkel traf das. Sie hat Rösler damals wissen lassen, wie unmöglich sie seinen Spruch fand.

Baerbock steht für eine neue Frauengeneration, die nicht mehr bereit ist, ihr Äußeres und ihre politischen Karrierepläne männlichen Vorstellungen von Macht anzupassen. »Das feminine Wickelkleid in Midilänge ist die wichtigere Botschaft, denn die Kandidatur der Grünen-Chefin steht für Aufbruch und Veränderung«, schreiben Jan Kedves und Julia Werner, kluge Stilkritiker der *Süddeutschen Zeitung,* nach Baerbocks Ausrufung zur Kanzlerkandidatin. »Powerdressing in Form eines Hosenanzugs hätte nach altbackenem Machtanspruch ausgesehen. Baerbock sollte ihren femininen Stil ohnehin nicht irgendwelchen männlich geprägten Dresscodes für das mögliche zukünftige Amt opfern: Es ist so was von Zeit für Blümchenprints beim Besuch im Weißen Haus!«

Während Merkel sich aggressiver rhetorischer Elemente in ihren Reden bewusst enthielt, »weil das bei Frauen schrill klingt«, und deshalb variantenarm, fast roboterhaft sprach, artikuliert sich Baerbock viel unbefangener. Anders als Politikerinnen früherer Generationen scheut sie sich auch nicht, offen über ihre Doppelbelastung als Karrierefrau und Mutter zu reden. Als sich die Unionsfraktion an einem Dienstagmorgen im Sommer 2018 in der Flüchtlingsfrage fast spaltete und der Bruch der Großen Koalition stündlich möglich schien, verließ Baerbock am Nachmittag zur Überraschung ihrer Mitarbeiter einfach das Regierungsviertel: Sie hatte zu Hause einen Kindergeburtstag.

Politisch im engeren Sinne ist das alles nicht. Aber für den grünen Plan, neue Wählerschichten zu erobern, doch relevant. Die aufstrebende neue Mitte der Gesellschaft, die Individualität schätzt und Selbstentfaltung sucht, spricht Robert Habeck mit einem zeitgemäßen Programm und einer neuen Form politischer Kommunikation an. Annalena Baerbock macht diesem Milieu, Frauen, aber auch Männern, zusätzlich ein Identifikationsangebot.

Gerade auf diesem Gebiet hat die Union mit dem biederen Armin Laschet wenig entgegenzusetzen. Ihm bleibt vor allem, auf die Unerfahrenheit Baerbocks zu verweisen – und auf Fehler von ihr zu hoffen. Doch die grüne Frontfrau bietet kaum Angriffsfläche. Um niemanden zu verprellen, positioniert sie sich politisch nur dann, wenn sie unbedingt muss. Baerbock bleibt in der Deckung, was sich in einem fast absurd anmutenden Abstimmungsverhalten im Bundestag dokumentiert: Sie enthält sich ständig ihrer Stimme. Ob beim Bevölkerungsschutzgesetz, das Ausgangssperren in der Pandemie vorschreibt, oder dem Nachtragshaushalt mit Rekordverschuldung, ob zur Impfpflicht bei Masern oder einem Gesetz gegen Schwarzarbeit, ob zum Waffenembargo gegen Libyen oder dem Bundeswehreinsatz in Mali oder bei neuen Regeln für den Bundesnachrichtendienst – zu alldem sagte die Abgeordnete Baerbock weder Ja noch Nein. »Enthaltung statt Haltung«, spottet die politische Konkurrenz – zu Recht.

Glasklar positioniert hingegen haben sich die Grünen in Baerbocks Spezialgebiet: der Außenpolitik. Ausgerechnet die aus der Friedensbewegung und antiimperialistischen Bewegungen der Achtzigerjahre hervorgegangene Partei bekennt sich heute klar zu NATO, EU und der Westbindung Deutschlands. Während sich die SPD in Verstrickungen mit Putins Machtapparat in Russland verheddert, ostdeutsche CDU-Ministerpräsidenten sich mit devoten Besuchen im Kreml blamieren und Linkspartei sowie AfD sogar die Diktatoren von Venezuela oder Syrien loben, pflegen die Grünen westliches Bündnis- und Selbstbewusstsein. Hier will Baerbock sogar weiter gehen als Merkel. Während die CDU-Kanzlerin 2008 ein Veto gegen die Mitgliedschaft der Ukraine und Georgiens in der

NATO einlegte, sagt die Grüne Baerbock im ersten programmatischen Interview nach ihrer Ausrufung als Kanzlerkandidatin: »Souveräne Staaten entscheiden über ihre Bündnisse selbst.«

Die neue Bürgerlichkeit der Partei und ihre Klarheit in der Außenpolitik passen allerdings so gar nicht zu einem politischen Projekt, das Baerbocks Grüne nicht kategorisch ausschließen wollen: eine grün-rot-rote Koalition. Das ist die Achillesverse von Habecks und Baerbocks Erfolgsstory: Sie wollen Angela Merkel beerben und mit der Union regieren. Wer diese Grünen wählt, kann allerdings nicht ausschließen, dass er mit den neuen Lieblingen der Medien anschließend in der linken Ecke landet.

20
Mehr Merkel wagen

Olaf Scholz will Angela Merkels Platz einnehmen. Am 25. März 2020 um 9 Uhr ist es so weit. Scholz erhebt sich von der Regierungsbank im Plenarsaal des Bundestages. Er geht vorbei am Stuhl der Kanzlerin, dem einzigen, der eine erhöhte Sitzlehne hat, und heute leer ist. Er trägt einen dunkelblauen Klemmbinder mit aufgeprägtem goldenen Bundesadler in der Hand. Am Rednerpult angekommen, hebt Scholz ohne Kunstpause geschäftsmäßig an: »Lassen Sie mich vorweg diesem Haus die herzlichen Grüße der Bundeskanzlerin übermitteln, die heute gerne dabei gewesen wäre und gesprochen hätte. Aber Sie wissen, dass sie das heute nicht machen kann. Ich glaube, auch in Ihrem Namen kann ich herzliche Grüße ans Homeoffice übermitteln.«

Es ist die Generalprobe für den Mann, der Bundeskanzler werden will. Merkel sitzt zu Hause in ihrer Wohnung in Quarantäne. Scholz erklärt an ihrer Stelle die Corona-Politik der Bundesregierung im Parlament. Eine Selbstverständlichkeit ist das nicht. Amerika hat einen Vizepräsidenten, aber Deutschland keinen Vizekanzler. Protokollarisch gesehen gibt es dieses Amt gar nicht. Die Geschäftsordnung der Bundesregierung regelt lediglich, dass gemäß Artikel 69 des Grundgesetzes ein zum Stellvertreter ernannter Bundesminister den Kanzler vertritt, wenn dieser an der Wahrnehmung seiner Geschäfte verhindert ist. Scholz leitet also die Kabinettssitzung, wenn Merkel verreist oder krank ist. Beides kommt fast nie vor. Guido Westerwelle, von 2009 bis 2011 Vizekanzler der schwarz-gelben Regierung, durfte Merkel ein einziges Mal am Kabinettstisch vertreten. Es wurde nur der »Führerschein mit 17« beschlossen, die Sitzung dauerte keine zwanzig Minuten. Trotzdem gab Westerwelle anschließend eine deutlich längere Pressekonferenz, um zu erläutern, was er alles auf den Weg gebracht und wie er sich dabei gefühlt habe.

Merkel als Kanzlerin im Parlament zu vertreten, das durfte bislang noch keiner ihrer Vizekanzler. Scholz ist der erste, und dann erwischt er auch noch einen historischen Moment. Der Finanzminister bringt einen Nachtragshaushalt von 156 Milliarden Euro ein – eine gewaltige, noch nie da gewesene Summe. Der Staat schützt in der Krise seine Bürger. Der Staat rettet die Wirtschaft. Der Staat stützt die Gesellschaft. Scholz könnte jetzt erklären, warum ein starker Staat, der zur politischen Grundüberzeugung der SPD gehört, eben doch notwendig ist. Er könnte die Gelegenheit nutzen, um sich selbst als oberster Krisenmanager in Szene zu setzen, wie einst Helmut Schmidt. Er könnte die Vision eines besseren, gerechteren Deutschland entwerfen, wie einst Willy Brandt. Aber Scholz tut weder das eine noch das andere.

Er erzählt keine Geschichte, prägt keinen Begriff, erinnert an keine historische Stunde. Er hebt nicht einmal seine Stimme. Sein einziges rhetorisches Stilmittel ist die Aufzählung, Punkt für Punkt referiert er Maßnahmen. Er informiert darüber, dass das »Finanzmarktstabilisierungsfondsgesetz« jetzt zu einem »Wirtschaftsstabilisierungsfonds« umgebaut wird. Am Ende seiner monotonen Rede gönnt er dem Publikum noch ein paar kurze Hauptsätze: »Aber es braucht mehr als die Regierung. Wir müssen uns alle umeinander kümmern. Dann kommen wir da durch.« Nach zwölf Minuten und zehn Sekunden ist bereits Schluss. Scholz endet mit: »Schönen Dank.«

Dieser rhetorische Purismus zeigt, wer sein Vorbild ist. Nicht Helmut Schmidt, nicht Willy Brandt, keiner der großen sozialdemokratischen Bundeskanzler der Vergangenheit. Sondern Angela Merkel, die christdemokratische Kanzlerin der ewigen Gegenwart. Ihre Regierungserklärungen sind genauso staubtrocken und eintönig. Keine Weltdeutungen der einflussreichsten Politikerin der Gegenwart, sondern öde Referate von Spiegelstrichen, die Beamte in Ministerien zusammengetragen haben. Der Schriftsteller Roger Willemsen beschrieb das als »Schlichtheit, die uns alle unterfordert«, und beklagte es als Gefahr für die Demokratie. Viele Wähler jedoch waren dankbar dafür, weder intellektuell noch emotional angestrengt zu werden. Daran knüpft Olaf Scholz nahtlos an. Zum Ende ihrer Ära wird er Angela Merkel immer ähnlicher. Mehr noch, während Merkel im Corona-Finale ihrer Kanzlerschaft erstmals öffentlich Gefühle zeigt, verbietet sich der hanseatische Sozialdemokrat Emotionen konsequent. Scholz wird sogar merkeliger als Merkel.

Frühere SPD-Kanzlerkandidaten scheiterten daran, Angela Merkel als Kanzlerin abzulösen. Olaf Scholz versucht gar nicht erst, sie mit einem Gegenentwurf infrage zu stellen – er will sie einfach ersetzen. Scholz glaubt, Merkels Erfolge seien nicht damit zu erklären, dass sie Christdemokratin ist oder eine Frau unter lauter Männern. Sondern damit, dass sich die Deutschen von ihr gut regiert fühlten. Gutes Regieren jedoch ist keine Frage des Parteibuchs oder des Geschlechts. Es ist schlicht und einfach Handwerk. Scholz beherrscht es – wie Merkel auch. Sie haben dieses Handwerk jahrelang gemeinsam praktiziert. Er war ihr Arbeitsminister in der Euro- und Finanzkrise, später ihr Finanzminister in der Corona-Krise. Scholz will einfach weitermachen. Er will regieren. Nur diesmal ohne Merkel und mit ihm selbst als Kanzler. Das ist sein Versprechen an die Wähler für die Bundestagswahl: Mit mir bekommt ihr professionelles, ehrliches Handwerk. Ich mach euch den Merkel.

Scholz bleibt ruhig, als im Sommer 2020 nach seiner frühen Kür zum Kanzlerkandidaten der SPD die Umfragewerte seiner Partei kein bisschen steigen. Die Sozialdemokraten gehen weit abgeschlagen hinter der Union und hinter den Grünen nur als drittstärkste Partei ins Rennen ums Kanzleramt. Die Wähler werden sich im Herbst 2021 nicht zwischen Parteien entscheiden, glaubt er. Erst kurz vor der Bundestagswahl, wenn sie Wahlplakate ohne Merkel sehen, werden die Deutschen realisieren, so sein Kalkül, dass die ewige Kanzlerin nicht noch einmal antritt. Dann, und erst dann, werden sie alle Kanzlerkandidaten wägen und sich für den entscheiden, der eine Fortsetzung der Merkel-Zeit verspricht, der wie Merkel regiert, wie Merkel Politik macht, wie Merkel spricht. Wäre

Scholz eine Frau, würde er wahrscheinlich auch Merkels Hosenanzüge übernehmen.

Mehr Merkel wagen? Der Plan scheint irre angesichts der Tatsache, dass Scholz der Kandidat der SPD ist. Der ältesten und einst stolzesten deutschen Partei, die sich in den letzten 16 Jahren an Merkel aufgerieben hat. Sage und schreibe dreizehn SPD-Vorsitzende haben sich an dieser CDU-Kanzlerin die Zähne ausgebissen. Eine ganze Generation von SPD-Spitzenpolitikern hat in ihren Regierungen als Minister Schwerstarbeit geleistet. Merkel hat sie alle schuften lassen – und dann ihre Erfolge vereinnahmt.

Auch Scholz war eigentlich schon am Ende, zur Strecke gebracht von – Angela Merkel. Sie hatte der politischen Partnerin von Scholz, der SPD-Vorsitzenden Andrea Nahles, im September 2018 gemeinsam mit Horst Seehofer einen absurden Kompromiss aufgezwungen: Der Verfassungsschutzchef Hans-Georg Maaßen, der entlassen werden sollte, weil er eine angebliche rechtsradikale Hetzjagd geleugnet habe, wurde stattdessen zum Staatssekretär befördert. Ein klassischer Merkel-Deal. Nur aus der Binnenlogik festgefahrener Verhandlungen zu erklären, aber niemandem außerhalb des Raumes vermittelbar. Da hatte die SPD endgültig die Nase voll von dieser Kanzlerin und der Großen Koalition. Im Sommer 2019 trieb sie ihre Partei- und Fraktionschefin Andrea Nahles mit gezieltem Mobbing zur Aufgabe. Der neue starke Mann der SPD war urplötzlich ein junger Spund: Kevin Kühnert, gerade 30 Jahre alt geworden. Der Juso-Chef mobilisierte seine Truppen gegen die Große Koalition. Ihm flogen damit die Herzen der Parteibasis zu. Scholz sah aus wie ein Verlierer. Ein Apparatschik in den Fängen einer ungeliebten Regierung.

Kevin Kühnert war jetzt gefragt. Der *Spiegel* widmete ihm eine Titelgeschichte. Die Zeile auf dem Cover lautete: »Kommt jetzt Kevin?« Vom »Sprengkommando Kühnert« war die Rede. Wenn er gewollt hätte, hätte er jetzt Parteivorsitzender werden können. Aber Kühnert wollte nicht. Er wollte sich nicht in Merkels Koalitionsausschuss sperren lassen. »Die Erneuerung der SPD wird außerhalb der Koalition sein, oder sie wird nicht sein«, lautete sein Credo. Er wollte die Partei nachhaltiger nach links verschieben, als er dies gekonnt hätte, wäre er jetzt schon ihr Frontmann geworden. Hinter den Kulissen bastelte er an einem Modell, wie er seine Macht festigen, aber in Deckung bleiben konnte.

Lars Klingbeil, mit 40 auch noch relativ jung und anders als Kühnert nicht vom linken Parteiflügel, sollte den SPD-Vorsitz übernehmen. Kühnert wollte Generalsekretär werden. Er wäre damit für die Attacken auf den Gegner zuständig und könnte Merkels Große Koalition sturmreif schießen. Den beiden Männern fehlte für ihren Plan allerdings noch eine Frau. Die SPD war vom grünen Höhenflug unter Annalena Baerbock und Robert Habeck so beeindruckt, dass sie jetzt auch ein gemischtes Team an ihrer Spitze wollte. Also gingen Klingbeil und Kühnert auf Brautschau: Zu links durfte die Frau nicht sein, auch nicht zu jung. Links und jung war Kühnert ja selbst. Autorität sollte sie besitzen, möglichst Regierungserfahrung, aber keinesfalls dem Kabinett von Merkel angehören. Klingbeil und Kühnert fragten Manuela Schwesig, die Ministerpräsidentin von Mecklenburg-Vorpommern. Doch Schwesig hatte keine Lust, sich in das Jungsprojekt einzureihen.

Der nächste Versuch: Gesine Schwan. Mit der Frau, die älter ist als Kühnert und Klingbeil zusammen und aus der fast vergessenen antikommunistischen Tradition der SPD kommt, wurden sie fast handelseinig. Schwan wollte jedoch nicht die Dritte in einem Zweierbündnis sein, sondern nur mit Kühnert als Co-Vorsitzendem antreten. Das wiederum wollte Kühnert nicht. Sein Plan sah anders aus. Schwan versuchte, ihn in Versuchung zu führen, und plauderte die Idee einer Doppelspitze Schwan/Kühnert in einem Interview aus. Daraufhin ließ Kühnert sie fallen.

Die Soziologin Jutta Allmendinger war die Nächste in der Reihe. Sie sagte ab. Sie wollte lieber Präsidentin des Wissenschaftszentrums Berlins und einflussreiche Frauennetzwerkerin hinter den Kulissen bleiben. Allmendinger empfahl andere Frauen. Aber auch die winkten ab. Die Zeiten, in denen sich alle darum rissen, Vorsitzender dieser Partei zu werden, waren vorbei. Toxisches Arbeitsklima.

Eine gewisse Saskia Esken, Hinterbänklerin aus Baden-Württemberg, schrieb Klingbeil eine SMS. Sie wollte gern über den Parteivorsitz sprechen. Doch das Angebot erschien Klingbeil und Kühnert so absurd, dass sie Esken nicht einmal zum Gespräch einluden. Unterdessen fanden sich immer mehr Politikerinnen und Politiker aus der zweiten und dritten Reihe der SPD zu Pärchen zusammen. Sie wollten sich auf den Regionalkonferenzen, die die kommissarische Parteiführung vorgeschlagen hatte, als neue Doppelspitze präsentieren. Der SPD-Vorsitz drohte verramscht zu werden. Die Bestürzung darüber teilten die letzten beiden mächtigen Sozialdemokraten, die ansonsten jedoch so gut wie nichts gemeinsam hatten: Olaf Scholz und Kevin Kühnert.

Scholz hatte früh ausgeschlossen, selbst in das Rennen um den Parteivorsitz einzusteigen. Er sah sich auf Augenhöhe mit Merkel und nicht mit Bewerberinnen wie Petra Köpping, der sächsischen Gleichstellungsministerin, oder Hilde Mattheis von der Arbeitsgemeinschaft sozialdemokratischer Frauen. Aber jetzt, da sich in seinen Augen kein einziger ernst zu nehmender Kandidat gefunden hatte, überlegte Scholz es sich plötzlich anders. Einige seiner engsten Vertrauten rieten ihm ab, das Risiko zu verlieren sei zu groß. Scholz entgegnete, er könne nicht zusehen, wie die SPD in einem »Sumpf der Lächerlichkeit« versinke.

Er empfand seine Kandidatur für den SPD-Vorsitz als Opfer, das er seiner Partei bringen musste. Die Nachricht von seiner Kandidatur sollte am 16. August als Exklusivmeldung veröffentlicht werden. Einen Tag vorher lud Scholz einen Sozialdemokraten zu sich ins Finanzministerium ein, der davon nicht aus den Medien erfahren sollte: Kühnert. Es war das erste Vieraugengespräch der beiden.

Klingbeil brach daraufhin die Suche nach einer Partnerin für seine Kandidatur frustriert ab. Wenigstens privat war er erfolgreicher: Eine Woche später heiratete er. Doch Klingbeil und Kühnert wollten, wenn schon ihr Plan nicht aufging, auf keinen Fall Olaf Scholz einen unangefochtenen Sieg überlassen. Er sollte einen Gegenkandidaten bekommen, der ein ausreichend eindrucksvolles Ergebnis erzielte, das die Macht des linken Flügels dokumentierte. Sie fahndeten weiter nach einem ernst zu nehmenden Konkurrenten für Scholz. Jessica Rosenthal, Juso-Vorsitzende in NRW, eine der vielen Vertrauten, die Kühnert unter jungen Sozialdemokraten hat, schlug Norbert Walter-Borjans vor.

Der ehemalige Finanzminister von NRW hatte seine politische Karriere zwar längst beendet. Aber er war wegen seines langjährigen Kampfes gegen Steuerhinterziehung – als Minister hatte er Steuer-CDs mit Daten aus Schweizer Banken aufgekauft, um damit Druck auf deutsche Steuersünder auszuüben – bei vielen Genossen immer noch populär. Eine Art Robin Hood. Nach seiner Ministerzeit hatte er diese Rolle einfach weitergespielt, ein Buch geschrieben *(Steuern – der große Bluff)* und war damit für Lesungen durch Buchhandlungen in ganz Deutschland getourt.

Genau damit lockte ihn Kühnert. Er könne die Bewerbung für den SPD-Vorsitz doch dafür nutzen, sagte er Walter-Borjans, um weiter für sein Lebensthema der Steuergerechtigkeit zu werben. Gewissermaßen eine verlängerte Lesereise. Das leuchtete Walter-Borjans ein. Er sagte zu. Dass er gegen Scholz gewinnen könnte, hielten weder er noch Kühnert für realistisch.

Alles, was dem Kandidaten jetzt noch fehlte, war eine Frau an seiner Seite, mit der er als Doppelspitze antreten konnte. Vor Wochen war er von mehreren Genossinnen bereits gefragt worden, ob er sich mit ihnen eine gemeinsame Kandidatur vorstellen könnte. Konnte er nicht. Er hatte allen abgesagt. Jetzt rief er sie einfach alle wieder an und fragte, ob sie immer noch mit ihm ins Rennen gehen wollten. Nach zwei Tagen Bedenkzeit entschied er sich für eine von ihnen: Saskia Esken. Ausgerechnet. Die Frau, die Klingbeil und Kühnert nicht mal eingeladen hatten. Esken ist Netzpolitikerin, was irgendwie modern klingt. Buchautor Walter-Borjans fand, das sei eine gute Ergänzung. Sie nennt ihn »NoWaBo«, weil sein Twitter-Account als Finanzminister »NoWaBoFM« hieß.

Für die Teambildung reiste Kühnert persönlich an. Damit die innerparteiliche Konkurrenz keinen Wind davon bekam, trafen sie sich klandestin in einer Dortmunder Jugendherberge: Esken, Walter-Borjans, Kühnert, Veit Lemmen, ein 35-jähriger Sozi, der gerade seinen Job bei der SPD-Landtagsfraktion in NRW aufgegeben hatte, sowie dessen Frau Wiebke Esdar, die für die SPD im Bundestag sitzt. Eine verschworene Truppe, aber nichts, was Profis im politischen Berlin auch nur ansatzweise fürchten müssten. Weil die Beratungen in den Abend gingen, wurde einer zur Tankstelle geschickt – zum Bierholen. Als Scholz von der Kandidatur erfuhr, nahm er diesen Gegner nicht eine Sekunde lang ernst.

Doch das Duo kam auf den Regionalkonferenzen erstaunlich gut an. Bei jeder Vorstellung gab Saskia Esken das feministische Bonmot zum Besten, sie kandidiere mit Walter-Borjans, »um auch einmal einem Mann eine Chance zu geben«. Das traf einen wunden Punkt bei Olaf Scholz. Er hatte lange und verzweifelt nach einer Frau für seine Bewerbung suchen müssen. Er hatte sich für Klara Geywitz entschieden, eine weithin unbekannte Brandenburger Landespolitikerin, die auch noch während des SPD-internen Wahlkampfs ihren Wahlkreis gegen eine junge Grüne verlor. Das machte seine Kandidatur nicht gerade attraktiver.

Kühnerts Jusos trieben Scholz auf jeder Regionalkonferenz mit scharfen Fragen in die Enge. Einen ganzen Katalog davon hatte Kühnert vorher an seine Leute herumgeschickt. Im Netz begann eine »NoOlaf«-Kampagne von linken Aktivisten, die im gleichen Stil sonst »NoAfD« twittern. Jede Veranstaltung war eine Demonstration, wer in der SPD überhaupt noch Truppen für seine Ziele mobilisieren kann. Aus dem innerparteilichen Wahlkampf wurde ein Spießrutenlauf für Scholz. Als Esken wenige Tage vor der Urwahl gemeinsam mit Walter-Borjans bei *Markus Lanz* zu Gast war, wollte sie die Frage, ob Scholz ein »aufrechter Sozialdemokrat« sei, auch nach mehrfachem Nachhaken nicht bejahen. Einen Tag später musste sie sich dafür entschuldigen.

Trotzdem konnte sich immer noch niemand so richtig vorstellen, dass Scholz am Ende tatsächlich der Verlierer sein könnte. Am 30. November 2019 wartete Scholz mit Klara Geywitz in der fünften Etage des Willy-Brandt-Hauses auf die Auszählung der Stimmen. Ein Büro weiter harrten Esken und Walter-Borjans aus. Es war zu einer Stichwahl zwischen diesen beiden Kandidatenduos gekommen. Als die kommissarische Parteivorsitzende Malu Dreyer mitteilte, wer gewonnen hatte, herrschte in beiden Zimmern ungläubiges Staunen.

Esken und Walter-Borjans feierten anschließend mit ihren Unterstützern in Vogt's Bier-Express, einer Kreuzberger Fußballkneipe neben dem berühmten Imbiss Curry 36. Erst nach Mitternacht, auf dem Bierdeckel standen schon zahlreiche Pils und »Pfeffi«-Schnäpse, tauchte Kühnert auf. Er hatte noch stundenlang telefoniert, damit die innerparteiliche Revolution nicht auch noch Generalsekretär Lars Klingbeil wegfegte. Kühnert brauchte seinen Vertrauten noch.

Olaf Scholz trank an diesem Abend Wein. Er hatte seine Frau und enge Vertraute in ein Restaurant im bürgerlichen Prenzlauer Berg eingeladen. Hier wurde nicht viel geredet, einige waren so niedergeschlagen, dass sie überlegten, ihren Beruf zu wechseln. Auch Scholz brauchte lange, um diese Niederlage zu verdauen. Erst im Winterurlaub auf Lanzarote entschied er sich, seine politische Karriere nicht zu beenden. Aber die Kanzlerkandidatur schien jetzt unerreichbar für ihn. Sogar ein schnelles Ende der Großen Koalition stand im Raum.

Gerettet wurde die Regierung durch – Angela Merkel. Sie umarmte die neue SPD-Führung demonstrativ. Die Kanzlerin lud Saskia Esken und Norbert Walter-Borjans einfach zum Frühstück ins Kanzleramt. Die beiden Parteichefs wollten unbedingt standesgemäß vorfahren, hatten aber noch keine eigenen Dienstwagen. Also liehen sie sich den Audi von Klingbeil. Im Zentrum der Macht endlich angekommen, brach die Hausherrin sofort das Eis: »Frau Esken«, flirtete Merkel, »wir sind uns ziemlich ähnlich. Wir sind beide in disruptiven Phasen an die Spitze unserer Parteien gekommen, gegen mächtige Männer.« Eine seltsame politische Freundschaft nahm ihren Lauf. Die christdemokratische Kanzlerin zog sich nach jedem Koalitionsausschuss mit der Sozialdemokratin vom linken Rand noch auf ein Glas Wein zurück. Und als Esken später während der Corona-Krise de facto beschäftigungslos war und sich auf Twitter in Scharmützeln mit Trollen zu radikalisieren drohte, fand Merkel eine Aufgabe für sie: Esken durfte gemeinsam mit ein paar Kultusministern im Kanzleramt über die schnellere Digitalisierung der Schulen beraten.

Die Umarmung Eskens ist ein klassisches Merkel-Manöver. So hat sie schon viele Kritiker neutralisiert. In Europa zuletzt den griechischen Ministerpräsidenten Alexis Tsipras. Tsipras war als Spitzenmann einer trotzkistischen Partei mit scharfer Polemik gegen Merkels Euro-Rettungspolitik ins Amt gewählt worden. Die deutsche Kanzlerin half ihm dann dabei, den Rauswurf seines Landes aus dem Euro zu verhindern. Vier Jahre später schied Tsipras als großer Angela-Merkel-Fan aus dem Amt.

So anschmiegsam hatte sich Kevin Kühnert die neue linke SPD-Führung nicht gewünscht. Scholz hingegen konnte sein Glück kaum fassen. Er musste die Politik der Großen Koalition nicht mehr gegen seine schärfsten internen Kritiker verteidigen. Die waren plötzlich ganz still, saßen jetzt ja selbst im Koalitionsausschuss und waren in alles eingebunden. Ging für Scholz vielleicht doch noch was mit der Kanzlerkandidatur? Er hatte ein simples, aber schlagendes Argument: Wer sollte es denn sonst machen?

Manuela Schwesig hatte mit einer Krebserkrankung zu kämpfen. Malu Dreyer, die populäre Ministerpräsidentin von Rheinland-Pfalz, leidet seit vielen Jahren unter Multipler Sklerose. Esken und Walter-Borjans spielten mit dem Gedanken, dem neuen Fraktionsvorsitzenden Rolf Mützenich die Kandidatur anzutragen. Oder vielleicht DGB-Chef Reiner Hoffmann? Sich selbst trauten die neuen Parteivorsitzenden eine Kanzlerkandidatur nicht zu. Braucht eine 15-Prozent-Partei, so fragten sie sich, überhaupt einen Kanzlerkandidaten?

Dann kommt Corona. Jetzt schlägt die Stunde von Olaf Scholz. Die Pandemie lässt den Linksschwenk der SPD plötzlich in einem anderen Licht erscheinen. Ihre Forderungen wirken auf einmal gar nicht mehr so schrill und radikal. Überwindung der Schuldenbremse? Die schwarze Null ist angesichts der Rekordneuverschuldung sowieso vom Tisch. Rücknahme der Hartz-IV-Reform? In der Pandemie werden die strengen Regeln ohnehin gelockert. Niemand muss mehr eine Wohnung aufgeben, die die Jobcenter sonst für zu groß halten. Wer ein kleines Einkommen hat, bekommt jetzt einen Kinderzuschlag. Wer Grundsicherung beantragt, muss sein Vermögen nicht mehr offenlegen. Sogar die Mehrwertsteuer wird temporär gesenkt.

Scholz ist der Mann, der als Finanzminister vieles davon umsetzen darf. Er weiß, wenn er jetzt keinen Fehler macht, dann ist er zurück im großen Spiel um die Macht. Die Corona-Krise mag die Politik vor nie da gewesene Herausforderungen stellen, Scholz aber gibt Antworten, die sich in früheren Krisen bereits bewährt haben. Arbeitsplätze rettet er mit einer Ausweitung des Kurzarbeitergeldes – exakt das gleiche Instrument, das bereits bei der Bewältigung der Finanzkrise 2008/2009 funktioniert hat. Den Haushalt erhöht er auf beispiellose 484 Milliarden Euro und bezeichnet das Hilfsprogramm für die Wirtschaft als »Bazooka«. Der Begriff gleicht dem Versprechen Mario Draghis in der Eurokrise 2012, als der Chef der Europäischen Zentralbank den Finanzmärkten versicherte, »alles Notwendige zu tun« (»whatever it takes«), um den Euro zu erhalten. Als Scholz ein paar Monate später das nächste riesige Konjunkturpaket vorstellt, untermauert er die Entschlossenheit der Regierung mit dem Satz: »Wir wollen mit Wumms aus der Krise kommen.« Der »Scholz-Wumms« wird bald sprichwörtlich für die teuren Maßnahmen, mit denen die Regierung dem Konjunktureinbruch entgegenwirken will.

Auch international dreht Scholz jetzt das ganz große Rad. Als Merkel im Frühjahr wegen des überstürzten Masken-Exportverbots auf einem virtuellen EU-Rat unter Druck gerät und Kommissionspräsidentin Ursula von der Leyen sich im Namen Europas sogar bei Italien entschuldigen muss, geben die beiden Christdemokratinnen ein Dogma der deutschen Europapolitik auf: das deutsche »Nein« zu gemeinschaftlichen Anleihen, sogenannten Euro-Bonds.

Als Merkel zu wackeln beginnt, wittern die Freunde der Schuldenvergemeinschaftung Morgenluft. Der Philanthrop George Soros schreibt ans Kanzleramt und ans Finanzministerium, die EU müsse jetzt 1,5 Billionen Euro am Finanzmarkt aufnehmen und den Krisenländern überlassen. Diese Schulden sollten gleich »verewigt« werden, die EU solle lediglich die Zinsen bedienen. Doch so weit wollen Merkel und Scholz nicht gehen. Gemeinsam mit dem französischen Präsidenten Emmanuel Macron entsteht immerhin ein Plan, dass neues Geld für den Süden jetzt nicht nur in Form von Krediten, sondern auch von Zuschüssen gegeben werden soll. Merkels europapolitischer Chefberater Uwe Corsepius hat solche »Brüsseler Trickkisten« jahrelang bekämpft. Jetzt aber verhandelt neben ihm Jörg Kukies, ein ehemaliger Investmentbanker von Goldman Sachs, der eine Juso-Vergangenheit hat und nun als Staatssekretär für Scholz arbeitet.

In Paris merkt man schnell, dass ein zweites Kraftzentrum in der deutschen Politik entstanden ist. Eines Abends wird Scholz bei sich zu Hause in Potsdam kurz vor Mitternacht von einem Anruf überrascht. Der französische Präsident ist am Apparat. Macron möchte vom deutschen Finanzminister höchstpersönlich erfahren, wie weit dieser in der Schuldenfrage gehen würde. Doch Scholz hält sich zurück, er lässt sich nicht gegen Merkel ausspielen. Er steckt den Anruf, der ihm selbstverständlich schmeichelt, nicht der Presse. Stattdessen unterrichtet er gleich am nächsten Morgen die Kanzlerin davon.

Als sich die Bundesregierung mit Macron einig ist, lädt Scholz den Kompromiss mit historischer Bedeutung auf. Er nennt die europäischen Milliarden für den Süden einen »Hamilton-Moment«. Damit spielt er auf den amerikanischen Finanzminister Alexander Hamilton an, der 1790 die drohende Pleite einiger US-Bundesstaaten dazu nutzte, die Kompetenzen Washingtons entscheidend auszuweiten. Scholz ist keiner, der spontan historische Vergleiche zieht. Der »Hamilton-Moment« ist ihm vielmehr von wichtigen Beratern nahegelegt worden. In der Leitungsgruppe seines Finanzministeriums kursiert seit Wochen der Essay »Fiscal federalism: US history for architects of Europe's fiscal union« von C. Randoll Henning und Martin Kessler. Er ist in der Brüsseler Denkfabrik Bruegel veröffentlicht worden. Dort hat auch der Chefvolkswirt von Scholz' Finanzministerium gewirkt: Jakob von Weizsäcker, ein Großneffe des früheren Bundespräsidenten. Auf die Nachfrage, ob er etwa die »Vereinigten Staaten von Europa« anstrebe und damit die Kompetenzen Brüssels ausbauen wolle, antwortet Scholz, die SPD habe die »Vereinigten Staaten von Europa« schon in ihrem Heidelberger Programm von 1925 als Ziel formuliert.

Als Finanzminister macht er durch und durch sozialdemokratische Politik – das ist die Botschaft, die Scholz in die eigene Partei senden will. Die wollte ihn nicht als Vorsitzenden, soll ihn aber jetzt zum Kanzlerkandidaten machen. Aber kann die SPD glaubhaft einen Mann ins Rennen schicken, den sie nicht zum Parteivorsitzenden wählen wollte? Generalsekretär Lars Klingbeil glaubt, dass seine Partei das kann. Er sieht momentan keinen Besseren als Scholz. Klingbeil spricht lange mit allen führenden Genossen und versucht, sie für die Idee zu gewinnen. Dann reserviert er für den 7. Juli einen Tisch im Restaurant Le Bon Mori. Dort soll alles klargemacht werden. Das Lokal, das seinen holprigen französischen Namen einem Koch mit dem Vornamen Moritz verdankt, liegt um die Ecke der Parteizentrale. So können die Dienstwagen unauffällig in der Tiefgarage geparkt werden.

Klingbeils Reservierung ist für fünf Personen: Esken, Walter-Borjans, Scholz, Fraktionschef Mützenich und ihn selbst. Schon bei der Vorspeise ergreifen Esken und Walter-Borjans das Wort. Sie schlagen vor, dass Scholz Kanzlerkandidat wird. Was vor Monaten noch undenkbar schien, ist heute schier unabweisbar. Alle sind einverstanden. Sie verabreden, dass Klingbeil die offizielle Kür heimlich vorbereiten soll. Erst am 10. August wollen sie die Parteigremien abstimmen lassen und Scholz anschließend auch öffentlich zum Kandidaten krönen.

Die fünf Wochen bis dahin sind ein Test, ob sich die führenden Genossen mittlerweile vertrauen. Wenn einer von ihnen plauderte, könnte der Plan mit Scholz noch scheitern. Klingbeil operiert im Geheimen mit nur einer Handvoll ausgesuchter Mitarbeiter. Er lässt eine Homepage erstellen, bereitet eine Mail an alle Parteimitglieder vor, mietet einen alten Gasometer als Location an und behauptet, er plane ein »Sommerevent der SPD«. Selbst in der Einladung zur

Präsidiumssitzung wird der Tagungsordnungspunkt mit der Wahl des Kanzlerkandidaten nicht aufgeführt.

Der Plan scheint aufzugehen, bis Esken eine Woche vor dem Ereignis in einem Interview plötzlich von einem grünen Kanzlerkandidaten faselt, den die SPD unterstützen könnte. Will sie Scholz auf den letzten Metern doch noch verhindern? Nein, sie hat sich nur ungeschickt ausgedrückt. Ein Anfängerfehler, keine böse Absicht. Scholz atmet auf.

Klingbeil kann es immer noch nicht glauben, dass seine Genossen dieses Mal dichthalten. Er hat gewettet, dass spätestens am Sonntagabend vor der entscheidenden Sitzung eine Eilmeldung läuft und alles verrät. Also lässt er sich vorsichtshalber zur Sendung *Die richtigen Fragen* von Bild TV einladen, um im Fall der Fälle schnell reagieren zu können. Doch die Journalisten ahnen nichts, genauso wenig wie Peter Tschentscher, Hamburgs SPD-Bürgermeister, der ebenfalls in der Sendung ist.

Am Montagmorgen im Präsidium sind sogar Kevin Kühnert und Arbeitsminister Hubert Heil überrumpelt. Sie sind sauer, nicht eingebunden gewesen zu sein. Aber noch immer bleibt die Nachricht im engsten Kreis, niemand sticht sie an die Medien durch. Aus der Sitzung heraus schreibt Klingbeil eine SMS an Wolfgang Schmidt, Staatssekretär im Finanzministerium und engster Vertrauter von Olaf Scholz: »Ich glaube, niemanden interessiert, was wir hier machen.« Als eine Stunde später auch der Parteivorstand informiert wird, läuft kurz danach eine Eilmeldung: Scholz soll Kanzlerkandidat der SPD werden.

Sein Traum wird wahr. Scholz verspricht, »Mehrheiten links der Mitte« anzustreben. Eine weitere Große Koalition kann er seiner Partei nicht zumuten. Ob er lieber in einer Ampelkoalition mit der FDP oder mit einem rot-rot-grünen Bündnis regieren würde, lässt er offen. Kevin Kühnert reicht das. Er telefoniert einen ganzen Tag und eine Nacht mit allen Parteilinken, um sie hinter Scholz zu versammeln. Dann geht er vor die Kameras und sagt: »Mit der Union zu regieren, bedeutet, immer nur ein Unentschieden zu erringen. Zweimal mit der Union zu regieren, bedeutet Unentschieden nach

Verlängerung. Und wir sind uns einig in der SPD: Nächstes Jahr ist Elfmeterschießen angesagt.« Für die linken Aktivisten fügt er auf Twitter hinzu: »Es wird oben links geschossen.«

Mehr Merkel wagen und gleichzeitig oben links schießen. Es ist wahrlich ein besonderes Angebot, das die SPD bei der Bundestagswahl im Herbst den Wählern macht.

21
Impfen? »Richtig scheiße gelaufen«

In der Nacht zum zweiten Weihnachtsfeiertag 2020 überquert um 4 Uhr ein großer weißer Truck die belgisch-deutsche Grenze. »Thermo-King« prangt als Aufschrift über dem Führerhaus, der Motor darunter kann mit 360 Pferdestärken 14 Tonnen Ladung bewegen, die mit einer Ammoniak-Kälteanlage auf minus 70 Grad gekühlt wird. Vor und hinter dem Truck fahren Polizeiwagen, ohne Blaulicht, man will kein Aufsehen erregen. Es ist der erste Impfstoff gegen Corona, der in Deutschland ankommt.

Das Ziel ist geheim. Aus Sicherheitsgründen soll niemand erfahren, wo sich das zentrale Impfstofflager Nordrhein-Westfalens befindet. Als dort um kurz nach 5 Uhr ausgeladen wird, sind deshalb keine Journalisten anwesend. Aber ein Video entsteht trotzdem. Laut röhrt darin der Motor auf, als der Truck langsam mit grellen Scheinwerfern ins Lager einfährt. Die hydraulische Heckklappe wird heruntergelassen, dann zoomt die Kamera ins Wageninnere. Armin Laschets Presseabteilung spielt Hollywood. Der NRW-Ministerpräsident will die Ankunft des Impfstoffs nicht nur dokumentieren, sondern als Rettung aus der Pandemie inszenieren.

Das Video lässt er über den Twitter-Account seiner Staatskanzlei sofort ins Netz stellen. Doch es löst nicht die erhoffte Begeisterung aus. Denn der riesige Truck ist fast leer. Nur ganz hinten, in der Ecke, steht eine einzige Palette, darauf zwei mittelgroße Kisten. »Wow, was für eine Show«, lautet einer der Kommentare auf Twitter, »für das Palettchen hätte doch ein Transporter locker gereicht.« – »Peinlich, unendlich peinlich«, schreibt ein anderer. »Das Video soll Comedy sein, oder?«

Das ging nach hinten los, merkt die Pressestelle. Sie löscht das Video auf allen Kanälen. Aber ihren Ministerpräsidenten kann sie an diesem Morgen nicht mehr stoppen. Laschet ist bereits vor die Kameras geeilt. Er hat Weihnachten mit seiner Familie in Aachen verbracht, ist mitten in der Nacht aufgestanden und für ein Pressestatement mit seinem Gesundheitsminister Karl-Josef Laumann nach Düsseldorf gefahren. Er will die frohe Botschaft persönlich verkünden. Der Impfstoff gebe »einen Lichtblick der Hoffnung«, sagt Laschet. Allerdings zeigt er sich nicht mit den zwei Kisten Impfstoff, er hat vielmehr in ein riesiges Impfzentrum geladen.

Es ist im großen Fußballstadion der Landeshauptstadt aufgebaut, wo sonst die Fortuna kickt und vor drei Jahren 66 000 Fans den Rolling Stones zujubelten. Hier haben Gesundheitsamt, Feuerwehr und Rettungsdienste auf 8000 Quadratmetern alles vorbereitet, damit jeden Tag 136 Mitarbeiter 2400 Bürger impfen können. »Ab morgen«, verkündet Laschet, werde Impfstoff »in alle 53 Städte und Kreise« von NRW gebracht, »sodass überall vor Ort mit dem Impfen begonnen werden kann«. Es stünden »14 000 freiwillige Pfleger und Ärzte« bereit. »In den nächsten Tagen« schon solle es losgehen.

Eine groteske Behauptung. Zum Impfstart hat jedes Bundesland nur 9750 Dosen Impfstoff bekommen. Die Hälfte davon wird eingelagert, denn dieser Impfstoff entfaltet seine volle Wirkung erst dann, wenn einen Monat später eine zweite Dosis injiziert wird. In NRW werden also zum spektakulär beworbenen Start nicht einmal 5000 Menschen geimpft. Mehr Stoff ist einfach nicht da. Selbst in der Spritze, die ein Arzt des Impfzentrums nach Laschets Statement für die Kameras aus einer Impfampulle aufzieht, ist nur Zuckerwasser.

Das Impfzentrum im Fußballstadion ist ein Potemkinsches Dorf. Das wird es auch in den kommenden Wochen bleiben. So wie 460 weitere Impfzentren in ganz Deutschland. Laschet ist sich dessen augenscheinlich gar nicht bewusst. Als er von weiteren Lieferungen in den nächsten Tagen spricht, schaut er zu Laumann und sagt: »Du weißt wahrscheinlich auch, wie viel.« Laumann weiß es, aber schweigt lieber.

Während ganz Europa mit Rekordzahlen von Infizierten im Lockdown verharrt und Deutschland bei der Sterberate pro Tag sogar die USA überholt, können nicht einmal die Risikogruppen schnell geimpft werden. Anderswo läuft es viel besser. In Großbritannien haben zu Silvester schon 944 000 Menschen ihre erste Dosis bekommen. In den USA sind es sogar drei Millionen. Und Israel meldet am 10. Januar 2021: Bereits ein Drittel der Bevölkerung hat seine erste Impfung.

Überall in der westlichen Welt wird schneller geimpft als in Europa. Und das mit einem Impfstoff, der in Deutschland entwickelt worden ist. Biontech ist eine Firma aus Mainz. Ihr Gründer Uğur Şahin ist in Köln aufgewachsen, seine medizinische Geschäftsführerin und Ehefrau Özlem Türeci ist in Niedersachsen geboren. Die beiden Gastarbeiterkinder werden bald zu den reichsten Deutschen gehören. Warum die beiden Wissenschaftler im ganzen Land gefeiert werden, ihr Impfstoff aber ausgerechnet in der Heimat nicht ankommt, erklärt Şahin in einem *Spiegel*-Interview so: »Der Prozess in Europa lief sicherlich nicht so schnell und geradlinig ab wie in anderen Ländern. Offenbar herrschte der Eindruck: Wir kriegen genug, es wird alles nicht so schlimm, und wir haben das unter Kontrolle. Mich hat das gewundert.«

Der vermasselte Impfstart der EU ist ein Wendepunkt in der Pandemie. Er hat der Staatengemeinschaft historischen Schaden zugefügt – und das in einer Phase, in der mit Ursula von der Leyen eine Deutsche an der Spitze der EU-Kommission steht und mit Angela Merkel die deutsche Kanzlerin EU-Ratspräsidentin ist. Er hat das Potenzial, das Bild Merkels in den Geschichtsbüchern zu verdunkeln. Und die Bundestagswahl zu entscheiden.

Dass Angela Merkel zum Finale ihrer Kanzlerschaft Europa gemeinsam mit Ursula von der Leyen führt – der Frau, die sie so schätzt und am liebsten als ihre Nachfolgerin als Bundeskanzlerin gesehen hätte –, wird ein Jahr zuvor entschieden, an einem Sommertag. Drei Tage vor ihrem Abflug zum G-20-Gipfel im japanischen Osaka hat Angela Merkel zu einem Geheimtreffen ins Kanzleramt geladen. An diesem 26. Juni 2019 ist eine kleine Runde von konservativen Politikern zusammengekommen: Annegret Kramp-Karrenbauer und Markus Söder, die Parteivorsitzenden von CDU und CSU, Joseph Daul, ein Franzose, Vorsitzender der Europäischen Volkspartei (EVP), in der sich die konservativen Parteien der EU zusammengeschlossen haben, Manfred Weber, stellvertretender CSU-Vorsitzender und Fraktionsvorsitzender der EVP im Europaparlament, sowie die Kanzlerin.

Es geht um Webers Zukunft. Er war als Spitzenkandidat der EVP bei den Europawahlen am 26. Mai 2019 angetreten. »Ein Bayer für Europa!«, hatte die CSU plakatiert. Weber hat die Wahl gewonnen, seine Fraktion ist die stärkste im neuen Europaparlament. Für diesen Fall hatten CDU und CSU versprochen, Weber zum neuen EU-Kommissionspräsidenten zu wählen. Dafür braucht er eine doppelte Mehrheit: im Parlament und im Rat der europäischen Staats- und Regierungschefs. Merkel könnte versuchen, ihren Kandidaten im EU-Rat durchzusetzen. Doch sie zögert.

Die Kanzlerin hält nichts davon, dass der bei der Europawahl erfolgreiche Spitzenkandidat neuer Chef der EU-Kommission wird. Offiziell vertreten CDU und CSU zwar das »Spitzenkandidatenprinzip«. Sie feiern es als einen Beitrag zur Demokratisierung der EU. Persönlich war Merkel jedoch schon immer dagegen. Für sie ist das eine Machtfrage: Sie will, dass der EU-Rat, also die national gewählten Staats- und Regierungschefs, den neuen Kommissionspräsidenten unter sich ausmachen. Denn genau hier, in den oft nächtelangen Sitzungen des EU-Rats in Brüssel, setzt Merkel seit Jahren ihre Politik durch. Hierin wurzelt der Mythos der »Führerin Europas«, der genialen Verhandlerin, die so gut wie keinen Schlaf brauche. Diese Macht der Staats- und Regierungschefs will die Kanzlerin nicht ins Parlament verlagern. Offen kann sie das nicht sagen, die Union hat ihren Wählern ja anderes versprochen.

An Merkel darf Weber offiziell also nicht scheitern. An widrigen Umständen schon. »Manfred, hast du eine Mehrheit im Parlament?«, fragt sie Weber auf dem geheimen Treffen im Kanzleramt. Weber antwortet ausweichend, er habe die Hoffnung darauf noch nicht aufgegeben. Merkel setzt nach: »Hast du eine Mehrheit im Parlament? Denn im Rat hast du keine!« Dort drohen Europas Rechtspopulisten, Viktor Orbán aus Ungarn und Mateusz Morawiecki aus Polen, auf keinen Fall für Weber zu stimmen.

Der CSU-Mann hatte sich im Wahlkampf scharf von den Rechtspopulisten abgegrenzt, dafür bestrafen sie ihn jetzt. Weber hatte darauf spekuliert, dass ihn der Streit mit den Populisten in Osteuropa zum Helden der Linksliberalen und Linken in Brüssel machen würde. Wenn EVP, Linksliberale und Linke gemeinsam Weber als Kommissionschef vorschlagen und gleichzeitig ankündigen würden, jeden anderen Kandidaten im Europaparlament durchfallen zu lassen, würde das die EU eine Zeit lang blockieren – und damit auch die milliardenschweren Transferzahlungen, die die Osteuropäer so dringend benötigen. In dieser Pattsituation, so Webers Plan, könnte Merkel die Ungarn und Polen kleinverhandeln und ihn, den Deutschen, durchsetzen. Doch Weber hat sich verzockt. Linke und Liberale haben ihn zwar für seinen klaren Wahlkampf gelobt, lassen ihn aus parteitaktischen Motiven jetzt aber im Parlament hängen.

Das sind genau die »widrigen Umstände«, die Merkel braucht. »Manfred, du musst dich entscheiden, ob du vom 5-Meter-Brett oder vom 10-Meter-Brett in ein leeres Becken springen willst«, sagt sie im Kanzleramt. Zwei Personen, die bei dem Gespräch dabei waren, haben den Satz so gehört. Weber selbst will sich an den Wortlaut nicht erinnern können. Es ist eine brutale Ansage der Kanzlerin an den CSU-Mann. Übersetzt heißt das: Lieber Manfred, ohne Mehrheit in Rat und Parlament hast du keine Chance. Du kannst dir nur noch aussuchen, auf welchem Wege du dir dein Genick brichst. Tief gekränkt gibt Weber einige Tage später auf. Er hatte 2015 für Merkels Flüchtlingspolitik gekämpft – gegen Söder, gegen Orbán. Nun setzt sie sich lieber mit Söder und Orbán ins Benehmen, als Weber zu seinem Recht als Wahlsieger zu verhelfen.

Wie zum Hohn schlägt Merkel ein paar Tage später vor, den unterlegenen Spitzenkandidaten der europäischen Sozialisten, den Holländer Frans Timmermans, zum Kommissionspräsidenten zu wählen. Eine Zumutung für CDU und CSU sowie deren konservative Schwesterparteien – und ein Affront gegenüber Orbán. Der Ungar würde jeden wählen, nur um den niederländischen Sozialdemokraten Timmermans zu verhindern. Das ist die Gelegenheit für Frankreichs Präsident Emmanuel Macron: Er schlägt völlig überraschend Ursula von der Leyen als neue EU-Kommissionspräsidentin vor. Eine Deutsche.

Falls Angela Merkel diese Volte von Anfang an zum Ziel gehabt haben sollte, dann wäre ihr ein genialer Schachzug gelungen: Ausgerechnet ein Franzose schlägt eine Deutsche für den wichtigsten Job vor, den die EU zu vergeben hat. Frankreich und Deutschland sind die dominierenden Länder der EU. Sie belauern einander eifersüchtig und streiten auch noch um drittrangige Posten. Wenn Macron jetzt also von der Leyen vorschlägt, muss er wirklich von ihr überzeugt sein. Von der Leyen ist als Kind in Brüssel aufgewachsen, sie spricht fließend Französisch und träumte vor ein paar Jahren von den »Vereinigten Staaten von Europa«. Typisch deutsche Bedenken gegen zu viel Brüsseler Bürokratie, Pariser Zentralismus und eine Vergemeinschaftung der Schulden sind von Ursula von der Leyen nicht zu erwarten. Sie brennt für die europäische Sache. Das alles nimmt Macron für sie ein.

Anders als der CSU-Mann Manfred Weber war von der Leyen auch vorsichtig genug, sich nicht offen gegen die osteuropäischen Rechtspopulisten zu positionieren. Im Gegenteil, sie ließ als deutsche Verteidigungsministerin 2017 Bundeswehr-Kampftruppen als Teil einer NATO-»Speerspitze« nach Litauen verlegen, um Russland abzuschrecken. Das hat den regierenden Nationalkonservativen in Polen, die in steter Furcht vor Moskau leben, imponiert. Gleichzeitig fürchten sich die Polen aber auch vor Interventionen der liberalen Kräfte in der EU, die die versuchte Gleichschaltung von Justiz und Medien in dem osteuropäischen Land scharf kritisieren. Um den Polen diese Sorgen zu nehmen und den Weg für von der Leyen frei zu machen, bricht ein junger CDU-Politiker zu einer geheimen, heiklen Mission nach Warschau auf.

Der Erwählte ist Paul Ziemiak, Generalsekretär der CDU, im polnischen Stettin geboren und als Kind mit seinen Eltern in die Bundesrepublik umgesiedelt. Ziemiak beherrscht seine Muttersprache immer noch fließend. Jenseits der Oder lässt er sich Paweł nennen. Ziemiak fährt in Warschau nicht in den Präsidentenpalast, sondern in eine Parteizentrale zu Jarosław Kaczyński, dem mächtigen Vorsitzenden der Partei »Recht und Gerechtigkeit«. Kaczyński hat zwar kein Staatsamt mehr inne, aber jeder Pole weiß, dass er immer noch die Geschicke des Landes lenkt.

Ziemiaks Reise soll unter keinen Umständen öffentlich werden. Als in Berlin seine Abwesenheit auffällt, verbreitet die CDU-Pressestelle, er sei »im Urlaub«. Auch die staatsnahen polnischen Medien berichten nichts. Aber als Kaczyński, der Unpünktlichkeit hasst, am Sonntagnachmittag in der polnischen Provinz zu spät bei einer Kundgebung seiner Partei eintrifft, verplappert er sich: »Wir haben eine, hoffentlich nur kleine, Krise in der EU, und darüber muss man mit Gesandten sprechen. Und deswegen konnte ich nicht hier sein.«

Eine polnische Quelle informiert daraufhin die regierungskritische *Gazeta Wyborcza* in Warschau und die *Welt* in Berlin. Demnach traf Ziemiak ausgerechnet am Sonntagmorgen in Warschau ein und störte den tiefreligiösen Kaczyński zum denkbar ungünstigsten Zeitpunkt. »Herr Sekretär«, begrüßte der Alte den Jungen, »ich habe für unser Gespräch die Heilige Messe ausfallen lassen!« – »Herr Präses, ich auch!«, antwortete Ziemiak auf Polnisch.

Ein Treffen zweier frommer Katholiken, zweier Polen, zweier Konservativer – genau diesen Eindruck wollte Ziemiak bei Kaczyński erzeugen, um dessen Vorbehalte gegen von der Leyen zu zerstreuen. Ist sie nicht auch Mutter von sieben Kindern? Im Verhältnis zu Russland ein Falke? Und am wichtigsten: Sie hat nie eingestimmt in den Chor westlicher Politiker, die Polens hart erarbeiteten Aufschwung der letzten Jahre nicht anerkennen und stattdessen das Land über Multikulti oder LGBTQ-Rechte belehren wollen.

Aber allein gute Stimmung zu machen, reicht nicht. Kaczyński will Gegenleistungen für Polens Zustimmung zu von der Leyen. Die Verteilung von Flüchtlingen in der EU müsse vom Tisch. Kaczyński will partout keine Muslime in seinem Land ansiedeln. Außerdem müsse das Vorhaben, EU-Subventionen künftig an die Einhaltung rechtsstaatlicher Standards in den Mitgliedsländern zu koppeln, aufgegeben werden. Kaczyński möchte die Unabhängigkeit des Verfassungsgerichts in Warschau weiter einschränken, kann gleichzeitig aber nicht auf die Milliarden aus Brüssel verzichten. All das kann Ziemiak nicht zusagen.

Aber Kaczyński will wenigstens ein Zeichen gesetzt haben. Er hatte seine Vertraute Beata Szydło ins Europaparlament wählen lassen. Dort sollte sie Vorsitzende des wichtigen Sozialausschusses werden. Doch die Abgeordneten erinnerten sich noch gut an die frühere Ministerpräsidentin, die ihre Wahl 2015 einer aggressiven Kampagne gegen die deutsche Flüchtlings- und die europäische Migrationspolitik verdankte. Sie ließen Szydło bei der Abstimmung durchfallen. Das solle rückgängig gemacht werden, fordert Kaczyński. Wenigstens die Abgeordneten der CDU müssten im Europaparlament für Szydło stimmen. Dafür solle Merkel sorgen. Im Gegenzug werde er die polnischen Abgeordneten anweisen, für von der Leyen als neue Kommissionspräsidentin zu stimmen. Tatsächlich wird daraufhin eine neue Abstimmung über Szydło angesetzt, genau einen Tag vor der geplanten Wahl von der Leyens. Doch der Plan scheitert. Die Europaabgeordneten der CDU im Sozialausschuss sind immer noch empört darüber, dass Merkel ihren Spitzenkandidaten Weber kalt abserviert hat. Sie lassen Szydło erneut durchfallen.

Am Ende erhält von der Leyen trotzdem die Stimmen der polnischen Nationalkonservativen. War Ziemiaks vertrauensbildende Mission so erfolgreich, dass Kaczyński sie etwa für eine Partnerin im Geiste hält? Oder sind dem mächtigen Polen von der Kanzlerin und der künftigen Kommissionspräsidentin andere Zugeständnisse gemacht worden? Keiner der Beteiligten möchte darüber Auskunft geben.

Nicht nur Kaczyńskis, auch Orbáns Abgeordnete tragen von der Leyen mit. Zu ihm musste Merkel keinen Abgesandten schicken. Das hatte Macron übernommen. Personen, die mit der Angelegenheit vertraut sind, berichten, dass der französische Präsident sogar persönlich in Budapest angerufen haben soll, um für von der Leyen zu werben. Er habe dort offene Türen eingerannt. Orbán möchte unbedingt, dass die EU ein Club von Nationalstaaten bleibt und sich nicht zu einer überstaatlichen Superdemokratie entwickelt. Deswegen ist er so vehement gegen das »Spitzenkandidatenprinzip«. Sein Kalkül war ganz einfach: Wenn von der Leyen, die bei der Europawahl nicht als Spitzenkandidatin angetreten war, anschließend trotzdem zur Kommissionspräsidentin gewählt wird, dann ist das Spitzenkandidatenprinzip ein für alle Mal tot. Diese Gelegenheit konnte sich Orbán nicht entgehen lassen.

So wird Ursula von der Leyen EU-Kommissionspräsidentin von Gnaden der Osteuropäer. Merkel hat der Frau, die sie einst als ihre Nachfolgerin im Kanzleramt gesehen hatte, doch noch einen mächtigen Posten besorgt. Und der bis dahin als Nachwuchskraft belächelte CDU-Generalsekretär Paul Ziemiak hat ein kleines politisches Meisterstück abgeliefert. Dass er seinen Triumph still genießt und bis heute nicht darüber spricht, imponiert Merkel. Und von der Leyen verdankt ihm nicht weniger als ihr Amt.

Im Sommer 2020 übernimmt Angela Merkel die EU-Ratspräsidentschaft. In den kommenden sechs Monaten führen zwei Deutsche die Europäische Union an. Was als großes Finale von Merkels Kanzlerschaft gedacht war, wird wegen Corona plötzlich jedoch nur eines von vielen Kapiteln einer Jahrhundertkrise.

Merkel und von der Leyen wollen mit der deutschen EU-Ratspräsidentschaft trotzdem Geschichte schreiben. Die Europäische Union soll die Organisation sein, die die Pandemie in die Knie zwingt. Brüssel soll dafür sorgen, dass jeder Europäer gegen Corona geimpft wird. Dabei ist die Staatengemeinschaft dafür gar nicht zuständig. Gesundheitspolitik ist Sache der Nationalstaaten. Brüssel kann dabei höchstens helfen. Das ist allerdings viel zu wenig für von der Leyens Ehrgeiz. Sie will Europa und am liebsten gleich die ganze Welt vor dem Virus retten. Sie startet die Initiative »Coronavirus Global Response«, ruft Staats- und Regierungschefs in aller Welt an, den UN-Generalsekretär, Konzernchefs und reiche Philanthropen wie Bill Gates. Sie will finanzielle Mittel für einen Impfstoff einwerben, der »jede Ecke der Welt« erreicht. Sie bekommt Zusagen für acht Milliarden Euro – die letzte Million kommt von Madonna, dem Megapopstar.

Einen Sommer lang ist die Kommissionspräsidentin die Heldin des globalen »Charitainment«. Schauspielerinnen wie Charlize Theron und Salma Hayek oder Fußballstars wie David Beckham, die sich sonst für ein freies Tibet oder gegen den Klimawandel engagieren, wollen nun gemeinsam mit der Europäischen Union die Welt vor Corona retten. »Künstler haben die Macht, zu Veränderungen zu inspirieren! Vereint können wir die Welt zu einem sicheren Ort machen!«, jubelt von der Leyen. Im Juni 2020 veranstaltet die Kommission sogar ein virtuelles Popkonzert mit Justin Bieber, Coldplay, Usher und Shakira, um weitere Spenden zu sammeln: »Singen für die Impfstofffinanzierung«.

Doch bei den europäischen Regierungen wächst die Skepsis. »Sag mal, kaufen die in Brüssel für die ganze Welt ein oder auch für uns?«, fragt der deutsche Gesundheitsminister Jens Spahn seinen französischen Kollegen Olivier Véran. Die beiden beziehen ihre Kollegen Roberto Speranza aus Italien und Hugo Mattheüs de Jonge aus den Niederlanden ein. Spahn knüpft sogar Verbindungen zu Matt Hancock, dem britischen Gesundheitsminister, um auch das Vereinigte Königreich in die Impfallianz zu holen, was jedoch scheitert. Die jungen Männer – sie sind zu diesem Zeitpunkt alle um die vierzig – machen sich Sorgen. Während Europa davon träumt, »zum Selbstkostenpreis« in »jeder Ecke der Welt« zu impfen, setzen vor allem die Amerikaner enorme finanzielle Mittel ein, um sich die ersten Impfstoffe zu sichern – ausschließlich für ihre Bürger.

Das europäische Quartett sucht einen Mittelweg. Im Juni verbünden sie sich zu einer »inklusiven Impfallianz«. Die Idee dahinter: In ihren Ländern gibt es herausragende Forscher und große Pharmakonzerne, die Impfallianz will bei ihnen gemeinsam Impfstoff bestellen und ihn anschließend in der ganzen EU verteilen. Die vier Gesundheitsminister suchen schon einen Standort für eine Geschäftsstelle und wollen professionelles Personal einstellen, um die Verhandlungen mit den Konzernen zu führen.

Von der Leyen duldet das jedoch nicht. Es durchkreuzt ihre Pläne. Sie ruft Merkel an und verlangt, dass die Impfstoffbeschaffung nicht von einer Allianz der Nationalstaaten gemanagt wird, sondern zentral in Brüssel. Auch Merkel sieht das so: Die gemeinsame Impfstoffbeschaffung soll der strahlende Erfolg ihrer Ratspräsidentschaft werden, die am 1. Juli beginnt. Ein paar Wochen lang wird parallel gearbeitet. Sowohl Spahns Allianz als auch von der Leyens Kommission verhandeln mit Pharmakonzernen. Einzelne Regierungen und die Europäische Investitionsbank vergeben Kredite zur Forschungsförderung und zum Aufbau von Produktionskapazitäten. Von der Leyen will jedoch die ganze Macht für Brüssel. Am 17. Juni stellt sie ihre »europäische Impfstoffstrategie« vor. Sie ist mit Merkel, Macron und Mark Rutte, dem niederländischen Regierungschef, abgesprochen. Nicht aber mit Spahn und seinen Ministerkollegen. Die jungen Männer müssen klein beigeben. Mehr noch, sie müssen sich öffentlich auch noch unterwerfen. Gemeinsam schreiben sie einen reumütigen Brief an die Kommission: »Leider haben die zeitgleichen Verhandlungen unserer Allianz Sorgen verursacht.« Nun halte man es für »sinnvoll, wenn die Kommission die Führung übernimmt«.

Von der Leyen hat den Machtkampf gewonnen. Aber ihre Impfstrategie weist einen fatalen Konstruktionsfehler auf. Aus dem EU-Haushalt soll nur die Anzahlung für die Impfstoffe kommen, den Rest müssen die Mitgliedstaaten selbst zahlen. Einige von ihnen, insbesondere die aus Osteuropa, sind jedoch nicht annähernd so wohlhabend wie Frankreich oder Deutschland. Sie müssen mehr darauf achten, wie viel der Impfstoff kostet. Außerdem haben sie Einwände gegen das neue Verfahren zur Impfstoffgewinnung: die mRNA-Technologie. Dabei werden dem Körper nicht, wie bei traditionellen Impfverfahren, Proteine des Erregers injiziert, um die Immunabwehr anzuregen. Sondern der Impfstoff leitet nur die genetische Information eines Proteins in den Körper. Doch allein schon der Begriff »Gentechnologie« stößt im konservativen Osteuropa auf große Skepsis.

Noch weiß freilich niemand, welcher Impfstoff zuerst fertig wird. In Washington ruft Donald Trump das Programm »Warp Speed« aus. Für zwölf Milliarden Dollar bestellen die USA einfach größtmögliche Mengen von jedem potenziellen Impfstoff. Die EU hingegen hat insgesamt nur 2,7 Milliarden Euro zur Verfügung. Und während Trump einen Viersternegeneral der U.S. Army mit allen Vollmachten für die Impfstoffbeschaffung ausstattet, liegt die Verantwortung in der EU bei Stella Kyriakides.

Die auch in Brüssel weitgehend unbekannte EU-Kommissarin für Gesundheit verdankt ihren Aufstieg den verschlungenen Wegen der Postenvergabe in Brüssel. Jobs in der EU-Kommission unterliegen einem dreifachen Proporz: Jedes der 27 Mitgliedsländer muss einen Posten bekommen. Frauen und Männer müssen exakt gleich vertreten sein. Und das komplizierte Kräfteverhältnis der europäischen Parteienfamilien muss sich in der Kommission ebenfalls abbilden. Zuerst werden dabei die einflussreichen Posten mit qualifizierten Bewerbern besetzt. Danach wird die Kommission mit Kandidaten aus Ländern aufgefüllt, die vorher leer ausgegangen sind. Da die EU für Gesundheitspolitik keine eigene Zuständigkeit hat, wird die Spitze dieses Kommissariats mit einem Frühstücksdirektor besetzt. Dieser Posten wurde bei der Bildung der neuen EU-Kommission im Herbst 2019 fast ganz zuletzt vergeben, überdies mit einem bizarren Anforderungsprofil: Der Job musste an eine Frau aus dem griechischen Teil der Insel Zypern gehen, die in der dortigen konservativen Partei Karriere gemacht hatte.

Zypern gilt als ein Schmuddelkind der EU, weil es seine Staatsbürgerschaft – und damit den begehrten EU-Pass – an russische Oligarchen verkauft. Deshalb musste Präsident Nikos Anastasiadis persönlich bei von der Leyen anrufen, um seine Favoritin als EU-Gesundheitskommissarin durchzusetzen. Stella Kyriakides ist eine Freundin seiner Familie. Sie stammt aus einem Banker-Clan, der Penthouses in London und Villen in Nikosia besitzt sowie viele Luxusautos. Bekannt wurde Kyriakides in ihrer Heimat 2004, als sie das olympische Feuer für die Sommerspiele in Athen mit einer Fackel durch Nikosia trug. Später wurde sie Parlamentsabgeordnete und organisierte eine Kampagne gegen die gesellschaftliche Stigmatisierung von Brustkrebs, einer Krankheit, an der sie selbst litt.

Ist Kyriakides die Richtige, um die wichtigsten Verhandlungen in der Geschichte der EU zu führen? Das sieht nicht einmal von der Leyen so. Aber formal entmachten – das kann sie die Zypriotin nicht. Dann käme der kunstvoll ausbalancierte EU-Proporz durcheinander. De facto nimmt sie ihr aber die Entscheidungen aus der Hand – und verhandelt selbst mit den Herstellern. Außerdem stellt sie ihr die Spitzenbeamtin Sandra Gallina, eine Italienerin, zur Seite. Die hat immerhin Erfahrung in internationalen Verhandlungen, zuletzt für ein Handelsabkommen mit Südamerika. Verhandlungen über internationale Handelsverträge zeichnet vor allem eines aus: Sie dauern lange, sehr lange. Mit dem Impfstoff jedoch muss es schnell gehen, sehr schnell. Außerdem hat Gallina politisch keinerlei Vollmachten. Sie muss jede Entscheidung einem »Lenkungsausschuss« vorlegen, in dem 27 Vertreter der Mitgliedstaaten mitsprechen, auch die skeptischen Osteuropäer. Und die Franzosen, die eifersüchtig darüber wachen, dass bei ihrem Pharmakonzern Sanofi mindestens so viel Impfstoff bestellt wird wie anderswo.

Kann die EU mit diesem Team im harten globalen Wettbewerb um die Impfstoffe mithalten? Boris Johnson hat eine klare Antwort darauf: Nein. Großbritannien ist zwar noch nicht aus der EU ausgeschieden, doch der britische Premier entscheidet, dass sein Land den notwendigen Impfstoff selbst besorgt. Er wittert eine große politische Chance: Wenn es den Briten gelingen sollte, schneller als die EU zu impfen, hätte er den Beweis erbracht, dass der Brexit doch eine gute Idee gewesen ist. Geld spielt keine Rolle, sagt er seinem Verhandlungsteam. Aus welchem Land der Impfstoff kommt, auch nicht. Und ihr habt jede politische Unterstützung.

Merkel merkt zu spät, dass die Brüsseler Proporz-Truppe keine Chance hat gegen die angelsächsischen Vollprofis. Ein Versuch der Amerikaner, das Tübinger Unternehmen CureVac, das an mRNA-Impfstoffen forscht, einfach aufzukaufen, konnte gerade noch abgewehrt werden. Der Bund stieg mit 300 Millionen Euro bei CureVac ein. Biontech jedoch, das andere deutsche Unternehmen, das an mRNA-Impfstoffen forscht, verbündet sich mit Pfizer, dem großen amerikanischen Pharmakonzern. Eine Überraschung. Die Forscher arbeiten in Mainz, ganz in der Nähe sind die großen Werke des ehemaligen deutschen Pharmariesen Hoechst, der im französischen

Konzern Sanofi aufgegangen ist. Die Bundesregierung hatte von frühen Gesprächen über eine geplante Kooperation von Biontech mit Sanofi erfahren und zu spät mitbekommen, dass diese wegen persönlicher Animositäten gescheitert waren. Mit Pfizer läuft es für die Mainzer Firma besser. Die Impfstoffabteilung der Amerikaner wird von einer Deutschen geleitet, Kathrin Jansen.

Als Ende 2020 Biontech als erste Firma weltweit einen Corona-Impfstoff fertig entwickelt hat, entsteht eine geradezu absurde Situation. Das in Deutschland entwickelte Produkt wird in den riesigen Pfizer-Werken in den USA hergestellt. Die amerikanischen Fabriken liefern den Impfstoff ausschließlich in den USA aus. In Europa hingegen hat Pfizer nur ein einziges Werk, das den neuen Impfstoff herstellt: im belgischen Puurs. Von hier fährt nicht nur der Truck mit den zwei Kistchen für Laschet los, sondern alle Lkw mit Lieferungen für die ganze Welt. Nicht nur in die EU, sondern in jedes Land, das Biontech-Impfstoff bestellt hat. Sogar noch zusätzlichen Impfstoff für die USA, die selbst nichts abgeben. Bereits am 27. November startet in Brüssel ein Transportflugzeug mit einer Million Impfdosen, hergestellt in Puurs. Das Ziel: Chicago.

So gesehen hat von der Leyen ihr Versprechen gehalten, dass Europa die ganze Welt impfen werde. Zuerst den Teil der Welt, der zahlungskräftig ist und früher als die EU geordert hat. Die USA, Großbritannien, Japan, Kanada, aber auch kleine Länder und Territorien wie Israel oder Hongkong bestellen bereits im Sommer den Biontech-Impfstoff, als erste Studien den überraschenden Erfolg des mRNA-Verfahrens nahelegen. Die EU unterschreibt ihren Vertrag erst am 20. November.

Die Ursachen dafür sind ein Lehrstück über die Schwächen der Brüsseler Bürokratie. Kyriakides und Gallina müssen versuchen, den Preis zu drücken. Für Rumänien und Bulgarien muss er genauso bezahlbar sein wie für Luxemburg und Österreich. In den Verhandlungen, die wegen der Pandemie in Videokonferenzen stattfinden, treffen die beiden Frauen auf spezialisierte amerikanische Anwälte, die Pfizer angeheuert hat. Die spielen sich auf wie Figuren in einer Netflix-Serie, spotten sie in Brüssel zunächst. Doch schon bald vergeht ihnen das Lachen. Die Amerikaner verhandeln knallhart. Ihnen geht es nicht nur ums Geld. Sie wollen, dass Pfizer von der Haftung für sein Produkt weitgehend freigestellt wird. Eine dreiste Forderung. Bei vielen Ländern, wo die Verhandlungsführer einen kurzen Draht zu den Regierungschefs haben, kommen sie damit durch. Bei der EU aber nicht. Kyriakides und Gallina verweisen immer wieder auf das Vergaberecht der Europäischen Union, das man leider nicht ändern könne. Sie zeigen sich auch auf einem anderen Feld unflexibel. Pfizer möchte gerne die Daten aller Geimpften auswerten – um den Impfstoff weiter zu verbessern. Die beiden Frauen lehnen ab.

Die EU ist stolz auf ihren Datenschutz, sie möchte ihn am liebsten in der ganzen Welt als Standard durchsetzen.

Während Kyriakides und Gallina sich an den Amerikanern monatelang die Zähne ausbeißen, findet Spahn einen Umweg. Biontech hat zwar die globale Vermarktung an Pfizer abgetreten, sich aber ein Hintertürchen offen gelassen. Mit zwei Ländern auf der Welt darf Biontech selbst verhandeln: mit Deutschland und der Türkei, dem Heimat- und dem Herkunftsland der Mainzer Forscher. Auf diesem Weg bekommt die Bundesregierung doch noch eine Zusage für 30 Millionen Impfdosen, die nicht in der EU verteilt werden müssen, also ausschließlich für Deutschland bestimmt sind.

Im Herbst sieht es so aus, als könnten es sogar noch mehr werden. Die osteuropäischen Populisten, die von der Leyen zwei Jahre zuvor ins Amt verholfen haben, sind immer noch skeptisch gegenüber dem innovativen mRNA-Verfahren. Sie weigern sich monatelang, bei Biontech/Pfizer überhaupt zu bestellen. Jeder Mitgliedsstaat soll nach seinem Bevölkerungsanteil versorgt werden. Aber nur, wenn er die entsprechende Menge Impfdosen auch haben – und bezahlen – will. Noch im August sendet die EU-Kommission eine vertrauliche Aufstellung über die »Voranmeldungen« nach Berlin.

Die Tabelle löst in der deutschen Hauptstadt Entsetzen aus. Dort steht nämlich: Deutschland 100 Millionen Dosen. Österreich 12, Italien 12, Dänemark 11,8, Niederlande 7,5, Spanien 7, Tschechien 7,

Frankreich 4, Portugal 4, Polen 1. Schon das sind lächerlich geringe Mengen. Aber bei den anderen 17 Mitgliedstaaten ist überall »0« eingetragen. Sie wollen gar kein Biontech.

Die Länder glauben nicht an den Impfstoff, der später nicht nur als erster fertig werden wird, sondern auch bis heute die verlässlichste Säule der europäischen Impfstrategie ist. Aber ohne Vorbestellungen aus den Nationalstaaten könnte es passieren, dass nicht einmal die 300 Millionen Impfdosen, die sich die Kommission als Kaufoption gesichert hat, von der EU bestellt werden. Diskret springt die Bundesregierung ein. Sie verspricht der Kommission, alle Dosen, die die anderen Länder nicht wollen, abzunehmen. Das wird als Beitrag zur Forschungsförderung verstanden, denn Biontech ist ja ein deutsches Unternehmen.

Diese segensreiche Entscheidung erspart der EU später ein noch größeres Impfdesaster. Aber sie wiegt Deutschland in falscher Sicherheit. Denn die Bundesregierung geht jetzt davon aus, den Löwenanteil der 300 Millionen Dosen für die EU zu bekommen. So sieht es lange Zeit auch aus.

In der zweiten Novemberwoche sollen aus »Voranmeldungen« echte Bestellungen werden. Jetzt müssen alle EU-Länder verbindlich bei der Kommission anzeigen, wie viel Biontech-Impfstoff sie kaufen wollen. Im Kanzleramt und im Gesundheitsministerium hofft man, dass es bei der Ablehnung der Osteuropäer bleibt. Ausgerechnet in dieser entscheidenden Woche, am Montag, dem 9. November, präsentieren Biontech und Pfizer überraschend eine große Studie zur Marktreife ihres Produkts. Der Corona-Impfstoff sei erfolgreich an 44 000 Menschen getestet worden. Die Welt atmet auf. Und Europa bestellt. Auch die Osteuropäer lassen plötzlich ihre Zweifel fallen. Bis zum Freitag dieser Woche sichern sich fast alle 27 Mitgliedstaaten ihren Anteil. Merkel und Spahn, die auf mindestens 100 Millionen Impfdosen gehofft hatten, müssen sich am Ende mit 64,1 Millionen zufriedengeben.

Aber noch hat die EU den Biontech-Impfstoff nicht zugelassen. Während andere westliche Länder und reiche arabische Staaten dem in Mainz entwickelten Produkt Anfang Dezember eine Notzulassung erteilen, pocht Brüssel auf das normale Zulassungsverfahren und will erst am 29. Dezember grünes Licht geben. Als in den USA der Impfstart frenetisch gefeiert wird, gerät Brüssel erneut unter Druck und zieht die Zulassung um eine Woche vor – damit auch Europas Politiker ihren Wählern ein Weihnachtsgeschenk machen können.

Die Kritik in Deutschland, Europa habe zu wenig und zu spät bestellt, wird von der Bundesregierung als »Impfnationalismus« verunglimpft. Die Kanzlerin behauptet: »Im Großen und Ganzen ist nichts falsch gelaufen.« Das ist so offensichtlich ignorant, dass Olaf Scholz die erste erfolgreiche Attacke des Wahljahres reitet. Die Bestellung in Europa sei »richtig scheiße gelaufen«, sagt der SPD-Finanzminister im Kabinett und sorgt dafür, dass die Medien von seiner Kritik hinter verschlossenen Türen erfahren. Markus Söder hatte wieder mal als Erster politisch Witterung aufgenommen und noch vor Scholz mit ironischem Unterton erklärt, die EU-Kommission habe den Bedarf beim Impfstoff wohl »etwas unterschätzt«.

Was als historische Leistung der deutschen EU-Ratspräsidentschaft geplant war, gerät zum Triumph ihres Erzrivalen: Boris »Brexit« Johnson. Seine Regierung hat den Biontech-Impfstoff bereits drei Wochen vor der EU zugelassen, in einem Schnellverfahren von nur 24 Stunden – ausgerechnet mit dem Argument, er sei schließlich »Made in Germany«. Auch mit dem Impfstoff von AstraZeneca wird auf der Insel viel schneller geimpft als im Rest Europas. AstraZeneca kürzt wegen Produktionsschwierigkeiten zwar seine Lieferungen in die EU, nicht jedoch an Großbritannien. Nun versucht Brüssel dagegenzuhalten. Eilig wird die Gesetzeslage verändert. Künftig müssen die Produzenten jeden Export beantragen, damit die EU wenigstens weiß, was aus »ihren« Werken in die ganze Welt abtransportiert wird.

Im März 2021 wird die EU-Kommission das Ergebnis veröffentlichen. Bis dahin sind 46 Millionen Impfdosen aus Europa exportiert worden. Die Staatengemeinschaft selbst hat in der gleichen Zeit 46 Millionen bekommen. Zum Vergleich: In Großbritannien sind im gleichen Zeitraum 16 Millionen Dosen hergestellt worden, von denen keine einzige ins Ausland ging. Und die USA haben sogar 164 Millionen Impfdosen hergestellt. Export: null.

Von der Leyen gerät in der Auseinandersetzung mit AstraZeneca über die Impfstofflieferung in Panik. Sie lässt Ende Januar 2021 Teile des Vertrages mit dem Unternehmen ins Internet stellen. An entscheidenden Stellen ist der Vertrag allerdings so stümperhaft geschwärzt, dass Lieferumfang und Preis für den Impfstoff bekannt werden. Eine schwere Panne. Der *Spiegel* stellt in einer Story sogar einen Rücktritt der Kommissionspräsidentin in den Raum, sollte sie die Probleme mit der Impfversorgung nicht in den Griff bekommen. Einen Tag bevor das Magazin am Kiosk liegt, haben sie in Brüssel den Artikel schon gelesen. Am selben Tag, Freitag, dem 29. Januar, will die Kommission eine Verordnung veröffentlichen, mit deren Hilfe der Export von Impfstoffen aus der EU nicht nur überwacht, sondern sogar gestoppt werden kann. Der Entwurf dafür wird im Laufe des Abends, mutmaßlich unter dem Eindruck der *Spiegel*-Lektüre, mehrfach verschärft. Von der Leyen will entschlossen wirken. Ein Punkt der Verordnung enthält nach der Verschärfung urplötzlich eine politische Bombe. Die EU will Artikel 16 des gerade erst ausgehandelten Brexit-Vertrages aktivieren. Damit würden Grenzkontrollen in Irland eingeführt, also zwischen Nordirland, das zu Großbritannien gehört, und der Republik Irland, die weiter Teil der EU ist. Das würde eine historische Wende bedeuten. Die EU hatte in den Brexit-Verhandlungen mit Großbritannien hart gerungen, um genau dieses Szenario zu verhindern.

Grenzkontrollen in Irland – das ist nicht weniger als eine Frage von Krieg und Frieden. Denn an einem Irland ohne Grenzen hängt das sogenannte Karfreitagsabkommen, das 1998 den jahrzehntelangen IRA-Terror in Nordirland beendet hat. Als Boris Johnson am Ende der Brexit-Verhandlungen das Nordirland-Protokoll seinerseits infrage gestellt hatte, schaltete sich sogar der neu gewählte amerikanische Präsident Joe Biden ein, um ihn davon abzubringen. Damals hatte die EU nicht nur die USA, sondern auch die öffentliche Meinung auf ihrer Seite. Und jetzt, im Streit um die Impfstofflieferung, will die EU selbst Grenzkontrollen in Irland einführen? Nur damit kein europäischer Impfstoff mehr über Irland seinen Weg nach Großbritannien findet?

Ein diplomatischer Super-GAU. Von der Leyen hat sich weder mit Merkel noch mit anderen europäischen Spitzenpolitikern abgestimmt. Selbst ihre eigene Kommission ist nicht im Bilde. Die Regierung Ihrer Majestät in London schreit auf. Heimlich freut sich Boris Johnson jedoch über den Fehler, der die EU ins Unrecht setzt. Iren und Nordiren protestieren in ungewohnter Eintracht mit den Briten gegen den »unglaublich feindseligen Akt« aus Brüssel. Von der Leyen ruft die Regierungschefs aller drei Länder an und knickt ein. Noch vor Mitternacht nimmt sie die Drohung der Grenzschließung zurück. Die europafeindliche Boulevardpresse in England bejubelt das »Eigentor des Jahrhunderts«.

Sowohl für die deutsche Bundeskanzlerin als auch für den britischen Premierminister schließt sich ein Kreis. Boris Johnson hatte vor dem Brexit-Referendum 2016 mit Warnungen vor Angela Merkels chaotischer europäischer Flüchtlingspolitik Stimmung gemacht. Nach dem Brexit, dem Austritt Großbritanniens aus der europäischen Staatengemeinschaft, wuchsen im Land allerdings wieder die Zweifel und Sorgen. Das Impfdesaster der EU jedoch, zu verantworten vor allem von Angela Merkel und Ursula von der Leyen, macht den Brexit schlagartig wieder populär.

22
Merkel und die Mutanten

Dicke Wolken hängen über dem See in der Uckermark. Ein kühler Wind weht. Es ist Anfang August. Die Familien, die den Ferientag am See verbracht haben, packen gerade zusammen. Da setzt sich ganz hinten auf die Badewiese eine Frau. Es ist die Bundeskanzlerin.

Angela Merkel ist in Begleitung einer Freundin. Zwei Sicherheitsbeamte in blauen Hemden überblicken Strand und See vom Parkplatz aus, sie versuchen gleichzeitig, hinter einer Eiche zu verschwinden. Die Kanzlerin zieht ein T-Shirt aus und einen Badeanzug an. Dann schwimmt sie in die Abendsonne.

Es ist einer der seltenen Momente, in denen Angela Merkel entspannen kann. Vielleicht der einzige in diesem Corona-Sommer 2020. Auf jeden Fall ist er dokumentiert. Eine der Frauen, die außer Merkel und ihrer Begleiterin so spät noch baden, ist die Reporterin Uta Keseling. »Ich fand, sie sah im See einfach glücklich aus«, schreibt sie später.

Menschen, die schon lange mit Angela Merkel zusammenarbeiten, erzählen sorgenvoll, wie sehr sich die Kanzlerin während der Corona-Krise verändert habe. Sie arbeite noch mehr als sonst, sei angespannt, gereizt, mitunter gar verzweifelt. Schon »in Friedenszeiten«, wie man die Vergangenheit im politischen Berlin nun nennt, blieb Merkel bis Freitagabend im Kanzleramt. Oft kaufte sie danach noch ein, im HIT-Markt Ullrich in der Mohrenstraße in Berlin-Mitte, manchmal auch in der Feinkostabteilung des KaDeWe. Die Samstage verbrachte sie in ihrer Wohnung gegenüber der Museumsinsel oder in ihrem Ferienhaus in der Uckermark, das sie, wie viele Ostdeutsche, »Datsche« nennt. Dort kochte sie Fleisch- und Kartoffelgerichte, so jedenfalls hat sie es einmal im Wahlkampf erzählt, und bereitete sich auf die kommende Woche vor. Schon sonntags war sie wieder zurück im Kanzleramt und erklärte ihrem wichtigsten Gehilfen im parlamentarischen Alltag, dem Fraktionsvorsitzenden Volker Kauder, auf welches Gleis er seine Abgeordneten in der nächsten Woche setzen sollte.

In jenen Zeiten gab es noch kleine Inseln in ihrem Terminkalender, Ereignisse oder Begegnungen, bei denen sich Merkel intellektuell inspirieren oder auch nur vom Tagesgeschäft ablenken ließ. Ab und zu ein Theaterbesuch, Gespräche mit Schauspielern wie Ulrich Matthes oder Veronica Ferres, Treffen mit erfolgreichen Fußballern wie Bastian Schweinsteiger oder Thomas Müller oder mit Bundestrainer Jogi Löw. Von den Champions-League-Spielen des FC Bayern gönnte sie sich manchmal die zweite Halbzeit im Fernsehen. Mit Wolfgang Schäuble ging sie mal ins Kino. *Ziemlich beste Freunde* sahen sie, eine Geschichte über die Freundschaft eines älteren Mannes im Rollstuhl mit seinem jungen Pfleger. Sie sind erst in den Kinosaal rein, als es schon dunkel war, im Schlepptau Polizisten und Personenschützer.

Jetzt, in der Corona-Krise, gibt es solche kleinen Fluchten und Auszeiten gar nicht mehr für die Kanzlerin. Wenn sie keine offiziellen Termine mehr hat, vertieft sie sich in wissenschaftliche Studien zum Virus. Bis zu 400 neue wissenschaftliche Arbeiten erscheinen zu Corona – täglich. Mit vielen Forschern telefoniert Merkel regelmäßig. Ihr wichtigster Ansprechpartner ist jetzt nicht mehr der Fraktionsvorsitzende, sondern ihr Kanzleramtschef Helge Braun. Er ist Arzt und genauso besessen vom Corona-Virus wie sie.

Wenn Merkel aus ihrem kurzen Wochenende kommt, wirkt sie nicht etwa entspannt, sondern aufgeladen mit neuen Informationen und neuen Sorgen. Um diese sofort bearbeiten zu können, umgeht sie sogar die Geschäftsordnung der Bundesregierung, nach der das Kabinett erst am Mittwoch tagt. Schon am Montagmorgen berät die Kanzlerin mit ihren wichtigsten Ministern im kleinen »Corona-Kabinett«, wie das, was sie sich am Wochenende angelesen und überlegt hat, Regierungshandeln werden kann. Selbst ihre Ferien im Sommer 2020, als die Deutschen glauben, das Schlimmste hinter sich zu haben, sagt sie ab. Sie fährt nicht, wie sonst, zum Wandern nach Südtirol, auch nicht zu den Wagner-Festspielen in Bayreuth, die ihr Mann so liebt. Angela Merkel bleibt im Angstmodus.

An ihrer Sprache kann man das ablesen. Jahrelang quälte sie das Publikum mit langen Satzreihen, sperrigen Nominalkonstruktionen und komplizierten Fachbegriffen. Jedes Wort prüfte sie vorher innerlich darauf ab, ob man es aus dem Zusammenhang reißen und später gegen sie verwenden könnte. Kommunizieren muss eine Kanzlerin pausenlos, Merkel jedoch brachte es zur Meisterschaft darin, zu reden und trotzdem nichts zu sagen. Jetzt ändert sich auch das. Sie will, sie muss verstanden werden. Damit auch der Ernst der Lage verstanden wird. »Corona kann Auswirkungen haben wie ein Krieg«, sagt sie. Biblische Begriffe wie »Unheil«, »Heimsuchung« oder »Schuld« schleichen sich plötzlich in ihre Sätze. Vielleicht stammen sie aus ihrer Kindheit und Jugend als Pastorentochter.

Auch hinter verschlossenen Türen, bei Beratungen im Kanzleramt und in der Unionsfraktion, redet die Kanzlerin anders als sonst. Manche sagen, sie klinge geradezu verzweifelt. »Ich bin eine Kanzlerin, die jede Woche ein neues Problem in die Fraktion bringt«, sagt sie. Es hört sich an, als sei sie es leid, den Leuten auf die Nerven zu gehen mit ihren ewigen Warnungen, die niemand mehr hören will. Als sei es jedoch ihr Schicksal, immer weiter warnen zu müssen, weil sie das Unheil voraussieht. Die Kanzlerin als Kassandra.

Sie spricht darüber nur mit einem einzigen Menschen im politischen Berlin, weil der noch mehr Erfahrung hat als sie: Wolfgang Schäuble. Er versteht sie. Der große alte Mann der CDU fasst ihre vertrackte Lage so zusammen: »Das Kind weigert sich im Winter trotzig, seine Handschuhe anzuziehen. Bald wird es die Mutter anklagen: ›Wie konntest du zulassen, dass ich mir die Finger abfriere?‹« Merkel findet dieses Bild passend, sodass sie es anschließend bei mehreren Gelegenheiten zitiert. Sie ist überzeugt davon, dass man sie später verantwortlich machen wird, wenn sie mit ihren Warnungen vor Corona nicht mehr durchdringen sollte.

Auch dieses Eingeständnis der eigenen Machtlosigkeit ist völlig neu an ihr. Normalerweise tun Spitzenpolitiker ja genau das Gegenteil: Sie behaupten ihre Macht, selbst dann, wenn sie schon gar nicht mehr über sie verfügen. Machtlosigkeit in der Politik bedeutet Schwäche, und Schwäche provoziert Angriffe. Schon im Spätsommer 2020 sagt Merkel zu Vertrauten: »Ich bin sowieso schuld, obwohl ich gar nix entscheiden kann.« Verordnungen, die in der Pandemie regeln, was erlaubt und was verboten ist, erlassen die Landesgesundheitsminister.

Die Kanzlerin kann nur versuchen, diese Regelungen zu koordinieren. Aber zwingen, das Vereinbarte tatsächlich auch umzusetzen, kann sie niemanden. Die Runden der Kanzlerin mit den Ministerpräsidenten, die nirgends in der Verfassung festgeschrieben sind, wirken in der Öffentlichkeit wie Sitzungen eines allmächtigen Kronrates, der sogar Grundrechte außer Kraft setzen kann. In Wahrheit macht das Gremium nur Vorschläge.

Am 28. September rechnet Merkel im CDU-Präsidium vor, »wenn es so weitergeht«, könnten sich zu Weihnachten täglich 19 200 Menschen mit Corona anstecken. Die Anwesenden, der engste Führungskreis der Partei, können es nicht glauben. Am Morgen hatte das Robert Koch-Institut nur 1192 neue Fälle gemeldet. Zwanzig Mal mehr Fälle bis Weihnachten? Völlig überzogen! Merkels Warnung wird aus der laufenden Sitzung heraus an Journalisten weitergetragen. Viele Medien kritisieren, Merkel verbreite Panik. Als sie ein paar Tage später auf einer Pressekonferenz danach gefragt wird, rechnet sie kühl vor: »Wir hatten Ende Juni, Anfang Juli an manchen Tagen 300 neue Infektionen. Und wir haben jetzt an manchen Tagen 2000 Infektionen. Und das heißt nichts anderes, als dass sich über Juli, August, September in drei Monaten die Infektionszahlen dreimal verdoppelt haben. Wenn das in den nächsten drei Monaten Oktober, November, Dezember weiter so wäre, dann würden wir von 2400 auf 4800, auf 9600, auf 19 200 kommen.« Grundkurs Exponentialrechnung.

Aber es hilft nichts. In der nächsten Videokonferenz mit den Ministerpräsidenten scheitert Merkel erneut daran, härtere Regeln durchzusetzen. Vor allem die ostdeutschen Ministerpräsidenten, in deren Ländern es kaum neue Corona-Fälle gibt, sind nicht bereit dazu. Nicht einmal eine Höchstgrenze von Teilnehmern bei privaten Feiern und ein Alkoholverbot bei Partys im öffentlichen Raum gestehen die Länderchefs zu. Allerdings soll, wer sich im Urlaub in einem Risikogebiet infiziert hat und in Quarantäne muss, keine Lohnfortzahlung im Krankheitsfall mehr erhalten. »Regierung will Urlauber bestrafen!«, titelt *Bild* daraufhin empört. Die Stimmung hat sich gedreht, so wie Armin Laschet es im Frühjahr vorhergesagt hatte. Da kann Merkel so viel rechnen, wie sie will.

Die Kanzlerin verzweifelt an vielen der Ministerpräsidenten. Die Infektionszahlen steigen in den kommenden Wochen weiter, auch im angeblich coronafreien Osten. Doch die Länderchefs wollen die Gefahr nicht mehr sehen. Könne man nicht einfach die Grenzwerte hochsetzen, schlägt Michael Kretschmer aus Sachsen vor. Nicht schon bei 50 Infektionen auf 100 000 Einwohner Alarm schlagen, sondern erst bei beispielsweise 84? Merkel wirkt mitunter fast zornig angesichts der Relativierungen der Provinzfürsten. Als Manuela Schwesig aus Mecklenburg-Vorpommern von den Nöten vieler Familien im Lockdown berichtet und Merkel dafür kritisiert, dass sie beharrlich an der Schließung von Schulen festhält, platzt der Kanzlerin der Kragen: »Ich lasse mir nicht anhängen, dass ich Kinder quäle.«

Die Kanzlerin lädt Wissenschaftler in die Videokonferenzen ein, die den Ministerpräsidenten vorrechnen sollen, was geschehen wird, wenn sie das Virus nicht ernst nehmen. Am Anfang der Pandemie schenkte Merkel vor allem Virologen ihr Ohr. Jetzt rücken Modellierer ins Zentrum ihrer Aufmerksamkeit. Das sind Wissenschaftler, die Gesellschaften und deren Entwicklungen mit mathematischen Simulationen darstellen. Eine Denkweise, die Merkel anspricht. Sie sucht für die Vorträge auf der Ministerpräsidentenkonferenz die Wissenschaftler aus, die die Lage besonders dramatisch einschätzen. »Es ist nicht fünf vor zwölf«, sagt etwa der System-Immunologe Michael Meyer-Hermann, »sondern zwölf.« Solche Vorträge fasst Merkel anschließend zufrieden mit den Worten zusammen: »Das war hart und klar.«

Nur auf Druck der Ministerpräsidenten wird in eine Runde ein Professor für Kinder- und Jugendmedizin eingeladen. Reinhard Berner, Klinikdirektor an der Medizinischen Fakultät der TU Dresden, erklärt, dass auch lange Kita- und Schulschließungen schwere Schäden verursachen. Aber Epidemiologen oder Virologen, die Corona für weniger dramatisch halten als Drosten & Co, lässt Merkel nicht vor. Klaus Stöhr etwa, ehemaliger Forschungskoordinator der Weltgesundheitsorganisation für SARS, wird von sozialdemokratischen Länderchefs vorgeschlagen, aber vom Kanzleramt von der Liste wieder gestrichen. Hendrik Streeck, der Gewährsmann von Laschets Lockerungsübungen aus dem Frühjahr 2020, darf auch nicht vortragen. Die Botschaft soll nicht verwässert werden: Ohne härtere Maßnahmen droht Gefahr!

Doch der Effekt der schwarzen Pädagogik schleift sich ab. Er schlägt sogar in sein Gegenteil um: Merkel verliert dadurch an Glaubwürdigkeit. Sie umgebe sich nur noch mit Propheten der Apokalypse, heißt es auf einmal. Je düsterer man die Lage zeichne, desto eher bekomme man eine Einladung von der Kanzlerin. Die Konsensfindung wird immer schwerer. Die Beratungen dauern lang und länger, neun oder zehn, manchmal sogar zwölf Stunden.

Das böse Wort vom »Führerbunker Kanzleramt« macht die Runde, in dem Merkel mit Braun und wenigen Getreuen in Untergangsstimmung verfalle und Durchhalteparolen ausgebe. Die emotionale Distanz, die durch die Videokonferenzen ohnehin erzeugt wird, wird durch die Länge der Sitzungen immer größer. Die Regierungschefs erledigen während der Beratungen Aktenarbeit, eine Ministerpräsidentin schreibt Weihnachtskarten. Der Hesse Volker Bouffier schmökert im Regionalteil der *FAZ* und raucht dabei ein Zigarillo. Thüringens Bodo Ramelow wird später freimütig erzählen, wie sich die Ministerpräsidenten so die Zeit vertreiben: »Die einen spielen Sudoku, die anderen spielen auf ihren Handys Schach oder Scrabble. Ich spiele Candy Crush.« – »Bis zu zehn Level« schaffe er in einer Sitzung. In dem Zusammenhang nennt er die Kanzlerin »das Merkelchen«.

Auch die Vertraulichkeit ist dahin. Kontroverse Wortbeiträge werden als wörtliche Zitate an Journalisten weitergegeben und tauchen nur Minuten später auf den Nachrichtenseiten auf. Der Eindruck von Krisenberichterstattung in Echtzeit drängt sich auf. Es entsteht sogar der Verdacht, einzelne Teilnehmer der Ministerpräsidentenrunde haben Reporter im Raum und lassen sie das Geschehen auf ihrem Bildschirm live mitverfolgen. Das Passwort für die Teilnahme an den Videokonferenzen (»foederalismus«) kursiert tatsächlich in den Redaktionen. Reiner Haseloff, Ministerpräsident von Sachsen-Anhalt, äußert in einer der Konferenzen Kritik an der Bundesregierung und fügt sarkastisch hinzu: »An die mithörenden Journalisten: Bitte stimmen Sie wörtliche Zitate mit meinem Regierungssprecher ab.« Dann diktiert er dessen Telefonnummer.

Merkel verachtet diesen Unernst. Als sie später wegen der vermasselten Impfstoffbestellung durch die EU-Kommission von einigen Ministerpräsidenten kritisiert wird, bricht es aus ihr heraus: »Wenn ich mal auspacke, was hier in dieser Runde für Fehler gelaufen sind, wenn ich das mal öffentlich machen würde …«

Schon im Herbst ist sie so verzweifelt, dass sie gegen ihre eigenen Regeln verstößt. Die Infektionszahlen sind weiter gestiegen. Alle Kontakte zu vermeiden, ist wichtiger denn je. Trotzdem lädt sie im Oktober die Länderchefs wieder ins Kanzleramt nach Berlin ein. Sie sollen ihr wenigstens ins Gesicht sehen, wenn sie ihre Warnungen ignorieren.

Die Lage entgleitet den Krisenmanagern. In mehreren Großstädten können die Gesundheitsämter die Infektionsketten schon nicht mehr nachvollziehen. Urlaubsorte verweigern die Unterbringung von Reisenden aus sogenannten Hotspots. Ein Flickenteppich von »Beherbergungsverboten« ist entstanden. Manche Familien, die gerade noch aufgerufen waren, ihren Urlaub nicht im Ausland zu verbringen, stornieren jetzt die Herbstferien an der Ostsee und weichen in die Toskana aus. Kanzleramtschef Helge Braun, der die Sitzung mit den Chefs der Staatskanzleien der Länder vorbereitet, scheitert mit seinen Vorschlägen für striktere Regeln. Trotzig schreibt er in die Beschlussvorlage, dass Treffen von Merkel mit den Ministerpräsidenten habe eine »historische Dimension«.

Eine Verzweiflungstat. Völlig untypisch für Merkel. Jahrelang hat sie mit der umgekehrten Methode Erfolg gehabt. Vor jeder wichtigen Verhandlung, egal ob auf einem G-20-Gipfel, einem EU-Rat oder einem Koalitionsausschuss, dämpfte das Kanzleramt stets Hoffnungen. Es werde wohl leider nichts dabei herumkommen. Dass man sich überhaupt treffe, sei schon ein Fortschritt. Meist wurde dann doch etwas erreicht, schon kleine Ergebnisse konnten so als Überraschungserfolg gefeiert werden. »Erwartungsmanagement« nennen Politiker das. Merkel war eine Meisterin darin.

Jetzt aber versucht sie, hohe Erwartungen zu wecken, um überhaupt irgendetwas zu erreichen. Und scheitert. Die Ministerpräsidenten beschließen nichts von »historischer Dimension«. Sie verwerfen Brauns Vorlage einfach. »Dann sitzen wir in zwei Wochen eben wieder hier«, schmollt Merkel. »Es reicht einfach nicht, was wir hier machen.« Die Beherbergungsverbote, die sie immerhin noch verteidigen konnte, werden wenige Tage später von Gerichten gekippt.

Wieder sind es die Zahlen, die Merkel recht geben. Als sie sich das nächste Mal, am 28. Oktober, mit den Ministerpräsidenten zusammenschaltet, können schon drei von vier Neuinfektionen von den Gesundheitsämtern nicht mehr nachvollzogen werden. »Diffuses Infektionsgeschehen« nennen die Fachleute das. Jeder kann sich jetzt überall anstecken. Trotzdem schafft Merkel es nur noch, einen Teil-Lockdown durchzusetzen. Die Schulen bleiben offen, der Einzelhandel auch, aber die Gastronomie muss schließen. Das erreicht Merkel nur mit einem Trick. Sie weiß, dass mehrere Ministerpräsidenten fest entschlossen sind, die Gaststätten aufzuhalten. Einige von ihnen haben das den FDP-Ministern, die in ihren Regierungen als Koalitionspartner beteiligt sind, sogar versprochen. Merkel überzeugt die Skeptiker nicht, sondern lockt sie mit Geld, viel Geld.

Völlig überraschend verspricht die Bundesregierung, die Einnahmeausfälle der Gastronomen zu 75 Prozent zu ersetzen. Das ist ein absurd hoher Wert, denn er orientiert sich nicht am Gewinn, sondern am Umsatz, und zwar an dem des gleichen Monats im Vorjahr. Ohne Geschäftsreisen und mit deutlich reduziertem Platzangebot erreichen die allermeisten Lokale aber nicht annähernd die Vorjahresumsätze. Die Regierung verspricht den Gastronomen also nicht nur, sie bei Schließung für einen Teil des Verlustes zu entschädigen, sondern zahlt ihnen de facto eine Prämie. Zum Vergleich: Das einzige Land, das ebenfalls auf Umsatzbasis entschädigt, ist Frankreich. Dort werden allerdings nur 20 Prozent gezahlt und höchstens 100 000 Euro. Das deutsche Angebot ist so hoch, damit es niemand ausschlagen kann. Merkel bekommt ihren Lockdown im Gaststättengewerbe, aber der Preis ist ruinös für den Bundeshaushalt. Den müsste Olaf Scholz eigentlich zusammenhalten, doch der Finanzminister und SPD-Kanzlerkandidat will seinen Wahlkampf als Retter der Wirtschaft inszenieren und winkt den Plan durch.

Vor dem nächsten Treffen mit den Ministerpräsidenten hat sich Merkel etwas Neues ausgedacht. Diesmal verschickt Braun die von ihm erarbeitete Beschlussvorlage erst kurz vor Mitternacht. Merkels Vorschläge stehen am nächsten Morgen auf *Bild.de.* Dort sehen sie auch die Regierungschefs, noch bevor sie die vertrauliche Vorlage selbst gelesen haben, geschweige denn mit ihren Koalitionspartnern oder untereinander abstimmen konnten. Sie fühlen sich überrollt und beschließen, Merkel das Verfahren aus der Hand zu nehmen. Die Kanzlerin entgeht nur knapp einer Demütigung. Sie schlägt selbst vor, dass die Sitzung nicht mehr von ihrem Kanzleramtschef vorbereitet wird, sondern von den Ländern.

Merkels Prognose vom 28. September, Deutschland werde zu Weihnachten 19 200 Neuinfektionen am Tag haben, ist längst Wirklichkeit geworden. Schon am 5. November ist dieser Wert erreicht. Und er steigt immer weiter. Die Kanzlerin versucht es jetzt mit Zuckerbrot und Peitsche. Wenn die Bürger ihre Kontakte in den kommenden Wochen verringerten, lockt sie, dann dürften sie Weihnachten wieder im größeren Familienkreis feiern. Söder denkt sich immer neue Bilder aus, um die Dramatik der Situation in die Köpfe zu hämmern. Die Zahl der Corona-Toten sei aktuell so hoch, »als würde jeden Tag ein Flugzeug abstürzen«, sagt er. Die Ministerpräsidenten, die jetzt die Verfahrenshoheit haben, wollen kein weiteres Treffen vor Weihnachten.

Noch einmal bieten Merkel und Söder ihr gesamtes taktisches

Arsenal auf, um die anderen Ministerpräsidenten zu einer Verschärfung der Maßnahmen zu treiben. Der Bayer bestellt extra an einem nachrichtenarmen Sonntag sein Kabinett zur Sondersitzung ein und lässt den »Katastrophenfall« beschließen. Am Dienstag kommt, wieder einmal genau zur richtigen Zeit, eine »Ad-hoc-Stellungnahme« der Nationalen Akademie der Wissenschaften Leopoldina: »Die Feiertage und den Jahreswechsel für einen echten Lockdown nutzen«. Drosten droht martialisch: Das sei »die letzte Warnung der Wissenschaft an die Politik«. Am Mittwoch legt Merkel in der Haushaltsdebatte des Bundestages nach. Zunächst rechnet sie wieder vor: »Dieser Haushalt wurde am 29. September eingebracht, da hatten wir 1827 Fälle an einem Tag. 352 belegte Intensivbetten. Und 12 Tote. Heute haben wir 20 815 Fälle. 4251 belegte Intensivbetten. Und 590 Tote.« Da wird es plötzlich still im Plenum. Aber die Kanzlerin ist noch nicht fertig: »Wenn uns die Wissenschaft geradezu anfleht, dann sollten wir vielleicht doch noch einmal nachdenken, ob wir nicht doch einen Weg finden, die Ferien nicht erst am 19. Dezember beginnen zu lassen, sondern schon am 16.« Dabei ist sie es selbst, die fleht, sie hat sogar ihre Hände bittend gefaltet, als sie das sagt. Ihre Stimme wird brüchig. Für einen Moment sieht es so aus, als würde sie in Tränen ausbrechen. Wenn man jetzt über Weihnachten zu viele Kontakte hätte, sagt sie leise, und sich dann mit den Großeltern träfe, könnte es für die das letzte Weihnachten gewesen sein.

So hat Merkel in 16 Jahren Kanzlerschaft noch nie gesprochen. Ihre Emotionen sind ihre letzte Patrone. Den Argumenten der Kanzlerin haben sich die Ministerpräsidenten verweigert, von ihren öffentlich präsentierten Gefühlen lassen sie sich jedoch mitreißen. Sachsens Ministerpräsident Kretschmer fordert plötzlich »autoritäre Maßnahmen«. Laschet kündigt einen »End-Lockdown für Deutschland« an. Er will zum Jahresende das gesamte öffentliche Leben für 14 Tage herunterfahren.

An Heiligabend sind die Intensivbetten in Deutschland fast komplett belegt. Danach steigen die Zahlen nicht mehr. Merkel hat den Lockdown gerade noch rechtzeitig durchgesetzt.

Es soll ihr vorerst letzter Sieg bleiben. Als die Zahlen Ende

Februar 2021 wieder gesunken sind, sehnt sich das Land nach Lockerungen. Doch Merkel quält eine neue Angst: die vor Virus-Varianten. Covid-19 ist an mehreren Orten der Welt mutiert. Das Virus verändert sich, wird ansteckender und tödlicher. Einige dieser Varianten verbreiten sich jetzt auch in Deutschland. Der Kampf gegen die Mutanten – das klingt apokalyptisch, aber Merkel dringt mit ihren düsteren Warnungen nicht mehr durch. Sie hat alles ausgereizt. Ihr bleibt jetzt nur noch, immer mehr vom Gleichen zu tun. Eindringlicher kann sie nicht mehr werden, also warnt sie öfter, tritt außerplanmäßig vor die Bundespressekonferenz, gibt mehrere Fernseh- und Zeitungsinterviews. Die Ministerpräsidenten setzt sie ein weiteres Mal mit wissenschaftlicher Expertise unter Druck.

Auf einer der Sitzungen mit den Regierungschefs lässt sie gleich acht Wissenschaftler vortragen. Darunter sind nicht nur Koryphäen, sondern auch jüngere Forscher, die noch nicht zur ersten Garde ihres Fachgebietes gehören, aber mit radikaler Rhetorik für schärfere Maßnahmen auffallen. »Die Mutanten überrennen uns«, sagt Melanie Brinkmann, Professorin an der TU Braunschweig. »Wir kriegen niemals genügend Menschen geimpft, bevor die Mutante durchschlägt.« Sie empfiehlt: »Wir müssen noch einmal richtig dolle draufhauen!«

Bei der Kanzlerin fühlen sich die selbstbewussten Forscher gut aufgehoben. Den Ministerpräsidenten gegenüber treten sie teilweise respektlos auf. Die Physikerin Viola Priesemann reagiert patzig, als Hamburgs Bürgermeister Peter Tschentscher ihrem Plädoyer für längere Schulschließungen widerspricht. Brinkmann klagt öffentlich über das »Geschacher« in den Sitzungen, das sie »unglaublich« findet: »Es gibt Teilnehmer in diesen Runden, die sind nicht richtig im Thema.«

»No Covid« heißt die Strategie der jungen Wissenschaftler, die sie als eigenen Vorschlag erst im Kanzleramt einbringen und dann auch öffentlich machen. Die Zahl der Neuinfektionen soll nicht nur auf 50 pro 100 000 Einwohner gesenkt werden, wie es im neuen Infektionsschutzgesetz steht, und nicht auf 35, wie es Helge Braun ursprünglich wollte, sondern nahe null. Deutschland soll in rote

Zonen (wo es noch Corona gibt) und grüne Zonen (kein Corona mehr) eingeteilt werden. Wer in einer grünen Zone wohnt, bekommt seine Grundrechte zurück. Wer hingegen in einer roten Zone zu Hause ist, darf diese nicht mehr verlassen.

Das wäre ein Strategiewechsel. Bisher war das Ziel der Corona-Politik, die Zahl der Ansteckungen so weit zu reduzieren, dass die Intensivmedizin nicht überlastet wird. Nicht, dass das Virus nahezu ausgerottet werden soll. Ist das auch Merkels heimliches Ziel? Wenn sie und ihr Kanzleramtsminister gefragt werden, wie sie zur »No Covid«-Strategie stehen, antworten sie ausweichend. Söder bekennt sich in einem Interview im Februar offen dazu. Der Eindruck, die führenden Pandemiebekämpfer radikalisierten sich, wird durch eine weitere Initiative verstärkt, die zeitgleich eine »Zero Covid«-Strategie vorstellt. Linke Künstler, Aktivisten und Journalisten übernehmen darin Vorschläge der »No Covid«-Wissenschaftler, wollen zusätzlich aber auch die gesamte Wirtschaft stilllegen. Der Stopp allen wirtschaftlichen und gesellschaftlichen Lebens solle die Zahl der Infektionen auf null senken – und zugleich als Einstieg in eine emissionsfreie und gerechtere Wirtschaft genutzt werden. Mit der Pandemie auch die Klimakrise und den Kapitalismus abschaffen. Der totale Lockdown als Utopie.

Die beiden radikalen Konzepte »No Covid« und »Zero Covid« werden in der Öffentlichkeit oft verwechselt. Der Deutschlandfunk etwa berichtet über »Zero Covid«: »Auch die Kanzlerin scheint mit der Initiative zu liebäugeln.« Bei vielen Bürgern keimt der Verdacht, die Politik wolle gar nicht mehr zur Normalität zurück, sondern verfolge ganz andere Ziele.

Während Merkel auf die Eindämmung der Neuinfektionen durch Lockdown-Maßnahmen fixiert bleibt, scheitert der Staat in vielen anderen Bereichen. Das Corona-Sterben in Alten- und Pflegeheimen kann nicht abgewendet werden. Erst gibt es zu wenige Tests, dann werden sie nicht überall angewendet. Zwar steht die Bundeswehr bereit, jede dieser Einrichtungen mit Soldaten zu unterstützen, aber viele Landräte rufen die Truppe nicht zu Hilfe. Ein schlüssiges Konzept, Kitas und Schulen unter Pandemiebedingungen zu betreiben, entsteht nie. »Vielleicht macht man mal 'ne kleine Kniebeuge oder so oder klatscht in die Hände, damit man ein bisschen warm wird«, antwortet Merkel auf die Frage, wie man Schüler im Winter bei ständigem Lüften unterrichten soll. Der Bund finanziert jedem Lehrer ein Laptop für den digitalen Unterricht, aber die Geräte kommen vielerorts nicht an, weil Schulbehörden das Geld einfach nicht abrufen. Auch die Digitalisierung der Gesundheitsämter misslingt: Monate nachdem eine einheitliche Software eingeführt werden sollte, ist sie in nicht einmal einem Drittel der Behörden installiert.

Die Corona-Warn-App der Bundesregierung entspricht zwar den höchsten Anforderungen des Datenschutzes, bleibt aber gerade deshalb ein zahnloser Tiger. Die Speicherung der Kontakte zur Nachverfolgung von Infektionen wäre technisch möglich, muss aber aus rechtlichen Gründen unterbleiben. Als die App Ende 2020 den Nutzern die Möglichkeit anbietet, ihre Kontakte selbst per Hand einzutragen, wenden sich viele kopfschüttelnd ab. Merkel weiß, dass das deutsche Ideal der »Datensparsamkeit«, deren Wächter zahlreiche Planstellen im öffentlichen Dienst belegen, nicht nur die Eindämmung der Pandemie behindert. Sie wird in den kommenden Jahren auch der Entwicklung von Künstlicher Intelligenz in Deutschland im Wege stehen. Die Kanzlerin resigniert jetzt auch öffentlich: »Das ist etwas, wo Datenschutz eine Rolle spielt. Dieses werden wir sicherlich in den nächsten Jahren immer wieder diskutieren.« Diese Zurückhaltung Merkels spricht für sich selbst. Sie hat während der gesamten Corona-Krise nie gewagt, die politische Debatte über den katastrophalen Zustand der Digitalisierung Deutschlands zu führen.

Im Frühjahrs-Lockdown 2020 hatten sich Deutschland und seine Kanzlerin noch in der Rolle als erfolgreichste Corona-Bekämpfer der Welt gefallen. Ein Jahr später sieht es ganz anders aus. Ein Großteil der westlichen Welt testet mehr und impft schneller. An manchen Tagen ist die Corona-Todesrate in Deutschland sogar höher als in den viel kritisierten USA. Die versprochenen Hilfen für Geschäfte und Restaurants fließen nicht. Noch im Februar ringt das

Wirtschaftsministerium mit seiner EDV, um die »Novemberhilfen« endlich auszuzahlen. Auch die neuen Schnell- und Selbsttests, die Öffnungen von Schulen ermöglichen sollen, werden in Deutschland erst Wochen später als in manchen Nachbarstaaten zugelassen. Mancher argwöhnt dahinter sogar Methode. Will Merkel vielleicht einfach so viel so lange wie möglich geschlossen halten?

Inzidenzen hin, Mutanten her – die Ministerpräsidenten wollen die Schulen im März 2021 wieder öffnen. Im föderalen Deutschland könne sie da als Bundeskanzlerin leider nichts machen, sagt Merkel, als sie die Einigung, die in Wahrheit ein Dissens ist, vorstellt. »Die Länder werden das in eigener Verantwortung entscheiden.«

Wenn die Kinder im Winter ihre Handschuhe unbedingt ausziehen wollen, dann soll wenigstens jeder wissen, wer vor abfrierenden Fingern gewarnt hat.

23
»813 AL«

Armin Laschet steht auf der Piazza Colonna in Rom, über ihm azurblauer Himmel, die italienische Oktobersonne strahlt ihm ins Gesicht, er ist mit sich und der Welt zufrieden. Sehr zufrieden sogar. Gerade hat er mit Giuseppe Conte einen Espresso getrunken. Eine ganze Stunde hat sich der italienische Ministerpräsident für ihn Zeit genommen, so viel wie sonst nur für Angela Merkel oder Emmanuel Macron, die Großen in Europa. Morgen wird es noch besser. Da hat Laschet eine Audienz beim Papst. Der deutsche Botschafter hat ihm erzählt, dass US-Außenminister Mike Pompeo zur gleichen Zeit im Vatikan ist, im Gegensatz zu Laschet aber nicht zum Heiligen Vater vorgelassen wird. Rom ist herrlich, findet er. Armin Laschet ist ohnehin der Meinung, Politik müsse man auch mal genießen dürfen.

Er ist fest entschlossen, sich die gute Laune nicht verderben zu lassen. Nicht von Corona, nicht von Söder, nicht mal von der Kanzlerin. Sie hat gerade erst vor zwei Tagen wieder düster prophezeit, dass die Corona-Krise außer Kontrolle zu geraten drohe, die Zahl der Neuinfektionen bald exponentiell steigen und zu Weihnachten bei knapp 20 000 in der Woche liegen werde. Laschet hat im CDU-Präsidium nur still den Kopf geschüttelt. Heillos übertrieben, dachte er. Panikmache!

Der NRW-Ministerpräsident kalkuliert ganz anders. Sein Plädoyer für Lockerungen im Frühjahr hat ihm zwar schlechte Presse gebracht, doch mit jedem Schritt aus dem Lockdown heraus sind die Fallzahlen gesunken. Die Leute konnten sich wieder treffen, Restaurants und Läden machten auf, erste Konzerte fanden statt. Es war ein schöner Sommer. Jetzt, im Herbst 2020, steigen die Infektionen zwar wieder leicht, aber seiner Meinung nach ist das nur ein saisonaler Effekt. Auch die anderen Ministerpräsidenten haben sich geschworen, die Schulen auf keinen Fall wieder zu schließen, den Einzelhandel auch nicht. Laschet hat recht behalten, findet Laschet. Die Bürger würden das schon noch merken. Seine Beliebtheitswerte sind zwar noch im Keller, aber sie werden nach oben klettern, und dann, in ein paar Monaten, wird er zum neuen CDU-Vorsitzenden gewählt werden. Das wird die Vorentscheidung für seine Kanzlerkandidatur sein. Bis dahin will er jeden offenen Streit mit Merkel und Söder vermeiden. Dass er die Corona-Lage anders bewertet als die beiden, weiß ja eh jeder.

Laschet hat nicht mal seinen Sommerurlaub abgesagt. Er war, wie jedes Jahr, am Bodensee. Und jetzt diese schöne Dienstreise nach Rom. Heute morgen ist er mit seiner Frau aus Düsseldorf in die italienische Hauptstadt geflogen. Er hat seine Lieblingskabinettsmitglieder mitgenommen, dazu etliche Mitarbeiter und Journalisten. Als Anlass muss eine Party der Deutschen Botschaft in Rom zum 30. Jahrestag der Deutschen Einheit herhalten. Nordrhein-Westfalen ist turnusmäßig mit der Ausrichtung der Feier dran. Aber die hätten die Diplomaten auch ohne den Ministerpräsidenten hinbekommen. Ihm geht es um den großen Auftritt. Die Standarte auf dem Kühler des schwarzen BMW, mit dem Laschet durch die Ewige Stadt chauffiert wird, zeigt nicht Rhein, Ross und Lippische Rose vom NRW-Wappen. Sondern Schwarz, Rot, Gold. Während Merkel alle Kanzlerreisen abgesagt hat, übt Laschet schon einmal, wie sich das so anfühlt.

Für Spielverderber hat er kein Verständnis. Als die Fernsehkameras auf der Piazza Colonna angeschaltet werden, geht's gleich mit einer Corona-Frage los: »Muss die Reise unter diesen Bedingungen wirklich sein? Wie erklären Sie das dem Bürger?« Laschet keilt zurück: »Das fragt der Bürger nicht. Ich kann den Heiligen Vater doch nicht per Videokonferenz treffen.«

Die Bilder mit dem Oberhaupt der katholischen Kirche sind für ihn ein perfekter Auftakt für den innerparteilichen Wahlkampf um den CDU-Vorsitz. Ein Treffen mit Kardinalstaatssekretär Pietro Parolin, dem Regierungschef des Vatikans, hat Laschet auch noch ergattert. Parolin erzählt ihm, die USA würden unbedingt verhindern wollen, dass der Vatikan ein Konkordat mit China abschließe. Deshalb sei Pompeo in der Stadt. Auf keinen Fall klein beigeben, rät Laschet. Trump habe doch keine Ahnung von Diplomatie. Jetzt macht Laschet schon Weltpolitik.

Zum Papst darf er vier Begleiter mitnehmen. Als Erstes stellt er Franziskus, der so klein ist wie er und genauso verschmitzt guckt, seine Frau Susanne vor. Dann sind Stephan Holthoff-Pförtner, Europaminister in NRW, Abraham Lehrer, Vorstand der Synagoge in Köln, und Joachim Stamp, stellvertretender NRW-Ministerpräsident von der FDP an der Reihe. Eine Frau, ein Homosexueller, ein Jude, ein Liberaler – für die Hardliner im Vatikan ist diese Begleitcombo eine Zumutung. Laschet hingegen ist katholisch, aber liberal. Sein Credo lautet: Jeder Jeck ist anders.

Franziskus sieht das augenscheinlich genauso. Er begrüßt jeden seiner Gäste demonstrativ herzlich, was Laschet wiederum begeistert. Als der Papst ihm zum Abschied ein signiertes Exemplar seiner Botschaft zum letzten Weltfriedenstag schenkt und eine Plakette, die den heiligen Martin zeigt, erzählt Laschet spontan von den Laternenumzügen der Kinder im Rheinland am Martinstag. Er verspricht Franziskus, dass sie auch in diesem Jahr stattfinden werden, trotz Corona.

St. Martin ist am 11. November. Da ist Merkels düstere Prophezeiung schon wahr geworden. Die Infektionszahlen explodieren, Deutschland ist wieder im Lockdown, viele Intensivstationen fast voll. Aber Laschet kann sich das Anfang Oktober unter der römischen Sonne einfach nicht vorstellen. Zu gut läuft das hier für ihn im Vatikan. Zwar hat ausgerechnet auf den Fotos mit dem Papst die Maske wieder gefehlt – aber egal. Der Mund-Nasen-Schutz baumelt lässig aus Laschets Hosentasche, als er zurück zu den Fernsehkameras für den nächsten O-Ton spaziert. Sein Regierungssprecher kann gerade noch verhindern, dass er sich vor dem Petersdom ein Zigarillo anzündet.

Mit seinem öffentlichen Bild geht Laschet erstaunlich entspannt um. Er hat keinen Kontrollwahn wie Merkel und keine Inszenierungswut wie Söder. Vor dem Abflug nach Rom hat er wieder mal einen O-Ton versemmelt: »Ich freue mich immer, Benedikt zu sehen!«, sagte er in ein Mikrofon. Benedikt ist der alte Papst, Franziskus hat ihn schon vor ein paar Jahren abgelöst. Der WDR hat den Lapsus den ganzen Tag hoch und runter gesendet, um sich über den Ministerpräsidenten lustig zu machen. Es ist einigermaßen unfair, denn der ehemalige Messdiener Laschet kann nicht nur alle Päpste bis ins Mittelalter zurück aufsagen, sondern kennt auch alle ihre Enzykliken mit Jahreszahlen und den lateinischen Anfangsworten auswendig. Er nahm es sportlich, krallte sich in Rom den mitgereisten WDR-Korrespondenten und hielt ihm einen Tweet des öffentlich-rechtlichen Rundfunks unter die Nase: »Laschet besucht den Pabst.« Papst mit b. Ihr habt es gerade nötig!

Locker bleiben, lautet Laschets Devise. Und: keine Eile. Je später er Kanzlerkandidat wird, desto besser für ihn. Er hat miterlebt, wie sich Annegret Kramp-Karrenbauer zwischen Merkel und ihren innerparteilichen Kritikern wund gerieben hat. Es wäre ihm ganz recht, wenn sich Söder in der Krise auch aufreiben würde, mit seinem Drang, der härteste Corona-Kämpfer im ganzen Land zu sein. Noch allerdings steht ihm Friedrich Merz im Weg. Sein ärgster Konkurrent um den CDU-Vorsitz hat immer noch deutlich bessere Umfragewerte als er – vor allem an der Parteibasis.

Laschet weicht auch der direkten Auseinandersetzung mit Merz aus. Rededuelle auf Regionalkonferenzen? Darauf habe in der Pandemie doch keiner Lust. Streitgespräche im Fernsehen? Lieber nur eine Plauderrunde im CDU.TV, ohne lästige Journalistenfragen. Doppelinterview in einer großen Zeitung? Abgelehnt.

Und die Entscheidung auf dem CDU-Parteitag? Soll ruhig noch mal verschoben werden. Die Klärung der Vorsitzenden-Frage war ja schon einmal vertagt worden, von April auf Dezember. Laschet hält diesen Zeitpunkt immer noch für zu früh. Merz bebt geradezu vor Ehrgeiz, die CDU endlich anführen zu können. Laschet dagegen will sich den Stress so lange wie möglich vom Hals halten. Einmal gewählt, wäre er für jede verlorene Landtagswahl verantwortlich. Für jeden neuen Flirt der Ost-CDU mit der AfD. In diese Falle ist schon Kramp-Karrenbauer getappt. Warum nicht erst im Frühjahr den neuen CDU-Vorsitzenden wählen, denkt Laschet. Doch Merz macht dabei nicht mit. Er führt in den Umfragen deutlich vor Laschet und Norbert Röttgen, dem Außenseiter im Rennen. Merz will nicht mehr länger warten. Er will jetzt den Vorsitz erobern – und anschließend die Kanzlerkandidatur.

Am letzten Sonntag im Oktober lädt Kramp-Karrenbauer die drei Kandidaten ins Adenauerhaus. Sie will mit ihnen besprechen, ob der Parteitag noch einmal verschoben werden oder doch digital stattfinden soll. Vertraulichkeit ist verabredet, niemand sonst weiß von dem Treffen. Doch Laschet hat der *Welt am Sonntag* ein Statement geschickt. Merz liest es am Sonntagmorgen, mit jeder Zeile wird er wütender: »Was wir von den Bürgern erwarten, müssen wir auch selbst einhalten«, sagt Laschet. »Kontakte reduzieren, wo es nur geht. Auf jede Begegnung, Reise und Veranstaltung verzichten, die nicht erforderlich ist. Dieser Parteitag ist nicht unbedingt erforderlich, kann verschoben werden.« Monatelang hat Laschet für Abwägung geworben, plötzlich steht der Infektionsschutz für ihn über allem.

Merz wittert eine Intrige. Zu Recht. Im Adenauerhaus wird ihm erklärt, ein Präsenzparteitag sei nicht verantwortbar. Und einen digitalen Parteitag gebe das Parteiengesetz leider nicht her. Es ist wegen der Corona-Krise gerade erst geändert worden. Das Gesetz sieht jetzt vor, dass in der Pandemie ein Parteivorstand auch über seine normale Amtszeit hinaus weitermachen darf. Das ist wichtig für die CDU, denn Kramp-Karrenbauer ist regulär nur bis zum Ende des Jahres 2020 gewählt. Etwas anderes ist bei der Änderung des Parteiengesetzes nicht berücksichtigt worden: die Möglichkeit, eine neue Parteiführung auch digital zu wählen. Dieser naheliegende Vorschlag ist einfach nicht umgesetzt worden. Ein Schelm, wer hier an eine Lex Merz denkt.

Auch per Brief könne nicht abgestimmt werden, wird Merz im Adenauerhaus erklärt. Das würde nicht weniger als 74 Tage dauern, nach dem Vorsitzenden müssten ja noch die Stellvertreter, die Präsidiumsmitglieder und der Vorstand gewählt werden, möglicherweise in mehreren Wahlgängen. Nach jedem einzelnen Wahlgang müsste neu ausgezählt, müssten neue Stimmzettel gedruckt, per Post verschickt und von Hand ausgezählt werden. Viel zu viel Aufwand, nicht machbar, leider, leider.

Merz hat genug. Er schmeißt den Tisch, über den er da gerade gezogen wird, einfach um. Er fühlt sich an keine Absprache mehr gebunden. »Jetzt wird die Luft bleihaltig«, kündigt er in der Sitzung an. Er macht den Streit hinter verschlossenen Türen sofort in einem Interview öffentlich. »Es läuft der letzte Teil der Aktion ›Merz verhindern‹ in der CDU. Und das läuft mit der vollen Breitseite des Establishments hier in Berlin«, sagt er, nein, schimpft er. »Ich habe ganz klare, eindeutige Hinweise darauf, dass Armin Laschet die Devise ausgegeben hat: Er brauche mehr Zeit, um seine Performance zu verbessern. Ich führe ja auch deutlich in allen Umfragen. Wenn es anders wäre, hätte es in diesem Jahr sicher noch eine Wahl gegeben.« Die Neuausrichtung der CDU werde in einem »harten Machtkampf« ausgetragen, das »Partei-Establishment« wolle seinen Sieg um jeden Preis verhindern. Aber er habe eine Botschaft an seine Gegner: »Ich halte durch! Ihr zermürbt mich nicht!«

Das ist eine offene Kriegserklärung. Merz ist voller Wut, trotzdem kalkuliert er sehr genau, was er sagt. Vor allem das Wort »Establishment« hat es in sich. Es ist ein Wort aus der Welt rechter Populisten, eine Parole von Donald Trump. Trump hat in seinem »Kampf gegen das Establishment« erst die Führung der altehrwürdigen republikanischen Partei hinweggefegt und dann in Washington die Macht übernommen. Sein Versprechen: in der amerikanischen Hauptstadt »den Sumpf trockenzulegen«. Merz droht, auch den Sumpf in der deutschen Hauptstadt trockenzulegen: die CDU-Funktionäre hinwegzufegen, die linksliberalen Medien, das ganze politische Berlin. Es klingt, als plante Merz eine populistische Revolte »Trump made in Germany«.

Er ist überzeugt davon, hinter all der Trickserei stecke Merkel, seine alte Rivalin, die alles, aber auch alles tun würde, nur um zu verhindern, dass er ins Kanzleramt einzieht, ihr Nachfolger wird. Doch da täuscht sich Merz. Für die Kanzlerin rangiert die CDU nur noch unter ferner liefen. Sie will keinen Parteitag im Dezember, das schon. Aber nicht etwa, weil sie denkt, Merz könnte dort zum Vorsitzenden gewählt werden. Sie hat nur noch Corona im Blick. Für den Dezember plant sie längst den nächsten Lockdown. Deswegen plädiert sie für eine Verschiebung.

Merz' ultimative Drohung zeigt Wirkung. Laschet fürchtet die offene Feldschlacht. Er will den innerparteilichen Machtkampf lieber weiter aus der Deckung führen, also gibt er klein bei. Er lässt seinen Plan, die Wahl auf Mai zu verschieben, fallen. Die Rivalen einigen sich plötzlich ganz schnell auf einen Digitalparteitag im Januar. Die Briefwahl, die das digitale Abstimmungsergebnis bestätigen muss, kann plötzlich doch innerhalb weniger Tage abgewickelt werden.

Am 15. und 16. Januar ist es dann so weit. Merz ist fest davon überzeugt, dass er gewinnen wird, auch viele seiner Gegner halten das für möglich, wenn nicht sogar für wahrscheinlich. Sie fürchten sich davor. Merkel würde sich in diesem Fall im Bundestagswahlkampf sogar von der Union distanzieren, glauben einige führende Christdemokraten. Die Kanzlerin schätzt Scholz, respektiert Habeck, hegt für Baerbock Sympathien – Merz hingegen kann sie nicht ausstehen. Merz tut alles, um diesen Eindruck zu verwischen. Er erzählt, er habe nach seiner Corona-Erkrankung sogar mit Merkel telefoniert. Eigentlich hätten sie sich treffen wollen, nur der Lockdown habe das verhindert.

Eine Versöhnung mit Merkel? Niemand kauft Merz diese Geschichte ab. Er hat doch eben gerade noch gegen eine Intrige des »Establishments« in Berlin gewettert. Viele Christdemokraten halten ihn genau deswegen für den falschen Parteivorsitzenden. Für Laschet spricht also vor allem eines: dass er nicht Friedrich Merz ist.

Am Freitagmorgen werden die drei Kandidaten von Generalsekretär Paul Ziemiak durch die Halle geführt, in der es am Abend losgeht. Es ist diesmal kein echtes Parteitagsgelände, sondern bloß ein großes Fernsehstudio in den Berliner Messehallen. Die Delegierten werden zu Hause sitzen und auf ihre Computerbildschirme schauen. Sie werden per Mausklick abstimmen. Ziemiak erklärt stolz die teure Technik, die er eigens dafür besorgt hat. Merz und Röttgen wirken auf dem Rundgang eher gelangweilt, nur Laschet zeigt überraschend großes Interesse. Wann sendet welche der vielen Kameras? Wer führt Regie? Wo sitzt der Regisseur?

Laschet hat in der Corona-Krise und im innerparteilichen Wahlkampf über Monate hinweg nachlässig, manchmal sogar fahrig kommuniziert. Aber jetzt, in den entscheidenden Stunden, ist er hoch konzentriert. Er versteht viel besser als seine Rivalen, was diesen Parteitag so einzigartig macht. Merz und Röttgen denken, alles sei wie immer, nur der Saal sei ins Internet verlegt. Sie täuschen sich. Es gibt keinen Saal, nicht hier im Fernsehstudio und nicht im Internet. Es gibt keine Kreisgeschäftsführer, die durch die Stuhlreihen gehen und ihre Delegierten aufputschen. Keinen Small Talk mit den Sitznachbarn aus dem gleichen Landesverband, keine kollektive Meinungsbildung.

Laschet sieht es so: Er spricht nicht *vor* 1001 Delegierten, er spricht *mit* ihnen, allerdings mit jedem einzeln, die Delegierten sitzen ja isoliert voneinander vor ihren Bildschirmen. Er kalkuliert dabei noch etwas anderes mit ein: Die überwältigende Mehrheit der Parteitagsdelegierten sind Männer. Sie hocken diesmal nicht aufeinander, sondern sind zu Hause, in den meisten Fällen bei ihren Ehefrauen. Abstimmen werden die Frauen natürlich nicht, aber sie werden, anders als sonst, zur Meinungsbildung ihrer Männer beitragen.

Als Laschet mit seiner Rede dran ist, nutzt er diese außergewöhnliche Situation. Er spricht die Delegierten direkt an: »Sie sitzen nicht in dieser riesigen, leeren Messehalle, sondern zu Hause. Vielleicht mit Ihrer Partnerin, Ihrem Partner, Ihren Kindern, Ihrer Familie. Auch denen allen sage ich einen herzlichen Gruß.« Laschet redet nicht einmal 15 Minuten, er präsentiert keine Ideen, stellt keine Forderungen auf, attackiert nicht den politischen Gegner. Er umschmeichelt die Delegierten, erzählt ihnen Geschichten, spricht ihre Gefühle an. »Jetzt auch noch die Bilder vom Kapitol in Washington«, sagt er an einer Stelle. »Ein Büffelmann in der Herzkammer der Demokratie.« Er spricht vom Sturm des rechtsradikalen Mobs auf das Kongressgebäude, der erst wenige Tage her ist. Trump hatte den Mob über Wochen hinweg angestachelt. Welcher CDU-Politiker in Trump-Manier zum Kampf gegen das »Establishment« aufgerufen hat, muss Laschet in diesem Moment gar nicht mehr erwähnen.

Dann spricht er über sich und seinen Vater. »Mein Vater war Bergmann. Steiger in der Zeche Anna I in Alsdorf. Jeden Tag 1000 Meter unter der Erde. Hitze. Dunkelheit. Harte Arbeit.« Unter Tage komme es nur auf eine Frage an: »Kannst du dich auf ihn verlassen?« In diesem Moment zoomt die Kamera auf Annegret Kramp-Karrenbauer. Sie hat sich als Parteivorsitzende nicht auf Laschet verlassen können. Diesen Kleinkrieg haben viele der Delegierten jedoch nicht mitbekommen. Sie wissen aber, dass Kramp-Karrenbauers Mann Helmut Bergmann ist. Wie Laschets Vater. Kramp-Karrenbauer nickt an dieser Stelle der Laschet-Rede. Es sieht so aus, als gäbe die gerade verabschiedete CDU-Vorsitzende ihrem Nachfolger ihren Segen.

Laschet nennt den Namen Walter Lübcke. Ein hessischer Kommunalpolitiker, der 2019 von Rechtsradikalen ermordet worden ist. »Dem bösen Wort ist die verbrecherische Tat gefolgt«, sagt Laschet. Dann: »Ich höre immer wieder den Satz: Man muss auch polarisieren können. Und ich sage: Nein, muss man nicht.« Zu polarisieren, also klare Kante gegen den politischen Gegner zu zeigen, das ist das Programm von Merz. Jetzt hat Laschet ihn in den Köpfen seiner Zuhörer nicht nur neben Trump gestellt, sondern auch noch in einen Zusammenhang mit mörderischen Nazis.

Laschet setzt auf etwas anderes: »Vertrauen«. Immer wieder kommt er darauf zurück. »Ich bin vielleicht nicht der Mann der perfekten Inszenierung«, sagt der Mann, der gerade eine perfekte Inszenierung abliefert. »Aber ich bin Armin Laschet. Darauf können Sie sich verlassen.« Zum Ende seiner Rede rückt er ganz dicht an die Delegierten in ihren Wohnzimmern heran. Er verlässt seine Position hinter dem Rednerpult, stellt sich daneben und stützt seinen linken Ellenbogen darauf. In einer Parteitagshalle würde das komisch aussehen. Auf den Bildschirmen aber, weil die Kamera seinen Bewegungen folgt, wirkt Laschet plötzlich ganz nah, wie ein Freund, der einem etwas Persönliches, ja Vertrauliches sagen will. Er spricht jetzt langsam. »Bevor ich hierhergefahren bin«, dabei steckt er die rechte Hand in die Hosentasche und holt scheinbar beiläufig etwas hervor, »hat mein Vater mir seine Erkennungsmarke als Glückbringer mitgegeben.« Die Kamera zoomt ganz langsam auf seine rechte Hand. Zwei lange Sekunden sagt er nichts. Er ist auch nicht mehr im Bild zu sehen, stattdessen sieht man in Nahaufnahme, was Laschet zwischen Daumen, Zeige- und Mittelfinger hält. Die Bergmann-Erkennungsmarke seines Vaters. In der Halle würde man sie nicht erkennen, aber der Bildschirm zeigt jedes Detail der kleinen, verbeulten Scheibe mit einem Loch und der Aufschrift »813 AL«.

Die Kamera zieht wieder auf in die Halbtotale. Fast beschwörend zitiert Laschet seinen Vater: »Er hat gesagt: Sag den Leuten, sie können dir vertrauen.« Pause. »Heute geht es um sehr viel.« Pause. Jetzt blickt er direkt in die Kamera. »Es geht um die für die Demokratie wichtigste Frage.« Wieder eine Pause. »Wem vertrauen?« Dann betont er jedes einzelne Wort: »Das. Entscheiden. Heute.« Er zeigt jetzt mit dem Finger direkt auf die Kamera: »Sie!«

Hier hat einer nichts dem Zufall überlassen. Laschets Wohlfühlauftritt funktioniert. Er hat eine emotionale Verbindung hergestellt zu den Parteifreunden zu Hause vor ihren Computern, die sich fragen, wie es in dieser verrückten Welt ohne Angela Merkel bloß weitergehen soll. Eine Antwort hat Armin Laschet darauf zwar nicht gegeben, aber das scheint niemanden zu stören. Friedrich Merz und Norbert Röttgen stellen in ihren Reden im Anschluss große Pläne für die Partei und das Land vor. Aber schon bei der Abstimmung kann sich keiner mehr daran erinnern. An die verbeulte Bergmannsmarke von Laschets Vater schon.

Laschet braucht 501 Stimmen. Er bekommt 522 – im zweiten Wahlgang. Knapper geht es kaum. Aber er hat gewonnen. Er ist neuer CDU-Vorsitzender. Nicht Friedrich Merz. Für ausgelassene Freude bleibt jedoch keine Zeit. Laschet kann nicht einmal durchschnaufen. Der Machtkampf geht jetzt erst richtig los. Nicht auf offener Bühne, sondern dahinter, in einem Container in der Messehalle, der für die Kameras nicht einsehbar ist. Dort treffen sich Laschet, Merz und Röttgen. Laschet macht seinen unterlegenen Rivalen ein Angebot. Merz will er für das CDU-Präsidium vorschlagen. Damit hätte der neue Vorsitzende die Hälfte der Partei, die ihm gerade noch die Gefolgschaft verweigert hat, eingebunden. Merz müsste alle Entscheidungen der CDU-Führung mittragen. Er könnte nicht länger, wie er es bereits bei Annegret Kramp-Karrenbauer getan hatte, an der Seitenlinie warten, auf Fehler lauern und dann Revanche nehmen wollen. Angenehmer Nebeneffekt dieser Lösung: Für Röttgen, in Laschets Augen illoyal und eine Nervensäge, wäre kein Platz mehr in der Parteiführung. Zum Trost würde Laschet eine Programmkommission gründen, damit sich Röttgen mit deren Vorsitz schmücken kann.

Doch Laschets Plan geht nicht auf. Merz lehnt sein Angebot ab. »Ich brauche was Operatives!«, sagt er. »Was denn?«, fragt Laschet entgeistert. »Wirtschaftsminister«, antwortet Merz. Er überrumpelt damit den neuen Parteichef. Laschet braucht einen Moment, um sich zu sammeln. Dann wird ihm klar, dass Merz ihn in einen Konflikt mit Angela Merkel treiben will. Noch ist sie die Bundeskanzlerin. Es ist ihr Kabinett. Laschet soll seine gerade erst mit knapper Mehrheit errungene Autorität als Parteivorsitzender nutzen, um dem Geschlagenen einen Ministerposten zu besorgen. Merz spielt mit Laschet das gleiche Spiel wie mit Kramp-Karrenbauer zwei Jahre zuvor: Merkel oder ich – du musst dich entscheiden.

Eine maßlose Forderung für einen Verlierer. Andererseits: Kramp-Karrenbauer hat sie damals ausgeschlagen, und die Kanzlerin hat es ihrer Parteivorsitzenden nicht gedankt. Laschet bleibt hart. Er lehnt ab. Merz entgegnet, Altmaier sei doch »die Schwachstelle der Bundesregierung«. Laschet widerspricht nicht. Er will Zeit gewinnen. »Jetzt geht es erst einmal um die Parteiführung«, sagt er. Weiteres werde man später sehen. Merz lässt nicht locker. Er will ins Kabinett, und zwar sofort. Einen Posten im Reich der Kanzlerin. Während Laschet und Merz hinter der Bühne miteinander um die Macht ringen, redet vor den Delegierten Wirtschaftsminister Altmaier über Hilfen für Unternehmen. Er ahnt nicht, dass hinter seinem Rücken um seinen Job gerangelt wird.

Laschet läuft die Zeit davon. Er ist der Wahlsieger, er kann nicht ewig hier hinten im Container hocken, das würde Fragen provozieren. Soll er doch noch zum Handy greifen und Merkel fragen, ob sie ihr Kabinett umbildet? Er lässt es bleiben. Einen Konflikt mit der Kanzlerin kann er sich nicht leisten. Er will weiter jedem offenen Kampf aus dem Weg gehen. Er bittet Merz ein letztes Mal, fürs Parteipräsidium zu kandidieren. Merz lehnt wieder ab. Auch Röttgen beugt sich nicht Laschets Willen. Er will nicht den Vorsitz irgendeiner Kommission übernehmen. Er hat bei der Abstimmung eben ein überraschend gutes Ergebnis erzielt. Er will ins CDU-Präsidium. Mit seiner Kandidatur verdrängt Röttgen ausgerechnet die Frau, deren glücklose Ära als Parteichefin heute zu Ende geht: Kramp-Karrenbauer gehört jetzt nicht einmal mehr der CDU-Führung an. Und Friedrich Merz hat sich, wie schon so oft in seiner politischen Karriere, verzockt.

Der Weg für Armin Laschet hin zur Kanzlerkandidatur ist jedoch immer noch nicht frei.

Markus Söder lauert in München.

24
Schmutzeleien

In der Nacht zum 23. März 2021 sitzt Armin Laschet müde in seiner Staatskanzlei in Düsseldorf am Schreibtisch. Er starrt auf einen großen Flachbildschirm, seit Stunden schon. Nichts passiert. Offiziell läuft die »Besprechung der Bundeskanzlerin mit den Ministerpräsidenten und Ministerpräsidentinnen«. Aber das große Fenster, das sonst einen Besprechungsraum im Kanzleramt zeigt, in dem Angela Merkel und Michael Müller, der Regierende Bürgermeister von Berlin, an einem runden braunen Tisch mit Vorlagenmappen, Wassergläsern und Kaffeetassen sitzen, ist geschlossen. Auch das zweite Fenster, das normalerweise den Raum im Kanzleramt zeigt, in dem Markus Söder sitzt, ist abgeschaltet. Den Vorsitz der Ministerpräsidentenkonferenz musste Söder turnusgemäß an Müller abgeben, aber einen Platz in der Regierungszentrale in Berlin hat der CSU-Chef behalten. Schließlich will er sich nachher auf der Pressekonferenz wieder an Merkels Seite präsentieren.

Neben Merkel glänzen, das durfte Laschet im vergangenen Jahr nie. Aber jetzt darf er nicht mal mehr mit ihr beraten. Um 18 Uhr hatte die Kanzlerin die Videokonferenz unterbrochen. Ihre Vorschläge waren bei zu vielen Teilnehmern auf Ablehnung gestoßen. »Ich brauche 15 Minuten Pause«, hatte sie gesagt. Jetzt geht es fast auf Mitternacht zu, und sie ist immer noch nicht zurück. Laschet weiß es nicht genau, aber er ahnt es: Merkel berät in einem anderen Raum des Kanzleramtes mit Söder, wie sie die dritte Corona-Welle doch noch stoppen können. Sie hat ihren Kanzleramtschef Helge Braun hinzugezogen. Später wird Laschet erfahren, dass dort eine andere Videokonferenz lief, damit auch Olaf Scholz aus seinem Finanzministerium zugeschaltet werden konnte.

Scholz, der Sozi. Armin Laschet, der CDU-Chef, nicht. Dabei ist er Ministerpräsident des größten Bundeslandes. Und der nächste Kanzler, wenn alles nach Plan läuft. Diese Nacht, so viel steht fest, läuft alles andere als nach Plan.

Laschet würde am liebsten aufstehen und gehen. Aber er traut sich nicht. Was, wenn Merkel zurückkommt und die Besprechung ohne ihn weitergeht? Er sieht die Gesichter von Reiner Haseloff und Bodo Ramelow auf seinem Bildschirm. Ministerpräsidenten kleiner Bundesländer, von denen einer seine besten Jahre bereits hinter sich hat und der andere zur Linkspartei gehört. Sie schlagen ebenfalls die Zeit tot, die beiden erzählen sich Witze, frotzeln mit Familienministerin Franziska Giffey, die aus unerfindlichen Gründen ebenfalls in der virtuellen Runde sitzt. Als ihnen keine Gags mehr einfallen, probiert Haseloff unterschiedliche Bildschirmhintergründe aus und fragt Ramelow, welcher am besten aussehe. Corona-Konferenzen-Tristesse.

Laschet schaltet den Ton ab. Er telefoniert. Dann lässt er sich Akten bringen, damit er wenigstens etwas zum Abzeichnen hat. Anschließend beginnt er aufzuräumen. Das Chaos auf seinem Schreibtisch ist legendär.

Den Bildschirm behält Laschet im Auge. Die Kanzlerin könnte ja jederzeit zurückkommen. Plötzlich verschwinden auch noch die SPD-Politiker vom Bildschirm. Sie machen jetzt ihre eigene Videokonferenz, Olaf Scholz informiert sie, was Merkel vorhat. Laschet und die anderen CDU-Ministerpräsidenten erfahren davon erst, als ein Sozialdemokrat bei Haseloff anruft und ihn fragt, was sie eigentlich davon halten. »Wovon?«, fragt Haseloff entgeistert zurück.

Laschet ist genervt. Als er nachts um eins doch noch über Merkels Plan informiert wird, stimmt er den Maßnahmen einfach zu. Obwohl er sie für großen Murks hält. Merkel will verhindern, dass die Leute über die Osterfeiertage quer durchs Land reisen und Urlaub machen, dass Ferienhäuser und Campingplätze öffnen. Also schickt sie Deutschland in einen harten, echten Lockdown, auf den die Wissenschaftler, die die Kanzlerin beraten, schon so lange drängen. Sie dehnt Ostern einfach auf fünf Tage aus, alle Betriebe und alle Geschäfte sollen in dieser Zeit dichtmachen. Den Bürgern verkauft sie das als »Osterruhe«.

Am nächsten Morgen bricht ein Sturm der Entrüstung los. Der Plan scheint vielen völlig unausgegoren. Zahlreiche politische, juristische und wirtschaftliche Fragen sind offen, und die Regierung kann sie auf die Schnelle nicht klären. Sie muss zugeben, dass ihr Plan in der Nacht aus der Not geboren wurde und nicht vorbereitet war. Am Donnerstagvormittag kassiert Merkel ihn kurzerhand wieder ein. In einem spektakulären öffentlichen Auftritt nennt sie die Beschlüsse zur »Osterruhe« einen »Fehler«: »Dieser Fehler ist einzig und allein mein Fehler.« Sie trage »qua Amt« für alles »die letzte Verantwortung«. Sie wisse, dass »der gesamte Vorgang zusätzliche Verunsicherung« auslöse: »Das bedaure ich zutiefst, und dafür bitte ich alle Bürgerinnen und Bürger um Verzeihung.«

Eine Kanzlerin, die sich öffentlich für ihre Politik entschuldigt? Das hat es in 16 Merkel-Jahren noch nicht gegeben. Dieses ehrliche Bedauern bringt ihr in weiten Teilen der Öffentlichkeit zwar Sympathie ein – die politische Korrektur, die sie zu dieser Offenbarung zwang, ist für die Kanzlerin jedoch eine schwere persönliche Niederlage. Sie markiert den Tiefpunkt ihrer zunehmend chaotischen Corona-Politik. Ihr Eingeständnis erschüttert das ohnehin schon schwer angeschlagene Vertrauen der Bevölkerung in die politischen Fähigkeiten ihrer Partei. Die CDU kann Krise? Merkel kann Krise? Das war einmal.

Dieser 25. März 2021 wird nicht ohne Folgen für den Machtkampf in der Union um die Kanzlerkandidatur bleiben. Zumindest das steht an diesem Tag fest.

Armin Laschet atmet jedoch zunächst einmal auf. Im Zentrum der Empörung über das miserable Krisenmanagement und die dysfunktionale Pandemiepolitik steht diesmal Merkel, nicht er. Endlich einmal nicht er. Die Kanzlerin deutet kleinlaut an, die Entscheidungsfindung neu organisieren zu wollen, jenseits der mittlerweile sich selbst blockierenden Ministerpräsidentenkonferenz. Das kann nur heißen: keine Nachtsitzungen mehr, keine zu spät erarbeiteten Vorlagen aus dem Kanzleramt mehr, kein »Team Vorsicht und Umsicht« (Söder) gegen Team Laschet. So jedenfalls interpretiert das der CDU-Vorsitzende.

Aber Laschet täuscht sich, wieder einmal. Am Sonntagabend hat sich Angela Merkel in die Talkshow von Anne Will einladen lassen. Ein Soloauftritt, eine Stunde lang, direkt nach dem *Tatort,* beste Sendezeit. Die typische Merkel-Nummer. Sie erzählt, sie wisse noch nicht, wie es jetzt weitergehen solle, sie überlege noch. Die Kanzlerin deutet an, sie hätte die Unternehmen am liebsten gesetzlich dazu verpflichtet, ihre Belegschaften zwei Mal pro Woche auf Corona zu testen, das sei von einigen Ministerpräsidenten aber verhindert worden. Das geht gegen Laschet: Er hatte die CDU-Ministerpräsidenten gegen ein solches Gesetz eingeschworen. Zu teuer für die Unternehmen, solange die Tests noch knapp und kostspielig sind. Laschet hatte damit allerdings auch ein Signal an den Wirtschaftsflügel seiner Partei und die vielen Merz-Fans senden wollen.

Bislang hatte dies außerhalb des politischen Berlins kaum jemand mitbekommen. Merkel stellt es jetzt vor einem Millionenpublikum als verantwortungslos dar. Und sie ist noch nicht fertig mit Laschet: »Ich habe mir die Notbremse, egal, in welchem Bundesland das passiert, ob Berlin oder andere Bundesländer, auch NRW, nicht so gedacht«, sagt Merkel. Läden, Schulen und Kitas hätten ihrer Meinung längt wieder schließen müssen. »Also verstößt Armin Laschet gegen den Beschluss, den er mit Ihnen gefasst hat?«, fragt Anne Will. Merkels Antwort: »Es gibt mehrere Bundesländer, die eine sehr weite Interpretation haben. Und das erfüllt mich nicht mit Freude.«

I am not amused – das klingt mehr nach britischer Queen als nach deutscher Bundeskanzlerin. Merkel inszeniert sich als Stimme der überparteilichen Vernunft – und stellt Laschet als uneinsichtigen Egoisten hin. »Also ja. Er verstößt dagegen?«, bohrt Will weiter. »Ja«, sagt Merkel, »aber er ist nicht der Einzige.« Der zweite Halbsatz relativiert nichts. Merkels Botschaft an diesem Abend ist nicht zu überhören: Da will jemand Bundeskanzler werden, der sich nicht mal an die eigenen Beschlüsse hält.

Laschet sitzt in der NRW-Landesvertretung in Berlin vor dem Fernseher und ärgert sich schwarz. Aber es kommt noch dicker. Gleich nach *Anne Will* lässt sich Markus Söder in den ARD-*Tages-*

themen interviewen. Und auch er attackiert Laschet: »Die Kernfrage wäre jetzt erst mal, ob alle die Maßnahmen, die getroffen wurden, auch wirklich umsetzen. Ich habe da kein gutes Gefühl dabei. Es gibt Länder, so wie wir, die machen konsequent die Notbremse, und zwar automatisch. Nicht zuerst mal überlegen, paar Tage schauen, sondern automatisch. Viele tun das nicht oder tun sich schwer mit der Umsetzung.« Das ist es wieder, das ewige Corona-Kampf-Motiv: Ich, Söder, mache es richtig – er, Laschet, macht es falsch. »Was mich am meisten betrübt«, fährt Söder fort, »dass wir nicht immer auf die Wissenschaft hören. Wie es die Kanzlerin tut, ich würde mich auch dazuzählen. Und einige meinen, ob das alles stimmt, da muss man doch mal schauen.« Klar, wen Söder mit »einige« meint, und was daraus folgt, ist auch klar: »Führen kann nur, wer die Herausforderung besteht. Und das ist im Moment einfach Corona.«

Laschet besteht die Herausforderung nicht, also kann er nicht führen, also kann er nicht Kanzler werden – in Söders Welt geht es mitunter recht einfach und übersichtlich zu.

Das Endspiel um die Kanzlerkandidatur hat begonnen. Und wie es aussieht, wird es schmutzig werden. Söder gegen Laschet. Ein Duell. In der Union entscheidet kein Parteitag oder irgendein anderes Gremium darüber, wer sich um das wichtigste Amt im Staat bewerben darf. Es gibt auch kein anderes, irgendwie geregeltes Verfahren. Selbst im Jahr 2021 geht es immer noch archaisch zu: Die beiden müssen es unter sich ausmachen. Die Zeit für den Showdown ist gekommen.

Beide glauben, bessere Karten als der jeweils andere zu haben. Söder führt turmhoch in allen Umfragen, auch bei den persönlichen Beliebtheitswerten, sogar unter den CDU-Wählern, und seine CSU steht sowieso geschlossen hinter ihm. Laschet gibt nichts auf Umfragen oder Stimmungen, er setzt auf Institutionen und Traditionen. Die CDU ist viel größer als die CSU, sie beansprucht aus Prinzip immer die Kanzlerkandidatur der Union. Die CSU kann sie nur unter einer einzigen Bedingung bekommen: Die größere Schwester muss sie ihr antragen. Die CDU muss den eigenen Vorsitzenden also für so schwach halten, dass mit ihm eine Wahlniederlage droht. Laschet weiß, dass Söder bei einem der wenigen Fälle, wo das so war, seine Finger im Spiel hatte. Als junger Abgeordneter war er dabei, als die CSU führende Landespolitiker der CDU dazu ermunterte, die damalige Parteivorsitzende Angela Merkel zur Aufgabe der Kanzlerkandidatur zu zwingen. Das war im Jahr 2002. Die CDU-Granden hielten Merkel nicht für fähig, einen Wahlkampf gegen Bundeskanzler Gerhard Schröder erfolgreich zu bestehen. Als sie die eindeutigen Signale vernommen hatte, fuhr Merkel zu Edmund Stoiber zum legendären Frühstück nach Wolfratshausen – Punkt 8 Uhr stand sie vor dessen Tür – und bot dem CSU-Chef die Kanzlerkandidatur an.

Laschet ist sich sicher, dass es ihm nicht so ergehen wird. Nicht, weil er unangefochten wäre. Sondern weil es keine starken CDU-Politiker mehr gibt, weder im Bund noch in den Ländern. Den größten Landesverband, Nordrhein-Westfalen, führt er selbst. Der zweitgrößte, Baden-Württemberg, liegt nach der verlorenen Landtagswahl im März vollends in Trümmern. In Hessen hat der von einer Krankheit geschwächte Volker Bouffier seinen potenziellen Nachfolger Thomas Schäfer vor einem Jahr durch Freitod verloren. In Niedersachsen ist die CDU nur noch Juniorpartner in einer großen Koalition. Laschet, der Parteichef, ist nur deswegen einigermaßen stark, weil die CDU schwach ist – so paradox ist die Lage. Die Partei kann niemanden mehr aufbieten, der über die unumstrittene Autorität verfügt, Laschet zum Verzicht zu drängen. Auch das erzählt so einiges über den Zustand der Christdemokraten nach 16 Jahren Kanzlerschaft Angela Merkels.

Armin Laschet wollte im Grunde ohne Kampf ans Ziel kommen. Immer schön in Deckung bleiben, damit hat er es in seiner Karriere bemerkenswert weit gebracht. Die Entscheidung über die Kanzlerkandidatur sollte »in der liturgischen Zeit« fallen, hatte Laschet festgelegt, also zwischen Ostern und Pfingsten. Süffisant hatte er hinzugefügt, es wäre schön, wenn sich Söder bis dahin entschieden habe, ob er überhaupt antreten wolle. Laschet war sicher, Söder scheue das Risiko und werde den Anspruch auf die Kanzlerkandidatur gar nicht erst erheben. Laschet war tatsächlich überzeugt davon, dass ihm die Kandidatur einfach zufallen werde.

Wahrscheinlich glaubte er deswegen, er müsse nicht groß erklären, was er mit der CDU, der er vorsitzt, und dem Land, das er als Kanzler regieren will, eigentlich vorhat. Obwohl die Lage der Partei sich in diesem Frühjahr fast täglich verschlechtert. Das Corona-Management der Bundesregierung, angeführt von einer müden, mutlosen Kanzlerin und ihren überforderten CDU-Ministern, ist im Grunde genommen gescheitert. Zu wenige Tests, zu wenig Impfstoff, eine chaotische Impfkampagne, überforderte Ämter, eine unfähige Bürokratie, Schulen auf, Schulen wieder zu, Anfang März Lockerungen des Lockdowns, obwohl alle Experten vor einer dritten Corona-Welle warnten, im April wieder Verschärfungen des Lockdowns mit einer bundesweit einheitlichen Notbremse, weil genau das eingetreten ist, wovor die Experten gewarnt haben: Die Zahl der Infizierten steigt wieder an, die Intensivstationen füllen sich wieder mit schwer kranken Corona-Patienten. Die Union zahlt für dieses Versagen einen hohen Preis. Sie stürzt in den Umfragen regelrecht ab. Mitte April liegt sie nur noch knapp vor den Grünen, je nach Meinungsforschungsinstitut zwischen 25 und 29 Prozent.

Der Mythos von der Union als natürlicher Regierungspartei zerfällt vor aller Augen. Wenn CDU und CSU etwas können, so dachten über Jahrzehnte viele in diesem Land, dann ist es, Deutschland vernünftig und mit Augenmaß zu regieren. Wenn die Kanzlerin etwas kann, das hat sie oft genug bewiesen, dann ist es, Deutschland gut durch jede Krise zu führen. Beides gilt nicht mehr. Die Union und mit ihr der deutsche Staat präsentieren sich nach 16 Jahren Merkel-Kanzlerschaft als bräsig, ineffektiv und überfordert. Die Bürger wundern sich nicht nur darüber, warum die Einladungen zum Impfen so spät kommen, sondern auch, warum sie acht Seiten lang sind – sechs davon zum Datenschutz. Viele Eltern verfluchen ein Bildungssystem, das die Digitalisierung komplett verschlafen hat und das nach einem Jahr Homeschooling Modellversuche startet, mit denen geklärt werden soll, ob Lehrer eine dienstliche Mailadresse bekommen dürfen.

Es ist grundsätzlich etwas faul im Staat – das wird das neue deutsche Grundgefühl. Dass dies auch mit der Frau zu tun hat, die 16 Jahre lang die Republik regierte, liegt auf der Hand. Angela Merkel hat den Bürgern stets das Gefühl vermittelt, sie müssten sich um nichts kümmern, sie regele das schon. »Sie kennen mich«, so hatte sie 2013 im Fernsehduell vor der Bundestagswahl für sich geworben. Die Bürger kannten sie tatsächlich und dankten es ihr. Die Kanzlerin überforderte niemanden. Angela Merkel war der kleinste gemeinsame Nenner einer entpolitisierten, risikoscheuen Gesellschaft. Zu Beginn ihrer Ära brachten neidische Unionsmänner den Spitznamen »Mutti« auf. Am Ende ihrer Ära beklagt sogar der *Spiegel* die »Infantilisierung der Bürgerinnen und Bürger« durch »geistige Verhätschelung«.

Zu allem Überfluss erweist sich die Union auch noch in Teilen als korrupt. Es wird aufgedeckt, dass mehrere Abgeordnete im Frühjahr 2020 unverschämt hohe Provisionen für die Vermittlung von Masken kassiert haben. Ein weiterer Bundestagsabgeordneter muss gehen, weil er sich für das diktatorische Regime von Aserbaidschan eingesetzt hatte, das Anzeigen in seiner Thüringer Wahlkampfzeitung schaltete. Während in der CDU vor allem Hinterbänkler kassiert haben, hielten in der CSU sogar Teile der Parteiführung die Hand auf. Alfred Sauter, der Mann, der verdächtigt wird, eine Millionenprovision für Masken-Deals über eine Bank in Liechtenstein und eine Firma in der Karibik geschleust zu haben, war in Bayern einst Minister – Justizminister, um genau zu sein.

Auch diese Skandale gehören zum moralischen Erbe einer langen Kanzlerschaft, in deren Folge CDU und CSU in eine Identitätskrise geraten sind. Da ist es fast folgerichtig, dass der Umgang mit den Skandalen Teil des Machtkampfes um die Kanzlerkandidatur wird. Söder geht, wie so oft, vor allem verbal in die Vollen. Er beschwört eine »neue CSU« mit »neuen Regeln« und einem »neuen Geist«. Er stellt umgehend einen 10-Punkte-Plan vor: Nebeneinkünfte sollen jetzt transparent gemacht werden, wer Führungsaufgaben ausübt, soll gar nichts mehr dazuverdienen dürfen. Ein »scharfes Schwert«, lobt Söder sich selbst. Jeder müsse nun entscheiden, »wem man mehr dient, dem Amt oder dem Geld«. Solche Sprüche hört man von Laschet nicht. Er verurteilt die Ertappten, verwahrt sich aber gegen einen Generalverdacht gegen alle Christdemokraten. Sowohl als auch. Typisch Laschet.

Armin Laschet will niemanden verprellen, will behutsam vorgehen, freundlich sein, die Gesellschaft, die durch immer schärfere Gegensätze auseinanderzubrechen droht, durch eine Politik mit Maß und Mitte zusammenhalten. In der aktuellen Krise wirkt das betulich, wie aus der Zeit gefallen. Söder hingegen pflegt tagtäglich sein Image als Macher und Antreiber. Viele halten ihn plötzlich für geeignet, verkrustete Strukturen aufzubrechen und einer müden Gesellschaft auf die Sprünge zu helfen. Dieser Aufwind treibt ihn immer weiter an. Söder wird ungeduldiger. Er fordert ein Ende der »Schlafwagen-Politik«. Ein »neuer Aufbruch« müsse her, neue Leute, neue Energie. Er sieht das Kanzleramt in Gefahr.

Laschet hält nichts von Söders Untergangsszenarien. Er versucht, die Krise ernst zu nehmen und gleichzeitig kleinzureden. Absurd? Dahinter steckt Kalkül: Je kleiner die Krise erscheint, desto größer Laschets Chancen auf die Kanzlerkandidatur. Um den Rest kümmert er sich später. Je größer die Krise, desto anfälliger wird seine Partei für panische Reaktionen. Darin liegt Söders Chance. Er will als Retter in der Not gerufen werden.

Laschet steht mit dem Rücken zur Wand, er spürt, dass gerade etwas ins Rutschen gerät. Noch immer glaubt er allerdings, Angela Merkel wünsche sich ihn als ihren Nachfolger. Er will das aus einem Gespräch mit ihr herausgehört haben. Ob sie es ihm direkt gesagt hat, verrät er nicht. Aber nach Merkels Auftritt bei *Anne Will* kommen ihm Zweifel, zum ersten Mal. Am Morgen danach trifft sich die CDU-Spitze, Merkel weiß genau, was ihre Sätze am Vorabend ausgelöst haben, jetzt gibt sie die Unschuldige. Anne Will habe sie mit ihren Fragen in die Ecke getrieben. Sie habe Laschet nicht in Bedrängnis bringen wollen. Aber niemand kauft ihr das ab, alle vermuten, dass ihre Spitze gegen Laschet Absicht war. »Es soll wie ein Unfall aussehen«, sagt einer in der Runde leise zu seinem Nebenmann.

Den Konflikt mit der Kanzlerin hat Laschet, solange es irgendwie ging, vermieden. Doch jetzt, im Präsidium, schlägt er zurück. Merkels Gesprächsrunden mit den Ministerpräsidenten gingen so nicht mehr weiter, sagt er. Die Videokonferenzen seien »der Lage nicht angemessen«, man müsse »weg vom Mikro-Management« und raus aus der »reinen Lockdown-Logik«. Mit anderen Worten: Merkel soll gefälligst ordentlich regieren und nicht andere kritisieren.

Wer an diesem Tag mit Laschet spricht, der merkt ihm jedoch an, dass er Angst hat, sein Plan könnte doch nicht aufgehen. Er hatte immer auf Zeit gespielt, in der Hoffnung, im Frühjahr sei das Schlimmste der Corona-Krise vorüber. Doch jetzt fällt die Entscheidung über die Kanzlerkandidatur mitten in der dritten Welle. Die Menschen sind genervt, frustriert, verzweifelt, da kommt ihnen ein Möchtegernheiland wie Markus Söder, der mit ihren Emotionen spielt, ganz gelegen.

Und Söder tut weiterhin alles, um Laschet das Leben so schwer wie möglich zu machen. Am Dienstag hält Laschet seine erste programmatische Rede als CDU-Vorsitzender. Er will endlich erklären, warum ihn die Leute im Herbst zum Kanzler wählen sollen. So ruft er ein »Jahrzehnt der Modernisierung« aus. Deutschland brauche einen »Kulturwandel« und »mehr Flexibilität«. Söder legt seinen bayerischen Impfgipfel ausgerechnet auf diesen Vormittag. Noch während Laschet in Berlin spricht, gibt Söder in München eine Pressekonferenz. In seinem Eingangsstatement, also ungefragt, sendet er die Botschaft, auf die es ihm ankommt. Er finde es »sehr seltsam, wenn der CDU-Vorsitzende mit der CDU-Kanzlerin ein halbes Jahr vor der Wahl streitet«, sagt Söder. Er meint: Ich bin bei Merkel – Laschet nicht. Ein paar Tage später wird er in einem Interview nachlegen: »Die Entscheidung über die Kanzlerkandidatur sollte auch eng mit Angela Merkel abgestimmt werden. Denn es muss ein gemeinsamer Wahlkampf mit der Bundeskanzlerin werden. Ein Unionskandidat kann ohne Unterstützung von Angela Merkel kaum erfolgreich sein.«

Zum ersten Mal beschleichen Laschet jetzt grundsätzliche Zweifel. War seine Politik der Abwägung und Lockerung wirklich richtig? Eine Nachricht aus Belgien erschüttert ihn: Im Nachbarland musste ein an Corona erkranktes Kind an ein Beatmungsgerät angeschlossen werden, der erste derartige Fall. Das zwölfjährige Mädchen wird ein paar Tage später sterben. Die neue Virus-Mutante B.1.1.7. ist ansteckender und gefährlicher, auch für Kinder. Laschet leidet mit, besonders als Vater; er hat drei erwachsene Kinder. Gerade er hat in den zurückliegenden Monaten gegen Schulschließungen und später dann für ihre Öffnung gekämpft. Könnte ihm das jetzt vielleicht schaden? Gäbe es so ein Bild wie aus Belgien auch in Deutschland, ein an Corona erkranktes Schulkind, das ans Beatmungsgerät angeschlossen werden müsste und um sein Leben ringen würde – es könnte Laschet endgültig die Kanzlerschaft kosten.

Die Gefahr sehen auch andere in der CDU. Merkel und Laschet sollten sich aussöhnen, fordern sie. Ausgerechnet Jens Spahn schreibt ein Konzept dafür – auf drei DIN-A4-Seiten. Er schickt es aus seinem Gesundheitsministerium an Merkel und Laschet. Sein Plan sieht so aus: Laschet, der bislang immer für Abwägungen plädiert hatte, solle jetzt selbst radikale Maßnahmen fordern und es »Brückenlockdown« nennen. Damit würde er nicht nur Merkels Position übernehmen, sondern sogar ihre Wortwahl. Die Kanzlerin war es, die als Erste von einer »Brücke« gesprochen hatte, hinüber in eine Zeit, in der die Impfkampagne Wirkung zeige. Anschließend solle Merkel sich Laschets Vorschlag öffentlich zu eigen machen. So käme der CDU-Chef endlich an die Seite der Kanzlerin – und damit zurück ins Spiel. Laschet ist so verzweifelt, dass er Spahns Plan fast eins zu eins übernimmt. Am Ostermontag besucht er ein Impfzentrum in seiner Heimatstadt Aachen und fordert einen »Brückenlockdown«.

Doch Merkel hält sich nicht an den für sie vorgesehenen Part und schweigt, den ganzen Ostermontag über kein einziges Wort. Laschet lässt einen Tag später im Kanzleramt Erkundigungen einziehen. Man lässt ihn wissen, die Kanzlerin sei am Feiertag nicht im Büro gewesen und ihr Regierungssprecher mache gerade Urlaub. Am Mittwoch erklärt die stellvertretende Regierungssprecherin: »Jede Forderung nach einem kurzen, einheitlichen Lockdown ist richtig.« So hatten Spahn und Laschet sich das nicht gedacht. Auch wenn die Kanzlerin den NRW-Ministerpräsidenten inhaltlich unterstützt – Merkel will sich partout nicht auf seine Seite schlagen.

Im Netz wird Laschet regelrecht zum Gespött gemacht. Sein ewiges Lavieren bei der Corona-Bekämpfung hat ihn jeden Kredit gekostet. Er ist jetzt quasi zum Abschuss freigegeben. Sein »Brückenlockdown« wird als »Brücke ins Nirgendwo« verhöhnt. Die Presse beschreibt ihn als ratlos und machtlos. Laschet fürchtet, er könnte die Kontrolle über das Geschehen endgültig verlieren. Er muss etwas tun. Aber was?

Er ruft Markus Söder an und bittet ihn um ein klärendes Gespräch unter Männern. Laschet will jetzt eine schnelle Entscheidung der Kanzlerkandidatur. Er setzt, wie es sonst gar nicht seine Art ist, alles auf eine Karte. Söder sagt zu, ein Termin wird vereinbart. Aber keine Stunde später macht er wieder einen Rückzieher. Er stehe jetzt doch nicht mehr bereit, erklärt Söder. Journalisten hätten von der Verabredung erfahren und bei ihm angerufen. Das ist, wenn überhaupt, nur die halbe Wahrheit. In Wirklichkeit will Söder sich in der K-Frage nicht festlegen – noch nicht.

Doch jetzt hat Laschet genug von Söders Tricksereien. Er nutzt ein Interview in der *Bild am Sonntag*, um seinen Konkurrenten persönlich zu attackieren. Laschet im Söder-Modus gewissermaßen. »Bei mir werden Sie keine Sticheleien, Schmutzeleien oder Ähnliches feststellen«, sagt Laschet. »Das ist nicht mein Stil. Die Pandemie ist zu ernst für parteipolitische Spielchen.« Der Begriff »Schmutzeleien« ist eine Wortschöpfung Horst Seehofers. Er benutzte ihn als Waffe im ewigen Machtkampf mit Söder um die Führung der CSU. Der damalige Ministerpräsident attestierte dem Emporkömmling auf einer Weihnachtsfeier 2012 öffentlich »charakterliche Schwächen«. Söder sei von »Ehrgeiz zerfressen«, sagte Seehofer und unterstellte ihm einen Hang zu »Schmutzeleien«.

Laschet zitiert Seehofer – das ist die ultimative Kampfansage an Söder. Ich kann auch anders, gibt ihm der sonst so leutselige Rheinländer zu verstehen. Und wenn du weiter rumzickst, so die versteckte Botschaft, können wir gern öffentlich über deinen Charakter reden. Das sitzt! Söder liest das Interview schon am Samstag. Er versteht die Botschaft. Noch am gleichen Tag ist er zu einem Treffen bereit. Das Gespräch findet unter konspirativen Bedingungen statt – in einem Hotel unweit des Frankfurter Flughafens. Also auf neutralem Boden – weder in Bayern noch in NRW, vor allem aber weit weg von Berlin, wo neugierige Hauptstadtjournalisten lauern. Das Versteckspiel gelingt. Bis heute hat die Öffentlichkeit nichts von dieser Machtprobe erfahren.

Beim Treffen mit Laschet sagt Söder zum ersten Mal, was er monatelang tunlichst vermieden hat: Ja, ich will Kanzlerkandidat werden. Laschet hingegen halte er für ungeeignet. Zu unpopulär, zu unmodern und nicht hart genug, um einen Wahlkampf mit den Grünen durchzustehen. Laschet entgegnet Söder, dass er nicht beabsichtige, die Kanzlerkandidatur abzugeben. Der CDU-Chef erklärt dem CSU-Chef die Lage, wie er sie sieht: Von dem Moment an, in dem Söder die Kanzlerkandidatur übernähme, würde sich die Stimmung gegen ihn drehen. Die linken Medien schrieben ihn, Laschet, doch nur runter, damit sie die Union mit Söder als Kandidaten später umso härter bekämpfen könnten. Kein Tag würde vergehen, an dem sie nicht an Söders rechte Sprüche und seinen Streit mit Merkel in der Flüchtlingskrise erinnern würden – und an seine »Schmutzeleien«. Söder habe keine Chance gegen die Grünen. Das Gespräch ist hart und dauert lang. Aber am Ende stehen beide noch. Keiner will weichen.

So geht der Machtkampf am nächsten Vormittag weiter. Unionsgipfel im Reichstag in Berlin. Er trägt den harmlosen Titel »Klausurtagung des geschäftsführenden Vorstandes der CDU/CSU-Bundestagsfraktion«. Laschet und Söder reden offiziell zum Tagesordnungspunkt »Wie gestalten wir die Zukunft?«. Selbst in der größten Krise halten sich Parteien an ihrer Geschäftsordnung fest. In Wahrheit geht's hier nicht um die Zukunft Deutschlands, sondern um die Zukunft von CDU und CSU, um die Frage, mit welchem Kanzlerkandidaten sie in die Wahl ziehen, mit wem sie bessere Chancen haben zu gewinnen. Die beiden haben zum ersten Mal erklärt, dass sie es werden wollen. Das Versteckspiel hat ein Ende. Ab jetzt wird offen gekämpft. Die Truppen sammeln sich hinter ihrem jeweiligen Favoriten. Da können die beiden Kontrahenten noch so betont freundlich und geschäftsmäßig tun. Es gebe nun zwei potenzielle Kandidaten, sagt Laschet zu den Abgeordneten. »Markus und ich sind im Gespräch.« So kann man das natürlich auch nennen.

Angela Merkel tut in der Sitzung das, was sie all die Monate zuvor auch schon getan hat: Sie hält sich raus. Sie erklärt zwar in ihrem Corona-Lagebericht, dass ihr nicht nur die Infektionslage in Nordrhein-Westfalen Sorgen bereite. Woanders sei es auch nicht besser, und die Maßnahmen würden dort auch nicht konsequent umgesetzt. Die Kanzlerin relativiert damit also ihre Kritik, mit der sie zwei Wochen zuvor bei *Anne Will* Laschet zum Buhmann gemacht hatte. Aber sie ergreift erneut nicht Partei für ihn. Das Kanzleramt sorgt hinterher sogar dafür, dass die Journalisten davon erfahren: Merkel bleibt auf Äquidistanz zu Laschet und Söder.

Für den CDU-Vorsitzenden kämpft an diesem Sonntag vor allem einer: Wolfgang Schäuble. Nicht gerade bekannt als großer Laschet-Fan. Auf dem Parteitag im Januar hat Schäuble für Friedrich Merz als Parteichef gestimmt. Aber der 78-Jährige will nicht, dass die CSU den CDU-Vorsitzenden kaputtmacht – selbst, wenn der gerade Armin Laschet heißt. Schäuble hat die Sonderrolle der bayerischen Regionalpartei schon immer mit großer Skepsis betrachtet, vor allem ihre Anmaßung und Kraftmeierei. So erklärt er in der Sitzung, dass auf keinen Fall die Bundestagsfraktion entscheiden dürfe, wer Kanzlerkandidat werde. Das sei schon einmal schiefgegangen: 1979. Damals setzte sich Franz Josef Strauß in einer Kampfabstimmung der Unionsfraktion gegen den liberalen CDU-Politiker Ernst Albrecht durch. Schäuble erinnert sich gut, er war damals, vor 42 Jahren, schon als Abgeordneter dabei. Ernst Albrecht war der Vater von Ursula von der Leyen. Und der Generalsekretär von Strauß hieß damals Edmund Stoiber. Stoiber war zwei Jahrzehnte später CSU-Vorsitzender und nach Strauß der zweite bayerische Kanzlerkandidat. Sein Generalsekretär: Markus Söder. Weitere 20 Jahre später versucht Söder, in die Fußstapfen von Strauß und Stoiber zu treten. Die Union ist wie eine riesige Familie mit verschlungenen, komplizierten Beziehungen – und eine Partei mit einem langen Gedächtnis.

Schäuble hat noch alle Details der Bundestagswahl von 1980 parat. Er erzählt den Abgeordneten, wie sehr Strauß die eigenen Anhänger damals aufgepeitscht habe und damit um ein Haar gewonnen hätte. Er habe aber gleichzeitig die liberale Öffentlichkeit verschreckt. Eine entsetzte FDP habe lieber den Sozialdemokraten Helmut Schmidt zum Kanzler gewählt. Etwas Ähnliches könnte mit Söder diesmal wieder passieren, warnt Schäuble. Deshalb dürfe die Fraktion nicht abstimmen und den CSU-Chef zum Kandidaten machen.

Selbst Söder beugt sich der Mahnung des Alten, jedenfalls tut er so. Nach dem ersten Gipfeltreffen steht er mit Laschet am Sonntagnachmittag im Paul-Löbe-Haus und gibt sich vor der Presse betont friedlich und freundlich. Er habe mit dem »lieben Armin« in einem »offenen und freundschaftlichen Gespräch« festgestellt, dass »beide geeignet und beide bereit« seien für die Kanzlerkandidatur. Söder spricht von »gegenseitigem Respekt«, davon, dass es »nicht auf unsere Ambitionen« ankomme, sondern um das »Wohl der Union« und das »Wohl Deutschlands«. Und dann ein Satz, der wie eine Unterwerfung klingt: »Wenn die CDU bereit wäre, mich zu unterstützen, wäre ich bereit. Wenn die CDU es nicht will, bleibt ohne Groll eine gute Zusammenarbeit.«

In diesem Moment muss Laschet gedacht haben: Das Ding ist durch. Am nächsten Morgen tagen CDU-Präsidium und CDU-Vorstand. Alle sprechen sich für Laschet als Kanzlerkandidaten aus. Der Parteichef lässt allerdings keinen förmlichen Beschluss fassen, das hatte er Söder im Hotel in Frankfurt am Samstag versprochen. Laschet, ein Mann der Gremien, glaubt, er sei am Ziel. »Noch heute« werde er mit Söder telefonieren, sagt er. An der Fraktionssitzung am nächsten Tag werde er nicht teilnehmen.

Alle rechnen damit, dass Söder jetzt aus dem Rennen aussteigt. Ohne Groll: Hat er das nicht eben gerade versprochen? Sein Kokettieren mit der Kanzlerkandidatur hat ihm nie für möglich gehaltene Beliebtheitswerte beschert, und seine CSU hat er auf Augenhöhe mit der viel größeren Schwesterpartei geführt. Würde er Laschets Kandidatur unterstützen, lägen sie ihm auch in der CDU zu Füßen.

Söder hat um 15 Uhr in München seine Spitzengremien per Videokonferenz zusammengerufen. Und überrascht alle, wieder einmal. Er lässt sich von seiner Partei zum Kanzlerkandidaten ausrufen. Söder wählt nicht den glanzvollen Ausstieg. Er kämpft verbissen und mit allen Mitteln um die Macht. Koste es, was es wolle.

Und er lockt Laschet in eine Falle. Vielleicht gehe er morgen doch in die Bundestagsfraktion, erklärt Söder. Vielleicht – er stellt also die Möglichkeit in den Raum, doch noch jenes Votum zu organisieren, vor dem Schäuble so eindringlich gewarnt hat. Laschet hört das – und zögert. Soll er sich dem offenen Kampf stellen? Noch am Morgen hat er gesagt, dass er nicht die Fraktion besuchen werde. Ginge er doch, würde er wie ein Getriebener wirken.

Während Laschet noch zögert, handelt ein anderer: Wolfgang Schäuble ruft Markus Söder an. Er versucht, ihn davon abzuhalten, den Konflikt in die Fraktion zu tragen. Er dürfe morgen auf keinen Fall in die Sitzung im Reichstag kommen, es würde eine Zerreißprobe werden, die die Union irreparabel beschädigte. Doch Söder lässt Schäuble auflaufen. Er will sich dem Alten nicht beugen. Er hat mitbekommen, wie der Bundestagspräsident zuvor versucht hatte, die CSU gegen ihren eigenen Chef aufzubringen. Schäuble hatte Edmund Stoiber und Theo Waigel angerufen, beide Ehrenvorsitzende der CSU, und sie gebeten, Söder zu stoppen. Stoiber und Waigel lehnten ab – und verrieten Söder den Übergriff.

Jetzt geht der CSU-Chef in die Offensive. In den Landesgruppen der Abgeordneten, die am Abend vor der Fraktionssitzung tagen, lässt er seine Anhänger Stimmung gegen Laschet machen. Es werden Strichlisten geführt, wie viele Abgeordnete sich für Söder als Kanzlerkandidat aussprechen – und wie wenige für Laschet. Die Zahlen werden sofort an Journalisten durchgestochen. Am nächsten Morgen darf Laschet in den Nachrichten lesen, dass die Unterstützung für ihn schwinde und die Mehrheit der Abgeordneten gegen ihn sei.

Söder setzt sofort nach. Er kündigt an, er werde heute in die Fraktion gehen und dort reden. Kein »vielleicht« mehr. Laschet sitzt in der Falle. Überlässt er jetzt Söder allein die Bühne, sieht es so aus, als kneife er. Söder ist es zuzutrauen, sich von den Abgeordneten zum Kanzlerkandidaten ausrufen zu lassen. Obwohl er keine 48 Stunden zuvor das Gegenteil versprochen hat. Laschet knickt ein, er will kein Risiko eingehen. Kurz vor der Sitzung teilt er mit, er werde auch in die Fraktion kommen. Jetzt hat Söder ihn da, wo er ihn haben will: in der Höhle des Löwen.

Was dann an diesem Dienstagnachmittag folgt, wird fast alle, die daran teilnehmen, atemlos zurücklassen. Ein parteihistorisches Ereignis, wie hinterher nicht wenige feststellen werden. Es wird nicht nur die längste Fraktionssitzung aller Zeiten werden – sondern auch eine Hinrichtung des amtierenden CDU-Vorsitzenden. Vier Stunden lang kommt ein Abgeordneter nach dem anderen zum Rednerpult und erklärt Armin Laschet von Angesicht zu Angesicht, warum er ihn für unfähig hält, die Bundestagswahl zu gewinnen. Laschet sei so unpopulär, sagt einer, dass bei ihm zu Hause im Wahlkreis niemand für ihn Plakate kleben würde. Ein anderer Abgeordneter liest E-Mails von Parteimitgliedern vor, die mit dem Austritt aus der CDU drohen, falls die Union Laschet als Kanzlerkandidaten aufstelle.

So geht das immer weiter, Stunde um Stunde. Laschet werden die miserablen Umfragewerte vorgehalten, seine Zögerlichkeit, sein Lavieren. Stimmung und Zeitgeist sprächen einfach für Söder, heißt es immer wieder. Jeder Wortbeitrag wird per SMS nach draußen berichtet. Einzelne Abgeordnete haben sogar Journalisten angerufen und ihr Mobiltelefon angeschaltet auf den Tisch vor sich gelegt. Als Fraktionschef Ralph Brinkhaus das mitbekommt, schimpft er: »Die hier etwas rausgeben, sind Kameradenschweine!« Vergeblich. Die Handys wandern einfach unter den Tisch und funktionieren weiter als Standleitung. Man kann die Fraktionssitzung auf Twitter quasi live mitverfolgen. Kurz darauf empört sich Brinkhaus, dass auch seine Empörung öffentlich geworden ist: »Übrigens, das mit den Kameradenschweinen wurde auch getickert.«

Wegen der Corona-Pandemie findet die Sitzung nicht in den Fraktionsräumen der Union statt, sondern im großen Plenarsaal.

Durch die spektakuläre Glaskuppel über dem Reichstag kann man auf das Rednerpult herabschauen. Links hinter den Rednern, die Laschets Traum von der Kanzlerschaft zu zerstören scheinen, sitzt Angela Merkel auf der Regierungsbank. Wenn sie jetzt aufstünde und das Wort ergriffe, könnte sie Laschet retten. Aber sie bleibt sitzen, geschlagene vier Stunden lang blättert sie nur in Akten. Ganz am Ende der Aussprache, der Abgeordnete Alois Karl hat gerade für Söder als Kanzlerkandidat plädiert und für »die gute Stimmung« gedankt, wendet sich Brinkhaus an Merkel und sagt sarkastisch: »Das wird der Armin anders sehen.« Der Fraktionsvorsitzende hat vergessen, sein Mikro stumm zu stellen, so kann es der ganze Saal hören.

Der Armin sieht das in der Tat anders. Von wegen »gute Stimmung«. Am Tag zuvor hatte ihn noch die gesamte Parteiführung unterstützt, jetzt steht er plötzlich schwer verwundet und alleine da. Doch seine Leute finden eine Schwachstelle bei Söder, die sie für den Gegenangriff nutzen werden. Am Vorabend hatte Söder sich vom Fernsehsender des Bayerischen Rundfunks interviewen lassen. Sein Haussender – Söder hat dort gearbeitet, bevor er Politiker wurde. Den Interviewer, Chefredakteur Christian Nitsche, kennt er noch aus dem Volontariat, mit ihm ist er bis heute befreundet, sie duzen sich, wenn keine Kamera läuft. Hier fühlt Söder sich sicher – zu sicher. Wer Kanzlerkandidat werde, doziert er im Interview, dürfe nicht nur »in einem kleinen Hinterzimmer« entschieden werden. Der gewählte CDU-Vorstand, das höchste Gremium der Schwesterpartei – nur ein Hinterzimmer? Diese Respektlosigkeit wird er noch bereuen.

Doch noch ist die CDU wie in Schockstarre, kein prominenter Christdemokrat wagt sich in den nächsten Tagen vor die Fernsehkameras, um den eigenen Parteichef zu verteidigen. Die Treue hält ihm nur Serap Güler. Die Integrationsstaatssekretärin aus NRW ist die ranghöchste Christdemokratin mit türkischen Wurzeln. Laschet hat viele Jahre lang für die Öffnung der CDU gegenüber Migranten gekämpft und ist dafür als »Ali Laschet« und »Türken-Armin« verunglimpft worden. Güler hat das nicht vergessen. Obwohl ihr Vater gerade auf der Intensivstation eines Krankenhauses mit dem Tode ringt, lässt sie sich von zu Hause in die Sendung *Maischberger* schalten. Sie habe »eine andere Haltung von Herrn Söder erwartet«, sagt sie. Er habe doch sein Wort gegeben, ein Votum des CDU-Präsidiums zu akzeptieren. Es sei »ein Affront, dieses Gremium als Hinterzimmer abzutun«. Vor gar nicht so langer Zeit sei Söder noch »der unbeliebteste Ministerpräsident der Nation« gewesen. Seine Kanzlerkandidatur, schließt Güler, »wäre ein Schaden für die komplette CDU«.

Doch Söder hat ein untrügliches Gespür für die Schwächen anderer. Er nutzt sie aus, erbarmungslos. Er peitscht die CDU-Basis weiter gegen ihren taumelnden Parteichef auf, die vielen Abgeordneten, die um ihre Mandate bangen. Der erste ranghohe CDU-Mann, der umfällt, ist Reiner Haseloff, Ministerpräsident von Sachsen-Anhalt. Nur drei Tage zuvor, im Präsidium, hatte er noch gesagt: »Der Armin ist mein Freund.« Jetzt empfiehlt er plötzlich Söder als Kandidat – mit einer denkwürdigen Begründung: »Es geht nicht um persönliche Sympathie, Vertrauen oder Charaktereigenschaften. Es hilft nichts, wenn jemand nach allgemeiner Überzeugung absolut kanzlerfähig ist, aber dieses Amt nicht erreicht, weil die Wählerinnen und Wähler ihn nicht lassen.«

Charakter oder Wahlsieg – das scheint jetzt die Frage zu sein, die sich alle in der CDU stellen. Müssen sie ihren Parteichef vielleicht doch opfern? Haseloff ruft Laschet an und sagt kleinlaut, er habe nicht anders gekonnt. Im Juni werde in Sachsen-Anhalt gewählt, die AfD habe beim letzten Mal knapp 25 Prozent und 15 Direktmandate geholt. Seine Basis sei der Meinung, die Wahl könne man nur mit Söder gewinnen.

Zwei Tage später fällt der Nächste um. Tobias Hans, der junge Ministerpräsident des Saarlandes, erklärt, Umfragen »geben Hinweise, wie man sich im Wahlkampf aufzustellen hat. Die Basis ist da vielleicht schon etwas weiter als wir es in den Gremien sind.« Ein klares Plädoyer für Söder.

Auch andere in der Parteiführung beginnen zu lavieren. Julia Klöckner, Landwirtschaftsministerin und stellvertretende CDU-Vorsitzende, kann eine Pro-Söder-Revolte in ihrem Landesverband nur befrieden, indem sie verspricht, sich öffentlich nicht hinter Laschet zu stellen. Der sächsische Ministerpräsident Michael Kretschmer schließt mit seinen eigenen Leuten einen ähnlichen Deal. Tilman Kuban, dem Vorsitzenden der Jungen Union, wird von seinen Landeschefs die Pistole auf die Brust gesetzt: Wenn er sich nicht für Söder ausspreche, würden 12 der 16 Landesverbände das in einem Brief selber tun – und Kuban wäre blamiert. Sie setzen ihm ein Ultimatum. Der JU-Chef beugt sich. Er verspricht, öffentlich für Söder zu werben, sollte Laschet sich innerhalb der nächsten zwei Tagen nicht mit Söder einigen.

Söder ruft jetzt alle CDU-Ministerpräsidenten persönlich an. Er glaubt, dass er den wichtigsten fast auf seine Seite gezogen hat: Volker Bouffier, den 69-jährigen Regierungschef von Hessen. Er hätte die Autorität, zu Laschet zu gehen und ihm klarzumachen, dass er verzichten muss. Doch ein anderer Christdemokrat ist noch älter und genießt in der Partei noch mehr Respekt: Wolfgang Schäuble. Er steht weiter zu Laschet, telefoniert viel und richtet diejenigen Ministerpräsidenten wieder auf, die gerade noch umzufallen drohten. Auch Bouffier bringt Schäuble wieder in die Spur. Den Gedanken, zu Laschet zu gehen und ihn zur Aufgabe zu bewegen, wie Söder gehofft hatte, lässt Bouffier fallen. Er unterstützt die Kanzlerkandidatur des CDU-Chefs noch einmal öffentlich: »Wir waren doch nicht umnachtet, als wir das einstimmig beschlossen haben.«

Es ist eine bemerkenswerte Konstellation: Schäuble war einst als CDU-Vorsitzender von Merkel entmachtet worden, andernfalls wäre er Bundeskanzler geworden. Zuletzt hat er sich für Friedrich Merz als CDU-Chef stark gemacht, zuerst in der Auseinandersetzung mit Annegret Kramp-Karrenbauer, dann im Kampf gegen Armin Laschet. Bouffier hatte in Hessen jahrelang als Innenminister von Roland Koch gedient, den die Konservativen in der CDU viel lieber als Kanzler gesehen hätten als die Ostdeutsche Angela Merkel. Jetzt sind es ausgerechnet diese grauen Eminenzen, die Vertreter des alten, westdeutschen CDU-Establishments, die am entschiedensten dafür eintreten, dass das Erbe Angela Merkels nicht an Markus Söder fällt.

Das Schicksal Armin Laschets liegt jetzt in ihren Händen.

Laschet wird immer nervöser. Eine Woche nach dem ersten konspirativen Treffen sieht er Markus Söder erneut. Wieder in Frankfurt, wieder im unscheinbaren Hotel am Flughafen, wieder bekommt kein Reporter etwas mit. Diesmal ist die Stimmung eisig, streckenweise verläuft das Gespräch fast aggressiv. Laschet fühlt sich in die Enge getrieben und schlägt um sich. Söder nimmt das als gutes Zeichen. Er glaubt, es werde nicht mehr lange dauern, bis Laschet aufgibt.

Am nächsten Tag scheint der Zeitpunkt gekommen zu sein. Söder erhält einen Anruf von einem CDU-Ministerpräsidenten: »Wir haben den Armin so weit.«

25
Ich bin der Stärkere!

Als Markus Söder am Sonntag, dem 18. April, um kurz vor 20 Uhr im menschenleeren Jakob-Kaiser-Haus neben dem Reichstag eintrifft, denkt er, dass er gewonnen hat. Noch ein letztes Treffen, und dann hat er die Kanzlerkandidatur erobert, da ist er sich sicher. Er wird von seinem Generalsekretär Markus Blume begleitet. Sie steuern das Büro von Alexander Dobrindt an, dem Anführer der CSU-Bundestagsabgeordneten in Berlin. Blume und Dobrindt sind Söders Sekundanten, mit ihnen wird er zum alles entscheidenden Duell mit Armin Laschet antreten.

Tagelang schon hält der Machtkampf zwischen Markus Söder und Armin Laschet um die Kanzlerkandidatur der Union die Republik in Atem. Die beiden Kontrahenten haben sich bisher nur heimlich getroffen – in der Provinz. Jetzt steht die Entscheidung an – in der Hauptstadt. Dort, wo Laschet gern als Kanzler triumphieren würde, soll er seine Niederlage eingestehen.

Bisher weigert er sich noch, obwohl Söder Tag für Tag, Stunde um Stunde den Druck erhöht hat. Die CDU-Ministerpräsidenten Reiner Haseloff und Tobias Hans sind öffentlich bereits von Laschet abgefallen. Andere CDU-Spitzenleute signalisieren, dass sie dem Proteststurm ihrer söderbegeisterten Basis kaum noch standhalten können. An diesem Sonntagabend haben die Söderianer im mitgliederstarken Niedersachsen eine Videokonferenz der Parteiführung mit den Kreisvorsitzenden erzwungen und den Landesvorsitzenden Bernd Althusmann weichgekocht. Es kann sich jetzt nur noch um Stunden handeln, bis Laschet fällt – glaubt Söder.

Die CDU-Seite hatte dem Gipfeltreffen in Berlin erst am frühen Abend zugestimmt, just in dem Moment, als klar wurde, dass die Videokonferenz der Niedersachsen für Söder ausgehen würde.

Söder war sofort aufgebrochen. Mit dem Dienstwagen hätte er es über die leere A9 in knapp drei Stunden bis in die Hauptstadt schaffen können. Zu lange! Auf dem Nürnberger Flughafen stand schon ein Privatjet bereit, gechartert von der CSU. Der Flug nach Berlin zum Willy-Brandt-Airport dauerte genau 36 Minuten. Eine Wagenkolonne mit Münchner Kennzeichen hat Söder direkt am Rollfeld abgeholt und ihn zum Jakob-Kaiser-Haus gefahren.

Im Gebäude gibt er darauf acht, dass ihn niemand sieht. Er versteckt sich in Dobrindts Büro. Eine Etage tiefer, genau unter ihm, wird gerade die Pandemiepolitik vom Kopf auf die Füße gestellt. Ralph Brinkhaus, Fraktionsvorsitzender der Union, sein SPD-Pendant Rolf Mützenich, Vizekanzler Olaf Scholz und Dobrindt verhandeln über das Infektionsschutzgesetz, das der Bundestag beschließen soll – damit wird Merkels Ministerpräsidentenrunde bei Lockdowns und Ausgangssperren entmachtet. Drei der vier Männer haben keine Ahnung, dass in dieser Nacht auch über die Kanzlerkandidatur der Union entschieden werden soll. Brinkhaus liebäugelt selbst mit der Kandidatur – falls sich Söder und Laschet nicht einigen können. Genau deshalb wollen sie ihn beim entscheidenden Treffen auf keinen Fall dabeihaben. Auch Dobrindt, Brinkhaus' Stellvertreter in der Fraktion, lässt ihn im Dunkeln.

Laschet ist noch auf dem Weg in die Hauptstadt. Als er ankommt, fährt er nicht direkt zum Reichstag, sondern bezieht zunächst in der NRW-Landesvertretung Stellung. Noch immer wird ein neutraler Schauplatz für das Duell gesucht. Die CDU-Seite schlägt scheinbar arglos die hessische Landesvertretung vor. Vergesst es, schmettert Söders Generalsekretär Markus Blume den Vorschlag ab. Jeder wisse doch, dass Hessens Ministerpräsident Volker Bouffier auf Laschets Seite stehe. Dann eben der Reichstag, entgegnen Laschets Leute. Blume schlägt ein. Im Parlament hat die gemeinsame Bundestagsfraktion von CDU und CSU mehrere Sitzungssäle. Das geht als neutraler Boden durch. Könnte allerdings schwierig werden, am Sonntagabend spontan einen Raum zu bekommen, sagt das Laschet-Team: Wir versuchen es am besten gleich über Wolfgang Schäuble, der ist ja als Bundestagspräsident der Hausherr.

Ein Trick. Blume fällt darauf rein. Das bayerische Trio merkt das aber erst, als es kurz nach 23 Uhr durch einen langen unterirdischen Tunnel geht, der vom Jakob-Kaiser-Haus direkt ins Reichstagsgebäude führt. Dort werden Söder, Blume und Dobrindt nicht auf die vierte Etage gebeten, wo sich die Fraktionsräume befinden, sondern auf die dritte Etage, die Präsidialebene. Das Reich Wolfgang Schäubles. Der alte Mann der CDU stellt mitnichten nur den Raum zur Verfügung. Er richtet das Treffen aus. Und er will den Ton angeben. Der 78-Jährige ist der erfahrenste deutsche Politiker, er hat den deutsch-deutschen Einigungsvertrag verhandelt und als Finanzminister den Euro gerettet. Heute ist er fest entschlossen, noch einmal Geschichte zu schreiben. Er will entscheiden, wer der nächste Bundeskanzler wird. Vor allem: wer es nicht wird.

Markus Söder schwant sofort Übles. Schäuble war schon in den vergangenen Tagen das Bollwerk, an dem sich jede Angriffswelle der CSU brach. »Nicht zu ertragen« sei es, schimpfte er in einem Interview, dass Söder gewählte Parteigremien als »Hinterzimmer« abtue. In zahllosen internen Gesprächen hat er seine Parteifreunde beschworen, nicht auf den CSU-Chef hereinzufallen. Söder plane nichts weniger als eine Entmachtung der kompletten CDU-Führung, warnte Schäuble. Der CSU-Vorsitzende wolle die Partei unter seine Herrschaft bringen – so wie Sebastian Kurz die ÖVP in Österreich.

Der junge österreichische Bundeskanzler hatte wenige Jahre zuvor die konservative ÖVP, die Schwesterpartei der Union, im Handstreich übernommen. Kurz legt jetzt allein fest, wer auf Wahllisten kommt und in Parlamente einziehen darf. Er hat sogar die Parteifarbe geändert: Das traditionelle Schwarz ist einem feschen Türkis gewichen. Werbeagenturen hatten das empfohlen. Bei Wahlen kann man jetzt »ÖVP/Liste Kurz« ankreuzen. Politisch segelt der junge Kanzler mit der alten Partei dorthin, wo gerade der Umfragewind weht: mal in eine Koalition mit Rechtspopulisten, mal in eine mit den Grünen. »Wenn wir uns Söder beugen, dann ist unsere CDU tot«, habe Schäuble ihm gesagt, berichtet ein Christdemokrat. »Dann treten wir in vier Jahren als ›Liste Söder‹ an.« Es ist bezeichnend, dass für Armin Laschet stets nur mit dem Argument geworben wird, dass mit ihm Schlimmeres verhindert werden kann. Laschet wurde CDU-Chef, damit es Friedrich Merz nicht werden konnte. Laschet soll Kanzlerkandidat werden, damit es Markus Söder nicht wird.

Die CSU-Männer verzweifeln an Schäuble. »Wir können noch vier oder fünf CDU-Ministerpräsidenten weichklopfen«, haben sie sich frustriert bei einem Söder-Freund in der CDU beklagt. »Das bringt alles nichts. Schäuble wird weiterkämpfen.« Tatsächlich hält der Bundestagspräsident unterdessen nicht nur die Laschet-Anhänger mit Drohungen bei der Stange. Sondern auch Laschet selbst. Am Wochenende hat Schäuble Laschet angerufen und ihm knallhart gesagt: Wenn du dir von Söder die Kanzlerkandidatur abnehmen lässt, dann wirst du dich auch als CDU-Vorsitzender nicht mehr lange halten können. Und dann hast du auch keine Chance mehr, im nächsten Jahr in Nordrhein-Westfalen als Ministerpräsident wiedergewählt zu werden.

Söder hält Schäubles Analyse vom drohenden Untergang der CDU für Unsinn. Und er psychologisiert den Starrsinn des Alten: Vor 25 Jahren galt Schäuble selbst als der bessere Kanzlerkandidat, er habe damals aber nicht gewagt, Helmut Kohl die Kandidatur zu entreißen. Die Union habe daraufhin die Wahl verloren und Rot-Grün an die Macht gebracht. Viele Jahre später sei Schäuble erneut vor einem Putsch zurückgeschreckt, obwohl er Merkels Griechenland-Politik und Merkels Flüchtlingspolitik für falsch gehalten habe. Söder erklärt sich das so: Schäuble gefalle sich in der Rolle des besten Kanzlers, den Deutschland nie hatte. Er stilisiere sich dabei zum selbstlosen, loyalen Anwalt seiner Partei. Nur weil sich Schäuble selbst nicht getraut habe, verbaue er nun ihm, Söder, die Möglichkeit, den schwachen Laschet beiseitezuschieben. Dafür riskiere Schäuble sogar eine grüne Kanzlerin.

Söders Vorahnung, dass das hier heute Abend vielleicht doch nicht gut für ihn ausgeht, wird das erste Mal bestätigt, als Laschet endlich eintrifft. An seiner Seite: Volker Bouffier, der dienstälteste Ministerpräsident. Noch ein alter Mann, denkt Söder. Laschet hat außerdem Paul Ziemiak mitgebracht, den 35-jährigen Generalsekretär der Partei, aus CSU-Sicht der Einzige aus Laschets Truppe, mit dem man vernünftig reden kann. Schäuble führt die Männer in einen Nebenraum. An der Wand hängen Aluminiumplatten, in die der expressionistische Künstler Emil Schumacher kurz vor seinem Tode mystische schwarze Schriftzeichen geritzt hat, die an archaische Höhlenmalerei erinnern. Durch die Fenster auf der anderen Seite wirkt das leere Regierungsviertel wie ein düsterer, gottverlassener Ort. Ein tristes, fast einschüchterndes Ambiente das Ganze, irgendwie passend zur Lage. Die Tische sind zu einem Viereck zusammengeschoben. Schäuble platziert Söder und seine beiden Sekundanten auf der einen Seite. Laschet und seine zwei Begleiter auf der gegenüberliegenden Seite. Er manövriert seinen Rollstuhl genau in die Mitte. Wie ein Schiedsrichter beim Tennis. Dabei ist er fest entschlossen, die Partie selbst zu entscheiden.

Schäuble erteilt sich selbst das erste Wort. Die CDU sei in einem jammervollen Zustand, sagt er. Seit Jahren schon. Sie müsse sich erneuern. Nicht in der Opposition, sondern an der Macht. Das gehe nicht mit einem Kanzler von der CSU. Deshalb könne Söder nicht Kandidat werden. Kurze, schmerzhafte Lageanalyse. Dann ist Laschet an der Reihe. Er legt die Rolle des leutseligen Rheinländers ab, das kann er nämlich auch. »Mit dir verlieren wir die Wahl«, sagt er Söder eiskalt ins Gesicht. Die Grünen würden im Wahlkampf ständig an Söders rechten Kurs von früher und dessen Macho-Politik erinnern. Die Medien würden rauf und runter schreiben, wer alles Söder schon charakterliche Defizite attestiert habe. Dagegen habe die Union keine Argumente. Laschet redet nicht etwa über seine eigenen Stärken, sondern, wie Schäuble zuvor, über die Schwächen seiner Partei. Der Zustand der CDU sei so fragil, dass sie daran zerbrechen werde, sollte Söder ihr jetzt eine weitere Niederlage zufügen.

Söder ist sprachlos. Kein einziges Argument, das für Laschet spricht. Der CSU-Generalsekretär ergreift für seinen Chef das Wort. Söder habe das modernere Programm und verkörpere den moderneren Stil, sagt Blume. Beides spiegele sich überdeutlich in den Umfragen wider. Damit sei die Chance, die Wahl zu gewinnen, einfach höher. Ziemiak würgt ihn ab: Solche Vorträge könne man sich hier sparen. Aber auch vom CDU-Generalsekretär kommen keine neuen Argumente. Stattdessen die bekannte Leier: Eine Entscheidung für Söder würde in der CDU großen Schaden anrichten. Schäuble setzt noch einmal nach: Deutschland sei eine repräsentative Demokratie, belehrt er die Runde. Gewählte Parteigremien würden Entscheidungen treffen, nicht irgendwelche Demoskopen. Das sei der »Wesenskern« der Republik. Um nicht weniger gehe es hier und heute. Laschet nimmt den Ball auf. Das »höchste Gremium in der CDU« habe sich für ihn ausgesprochen. Darin säßen gewählte Vertreter aller Gruppierungen der Partei, Junge und Alte, Männer und Frauen, Liberale und Konservative, Arbeitnehmer- und Wirtschaftsvertreter. Das sei die wahre Basis der CDU – nicht Mitglieder oder Wähler, schon gar nicht die Medien, die sich von Stimmungen treiben ließen.

Söder schweigt. Immer noch. Dobrindt wagt es, Schäuble intellektuell die Stirn zu bieten. Alle am Tisch seien »Kinder von Gremien«, hebt er pathetisch an. Aber diese Gremien funktionierten eben nur so lange, wie die Entscheidungen, die sie träfen, Akzeptanz fänden.

Was geschehe, wenn diese Akzeptanz nicht mehr gegeben sei, habe man doch gerade erst erlebt: Die Ministerpräsidentenkonferenz habe eine Osterruhe beschlossen, die nicht durchführbar gewesen sei – und sich damit blamiert. Deshalb werde sie jetzt vom Bund mit einem neuen Infektionsschutzgesetz entmachtet. Die eigentliche Gefahr für die CDU bestehe darin, fährt Dobrindt fort, Laschet zum Kanzlerkandidaten zu machen. Er sei der Falsche, weil er weder von der Basis der eigenen Partei noch in der Bevölkerung akzeptiert werde. Es gebe gar keinen Konflikt zwischen CDU und CSU – die CDU leide nur an sich selbst. Sie sei in den langen Merkel-Jahren personell völlig ausgezehrt, habe keine starken, zugkräftigen neuen Leute hervorgebracht. Deshalb projizierten viele in der CDU ihre Sehnsüchte auf Markus Söder.

Der legt jetzt jede Zurückhaltung ab und redet Tacheles. Die

CSU habe sehr oft sehr hart mit Angela Merkel gestritten, sagt Söder, sie habe sich ihr am Ende aber immer gebeugt. »Weil Merkel die Stärkere war« – in ihren Argumenten, ihrer Standfestigkeit, ihrer politischen Macht, ihrer medialen Präsenz. »Die Union muss immer vom Stärksten geführt werden!« Das ist aus Söders Sicht der Kern der Sache: Er ist stärker als Laschet.

Der CDU-Chef schnappt nach Luft und hält dagegen: Seine Umfragewerte seien doch nur wegen Söder so schlecht. Wenn der CSU-Chef als potenzieller Kanzlerkandidat endlich aus dem Rennen sei, werde er in der Skala der beliebtesten Politiker sofort steigen. Da antwortet Söder: »Ich werde nie weg sein!« Selbst wenn Laschet Kanzlerkandidat werde, bleibe er bayerischer Ministerpräsident – und der CDU-Chef werde weiter an ihm gemessen und für zu leicht befunden werden. »Armin«, sagt Söder, »auf dieser Kandidatur liegt kein Segen!«

Es ist Schäuble, der widerspricht. So sei es nicht, er könne das beurteilen, niemand habe mehr Erfahrung als er. Söder entgegnet scharf: »Bei allem Respekt, jetzt geht es um unsere Zukunft.«

Doch gegen Schäubles Autorität kommt das CSU-Trio nicht an. Der Bundestagspräsident wird das ganze Gespräch über gesiezt, während sich alle anderen Männer duzen. Sie reden und reden, der neue Tag hat längst begonnen, aber sie reden vor allem aneinander vorbei: Söder, Dobrindt und Blume sprechen über Wahlchancen, Schäuble und Laschet verteidigen die Parteiendemokratie und die Legitimität gewählter Gremien.

Es ist wieder Dobrindt, der einen erneuten Angriff wagt. Wenn man sich hier nicht einige, sagt er, werde eben die Fraktion entscheiden. Das sei unvermeidbar. Offen sei lediglich, ob es eine kontrollierte Abstimmung geben oder sich der Zorn der Abgeordneten in einer wilden Debatte entladen werde. Er, Dobrindt, wolle jedenfalls dafür sorgen, dass es eine kontrollierte Abstimmung gebe. Das ist nichts anderes als eine Drohung. Jeder hier am Tisch weiß, die Mehrheit der Bundestagsabgeordneten ist für Söder. Schäuble und Laschet gehen darauf nicht ein, sie lassen die Drohung einfach im Raum stehen.

Söder will es jetzt wissen: Wenn Laschet Kanzlerkandidat werde, könne er auf die CSU zählen. Gelte das auch umgekehrt? »Wenn ich der Kandidat bin, Armin«, fragt er, »habe ich dann die Unterstützung der CDU?« Er meint: wenn die Fraktion ihn kürt und nicht den CDU-Chef. Laschet weicht aus, spricht wieder von seinen Gremien. Söder unterbricht ihn und stellt die Frage erneut. Laschet windet sich weiter. Es könne keine Entscheidung gegen die gewählten CDU-Gremien geben. Nun wird Söder wütend. Er habe auch Gremien, keilt er zurück. Er könne seinen CSU-Vorstand beschließen lassen, das Votum des CDU-Vorstandes für Laschet nicht zu akzeptieren. Dann müsse man sich auf einen dritten Kandidaten verständigen. Die CDU habe ja schon über Ralph Brinkhaus diskutiert. Alle wissen, wie leer diese Drohung ist. Brinkhaus spielt machtpolitisch nicht in der ersten Liga. Sonst säße er an diesem Tisch.

Schäuble beendet das Treffen abrupt. Er sei nicht Angela Merkel, sagt er. Die Kanzlerin ist bekannt dafür, erst nach quälend langen Nachtsitzungen zu entscheiden. Schäuble meint, Paul Ziemiak habe ihn um eine Stunde seiner Zeit gebeten, nun rede man schon seit zweieinhalb Stunden. Er wolle nicht die ganze Nacht hier verbringen. Es sei alles gesagt.

Die Männer verlassen gemeinsam den Raum. Laschet, Schäuble, Bouffier und Ziemiak eilen zu ihren Dienstwagen. Die drei CSUler bleiben mitten in der Nacht im menschenleeren Reichstag zurück. Sie sind immer noch fassungslos. Auf einem der Flure setzen sie sich in dort herumstehende Stühle und beraten. Sie sind sich einig: Laschet wird den Weg für Söder niemals freigeben. Das ist ihnen bei diesem denkwürdigen Treffen klar geworden. Es bliebe nur noch die totale Konfrontation zwischen den Schwesterparteien – damit jedoch wäre der Wahlkampf schon verloren, bevor er richtig begonnen hat. Söder ist unendlich frustriert. Die Christdemokraten haben kein einziges der Argumente widerlegt, warum er der aussichtsreichere Kandidat sei. Stattdessen hielten sie ihm Prinzipien entgegen – und den desolaten Zustand der CDU. Dass eine Partei schwach sei, findet Söder, ist ein seltsames Argument dafür, dass sie den Kanzlerkandidaten stellen solle. Aber knacken konnten sie das Bollwerk nicht. »Es geht nicht ohne die CDU«, seufzt Söder. Dann entlässt er seine Getreuen in die Nacht.

Söder weiß, dass er verloren hat.

Und Armin Laschet weiß, dass er der Sieger ist – wenn er jetzt keinen Fehler mehr macht. Am nächsten Morgen beobachtet Laschet seinen Kontrahenten deswegen ganz genau. Die Grünen stellen heute ihre Kanzlerkandidatin vor. Robert Habeck präsentiert mit großer Geste Annalena Baerbock, die erste Politikerin der Ökopartei, die das wichtigste politische Amt erringen kann. Eine hochprofessionelle Show, die Medien sind verzückt – aber aus der CDU-Zentrale kommt zunächst keine Reaktion. Hier starren alle nur auf Söder. Was wird er jetzt tun? Der CSU-Chef kehrt nach Bayern zurück.

Darauf hat Laschet gewartet. Erst als Söder in München angekommen ist, schickt Laschet ihm eine SMS. Ob er heute Abend nicht an einer außerordentlichen Sitzung des CDU-Vorstandes in Berlin teilnehmen wolle? Da gehe es um die Kanzlerkandidatur. Die Nachricht ist eine Unverschämtheit. Söder müsste auf dem Absatz kehrtmachen und zurück in die Hauptstadt eilen, um sich dort dem Gremium zu stellen, das sich schon eine Woche zuvor für seinen Gegenspieler ausgesprochen hat.

Söder weiß nicht recht, wie er auf diese Frechheit reagieren soll. Zumal Laschet sie jetzt auch noch öffentlich macht. Er lädt Journalisten ein, angeblich, um Baerbock zu gratulieren und ihr einen fairen Wahlkampf zu versprechen. Dann aber sagt er, scheinbar beiläufig, dass der CDU-Vorstand heute Abend endgültig die Kanzlerkandidaten-Frage entscheiden werde. Er habe Söder eingeladen. Die formelle Einladung für die Sitzung geht erst eine Stunde nach dieser Ankündigung an die Vorstandsmitglieder, um 14 Uhr. Die Sitzung soll bereits um 18 Uhr beginnen, so schnell können es einige gar nicht nach Berlin schaffen. Wir machen eine Videokonferenz, sagt Laschet – als Grund führt er die Pandemie an. Dabei hatte er gerade noch darauf bestanden, dass wichtige Gremien trotz Corona weiter in Präsenz tagen sollten.

Söder steckt in der Klemme. Wenn er jetzt sofort zurück nach Berlin fliegt, legitimiert er durch seine Teilnahme die Entscheidung in Laschets Parteivorstand. Dann kann er nicht mehr behaupten, das sei nur ein Hinterzimmertreffen, die CDU-Basis wolle in Wahrheit ihn. Wenn er aber nicht teilnimmt, sieht es aus, als kneife er. Söder entscheidet sich für eine Ausrede: »Wegen der Kürze der Zeit« müsse er die Einladung ausschlagen. Es geht nicht ohne die CDU, hat er nach dem Treffen bei Schäuble seinen Sekundanten gesagt. Dann soll sie es jetzt auch entscheiden. Er werde jedes Votum des CDU-Vorstandes akzeptieren, sagt Söder auf einer Pressekonferenz.

Damit liegt der Ball für Laschet auf dem Elfmeterpunkt. Aber kann er ihn auch verwandeln?

Der engste Kreis um Laschet tagt im Konrad-Adenauer-Haus – der Rest des Vorstands ist per Video zugeschaltet. »Der Tag der Entscheidung ist gekommen«, stellt der Parteivorsitzende am Anfang fest. Und was dann passiert, übersteigt selbst die Vorstellung jener Christdemokraten, die bereits ein paar Tage zuvor an der aufwühlenden Sitzung der Bundestagsfraktion teilgenommen und diese hinterher als historisch bezeichnet hatten. Das wird heute noch einmal übertroffen werden, an Dramatik und Verzweiflung. Geschlagene sechseinhalb Stunden wird die Sitzung dauern. Die längste in der Geschichte der Partei. Und jeder, der will, kann live dabei sein. Denn sowohl die Fans von Söder als auch die Anhänger von Laschet versorgen Reporter durchgehend im Minutentakt mit Berichten darüber, wie hinter den verschlossenen Türen die Fetzen fliegen. Beide Seiten fürchten, die jeweils andere könnte die öffentliche Wahrnehmung prägen, deswegen stechen sie jedes Detail an die Presse durch. So können sich Reporter aus mehreren Quellen tatsächlich ein ausgewogenes Bild machen – gebannt starrt nicht nur das politische Berlin auf ihre Twitter-Meldungen.

Obwohl die Diskussionsteilnehmer drinnen wissen, dass draußen ein großes Publikum auf Smartphones mitliest, nehmen sie kein Blatt vor den Mund. »Ruinös« sei gewesen, »was wir in dieser Woche gesehen und erlebt haben«, sagt Annegret Kramp-Karrenbauer. Es gehe heute um die »ernsteste Entscheidung« in seiner 40-jährigen Parteimitgliedschaft und in seinen 27 Jahren als Bundestagsabgeordneter, meint Norbert Röttgen: »Wir werden im Kern ganz neu herausgefordert, das erste Mal seit 1949.« Norbert Lammert, der ehemalige Bundestagspräsident, der jetzt die Konrad-Adenauer-Stiftung leitet, spricht in einem düsteren Wortbeitrag von der »spannendsten, längsten und ernsthaftesten Sitzung«, die er je erlebt habe.

Vor aller Augen entfaltet sich ein Drama von shakespearhaften Dimensionen. In der Rolle des Verräters: Peter Altmaier. Der Wirtschaftsminister ist eigentlich mit Armin Laschet befreundet. In den Neunzigerjahren haben sie mit anderen zusammen die legendäre Pizza-Connection gegründet, in der junge CDU-Abgeordnete zum ersten Mal mit Grünen sprachen. Gemeinsam haben sie für ein modernes Einwanderungsrecht gekämpft, als das in der CDU noch eine Außenseiterposition war. Während der Flüchtlingskrise hielt Laschet fast als einziger einflussreicher Christdemokrat zu Altmaier, der damals als Merkels »Flüchtlingskoordinator« unter Feuer stand – am allermeisten hat Altmaier in dieser Zeit Markus Söder eingeheizt. Vergessen. Jetzt wirbt Altmaier für Söder. Der habe in der Corona-Politik an der Seite der Bundesregierung gestanden. Laschet nicht. Letzteres muss Altmaier nicht dazusagen. Jeder weiß es.

In diesem Moment halten viele im Vorstand die Luft an. Altmaier gilt immer noch als enger Vertrauter der Kanzlerin. Wird sich Angela Merkel jetzt etwa auch noch auf die Seite von Söder schlagen? Dann könnte der CSU-Chef doch noch Kanzlerkandidat werden. Aber Merkel schweigt. Sie ist aus dem Kanzleramt zwar zugeschaltet, wird aber in der gesamten Vorstandssitzung kein einziges Wort sagen. Merkel hat Altmaier nicht vorgeschickt. Altmaier hat lediglich Angst, dass Laschet, sollte er Kanzlerkandidat werden, seinen alten Konkurrenten Friedrich Merz in sein Wahlkampfteam einbinden wird – als Wirtschaftsexperten. Altmaier wäre abgemeldet und sähe als Wirtschaftsminister wie eine Fehlbesetzung aus.

Die beiden eindringlichsten Wortmeldungen kommen von jungen Frauen. Serap Güler, die türkischstämmige Kölnerin, die nicht vergessen hat, was ihre Community Laschet verdankt, greift das wichtigste Argument der Söder-Fans emotional an: »Wenn Helmut Kohl noch lebte, würde er ein paar Worte zu Umfragen sagen. Unsere Kandidaten waren nie Umfragekönige.« Die 26-jährige Anna Kreye aus Sachsen-Anhalt benennt nicht weniger gefühlig das Problem, auf das die CDU mit Laschet zusteuert: Wie soll die Partei mit einem unbeliebten Kanzlerkandidaten Wahlen gewinnen? In ihrem Heimatland wird in wenigen Wochen gewählt, die CDU steht in Sachsen-Anhalt, wie überall im Osten, mit dem Rücken zur Wand. »Wir kämpfen gegen eine starke AfD und eine starke Linke, wir stehen bei uns vor der Unregierbarkeit!«, sagt Kreye. Und dann direkt an Laschet gewandt: »Sie wären ein guter Kanzler, aber nicht bis zur Wahl in Sachsen-Anhalt!«

Jahrzehntelang war der CDU-Vorstand ein lahmes Gremium, in dem Angela Merkel lustlos über die Politik der Bundesregierung referierte. Wortmeldungen gab es wenige, Diskussionen selten, Abstimmungen nie. Einer echten kontroversen Debatte ist die CDU schon seit Jahren entwöhnt – auch hier in ihrem Führungsgremium: »Hallo in die Runde. Das hier ist verschenkte Lebenszeit«, schreibt der Bremer CDU-Vorsitzende Carsten Meyer-Heder, ein IT-Unternehmer, in den Chat der Videokonferenz.

Viele wissen nicht einmal, ob sie abstimmen dürfen. Eine triviale Frage ist das nicht. Der Kern des Vorstands ist vor drei Monaten auf einem Parteitag gewählt worden und muss sich erst in zwei Jahren einer Wiederwahl stellen – hier hat Laschet sicher die Mehrheit. Aber die »kooptierten Mitglieder«, also Landesvorsitzende und Vorsitzende von Verbänden, in denen etwa der Wirtschaftsflügel oder junge Parteimitglieder organisiert sind, haben in der vergangenen Woche Druck von ihrer Basis bekommen – sie tendieren eher zu Söder. Laschets Leute haben von jedem einzelnen Teilnehmer der Videokonferenz eine Analyse angefertigt. Sie wissen also genau, wer zu welchem Kandidaten tendiert.

Söders Anhänger merken bald, dass sich die Waage zuungunsten ihres Favoriten neigt. Also versuchen sie, das Votum in letzter Minute doch noch abzuwenden. Eine Kreisvorsitzenden-Konferenz soll einberufen werden, schlagen sie vor. Damit würde die wichtigste politische Frage des Jahres in eine Runde lokaler CDU-Häuptlinge verlegt – von denen sind die meisten für Söder. Plötzlich steht eine andere Frage im Raum: Soll eigentlich geheim abgestimmt werden? Das ist bei Personalentscheidungen der demokratische Normalfall, kam im CDU-Bundesvorstand aber noch nie vor. »Wir müssen abstimmen, ob wir heute abstimmen«, sagt Laschet. »Brauchen wir aber nicht geheim zu machen.« Doch, fordert Tilman Kuban, Vorsitzender der Jungen Union. Er stellt einen Geschäftsordnungsantrag. Es ist nicht ganz klar, wovor Kuban Angst hat: Soll ihn Armin Laschet nicht dabei erwischen, wie er für Markus Söder votiert? Oder soll die von Söder begeisterte Junge Union nicht merken, dass ihr eigener Vorsitzender heimlich für Armin Laschet stimmt? In dieser Nacht steht mehr als nur eine Parteikarriere auf dem Spiel. Deshalb wird jetzt erst einmal geheim abgestimmt, ob geheim abgestimmt wird – darüber, ob heute noch abgestimmt wird, wer Kanzlerkandidat werden soll. Parteien lieben komplizierte Geschäftsordnungsfragen, denn sie sind stets Machtfragen.

Das Publikum auf Twitter und bei den großen Nachrichtenseiten, die Berichte aus der Nachtsitzung mittlerweile als Live-Ticker verfassen, versteht die Brisanz dieser Verfahrensfragen nicht und macht sich lustig. Auch deswegen, weil die CDU technisch auf eine solche Entscheidung nicht vorbereitet zu sein scheint. »Kann man überhaupt geheim per Web-Ex abstimmen?«, fragt der Chef der Jungen Union. Kann man nicht. Aber Paul Ziemiak, der schlaue Generalsekretär, hat vor der Sitzung extra eine Software besorgt, mit der das möglich ist.

Es wird noch verrückter. Es ist immer noch nicht geklärt, wer in der K-Frage überhaupt abstimmen darf. Zu Beginn der Sitzung hat Laschet versprochen, alle dürften votieren. Er wiederholt das jetzt noch einmal: Auch kooptierte Mitglieder und Gäste sollen abstimmen. Es ist wieder Wolfgang Schäuble, der den Weg weist: »Wenn ich sehe, mit welchen Tricks heute gespielt wird, dann rate ich uns dringend, bei den Regeln der Geschäftsordnung zu bleiben!« Der Alte will auf Nummer sicher gehen und nur den kleinen Kreis entscheiden lassen, in dem Laschets Mehrheit bombensicher ist. »Schade, ich hätte es gerne großzügiger gehabt«, antwortet Laschet. Mancher vermutet ein abgekartetes Spiel: Schäuble sorgt dafür, dass nichts schiefgeht, und Laschet kann so tun, als hätte er sein Versprechen vom Beginn der Sitzung halten wollen.

Jetzt hat der CDU-Chef fast gewonnen. Doch noch einmal kommt Verwirrung auf. Mehrere Vorstandsmitglieder können die E-Mail, mit der ihnen in diesen Minuten ein Zugangscode für die geheime Abstimmung geschickt worden ist, in ihrem Postfach nicht finden. Bei manchen ist die Mail im Spam-Ordner gelandet. Bei anderen ist das Problem komplizierter. Sie verwenden ihre Bundestags-Mailadresse. Das Parlament, das in der Vergangenheit zahlreichen Hackerangriffen ausländischer Geheimdienste ausgesetzt war, verwendet eine besonders robuste Firewall. Sie prüft die eingehende Post mehrere Minuten lang.

Jetzt droht Chaos. Die Söder-Anhänger starten einen allerletzten Versuch, Laschets Sieg noch zu verhindern. Die Sitzung solle abgebrochen werden, fordert Norbert Röttgen. Morgen früh könne man sie »hybrid« fortsetzen – ein Teil des Vorstandes solle nach Berlin kommen. Laschet versteht sofort, worauf das hinauslaufen soll: Es gäbe Söder und der über den Sitzungsverlauf vor Wut schäumenden Parteibasis die Gelegenheit, über Nacht auf alle Vorstandsmitglieder noch einmal Druck auszuüben. Laschet lehnt ab. Jetzt interveniert ausgerechnet Helge Braun, der Kanzleramtschef. Er schlägt vor, heute keine Abstimmung durchzuführen, stattdessen solle sich der gesamte Vorstand morgen »in Präsenz« in Berlin treffen.

Braun ist der wichtigste Mitstreiter der Kanzlerin. Wieder rätseln alle, wie schon zuvor bei Altmaier: Verfolgt Merkel eine geheime Agenda? Will sie Laschet doch verhindern? Braun ist in der Bundesregierung für Digitalisierung zuständig. Wenn er an der Durchführbarkeit einer geheimen Abstimmung im Netz zweifelt, hat das Gewicht. Zum ersten Mal wirkt Schäuble so, als habe auch er Angst: »Es geht alles schief«, ruft er. »Es geht alles schief!«

Diesmal wird Laschet von Ziemiaks Team gerettet. Die Sitzung wird für zehn Minuten unterbrochen. In einem Nebenraum sind

Mitarbeiter des Generalsekretärs versammelt, die jetzt jedes einzelne Vorstandsmitglied anrufen und erklären, wo man seinen Spam-Ordner findet und wie man den Code eingibt. Viele im Vorstand sind nicht mehr die Jüngsten, sie haben mit der Technik zu kämpfen. Am schwersten tut sich Lucia Puttrich, die hessische Staatsministerin für Bundes- und Europaangelegenheiten, die immer wieder murmelt: »Ich kriege es nicht hin!« Und noch immer haben nicht alle verstanden, wer hier eigentlich wählen darf. »Ich habe keine Mail bekommen, bin aber technisch versiert«, beklagt sich Carsten Meyer-Heder, der Bremer CDU-Chef. »Sie sind ja auch nicht stimmberechtigt«, antwortet Laschet trocken.

Mit der ersten Abstimmung wird darüber entschieden, ob Laschet hier und heute gekürt oder doch noch eine Kreisvorsitzenden-Konferenz einberufen werden soll, auf der Söder bessere Chancen hätte. Das Ergebnis ist eindeutig: 29 zu 14 Stimmen für eine sofortige Entscheidung.

Das Finale eines zwanzigmonatigen Machtkampfes, wie ihn die Republik nie zuvor erlebt hatte, ist endlich erreicht. Es kommt am Ende ziemlich profan daher: kein Drama mehr, keine Drohungen, nur konzentrierte Erschöpfung und ein paar Dutzend CDU-Leute, die vor ihren Computern sitzen, viele von ihnen mit Nachholbedarf in Sachen Digitalisierung. Dann das Ergebnis der zweiten Abstimmung, über die Kanzlerkandidatur: 31 Stimmen für Laschet, 9 für Söder, 6 Enthaltungen. Unter denen, die sich enthalten haben: die Bundeskanzlerin. Angela Merkel hat nicht für Armin Laschet votiert.

Laschet ist am Ziel. Er hat es tatsächlich geschafft. »Ich rufe jetzt Markus Söder an«, sagt er. Dann beendet er die Sitzung.

Wird der Geschlagene in der Niederlage Größe zeigen? Am nächsten Vormittag steht Markus Söder in München auf einer Pressekonferenz. »Die Würfel sind gefallen«, sagt er. »Armin Laschet wird Kanzlerkandidat der Union.« Söder zitiert keinen geringeren als Julius Cäsar. Der römische Feldherr überquerte mit den Worten »Die Würfel sind gefallen« mit seinen Truppen den Grenzfluss

Rubikon, löste damit einen Bürgerkrieg aus, den er gewann und sich daraufhin zum Imperator auf Lebenszeit ernannte. Will Söder damit etwa andeuten, dass das Endspiel erst noch bevorsteht? Tatsächlich erkennt er seine Niederlage an diesem Tag nur formal an, scheint sich aber kein bisschen in sie fügen zu wollen. »Unglaublich viel Zuspruch« habe er erhalten für sein »Angebot«, als Kanzlerkandidat anzutreten, »gerade bei den Jungen, bei den Modernen, bei denen, die auf Zukunft aus waren«. Unterstützt hätten ihn die »mutigen Abgeordneten, die entgegen normaler Parteisolidarität sehr offen gesagt haben, was sie schätzen«. So spricht kein Verlierer. Söders Generalsekretär Markus Blume fasst es so zusammen: »Markus Söder war erkennbar der Kandidat der Herzen.«

Söder hält sich immer noch für den Besseren und lässt es alle spüren. Einen Tag später startet seine CSU eine Kampagne für Onlinemitgliedschaften. Wer will, kann jetzt auch in Köln, Leipzig oder Castrop-Rauxel CSU-Mitglied werden – »um Markus Söder zu unterstützen«, wie es heißt. Dorothee Bär, Söders Vertraute, erklärt im Fernsehen, sie werde keine Plakate von Armin Laschet in ihrem Wahlkreis kleben. Söder selbst gibt in der *Süddeutschen Zeitung* ein langes Interview, in dem er sich pausenlos selbst lobt, die Entscheidungsfindung der CDU kritisiert und Laschet als altmodisch hinstellt. »Ich glaube nicht, dass es klug ist, nach den progressiven Merkel-Jahren eine Politik ›Helmut Kohl 2.0‹ aus der Vergangenheit zu machen«, sagt Söder. »Keiner will die Union aus den 90er Jahren zurück. Wir brauchen einen politischen New Deal statt Old School.« Aber selbstverständlich sei der liebe Armin Laschet »auch ein sehr guter Kandidat«. Auch! Söders Interview endet mit dem Satz: »Wie sagte Paulchen Panther immer: Heute ist nicht alle Tage, ich komm wieder, keine Frage.«

Laschet muss nur einen Tag nach seinem Sieg mit der ersten Meinungsumfrage leben, in der die Grünen vor der Union liegen. Er ist der Kandidat der Kanzlerpartei, aber er geht nicht als Favorit in das Rennen. Mit Annalena Baerbock und ihren Grünen hat er eine Konkurrentin, wie sie das Land noch nicht gesehen hat. Die erst 40

Jahre alte Partei und ihre genauso junge Anführerin wollen mit dem neuen Zeitgeist ins Kanzleramt segeln. Ein gewagtes Manöver: Baerbock war nie Ministerin, nie Bürgermeisterin, nie Landrätin, sie hat ihre bisherige Karriere nur in der grünen Partei gemacht. Und jetzt will sie gleich Deutschland regieren?

Armin Laschet hingegen hat jahrelange Regierungserfahrung, seit knapp vier Jahren ist er Ministerpräsident des größten Bundeslandes. Aber auch er ist ein außergewöhnlicher Bewerber um das mächtigste Amt in Deutschland. Zum Parteivorsitzenden stieg er auf, weil Friedrich Merz gestoppt werden sollte. Zum Kanzlerkandidaten wurde er gekürt, um Markus Söder zu verhindern. Seine CDU folgt ihm nur halbherzig, die CSU sogar nur widerwillig. In der Bevölkerung genießt er noch weniger Zustimmung als Olaf Scholz, der Bewerber der scheinbar chancenlosen SPD.

In vielerlei Hinsicht ist Laschet Helmut Kohl ähnlicher als Angela Merkel: seine Herkunft aus der westdeutschen Provinz, seine Leutseligkeit, sein Wille zum Ausgleich, seine tiefe Verwurzelung in der CDU. Vielleicht auch deswegen hat Armin Laschet nicht den Segen der Kanzlerin bekommen. Sie wünschte sich eine Frau als ihre Nachfolgerin. Als sie mit diesem Plan gescheitert war, hat sie verkündet, dass sie nicht gedenke, sich in die Nachfolgedebatte einzumischen. Daran hat sie sich bis zum Ende eisern gehalten. Nicht wenige in der CDU haben ihr das übel genommen. Aber diese Haltung entspricht wohl ihrem kühlen Politikverständnis. Wie hatte sie einst gesagt? »Ich bringe Leute in Position, laufen müssen sie selber.«

So erscheint Armin Laschets Kanzlerkandidatur zu Beginn des Wahlkampfes Ende April 2021 wie eine Pointe des langen Machtverfalls der einst so stolzen Union, der mit der Flüchtlingskrise begonnen und im Missmanagement der Corona-Krise seinen traurigen Höhepunkt gefunden hat. Abschreiben sollte man Armin Laschet jedoch noch nicht. Denn das hieße, diesen ungewöhnlich zähen, ja leidensfähigen Mann zu unterschätzen.

Diesen Fehler haben schon viele begangen.

Dank

Mein Dank gebührt den Menschen, ohne die dieses Buch nicht möglich gewesen wäre, meinen Gesprächspartnern und Informanten. Einige redeten für diese Recherchen zum ersten Mal mit mir und gewährten mir einen großen Vertrauensvorschuss. Andere kennen meine Arbeit schon länger. Manche wussten, dass ich ihr Scheitern in Ämtern beschreiben würde, und haben trotzdem das Gespräch nicht abgebrochen – davor habe ich großen Respekt.

Offen darf ich den Kollegen danken, die mir sehr großzügig geholfen haben. Mit Manuel Bewarder, Anette Dowideit und ihrem Investigativteam habe ich gemeinsame Recherchen zur Corona-Politik für die *Welt am Sonntag* gemacht, deren Ergebnisse auch in dieses Buch eingeflossen sind. Peter Unfried teilte mit mir seine Kenntnisse der Grünen. Christian Deutschländer erklärte mir einen bayerischen Zusammenhang. Von Ralf Schulers ostdeutscher Skepsis durfte ich in vielen Gesprächen über Angela Merkel und ihre Politik profitieren. Sedâ Eden öffnete mir eine Tür. Hermann Binkert vom Meinungsforschungsinstitut INSA-Consulere half mir, die demoskopischen Veränderungen in der Pandemie zu verstehen.

Dem Chefredakteur der *Welt*-Gruppe, Dr. Ulf Poschardt, danke ich für manche Freiheit, die auch dieses Buch ermöglichte. Freiräume, ohne die es nicht gegangen wäre, schaffte mir auch Astrid Alexander, indem sie unsere Kinder monatelang fast allein durch Lockdown und Homeschooling trug.

Mein besonderer Dank gilt Jens König, der vor vielen Jahren mein journalistischer Lehrer war und an diesem Buch als enger Berater mitwirkte. Er hat die Fähigkeit, Dinge besser zu machen. Und ohne Jens Dehning, meinen Lektor, würde es dieses Buch nicht geben. Wie schon *Die Getriebenen* hat er auch *Machtverfall* erdacht, konzipiert und mir abverlangt. Jens Dehning und Jens König unterstützten mich in einer anstrengenden Phase der Arbeit über ein normales Maß hinaus.

Personenregister

Auf die Aufnahme von Angela Merkel ins Register wurde verzichtet.